临床护理专科技能与应用丛书

· 总主编　巫向前 ·

手术室护理

主　编　赵爱平

副主编　周　嫣　胡文娟

秘　书　黄一乐

编　者（以姓氏笔画为序）

王利丽　庄　敏　阮蓓丽　余丽群

陈哲颖　周　嫣　赵爱平　胡文娟

倪　荔　徐英能　黄一乐　赖　兰

翟桂香

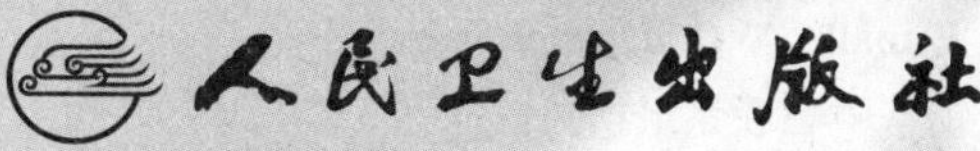

图书在版编目（CIP）数据

手术室护理/赵爱平主编.—北京：人民卫生出版社，2012.4

（临床护理专科技能与应用丛书）

ISBN 978-7-117-15487-1

Ⅰ.①手… Ⅱ.①赵… Ⅲ.①手术室-护理-高等学校-教材 Ⅳ.①R472.3

中国版本图书馆CIP数据核字（2012）第013841号

门户网：www.pmph.com 出版物查询、网上书店
卫人网：www.ipmph.com 护士、医师、药师、中医师、卫生资格考试培训

手术室护理

主　　编：赵爱平
出版发行：人民卫生出版社（中继线 010-59780011）
地　　址：北京市朝阳区潘家园南里19号
邮　　编：100021
E - mail：pmph @ pmph.com
购书热线：010-67605754　010-65264830
　　　　　010-59787586　010-59787592
印　　刷：中农印务有限公司
经　　销：新华书店
开　　本：889×1194　1/16　印张：20
字　　数：518千字
版　　次：2012年4月第1版　2020年3月第1版第6次印刷
标准书号：ISBN 978-7-117-15487-1/R·15488
定　　价：89.00元
打击盗版举报电话：010-59787491　E-mail：WQ @ pmph.com
（凡属印装质量问题请与本社销售中心联系退换）

《临床护理专科技能与应用丛书》

总主编 巫向前

副总主编 唐红梅

编委 （以姓氏笔画为序）

方芳 叶文琴 吴蓓雯

赵爱平 黄群 程云

楼建华 穆红珍 戴鸿英

秘书 穆红珍 薛文隽

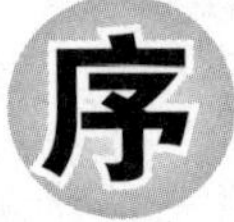

序

自从有了人类，在生、老、病、死的过程中就有了护理。护理从最初人类的照顾天性，演变成看护功能，再发展到现代的护理专业。随着历史的变迁，护理的含义也在发生着变化。1859年，护理学的创始人佛罗伦萨·南丁格尔提出“护理的独立功能在于协助病人恢复身心健康。”1885年她又指出：“护理的主要功能在于维护人的良好状态，协助他们免于疾病，达到他们最高可能的健康水平。”在此定义中，南丁格尔将护理服务拓展到疾病的预防与健康促进。美国护理学家维吉尼亚·汉德胜于1966年指出：“护理是帮助健康人或患者进行健康或恢复健康的活动，直到患者或健康人能独立照顾自己。”该定义扩展了护理人员的角色定位。综合而言，护理是以人的健康服务为主的一门专业，服务对象是整体的人，需要护理人员具有良好的专业知识和技能，有一定的自主和独立性，通过与护理对象的互动过程，体现护理专业的内涵和价值。

目前，国内系统介绍临床护理技能与应用的书籍也有一些，但基本上是大专院校的专业教材，在真正联系临床护理程序方面有所不足。巫向前主编的《临床护理专科技能与应用丛书》的出版，正是填补了这方面的缺憾。该套教材采用任务引领型的模式，突出护理技能，循序渐进地分为三部分：①观察临床症状、寻找病因、实施护理干预；②介绍专科护理及操作技能；③引用案例学习，通过案例串联和复习已学知识并应用到临床情景，提供整体护理。针对具有普通护理知识的在校学生和在职通科向专科发展的护士，该套专科教材以模仿临床工作时所遇到问题的顺序、思维和处理问题的方式为主线，使大家通过学习，在临床遇到实际病人和病例时能有效地实施护理措施，从容应对。这也正是该套教材的目标所在：学后能记住、能应用。

该套教材传达了一个非常重要的信息：护理教育的内涵超越了课堂的范围。无论是临床工作时所面临问题的顺序，还是思维和解决问题的方式，该套教材通过分析临床表现，评估其原因，并用循证方式进行护理，使已学知识得以串联、复习和应用，并用已学理论应对临床真情实景、解决问题。

希望该套教材的出版，成为一个良好的开端，能够使每一位护理从业者从中寻找到有益的思维和工作方式，为促进我国临床专科护理技能与应用的研究和发展做出应有的贡献。

巴德年

中国工程院院士

二零一一年十一月

序言

深入贯彻落实国家和上海中长期教育改革和发展规划纲要精神，积极对接行业需求，大力培养、精心培育优秀的护理专业人才，是上海医药高等专科学校推进国家示范性高等职业院校建设的重要举措和重点任务之一。由此，学校组织发动中华护理学会上海市分会护理行业专家、本市各三级甲等医院护理临床教育教学专家等力量编写了《临床护理专科技能与应用丛书》，为加强本市护理职业教育进一步夯实理论基础，为不断完善护理职业教育体系、优化教学资源作出了积极尝试。

《临床护理专科技能与应用丛书》的编撰对接临床一线需求，以技术应用为重点，并注重临床技术与教学过程有效对接，教学资源与教学内容有效对接，打破传统教学的固定思维，努力改变护理职业教育的教学形态，是护理职业教育教学一次创新体验。丛书编撰过程中，学校还主动联合相关医院，加强交流与合作，推动课堂教学与临床实践相结合，积极探索构建护理职业教育合作育人新模式，不断提升护理行业教学与服务的质量。

希望学校以编撰此丛书为启迪，进一步整合力量与资源，分享经验与成果，不断促进护理职业教育与护理行业的发展，为推进职业教育改革和发展贡献力量。

李宣海

上海市教育卫生工作党委书记

总前言

根据国家和上海《中长期教育发展规划纲要》要求，把提高质量作为教育改革发展的核心任务。近年来，相关医学类职业教育传承医学教育缜密严谨、体系完整的优势的同时，探索更加贴近行业需求和发展的教学改革方兴未艾。《临床护理专科技能与应用丛书》系列教材的编写就是这一探索改革的初步成果。

《临床护理专科技能与应用丛书》系列教材共有七个分册，即护理学导论、危重症监护、急救护理、手术室护理、肿瘤专科护理、围产期护理和儿科护理等分册。

本套教材适用于专科护士的教育和在职护士的实践发展。教材所含信息解释了当今国际护理界定义的基本的临床专科护理实践的概念；反映了关注质量、安全、技能和循证的临床护理实践；符合当今中国健康护理的环境设置。教材采用任务引领型的模式，突出护理操作技能（包括操作规范、大量插图和文字并进、常见的操作失误及其后果以及如何预防），循序渐进地分为三部分：①观察临床症状、发现病因、实施护理干预；②介绍最新的专科护理及规范的操作技能；③引用案例学习，通过案例串联和复习已学知识并应用到临床情景，提供整体护理。教材中的工作任务和案例是临床护士的日常工作和所面临的任务，其中不乏非常艰巨的任务，我们通过全程护理逐步引导和解释，使护理操作和护士能达到质量和能力的要求。

作为编者，我认为本套教材包含的内容是专科护理的核心基础知识，这些知识将帮助学生和护士达到护理人员应有的核心技能。我们希望这套教材能满足医院和其他日益增加的对健康关怀的需求，同时也期待专科护理教师和学生及专科护士会发现这是他们学习和工作中有用的资源。

在此非常感谢编写团队的所有成员：感谢各分册主编、编委的引导，逻辑性地协调总体结构和框架，使编写工作顺利向前推进；感谢各分册编者的快速支持、统稿和生成，这是一项充满挑战和耗时的工作过程；感谢各位编者慷慨分享你们的专业经验，是大家的辛勤努力才使这套教材在如此短的时间内成为现实；感谢所有在本套教材编写过程中提供关心、支持和帮助的各单位、同事、朋友以及支持他们的家人！

巫向前

二零一一年十一月

前言

随着现代外科手术新方法、新技术、新器械、新仪器设备的不断推陈出新，手术室护理的发展呈现出显著的专业特性趋势，其体现在知识特性、技能特性和专业自主性等多个方面：手术室护士要具备更丰富、更全面的专业知识，以便为临床工作提供依据和指导；手术室护士应掌握更多技能和方法，配合手术的顺利进行，为患者提供全方位的围手术期护理；手术室护理将不断专业化、独立化，在外科治疗领域承担起独特的功能和作用。“手术全期护理”等理念的提出，对手术室护理人员的整体素质和专业水平要求越来越高，促使其向高度专业化方向发展。

《手术室护理》全书共分为九章，其中手术室护理概述、手术室环境布局和常用物品管理、手术室感染管理、手术室应急情况处理、围手术期安全管理、手术室护士职业危害及防护等章节以手术室管理知识为主，手术室工作的操作流程、常见外科手术案例及护理配合等章节以手术室护理技术为主，另独辟章节介绍了外科手术新进展及手术室护理的发展趋势。

教材内容以岗位任务为引领，执业要求为导向，详细阐述了手术室管理规范和相关的法律规章要求，以突出手术室护理安全的重要性；护理技术教程以临床案例作引导，工作程序作主线突出手术室护理的实践性和应用性，与临床需求零距离对接；同时通过知识链接，在帮助学习者细化和回顾相关知识的同时，构建知识网络体系。此乃本书的三大特色。广大护理人员和学生通过本教材学习，不仅可以掌握基本理论、基本知识、基本技术，而且能提高分析问题、解决问题的临床思维能力，适合医学高等职业技术教育理念。

本书可作为护理专业学生的护理专用教材，亦可作为手术室专科护理人员的工具书。

本教材的编者分别来自上海各大学医学院附属三级甲等综合性医院护理部主任、手术室专科护理专家和骨干，具有一定的权威性和代表性。为保证教材内容的准确、实用、精练、前沿，教材体例的新颖、创意性，在本书的编写过程中各位编者精诚合作、百忙中克服了重重困难，不吝心血，反复斟酌和修改，在此谨向各位编者深表敬意谢意，同时向所有支持帮助本书编写者表示诚挚的感谢！

囿于各位参编人员的专业能力和学术水平，加之编写、审稿时间仓促，教材中难免有疏漏处，恳请各院校师生和护理同仁费心惠予扶正，以助修缮。

赵爱平

2011年11月

目录

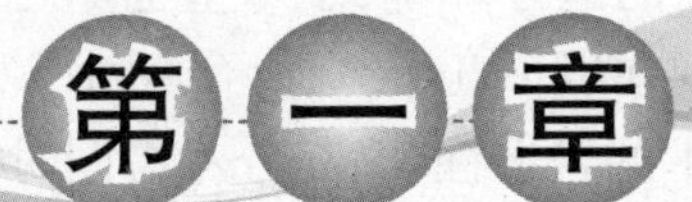

第一章 手术室护理概论

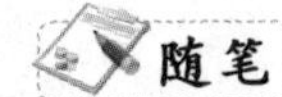

手术室是为患者提供手术及抢救的场所，是医院的重要技术部门。手术室护理具有悠久的历史。1969年，美国手术室护士学会（AORN）将手术室护理定义为：在术前、术中、术后，依照自然科学和行为科学知识，为恢复和保持患者的健康和幸福，从患者的生理学、心理学和社会学需要出发，发展和实施一系列有特色的、有个性的护理过程。随着外科技术飞速发展，手术室护理工作日趋现代化，目前已经形成了严格合理的管理制度和无菌操作规范。

第一节　国内外手术室护理领域发展历史和现状

手术室护理领域发展分为手术室发展史和手术室护理发展史。

一、手术室发展史

（一）第一代简易型手术室

19世纪，麻醉学诞生，首例麻醉手术于1846年在美国麻省总医院（Massachusetts General Hospital）的图书馆教室内，由齿科医师William T.G.Morton在乙醚麻醉下实施无痛拔牙，从此就揭开了手术室历史的序幕。1867年，防腐技术诞生；1886年，细菌学的发展—蒸气灭菌法诞生；1887年，制订了手术室洗手法；1897年，手术时开始使用口罩；1898年，开始使用手术衣。第一代手术室我们称之为创世纪简易型手术室。此期的特点是手术多在自然环境下进行，没有采用防止污染措施，手术感染率高。此期的手术室护士不仅需要强壮的体格，而且要有一定的工作技能及细致的工作作风。

（二）第二代分散型手术室

第一、二次世界大战促进了外科技术、手术室的发展，医院在分散的各个病房内，开始配置各自相关的手术室。1937年法国巴黎万国博览会上，展示了当代模式的手术室，我们称之为第二代分散型手术室。此期的特点是专门建造、非封闭型的手术室，有供暖、通风措施，使用消毒灭菌技术，手术感染率明显下降。此期护士更多地参与外科手术。1894年在约翰霍普金斯外科医师Hunter Robb的建议下，首次提出"手术团队"概念，其中确认团队中资深护士担任刷手角色，年轻护士或学生担任巡回护士，同时提供了术前、术中、术后的连续护理，为战争中抢救伤病员做出了贡献。

（三）第三代集中型手术室

20世纪中期，病房开始集中化，手术室也进入了第三个时代——集中型手术室（Central Type OPR），此期手术室的特点是具有建筑分区保护、密闭的空调，手术环境改善，术后感染率在药物的控制下进一步降低。1955年，日本东京大学集中型中心手术部正式设立，揭开了日本集中型手术室的帷幕；1963年，中央供应型手术室平面布局在美国诞生；1966年，世界上第一间层流洁净手术室在美国的巴顿纪念医院设立；1969年，英国卫生部推荐的手术室平面布局，就是今天被广泛使用的污物回收型的雏形。

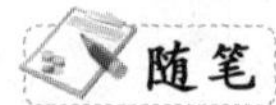

（四）第四代手术室

今天，医学和科技的飞跃发展为我们提供了一个崭新的医疗环境，手术室也随之步入了一个崭新的时代。第四代手术室设计的发展趋势体现在以下几个方面：①手术室相对集中，但功能又完全独立；②既具有能应对各种类型手术的普遍性，又充分考虑同时能适应各种特殊手术，如移植手术、内镜手术、日间手术等；③具有信息化、智能化、数字化；④随处体现安全性，包括空调系统安全、电气安全、医疗气体安全、放射线安全等；⑤合理设计，降低医疗成本；⑥E.B.D（Evidence Based Design）循证的设计；⑦手术室-供应室一体化管理。

二、手术室护理发展史

（一）无麻醉时期外科手术室护士雏形

外科手术的历史可以追溯到遥远的新石器时代。欧洲文艺复兴（renaissance）时期，大部分外科手术是由成立于1540年"理发师-外科医师协会"（company of barber-surgeons）的会员实施。最早有关于手术助手的记录来自古希腊医生希波克拉底（Hippocrates），手术助手的作用是在整个手术过程中强制没有麻醉而极度痛苦的患者，由身强体壮的男子承担，此即为手术室护士最早的雏形。

（二）手术团队与手术室全期护理概念的提出

1910年美国护士协会提出巡回护士需要有经验的护士担任，而刷手护士由于其工作是以技术为导向，所以不需要护士具备较多经验。1984年美国手术室护士协会将手术室护理提供的术前、术中、术后的连续护理定义为全期护理。

（三）国内外手术室护士专业组织的成立

20世纪40年代后期，美国成立了第一个手术室护士的专业组织——手术室护士学会（Association of Operation Room Nurses，AORN），英国利兹市的护士Daisy Ayris 1964年发起成立了全国手术护士学会（national association of theatre nurse，NATN）。这两个手术室护士学会的成立是手术室护理史上的重要标志，确定了手术室患者的护理标准和护理要求。在随后的年代里，欧洲的许多国家相继成立了类似的专业学会组织，并于1980年成立了欧洲手术室护理学会（european operating room nurses association，EORNA）。手术室护理被认为是护理的第一专业。

1909年8月中华护理学会在江西成立，1997年中华护理学会手术室专业委员会在北京正式成立。手术室专业委员会成立至今，通过每年的学术年会，逐步向国内手术室护理专业人员介绍手术室全期的护理理念、手术患者的安全问题等知识，为手术室护理人员的工作提供权威的指引。

思考题

1. 手术室经历了几代发展，每一代手术室的特点是什么？
2. 国内外有哪些手术室护士的专业组织机构，其中美国手术室护士学会对手术室护理的定义是什么？

第二节　手术室护理工作的内容、范围和特点

手术室护理工作的内容主要为手术室管理和手术患者的护理。

手术室管理包括对手术室设施、仪器设备、手术器械、周围环境、常用药品的管理，要求物品配备齐全、功能完好并处于备用状态。手术间内部设施、温控、湿控要求应当符合

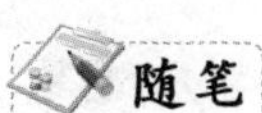

环境卫生学管理和医院感染控制的基本要求。

手术室护理工作具有高风险、高强度、高应急等特点，因此必须与临床科室等有关部门加强联系，有效预防手术患者在手术过程中的意外伤害，保证手术患者的安全和围术期各项工作的顺利进行。

手术室护理实施以手术患者为中心的整体护理模式，根据岗位各司其责，但又需相互密切合作，共同完成护理任务。

一、手术室巡回护士

（一）手术前一日

1. 术前访视　术前一日至病房访视手术患者，有异常特殊情况及时交班。

2. 术前用物检查　检查灭菌手术用物是否符合规范、准备齐全；检查次日手术所用仪器、设备性能是否正常；检查次日手术特殊需求是否满足（如骨科和脑外科特殊体位的手术床准备）。

（二）手术当日

1. 术前

（1）检查手术灭菌包的有效期和室内各类用物、仪器设备、医用气体是否齐全；调节室内温湿度，做好环境准备；检查室内恒温箱是否调节至适当温度。

（2）核对手术通知单无误后，由手术室工作人员（一般为工勤人员）至病房接手术患者；病房护士陪同手术患者至手术室半限制区，与手术室巡回护士进行手术患者交接，共同核对手术患者身份、手术信息、术前准备情况及所带入用物，正确填写《手术患者交接单》并签名，适时进行心理护理。

（3）手术室巡回护士护送下，将手术患者转运至手术间内手术床，做好防坠床措施。协助麻醉师施行麻醉。

（4）按医嘱正确冲配抗生素，严格执行用药查对制度，并于划皮前30~60分钟内给药。

（5）协助洗手护士穿无菌衣。提供手术操作中所需的无菌物品（如手套、缝针等）。

（6）与洗手护士共同执行《手术物品清点制度》。按规范正确清点纱布、器械、缝针等术中用物的数量、完整性，及时正确地记录清点内容，并签字。

（7）严格执行手术安全核查制度。在麻醉前、手术划皮前，手术室巡回护士、手术医生、麻醉师、共同按《手术安全核查表》内容逐项核查确认，并签字。

（8）手术护理操作尽量在手术患者麻醉后进行。例如留置导尿管，放置肛温测温装置等，尽量减少手术患者的疼痛。操作时注意保护患者的隐私。

（9）正确放置手术体位，充分暴露手术野；妥善固定患者肢体，约束带松紧适宜，维持肢体功能位，防止受压；床单保持平整、干燥、无皱折；调节头架、手术操作台高度；调整无影灯位置、亮度。

（10）正确连接高频电刀、负压吸引、外科超声装置、腹腔镜等手术仪器设备，划皮前完成仪器设备自检，仪器脚踏放置在适宜的位置；完成手术仪器使用前准备工作，例如：正确粘贴高频电刀电极板、环扎止血仪器的止血袖带。

（11）督查手术人员执行无菌操作规范的情况，例如手术医生外科洗手、手术部位皮肤消毒、铺无菌手术巾等操作，及时指出违规行为。

2. 术中

（1）维持手术间室内环境整洁、安静、有序。严格督查手术医生、洗手护士、麻醉师、参观手术人员、实习同学遵守无菌操作原则、消毒隔离制度和手术室参观制度。

（2）密切关注手术进展调整无影灯光，及时供给手术操作中临时需求的无菌物品（如器械、缝针、纱布、吻合器、植入物等），并记录。

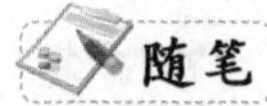

(3)注意手术患者的生命体征波动。保持静脉输液通路、动静脉测压通路、导尿管等通畅;观察吸引瓶液量,及时提示手术医生术中出血量;定时检查调整手术患者的手术体位,防止闭合性压疮的发生。

(4)术中输液、输血、用药必须严格遵守用药查对制度。紧急情况下执行的术中口头医嘱,应复述2遍后经确认再执行,术后手术医生必须补医嘱。

(5)熟练操作术中所需仪器设备。例:正确调节高频电刀、超声刀、心脏除颤仪等仪器设备的参数;变温毯的故障排除、电钻术中拆装等。

(6)手术中在非手术部位盖大小适宜的棉上衣保暖。术中冲洗体腔的盐水,水温必须在35~37℃。遇上大手术或年老体弱患者,根据现有条件,加用保温装置(温水循环热毯或热空气装置)。

(7)术中手术标本及时与洗手护士、手术医生核对后放入标本袋存放(特殊情况除外)。如手术标本需快速作冰冻切片检验,必须及早送检。

(8)术中发生应急事件(如停电、心脏停搏、过敏反应等),应及时按照手术室应急预案,积极配合抢救,挽救患者生命。

(9)与洗手护士在关闭腔隙前、关闭腔隙后及缝皮后分别共同执行《手术物品清点制度》,按规范正确清点术中用物数量、完整、正确、及时、记录,并签字确认。

(10)准确及时书写各类手术室护理文件和表单。

3. 术后

(1)协助医生包扎手术切口,擦净血迹,评估患者皮肤情况,采取保暖措施,妥善固定肢体,执行防坠床措施。固定各种引流管及其他管道,防止滑脱,待麻醉医生记录尿量后,将尿袋内的尿液放空。

(2)手术患者离开手术间前,手术室巡回护士、手术医生、麻醉师、共同再按《手术安全核查表》、《手术患者交接单》内容逐项核查、确认、签字。

(3)手术人员协同将手术患者安全转运至接送车。手术患者的病历、未用药品、影像学资料等物品随手术患者带回病房或监护室。护送手术患者离开手术室。

(4)严格执行手术室标本管理制度。手术室巡回护士、手术医生、洗手护士共同再次核对手术标本,正确保存、登记、送检。

(5)清洁、整理手术间设施、设备、仪器,填写使用情况登记手册。所有物品物归原位,更换手术床床单及被套,添加手术间常用的一次性灭菌物品,如手套、缝线等。若为感染手术,则按感染手术处理规范进行操作。

(6)正确填写各种手术收费单。

二、手术室洗手护士

(一)手术前一日

1. 了解手术情况　了解次日手术患者病情、手术方式、手术步骤及所需特殊器械、物品及仪器设备。

2. 协助巡回护士检查术前用物。

(二)手术当日

1. 术前

(1)协助巡回护士检查灭菌器械、敷料包是否符合规范、准备齐全;准备手术所需一次性无菌用品,包括各类缝针、引流管、止血用物和特殊器械等。准备次日手术所用仪器、设备。

(2)严格按照查对制度检查无菌器械包和敷料包的有效期、包外化学指示胶带及外包装完整性,是否潮湿及被污染。在打开无菌器械包和敷料包后,检查包内化学指示卡。

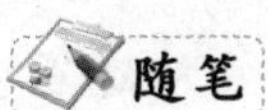

严格按照无菌原则，打开器械包和敷料包。

（3）提前15分钟按规范洗手、穿无菌手术衣、戴无菌手套。

（4）与巡回护士共同执行《手术物品清点制度》。按规范正确清点纱布、器械、缝针等术中用物的数量、完整性，按规范铺手术器械台。

（5）协助并督查手术医生按规范铺无菌巾，协助手术医生系无菌手术衣带、戴无菌手套。

（6）严格按照无菌原则将高频电刀、负压吸引、外科超声装置、腹腔镜等各种连接管路或手柄连接线交予巡回护士连接，并妥善固定在手术无菌区域。

2. 术中

（1）严格执行无菌操作，遇打开空腔脏器的手术，需用无痛碘纱布垫于其周围。及时回收处理相关器械，关闭空腔脏器后更换手套和器械。

（2）密切关注手术进展及需求，主动、正确、及时地传递器械、敷料及针线等。

（3）及时取回暂时不用的器械，擦净血迹；及时收集线头；无菌巾一经浸湿，及时更换或加盖，手术全程保持手术操作台无菌、干燥、整洁。

（4）密切关注手术进展，若术中突发大出血、心跳骤停等意外情况，沉着冷静，积极配合手术。

（5）密切注意手术器械等物品的功能性与完整性，发现问题及时更换；规范精密器械的使用与操作。

（6）正确与手术医生核对并保管术中取下的标本，按标本管理制度及时交予巡回护士。

（7）妥善保管术中的自体骨、异体骨、移植组织或器官，不得遗失或污染。

（8）正确管理术中外科用电设备的使用，防止电灼伤患者和手术人员。

（9）术中手术台上需用药，按查对制度抽取药物，并传递于手术医生使用。

（10）术中需使用外科吻合器、手术植入物时，应及时向巡回护士通报型号、规格及数量，与手术医生、巡回护士共同核对后，方能在无菌区域使用。

（11）与巡回护士在关闭腔隙前、后及缝皮后分别按手术用物清点规范正确清点术中用物数量并检查完整性。

3. 术后

（1）协助巡回护士做好手术患者的基础护理工作，并协助将患者安全转运至接送车上。

（2）按手术用物清点规范，在手术物品清点记录单上签字。

（3）与手术医生、巡回护士共同核对手术标本。

（4）对常规器械、专科器械和腹腔镜器械等进行规范清洗和处理，精密器械和贵重器械单独进行规范清洗和处理，若为感染手术，则按感染手术处理规范对器械、敷料等物品进行处理。

三、手术室器械护士

1. 每日上午检查灭菌物品的有效期、包外化学指示胶带以及外包装情况；清点手术器械包与敷料包数量；及时补充添加一次性消毒灭菌物品。

2. 检查包装，保持灭菌区和无菌物品存放区清洁整齐，保持敷料柜、无菌用品柜上用物排列整齐、定位放置、标签醒目。无菌用品柜上的无菌包和一次性消毒灭菌物品按失效日期的先后顺序排列。

3. 检查与核对每包手术器械的清洁度、完好性、关节的灵活性，对损坏或功能不良的器械进行更换或及时送修。

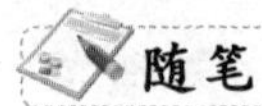

4. 负责待灭菌器械及物品的包装，选择正确的包装方法及材料，按规定放置包外及包内化学指示物，并填写灭菌物品包装的标识，若遇硬质容器还应检查安全闭锁装置。

5. 负责每天对预真空压力蒸汽灭菌、过氧化氢低温等离子灭菌和环氧乙烷灭菌的技术操作，保证灭菌手术物品及时供应。

6. 根据手术通知单准备并发放次日手术用器械、敷料，如需特殊手术器械，应立即准备做灭菌处理并发放。如需植入物及植入性手术器械，应在生物监测合格后方可发放。

7. 负责外来器械及手术植入物的接收、清点、清洗、核对、消毒灭菌及监测登记发放工作。

8. 负责手术器械的借物管理，严格执行借物管理制度。

9. 对清洗、消毒、灭菌操作过程、日常监测和定期监测进行具有可追溯性的记录，负责保存清洗，消毒监测资料和记录≥6个月，保留灭菌质量监测资料和记录≥3年。

10. 专人负责管理精密器械与贵重器械，并督查各专科组员进行保养管理工作，并作相应记录。

11. 负责与各专科组长之间保持沟通，了解临床器械使用情况，每半年对器械进行一次保养工作。

12. 根据持续质量改进制度及措施，发现问题及时处理，认真执行灭菌物品召回制度。

四、手术室值班护士

1. 与日班护士交班前，完成手术间内基数物品、体位垫、贵重仪器以及值班备用物品的清点核对，做到数量相符、定位放置并登记签名。核对所有术中留取标本，确认手术标本、病理申请单、标本送检登记本三者书写内容一致。

2. 与日班护士交班前，按次日手术通知单检查并核对次日手术所需器械、敷料及特殊手术用物；检查灭菌包有效期、灭菌效果及是否按失效日期进行先后顺序排列。

3. 与日班护士进行交接班，全面了解手术室内各种情况，做到心中有数。

4. 根据轻重缓急，合理安排并完成急诊手术，积极并正确应对可能出现的各种突发事件，遇有重大问题，及时与医院总值班人员或手术室护士长取得联系。

5. 仔细核对次日第一台手术患者的姓名、病区床号和住院号，如信息缺失或错误，应及时与相关病房护士和手术医生取得沟通。

6. 值班过程中，若接到次日选择性手术安排有改变通知，应及时汇报手术室护士长及麻醉科，征得同意，通知供应室，更换器械、敷料，准备特殊手术用物，并做好次日的晨交班。

7. 临睡前仔细巡视手术室，负责手术间内所有物品及仪器、设备归于原位。认真检查手术室内所有门窗、消防通道、水、电、中心供气、中心负压、灭菌锅等开关的关闭情况，及时发现问题，处理解决。

8. 次日晨巡视手术间，检查特殊手术用物是否处于备用状态 （如C型臂机、显微镜、腹腔镜、体外变温毯等）。开启室内恒温箱，调节至适当温度并放置0.9%的生理盐水。检查洗手用品（如手刷、洗手液等）处于备用状态。

9. 负责检查待灭菌器械的灭菌状况，保证次日第一台手术器械的正常使用。

10. 按照手术通知单顺序，安排接手术患者。迎接第一台手术患者入室，核对手术患者身份、手术信息、术前准备情况及所带入用物，正确填写《手术患者交接单》并签名。做好防坠床和保暖工作，进行心理护理。

11. 完成手术室护理值班交班本的填写，要求书写认真，字迹清楚，简明扼要，内容包括值班手术情况及手术室巡视结果、物品及手术标本清点结果、当日手术器械及特殊

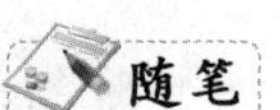

手术用物准备情况等。

12. 第一值班护士参加手术室晨间交班，汇报相关值班内容。

五、手术室感染监控护士

1. 每日对含氯消毒剂进行浓度监测。至少每周一次对戊二醛浓度进行监测。每月对手术室空气、无菌物品及器械、化学灭菌剂、物体表面和手术人员手进行细菌培养监测。每半年对紫外线灯管强度进行监测。

2. 负责收集、整理、分析相关监测数据和结果，将化验报告单按时间顺序进行粘贴保存；一旦细菌培养监测不合格，应及时告知护士长，查明原因，采取有效措施后，再次进行细菌培养监测，直至培养合格。

3. 负责将细菌培养监测的数据和结果报告护士长和医院感染控制部门。

4. 监督和检查手术室消毒隔离措施及手术人员无菌操作技术，对违反操作规程或可能污染环节应及时纠正，并与护士长一同制订有效防范措施。

5. 完成手术室及医院感染知识的宣传和教育工作。

六、手术室护理教学工作

1. 根据手术室护理教学计划与实习大纲以及实习护生学历层次，制订手术室临床带教计划，包括确立具体教学目标、教学任务、考核内容与方法，并安排教学日程。

2. 完成手术室环境、规章制度、手术室工作内容、常用手术器械物品、手术体位、基本手术配合等手术室专科理论教学，达到手术室护理教学计划与实习大纲的要求。

3. 进行手术室专科操作技能教学，完成外科洗手、铺无菌器械台等基本手术室操作的示教与指导；带领实习护生熟悉各种中小手术的洗手及巡回工作，并逐步带教实习护生独立参加常见中小手术的洗手工作。

4. 带领实习护生参与腹腔镜、泌尿科、脑外科、胸骨科等大型疑难手术的见习教学。

5. 带领实习护生参与供应室工作，完成供应室布局、器械护士工作内容、常用消毒灭菌方法及监测等理论教学，并指导实习护生参与待灭菌器械及物品的包装等操作。

6. 开展手术室专科安全理论教育，防止实习护生发生护理差错和事故。

7. 及时与手术室护士、实习护生进行沟通，了解实习护生学习效果，反馈信息和思想动态，及时并正确解答实习护生提问，满足合理学习要求。

8. 负责组织实习护生总复习，完成手术室专业理论、专科技术操作考核；完成《实习考核与鉴定意见》的填写。

9. 对实习护生进行评教评学，征求实习护生对手术室护理教学及管理的建议和意见，提出整改措施，及时向护士长及科护士长反映实习期间存在的情况。

七、手术室护理管理工作

手术室护士长作为手术室的主要管理者，全面负责手术室的护理管理工作，保证手术室高质量的工作效率和有效运转。

1. 全面负责手术室的护理行政管理、临床护理管理、护理教研管理以及对外交流。

2. 制订手术室护理工作制度和各级各班各岗位护理人员职责、手术室护理操作常规、护理质量考核标准，督查执行情况，并进行考核。负责组织手术室工勤人员的培训和考核。

3. 合理进行手术室护理人员排班，根据人员情况和手术特点科学地进行人力资源调配。定期评估人力资源使用情况，负责向护理部提交人力资源申请计划。合理进行手术室人才梯队建设。

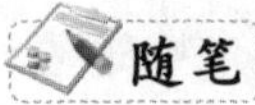

4. 每日巡视、检查并评估手术配合护理质量和岗位职责履行情况，参加并指导临床工作。检查手术室环境清洁卫生和消毒工作，检查工勤人员工作质量。

5. 定期组织与开展科室的业务学习并进行考核，关注学科及专业的发展动态。负责组织和领导科室的护理科研普及推广和护理新技术应用。

6. 对手术室护理工作中发生的隐患、差错或意外特殊事件，组织相关人员分析原因并提出整改措施和处理意见，并及时上报护理部。

7. 填报各类手术量统计报表，与手术医生及其他科室领导进行沟通和合作。

8. 负责手术室仪器设备、手术器械购置前的评估和申报。定期检查并核对科室物资、一次性耗材的领用和耗用情况，做好登记，控制成本。

思考题

1. 手术室护理的主要特点是什么，其内容主要包括哪两大类？
2. 手术室洗手护士、巡回护士和器械护士这三个不同岗位的护理工作内容分别有哪些？

第三节 手术室护理的相关管理规范

手术室工作是整个医疗、护理工作的重要组成部分，手术室护理风险大，护理管理涉及面广，因此卫生部、各级管理部门及医疗机构均制订了相关管理规范，相关人员必须按规范执行。

一、手术室护理的相关管理规范概述

为了更好地且更安全地完成手术室管理工作，保障医疗安全，卫生部于2009年9月根据《医疗机构管理条例》、《护士条例》和《医院感染管理办法》等有关法规、规章，制定了与手术室护理相关的管理规范。手术室护士应当根据手术室护理的相关管理规范，严格遵守其中的各项规章制度、技术规范和操作规程，以达到加强手术安全管理、提高医疗质量、保障患者安全的目的。

二、手术室护理的相关管理规范

手术室护理相关管理规范主要涵盖四方面内容，分别为手术室硬件建设管理规范、安全管理规范、感染预防与控制规范和护理质量管理规范。

（一）手术室硬件建设管理规范

手术室应当具备与医院等级、功能和任务相适应的场所、设施、仪器设备、药品、手术器械、相关医疗用品和技术力量，保障手术工作安全、及时、有效地开展。

1. 手术室位置　手术室应当设在医院内便于接送手术患者的区域，宜邻近重症医学科、临床手术科室、病理科、输血科（血库）、消毒供应中心等部门，周围环境应安静、清洁。医院应当设立急诊手术患者绿色通道。

2. 建筑布局　手术室的建筑布局应当遵循医院感染预防与控制的原则，做到布局合理、分区明确、标识清楚，符合功能流程合理和洁污区域分开的基本原则。手术室应设有工作人员出入通道、患者出入通道，物流做到洁污分开，流向合理。

3. 手术间数量　手术间的数量应当根据医院手术科室的床位数及手术量进行设置，满足医院日常手术工作的需要。

4. 手术间内部　手术间内应配备常规用药，基本设施、仪器设备、器械等物品配备

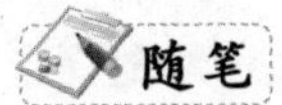

齐全，功能完好并处于备用状态。手术间内部设施、温控、湿控要求应当符合环境卫生学管理和医院感染控制的基本要求。

5. 洁净手术室　洁净手术室的建筑布局、基本配备、净化标准和用房分级等应当符合《医院洁净手术部建筑技术规范GB50333-2002》的标准，辅助用房应当按规定分洁净和非洁净辅助用房，并设置在洁净和非洁净手术室的不同区域内。

6. 人力资源　手术室应当根据手术量配备足够数量的手术室护士，人员梯队结构合理。三级医院手术室护士长应当具备主管护师及以上专业技术职务任职资格和5年及以上手术室工作经验，具备一定的管理能力。二级医院手术室护士长应当具备护师及以上专业技术职务任职资格和3年及以上手术室工作经验，具备一定管理能力。手术室护士应当接受岗位培训并定期接受手术室护理知识与技术的再培训。根据工作需要，手术室应当配备适当数量的辅助工作人员和设备技术人员。

（二）手术室护理安全管理规范

手术室应当与临床科室等有关部门加强联系，密切合作，以患者为中心，保证患者围手术期各项工作的顺利进行。

1. 标本管理　手术室应当建立手术标本管理制度，规范标本的保存、登记、送检等流程，有效防止标本差错。

2. 安全核查　手术室应当建立手术安全核查制度，与临床科室等有关部门共同实施，确保手术患者、部位、手术方式和用物的正确。

3. 体位管理　手术室应当加强手术患者体位安全管理，安置合适体位，防止因体位不当造成手术患者的皮肤、神经、肢体等损伤。

4. 术中用药　手术室应当建立并实施手术中安全用药制度，加强特殊药品的管理，指定专人负责，防止用药差错。

5. 物品清点　手术室应当建立并实施手术物品清点制度，有效预防患者在手术过程中的意外伤害，保证患者安全。

6. 设备、设施及气体管理　手术室应当加强手术安全管理，妥善保管和安全使用易燃易爆设备、设施及气体等，有效预防患者在手术过程中的意外灼伤。

7. 意外事件应对　手术室应当制订并完善各类突发事件应急预案和处置流程，快速有效应对意外事件，并加强消防安全管理，提高防范风险的能力。

8. 手术及人员安排　手术室应当根据手术分级管理制度安排手术及工作人员。

9. 护理书写　手术室护理人员应当按照病历书写有关规定书写有关医疗和护理文书。

（三）手术室感染预防与控制规范

手术室应当加强医院感染管理，建立并落实医院感染预防与控制相关规章制度和工作规范，并按照医院感染控制原则设置工作流程，降低发生医院感染的风险。手术室应当通过有效的医院感染监测、空气质量控制、环境清洁管理、人员进出管理、医疗设备和手术器械的清洗、消毒、灭菌等措施，降低发生感染的危险。

1. 手术器械及物品使用　手术室应当严格按照《医院感染管理办法》及有关文件的要求，使用手术器械及物品，保证医疗安全。

2. 环境清洁　手术室的工作区域，应当每24小时清洁消毒一次。连台手术之间、当天手术全部完毕后，应当对手术间及时进行清洁消毒处理。实施感染手术的手术间应当严格按照医院感染控制的要求进行清洁消毒处理。

3. 感染预防　手术室应当与临床科室等有关部门共同实施患者手术部位感染的预防措施，包括正确准备皮肤、有效控制血糖、合理使用抗菌药物以及预防患者在手术过程中发生低体温等。

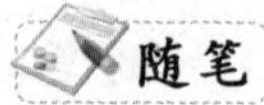

4. 无菌技术 医务人员在实施手术过程中,必须遵守无菌技术原则,严格执行手卫生规范,实施标准预防。

5. 职业防护 手术室应当加强医务人员的职业卫生安全防护工作,制订具体措施,提供必要的防护用品,保障医务人员的职业安全。

6. 医疗废弃物管理 手术室的医疗废物管理应当按照《医疗废物管理条例》及有关规定进行分类、处理。

(四)手术室护理质量管理规范

1. 质量控制和持续改进 手术室应当建立健全手术室护理质量控制和持续改进机制,加强护理质量管理和手术相关不良事件的报告、调查和分析,定期实施考核。

2. 档案追溯 手术室应当建立手术室质量管理档案追溯制度,加强质量过程和关键环节的监督管理。

思考题

1. 为何要制订手术室护理的相关管理规范?
2. 手术室护理的相关管理规范包括哪几方面,涵盖了哪些内容?

第四节 手术室护理中涉及的法律和伦理问题

手术室是外科手术的中心,人员流动量大、工作节奏快、患者病情复杂、护理任务繁重,意外情况发生多。手术既是外科治疗的重要手段,又是一个创伤的过程,会给患者的生理和社会心理方面带来影响。因此与护士相关的法律法规《护士管理办法》、《护士条例》等,为依法行医,保护医患双方的合法权益,提供了有力保障。

同时,随着社会进步,生活、文化水平的提高,人们的法律意识也随之提高,国家相继出台了《最高人民法院关于民事诉讼证据的若干规定》、《医疗事故处理条例》、《侵权责任法》等法律法规。一旦出现医疗护理纠纷,越来越多的患者会用法律武器保护自己的合法权益。因此在日常工作中手术室护士必须学习安全知识及法律知识,严格遵守法律、法规和规章制度,增强责任心和慎独精神,在维护患者合法权益的同时也维护了医护人员自身的合法权益,保障护理安全,防止医疗纠纷的发生。

一、手术室护理中相关的法律问题

(一)手术患者的相关权利

1. 生命健康权 健康权指患者不仅享有生理健康的权利,同时还享有心理健康的权利。生命面前人人平等,生命对每个人来讲只有一次,维持健康、提高生存质量是每个人的权利。患者在未判定为脑死亡前,医务人员应尽一切可能进行救治,不能放弃抢救,避免产生医疗纠纷。如果忽视医学道德及患者生命权,再好的技术、再先进的设备也是无用的。因此在手术室护理工作中要为手术患者提供规范、快捷、安全、高效率的护理服务,尽最大努力满足患者对健康的需求,尊重每个患者。

2. 知情同意权 知情同意权在《医疗机构管理条例实施细则》、《医疗事故处理条例》和《侵权责任法》中都有相关的说明,法律中规定医疗机构应尊重患者对自己的病情、诊断、治疗的知情权,在实施手术、特殊检查、特殊治疗时医护人员应当向患者做出必要的解释,若因实施保护性医疗措施不宜向患者说明情况,应当将有关情况通知家属。手术患者在术前、术中、术后都有权知道有关自己病情的一切情况、所选手术方式,并有权同意选用何种手术方法以及使用何种特殊耗材。强调患者的知情同意权,主要目的在于

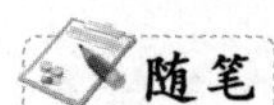

通过赋予医疗机构及其医务人员相应的告知义务，体现医师对患者的尊重。

3. 平等医疗权　平等医疗权是指任何患者的医疗保健享有权是平等的，医疗中都有得到基本的、合理的诊治及护理权利。患者因身心疾病而就医，希望得到及时、正确的诊治，在医疗护理中，不论患者的权利大小，关系亲疏，地位高低，经济状况好坏等，都应一律平等、一视同仁，最大限度地满足患者需要。而极少数医务人员以貌取人，使贫困、偏远地区患者遭受冷遇，性病患者受到鄙夷和藐视，对待熟人和生人采取不同的服务态度，这种行为可能会激化和加深医患矛盾，导致医疗纠纷的发生。

4. 隐私权　隐私权一般是指自然人享有的私人生活安宁与私人信息依法受到保护，不被他人非法侵扰、知悉、搜集、利用和公开的一种人格权。隐私权是人类文明进步的重要标志。《侵权责任法》第62条规定："医疗机构及其医务人员应当对患者的隐私保密。泄露患者隐私或者未经患者同意公开其病历资料，造成患者损害的，应当承担侵权责任。"因此手术团队成员必须维护手术患者的隐私权，不得泄露手术患者的隐私和秘密，包括手术患者个人信息、身体隐私、手术患者不愿告知的内容等；手术团队成员不得长时间注视手术患者的生理缺陷，不得谈论涉及手术患者隐私的话题；进行术前准备时，如导尿、放置体位、手术部位消毒时，减少不必要的裸露，并给予盖被、关门，做好相应的遮蔽，无关人员不可停留于该手术间；手术结束时，及时为手术患者包扎伤口，穿好病员衣裤。

5. 身体权　是指自然人保持其身体组织完整并支配其肢体、器官和其他身体组织并保护自己的身体不受他人违法侵犯的权利。医务人员有维护患者权利的责任和义务，即使是非正常的组织、器官在未经患者或法定代理人同意时，不能随意进行处置，否则就侵犯了患者的身体权。

6. 选择权　指患者有选择医院、医师、护士进行诊疗、护理操作的权利，也有选择使用医疗设备、仪器、物品的权利。术中可能选择使用的一次性器械、特殊用药、特殊耗材，手术患者有权选用或不用，手术团队成员不能擅作主张，更不能强迫其使用。

（二）针对涉及法律的手术室护理问题管理

手术室易发生差错事故及护理隐患的环节很多，一旦发生，轻者影响手术患者治疗，延误手术时间，消耗人力与财力；重者可导致手术患者残疾或死亡。手术室护理中涉及法律的常见护理问题包括接错手术患者、异物遗留在手术患者体腔或切口内、未执行消毒灭菌制度，将未灭菌用物用上手术台、护理书写不规范、手术部位核对错误、术中仪器，尤其是电外科设备使用不当、手术患者坠床、遗失或混淆手术标本、术中用错药、手术体位放置错误等。

1. 强化护理安全与法律知识教育　通过开设法制课等方法进行法律知识的培训，加强手术室护士的法制观念和法律意识，了解手术患者的各项合法权利，依法从事手术室护理，正确履行自己职责，保障手术室护理安全，杜绝医疗差错或事故。

2. 严格遵守手术室规章制度，规范护理行为　规章制度是预防和判定差错事故的法律依据，是正常医疗活动的安全保障。建立、健全完整的规章制度，是手术室护理的可靠保证。手术室护士必须严格遵守各项规章制度，遵守无菌操作原则、消毒隔离制度，防止手术部位感染；术前、术中、术后正确清点器械、敷料、缝针及其他物品，防止异物残留；严格执行手术安全核查制度，防止开错手术部位；正确使用电外科设备，防止电灼伤手术患者；严格执行"三查七对"制度，防止术中用药错误等。同时在工作中不断学习，认真落实各种规章制度，防止医疗纠纷。

3. 维护手术患者合法权益，改善服务态度　以人为本，转变护理观念，尊重手术患者权益，对手术患者要有强烈的责任感，诚心实意地为患者服务，具有同情心和耐心，有效地避免有意或无意的侵权行为。手术室护士应严格规范自身的护理行为与自身形象，

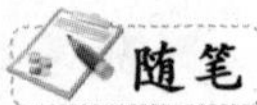

在医疗护理中，从语言上、行为规范上严格要求自己，杜绝聊天、嬉笑、打闹，杜绝不良的行为和语言；自身形象应举止端正、语言文明、衣帽整洁符合手术室环境要求。当手术患者入手术室时，通过亲切的问候，简短而友好的交谈，对手术患者的痛苦表示安慰并鼓励；在进行护理操作前，要向手术患者解释目的及注意事项，尽量满足患者要求；手术中不谈论与手术无关的事情，尊重手术患者人格。

4. 严格管理医疗相关证据

（1）书证：凡是以文字、各种符号、图案等来表达人的思想，其内容对事实具有证明作用的物品都是书证。与手术患者有关的书证包括有：手术及麻醉知情同意书、手术护理及麻醉记录单、手术物品清点单、病理申请单、手术收费单、特殊耗材使用登记单等。对各种文字性的资料，在书写时字迹要清晰，不得涂改、缩写、简写，记录要全面、真实，准确无误，规范合理。

（2）物证：物品、痕迹等客观物质实体的外形、性状、质地、规格等证明案件事实的证据为物证。在医疗护理中发生疑似输液、输血、注射药物等引起的不良后果的，医患双方应当共同对现场实物如液体、药瓶、输液器、血袋等进行封存；怀疑医疗器械引起不良后果的，及时保存器械原件等，封存的现场实物由医疗机构保管。

5. 实施健康宣教，确保高质量护理　由于手术患者缺乏手术方面相关知识和信息，通常会对手术室及手术有陌生感和恐惧感，手术室护士可以通过术前访视向手术患者介绍手术室环境，术前准备，入手术室后流程等，使其对手术有一个大致的了解；手术医师应向手术患者介绍围手术期过程中可能发生的情况及术后注意事项，让患者了解手术的风险性，使其术前对有关情况有全面正确的了解，对术后可能出现的医疗并发症有充分的思想准备和预防方法，避免不属于医护人员技术原因所造成的纠纷。

二、手术室护理中的伦理问题

（一）医学伦理学的基本概念及原则

1. 医学伦理学的基本概念及原则　医学伦理学是研究医学实践中的道德问题的科学，是关于医学道德的学说和理论体系，亦称医德学，是以医务人员的医德意识、医德关系、医德行为为研究对象的科学。医学伦理学基本原则包含了不伤害原则、有利原则、尊重原则和公正原则。

（1）不伤害原则：是指在医学服务中不使患者受到不应有的伤害。

（2）有利原则：是指把有利于患者健康放在第一位，切实为患者谋利益。

（3）尊重原则：是指医患交往时应该真诚地相互尊重，并强调医务人员尊重患者及其家属。

（4）公正原则：是指医学服务中公平、正直地对待每一位患者。

2. 护理伦理　是指护理人员在履行自己职责的过程中，调整个人与他人，个人与社会之间关系的行为准则和规范的总和。它要求护理人员尊重患者的生命和权利，维护和履行护理职业的荣誉和责任，兢兢业业，不卑不亢，为维护人民的健康作出贡献。

3. 护理伦理学的基本概念

（1）支持维护：是指支持维护患者的利益和权利。

（2）行动负责：是指根据患者的实际情况采取行动，护理人员对按照标准提供的服务负有责任，对患者提供的关怀照顾负有责任。

（3）互助合作：鼓励护士为了患者康复共同目标与其他人一起工作，将共同关心的问题置于优先地位，并且为了维持这种互助关系有时甚至须牺牲个人的利益。

（4）关怀照顾：关怀照顾患者的健康、尊严和权利，在关怀照顾中需要提供信息、咨询、药品、技术和服务。

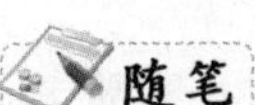

（二）手术过程的伦理要求

1. 术前准备的伦理要求　手术医生应严格掌握手术指征，树立正确的手术动机。手术治疗前，必须得到手术患者及家属对手术的真正理解和同意并签订手术协议，这是让手术患者及其家属与医务人员一起承担手术风险；手术团队认真制订手术方案，根据疾病的性质、手术患者的实际情况选择手术方式、麻醉方法，对手术中可能发生的意外制订相应措施，确保手术安全进行。医护人员应帮助手术患者在心理上、生理上做好接受手术治疗的准备。

2. 术中的伦理要求　手术进行时，手术团队成员不能只盯住手术视野而不顾及患者的整体情况，一旦观察指标出现异常，要及时冷静地处置，并将情况告诉整个手术团队，以便相互配合，保证手术的顺利进行。手术团队成员的态度决定着手术是否能顺利进展，手术者对手术的全过程要有全盘的考虑和科学的安排，手术操作要沉着果断、有条不紊。手术医生不应过分在意手术时间，其他手术团队成员不应去催促手术医生而影响术者的情绪，破坏手术节奏。每一名手术团队成员应对患者隐私要慎言守密，不能随意将患者的隐私当做谈话笑料，传播扩散。不要因为疲惫或方便把手臂或躯体施压在患者身上。

3. 术后的伦理要求　由于患者机体刚刚经历了创伤，虚弱，病情不易稳定。医护人员要严密观察患者病情的变化，发现异常时及时处理，尽可能减少或解除可能发生的意外。患者术后常常会出现疼痛等不适，医务人员应体贴患者尽力解除其痛苦，给予精神上的安慰。

（三）手术知情同意中特殊问题的伦理要求

1. 当手术对象为不具备自主选择能力或丧失自主选择能力的患者　医护人员首先参照我国《民法通则》对患者的自主选择能力进行判断。10周岁以下的患者不具备选择能力，应由其父母或监护人知情同意后代其做出选择；对于16~18岁周岁已有劳动收入的手术患者或18岁以上的手术患者，应由他们自行决定是否同意手术；对于10~18周岁、完全靠父母生活的，则应视具体情况而定，一般应征求本人意见，但最终应由其父母或监护人来决定是否同意手术。对病理性自主选择能力丧失，如昏迷患者、精神病患者等，应将选择权转移给其家属、单位或监护人，由他们听取医务人员介绍后作出选择。

2. 有选择能力的手术患者拒绝手术治疗　对非急诊手术患者，医护人员应先弄清患者拒绝的理由，通过劝说、解释、分析利害关系，如仍无效则应尊重患者选择，放弃或暂时放弃手术，代之以患者可以接受的其他治疗方案，同时做好详细的书面记录，请患者签字。对急诊患者，当手术是抢救患者的唯一方案时，则可以不考虑患者的拒绝，在征得其家属或单位的同意后，立即进行手术。这样做虽然违背了当事人的意愿，但不违背救死扶伤的医学人道主义精神，是符合医学道德的。

（四）器官移植中的伦理问题

1. 使用活体器官的伦理问题　活体器官作为供体只限于人体的偶数器官，活体不能提供奇数器官。即使是偶数器官的提供，供体身上被摘除一个器官后的健康是否受到影响，为挽救一个人而去伤害另一个人其价值如何估量，至今仍为专家所争论。

2. 活体器官捐赠的伦理标准　1986年国际移植学会颁布有关活体捐赠者捐献肾脏的准则：

（1）只有在找不到合适的尸体捐赠者，或有血缘关系的捐赠者时，才可接受无血缘关系的捐赠。

（2）接受者（受植者）及相关医师应确认捐赠者系出于利他的动机，而且应有一社会公正人士出面证明捐赠者的“知情同意”不是在压力下签字。同时应向捐赠者保证，若切除后发生任何问题，均会给予援助。

（3）不能为了个人利益，而向没有血缘关系者恳求，或利诱其捐出肾脏。

（4）捐赠者应已达法定年龄。

（5）活体无血缘关系之捐赠者应与有血缘关系之捐赠者一样，都应符合伦理、医学与心理方面的捐赠标准。

（6）接受者本人或家属，或支持捐赠的机构，不可付钱给捐赠者，以免误导器官是可以买卖的。不过补偿捐赠者在手术与住院期间因无法工作所造成的损失，与其他有关捐赠的开支是可以的。

（7）捐赠者与接受者的诊断和手术，必须在有经验有资质的医院中施行，而且希望义务保护捐赠者的权益的公正人士，也是同一医院中的成员，但不是移植小组中的成员。

3. 使用尸体器官的伦理问题　利用尸体器官的伦理问题主要存在于心脏移植之中，心脏移植要求供体的心脏必须正常，而且在移植前还要采取各种措施维持供体的生理血压，以保持心跳。心脏是人体的单一器官，器官的供体只能是尸体，决不能是活体，而这具尸体的心脏又必须还在跳动。这对以心跳来判断生死的人类来说的确是一个悖论。由于心脏移植涉及死亡标准及其道德观念，必然使心脏移植在发展过程中遇到道德阻力。可见，确立科学的脑死亡标准，已成为心脏移植的前提。

4. 器官移植高额费用的伦理问题　器官移植技术在实施过程中需消耗高额费用，费用如此之高，而移植后的患者到底能活多久，有多少社会价值，个人的生活质量又是怎样，这些问题人们在研究与探讨，尚未作出最终定论。

5. 每一次移植手术是否可行，必须通过伦理委员会讨论，同意表决后才能实施。

思考题

1. 手术患者相关的权利有哪些？
2. 涉及法律的手术室护理问题有哪些？
3. 手术室护理中的伦理问题有哪些？

第五节　手术室护士素质和能力要求

手术室的环境不同于病房，因此对手术室护士提出了更高的要求。手术室护士不仅要具备本专业知识，还必须具备广博的生理、心理、社会学、人文科学等方面的知识；“德、才、体、识、学”缺一不可。

一、手术室护士素质要求

1. 思想素质　热爱护理事业，树立全心全意为患者服务的高尚品德和甘当配角、乐于奉献的精神。每当协助医生成功地完成手术后，患者往往感谢手术医生，不一定想到手术室护士。手术室护士除了配合择期手术以外，还经常接受危急手术，手术室护士的定量编制与危急患者的不定量常常发生矛盾，加班加点情况较多。手术时间有长有短，常常不能在规定的上班时限内完成，延长工作时间又成为不可避免的现象。这就需要手术室护士要有坚忍不拔的意志与连续作战的工作作风，要有任劳任怨的劳动态度和不计时间，甘于付出个人利益的高尚风格。

2. 身体素质　手术室工作紧张、繁忙，长期站立，精力高度集中，工作时间长而不规律，常因手术而不能按时就餐、休息，巡回护士还需要搬运器械包、敷料包等物品。要能胜任这种特殊环境的特殊工作，就必须具备良好的身体素质。手术室护理人员要注意劳逸结合，增强自身防护意识，加强体育锻炼，控制和调节自我情绪，以乐观自信，良好的心态工作，以适应繁重的手术配合。

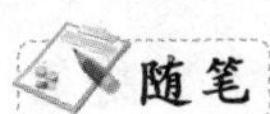

3. 心理素质　手术室工作环境特殊，术中配合需要注意力高度集中，抢救患者的几率高、精神长期紧张、手术过程的连续性及生活的无规律性等，均可造成人体生物钟紊乱。长期超负荷运转，易造成心理疲劳，引起心态不稳、行为准确性降低、思维判断失误增加等，这就要求手术室护士平时加强个性锻炼和心理素质的训练，以增强其适应能力、应变能力、耐受能力，及时调整好身体和心态，保持健康的心理素质，以适应长期紧张的工作。

4. 业务素质　近年来，随着许多新技术、新疗法的不断引进，手术室装备的现代化，手术室护理的技术性增强，手术室全期护理概念的引进，对手术室护理人员也提出了更高的要求。手术室护士要具备较完整的知识结构，过硬的操作技能，能够刻苦学习，不断深化自身知识内涵，拓宽护理知识面，注重自我提高，掌握患者在术前、术中、术后的病情变化、心理状态、满足要求，为患者的手术顺利开展及术后康复提供最优质的服务。

5. 慎独精神　手术护士在患者不知情或患者失去知觉时，独自工作的机会较多，工作内容以无菌技术操作为主，如无菌包是否被污染、是否达到消毒标准、是否在有效期内；消毒液浸泡浓度、配制方法、浸泡时间是否达到要求等细节均要求手术护士具有良好的职业道德，在无人监督的情况下，坚持护理道德信念，做到有人在与无人在一个样、日班夜班一个样、对生人熟人一个样、对城市农村患者一个样的道德风尚，自觉执行无菌技术操作，认真对待每台手术和每项辅助工作。用崇高的道德情操和高度的责任心，为患者的生命安全把好关。

6. 协作精神　手术室工作是一个以手术患者为中心的手术团队工作，因此在手术过程中，手术室护士台上当好“二传手”，台下是无菌区域的维护者，要求动作敏捷、迅速、分秒必争，准确地传递和供应每一样手术用品，合理满足手术团队成员要求，缩短手术时间，成功地把麻醉师、手术医师整合为一个统一的有机整体。要学会与手术医生、麻醉师、工勤人员以及其他后勤人员的配合，互相尊重，建立和谐的战斗集体，建立良好的人际关系。

7. 无菌观念　无菌技术是手术室最基本和最重要的操作技术，它贯穿于手术室的一切工作之中。要求手术室护士熟练掌握手术室空气消毒，器械物品的物理的、化学的消毒灭菌方法，配制消毒液的浓度及检测方法，掌握无菌器械的保管和使用时间、无菌操作技术和特殊感染的消毒隔离技术。严格执行消毒隔离制度，控制术中感染，自觉执行无菌操作，为患者的生命把好每一关。

8. 人文素养　手术室工作的特殊性，护士有较多的机会可以接触到患者的隐私。随着医疗改革的不断深化和法制观念的增强，患者隐私权的保护已成为当今社会所关注的热点。尊重手术患者的隐私是手术室护理人员关心和保护手术患者的道德义务，也是手术室护理人员的责任，也是人文素养的体现。

二、手术室护士能力要求

1. 协调能力　手术室工作范围广，涉及科室多，手术室护士要同多个科室手术医生配合工作。由于各个医生的习惯、性格不同，手术特点也不一样，常要协调多方面关系。这就要求手术室护士具有较高的处理人际关系的社交能力和语言表达能力，协调好各科室医务人员及手术室内人员的关系，妥善处理日常生活中的各种事务，只有这样才不致造成工作失误或导致矛盾，才能最大限度地把工作做好。充分发挥团队的凝聚力，提高工作效率。

2. 领导和管理能力　手术室的管理工作并不是护士长一个人的责任，每一位护士都应掌握科学的管理方法，做好对患者、环境、物品仪器等的管理。术前护士还要到病房阅读病历，了解患者情况，明确患者的需要以及病情的发展过程，判断患者的健康问题，作出符合患者需要及特征性的整体性护理计划。

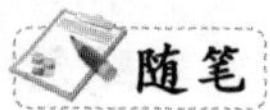

3. 交流沟通能力　手术患者是医护的共同服务对象，手术医生是手术室护士的合作者和特殊服务对象。访视手术患者，与之轻松交谈，使手术患者了解术中需注意的情况并表达心愿，加强思想交流，以消除手术患者的紧张情绪和陌生感，使其积极接受手术治疗。护士不仅要与手术患者建立融洽的护患关系，还要注意与医生建立良好的工作关系，了解术者和患者的心理状态，术前与他们沟通，向主诊医生了解手术方式、术中所需特殊器械等，及时澄清一些模糊不清的问题，以增进了解，加强合作。

4. 要有强烈的急诊观念及紧急情况处置能力　手术室常有急重症患者需要进行抢救，这些患者病情来势凶猛，伤情复杂，病情变化迅速，随时都有生命危险，这就要求医护人员具有强烈的急诊观念，抢救时必须争分夺秒，迅速准确，忙而不乱，如在手术过程中遇到突发状况，应沉着应变，机智灵活，熟练掌握各种抢救技术，熟知各种仪器的使用方法，并能迅速查出仪器的一般故障，协助麻醉医师和手术医师及时、准确、有效地执行各项操作，使手术顺利进行，充分体现出时间就是生命。手术室护士的密切配合对急救工作的成功与否有着极其重要的意义。

5. 不断学习和提高以实践为基础的工作能力　现代化的手术室装备，先进的医疗技术开展，如器官移植、心脏瓣膜置换、骨髓移植、显微外科手术等，必须要有先进的护理技术配合，因此应鼓励手术室护士刻苦钻研业务，不断学习新知识，总结经验，提升工作能力，以适应各类手术、新技术开展的需要，带动手术专科护理发展。

6. 科研教学能力　医学的发展有赖于医护人员在工作实践中不断发现和提出新问题，并通过科研活动解决新问题。各种高新手术的开展，促使护理人员必须不断学习新的知识，从事科研活动，发展新理论，并将科研成果应用到实践中，不断提高手术室护理质量。手术室护理人员还应具备语言表达和操作示范能力，并通过言传身教的教学方式传授护理实践中的经验。对手术室护理的基本理论、基本知识、基本技能学习常抓不懈，并不断探索新的教学方法，从而提高教学水平，为培养新时期合格的手术室护理人才而不懈地努力。

思考题

1. 手术室护士应具备哪些能力和素质？

第六节　手术室护士专业发展和职业规范

随着现代外科学的不断发展，外科手术领域和范围日趋扩大、新手术方法、新器械、新仪器设备不断推陈出新，麻醉学科的发展及“手术全期护理”等理念的提出，对手术室护理人员的整体素质和专业水平要求越来越高，促使手术室护理人员向高度专业化方向发展。手术室专科护士和麻醉护士已成为全世界护理专业人才培养和发展的总趋势。

一、手术室专科护士的培养

我国对专科护士相关概念的认识争议比较大。随着外科手术领域不断拓展，手术器械更加繁杂，目前高、精、尖的微创、显微技术日益增多，不仅要求手术者具有高超的专业技术，同时也离不开先进的仪器、设备和手术室护理人员的密切配合。为适应这种专业化发展，提高手术护理质量，手术室专科护士培养迫在眉睫。有学者定义专科护士是指在某一专科领域具备较高水平和专长，能独立解决该专科护理工作中的疑难问题，并可指导其他护士工作的专科人才。目前我国相对比较成熟且可培养的手术室专科护士有神经外科专科护士、泌尿外科专科护士、骨科专科护士。

颅脑外伤手术对于手术时间的要求极为重要，手术过程中完美的医护配合为抢救患

随笔

者生命赢得宝贵时机。开展专业化培养，有利于专科护士掌握手术体位的摆放，协助医生上头架、正确熟练调试显微镜、血回收机等各种仪器设备，从而缩短手术的时间。

泌尿外科手术主要是以腔镜手术为主，镜子多且复杂，如膀胱镜、等离子电切镜、电汽化镜、经皮肾镜、输尿管镜、胆道镜等。仪器精密、昂贵，这就要求专科护士熟练掌握内镜的正确用法、清洗、保养、保管、灭菌方法和手术配合。

骨科手术种类繁多，各种器械和仪器设备较多且复杂，如：关节镜仪器、电动空气止血仪、C型臂机、自体血液回收机和各种动力系统等，而且各种新技术、新器械更新换代速度很快，要求专科护士了解人体骨骼解剖知识，熟悉术中配合，体位摆放，特殊器械和仪器的使用、清洁、灭菌及保养；人体植入物的管理等。

随着"专科护士"的概念引入，护理界日趋重视专科护士的培养与发展，21世纪手术室专科护士培养将成为手术室专业发展的必然趋势。专科化的管理模式，可以促进手术室护理人员观念的转变，树立以患者为中心、以医师为轴心、以质量为核心的专科护理理念。专科组的设置可以充分发挥专科护士的作用，及时发现问题，分析解决，杜绝差错事故的发生，提高护士配合手术的主动性、准确性和默契性。在当前手术室已有大批实践经验护士的基础上，采取短期培训的形式，增加学科新知识，拓宽知识面，培养高素质的手术室专科护理队伍应该说是一条可取的途径。

二、麻醉专科护士的培养

1861年国际上正式有了麻醉护士的出现；波兰于1909年最早开展麻醉专科护士教育；美国于1931年正式成立了第一个麻醉护士协会（AANA），并正式发行麻醉护士杂志，麻醉护士的准入以及工作任务和培训计划也已比较成熟和规范。1993年我国徐州医学院麻醉学系和南京六合卫校联合在我国开设了第一个三年制麻醉与急救护理专业，前者还与福建闽北卫校合作于1997年由闽北卫校开办了不同层次的麻醉护理专业。1998年起，北京、广州、南京、山西等地的医院先后开展麻醉护理工作。与发达国家相比，我国麻醉护理开展较晚，尚处于起步阶段，目前还存在一些定位、定性等具体问题。

麻醉护士的职责范畴目前可定为麻醉前的准备、麻醉后的处理、毒麻药品的管理、麻醉恢复期患者的监护等，在外科手术过程中，麻醉护士可以充分运用他们的各种麻醉教育知识和护理技巧，安全有效地监测患者的生命体征，准确无误地分析病情并与手术组中其他成员交流，快速而恰当地做出应急反应。麻醉护士还要肩负护理教育和科研工作。国外普通麻醉护士在取得带教培训证书后可带教实习护士，但一般麻醉科研或护理科研均由麻醉专科护士或专门进行科研的麻醉护士担任。明确职业角色能充分发挥麻醉专科护士的专业特长和技术优势。

麻醉护士的发展将成为麻醉学科未来发展中一支重要力量。我们应利用各种途径对其做好宣传，保证麻醉护理专业的健康发展，借鉴国际上先进的管理经验和工作模式，界定符合中国国情的麻醉护士的工作职责和工作细则，使麻醉医师和麻醉护士各司其职，规范麻醉护理工作，确保临床麻醉医疗护理安全。在未来的医学发展中，麻醉护士的培养必将成为我国护理专业发展的趋势之一。

思考题

1. 何为"专科护士"？
2. 为何要培养手术室专科护理队伍？
3. 如何培养麻醉专科护士？

（赵爱平　徐英能）

第二章

手术室环境布局和常用物品管理

随笔

第一节　手术室环境和布局要求

手术室是集中进行外科诊治和抢救的重要场所，手术室环境设计和内部布局必须合理，以满足医疗工作的需要，同时应充分、合理利用资源。

一、手术室的建筑布局及区域划分

不同医院的手术室应根据医院的实际情况和具体规模，确定其手术室的建筑布局和区域划分。

（一）手术室的建立

手术室应设在与手术科室、病理科、血库、影像诊断科和实验诊断科等相邻近的区域，周围环境清洁、避免噪音和污染源，手术间应避免阳光直接照射。有条件的医院应独用一层，以便管理。

（二）手术室的组成

1. 手术间　分为无菌手术间、一般手术间和感染手术间；面积一般为30~60m^2，高为2.9~3m。手术间的数量应根据手术科室病床而定，一般每25~30张病床宜设置一间；根据分科需要可设大、中、小面积不等的手术间。

2. 手术室清洁区附属房间　包括洗手间、无菌敷料室、护理站、药品间、仪器设备间、麻醉准备间及术后恢复间等。

3. 手术室供应区附属房间　包括更鞋室、更衣室及洗浴间、手术器械准备间、敷料准备间、器械清洗间、消毒室、餐饮间、办公室、值班室、污物间、标本室等。

（三）手术室的区域划分

1. 手术室设立三条通道　即工作人员通道、手术患者通道、物品供应通道。工作人员通道：工作人员入口处应设更鞋室，男女更衣室应设两个出入口，一端通更鞋室，另一端通手术区域。手术患者通道：手术室应设有手术患者专用电梯，配有手术室专用的内外交接车接送手术患者。物品供应通道：手术室物品出入的专用通道。三条通道尽量区分，避免交叉污染。

2. 手术室严格划分三区　即限制区、半限制区、非限制区。三区可设在同一楼层，有条件者可分设在相邻近的两个楼层。限制区应安排在最内侧，包括手术间、洗手间和无菌敷料间。半限制区在中间，主要指敷料准备室、器械室、洗涤室、消毒室、麻醉复苏室、麻醉准备室等，内镜室、感染手术间亦可放在此区内。非限制区在最外侧，设更衣室、卫生间、值班室、标本间、污物处理间、工作人员休息室、小餐厅、麻醉及护士办公室、手术患者接收区、手术患者等候室等（图2-1-1~图2-1-3）。

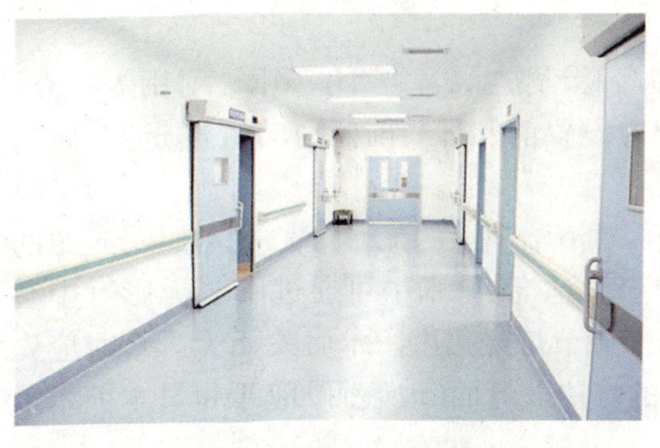

图2-1-1　手术间及限制区内走廊（限制区）

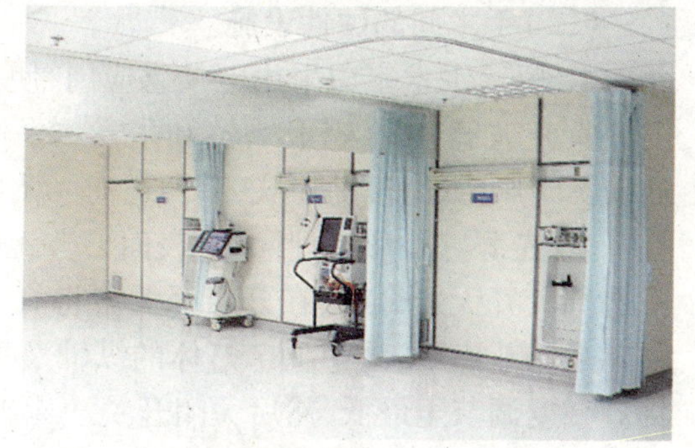

图2-1-2　恢复室（半限制区）

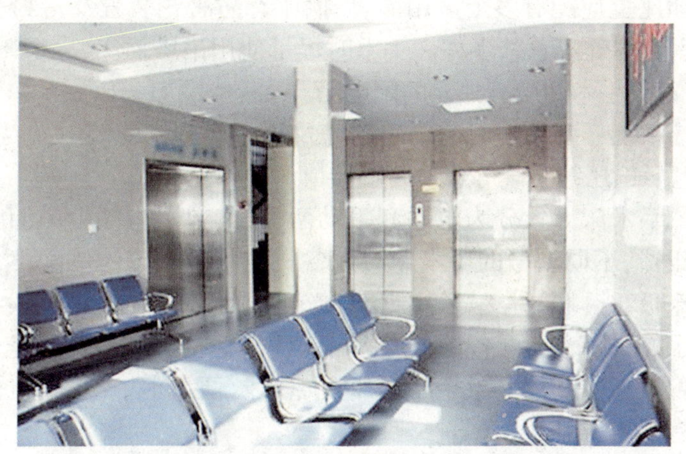

图2-1-3　手术患者家属休息室（非限制区）

二、手术间内部布局及要求

手术间内部布局应尽量符合功能流程和无菌技术的需要，最大限度地合理化。

（一）地面及墙面要求

手术间的地面和墙壁建筑材料应光洁、耐洗、耐酸碱、耐腐蚀、无接缝或少接缝、抗菌、保温、隔声、色泽柔和，墙面颜色宜选用浅绿、淡蓝或采用大理石暗纹，易消除术者视觉疲劳感。墙壁与天花板或地面衔接处呈半圆弧形，便于清洁，减少积灰（图2-1-4）。

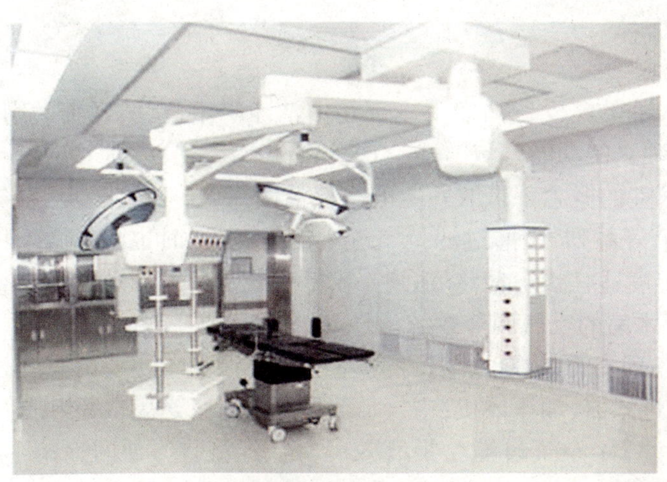

图2-1-4　手术间

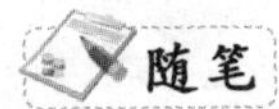

(二)手术间的硬件设施

1. 门　手术室应采用电动感应门,使其具备移动快、隔音、密闭、坚固、耐用等特点。门上宜开玻璃小窗,有利观察和采光。手术间应设置前、后门,前门通向清洁走廊、后门通向污走廊(如是环岛模式,后门通向无菌物品走廊)。

2. 光源　外形设计简单、表面平整无死角,易清洁消毒的无影灯是手术照明光源的首选。打开无影灯时,在开启开关后将灯调节至合适亮度,术中可通过调节无影灯中心圆轴来调节焦距;通过调节灯体的纵轴及手柄来调节灯光角度。术后关闭无影灯时应先将灯亮度调节至最低,然后关闭开关。无影灯的灯罩及灯面(玻璃面)应于每日术前术后进行清洁,各轴节定期上油。

3. 电路设备　手术部要有双路电源,并能在1~2秒内自动切换。手术间内应有多个电插座组,每组插座上应配有多个多用插口,插座有防火花装置及密封盖。同时有接地系统,防止火花引起爆炸等意外事件。手术时尽量使用吊塔插座,尽量不用接线板,避免地面电线过多。每个手术间应有独立的配电箱。

4. 手术供气系统　手术间内的旋转吊塔及墙上应分别安装一式两套的负压吸引、氧气、二氧化碳、氩气、压缩空气等管段终端接口。

5. 手术床　手术床大致分为电动和手动两类,其基本构件由床面、床架(升降台)、头架、约束带等组成,不同型号的手术床应配备相应的手术床体位配件,如搁手架、截石位搁脚架、延长床板、骨科牵引支架等,便于放置不同手术体位。电动式手术床配备控制面板及电源线,手控式手术床配备调节操纵杆。手术床应具有升高降低、左倾右倾、前倾后倾、升高或降低腰桥等功能。整个手术床可透X线,便于术中C型臂机使用。手术床床垫设计应舒适,易于清洁消毒。

6. 温度调控系统　有冷、暖气设备。温度应控制在23~25℃,相对湿度在40%~60%。新建医院有条件可安装空气净化设施。

7. 其他设施　有教学任务的医院考虑设电视教学装置,或与手术间隔音的手术看台及音控对话机等。此外背景音乐系统,可以提供背景音乐,创造轻松的手术环境,减轻患者的焦虑与恐惧以及医护人员的工作疲劳感。

三、洁净手术室的空气调节与净化技术

2000年10月中国卫生部颁布了“医院洁净手术部建设标准”,2002年12月建设部又颁布实施了“医院洁净手术部建筑技术规范”。一系列标准和规范的制订和实施不仅统一和规范了我国医院洁净手术部的设计建造标准,而且对我国医院洁净手术部的建设和发展起了相当大的推动促进作用。目前,国内各省、市的大医院都在建造或筹备建造洁净手术部。

(一)相关概念

1. 洁净手术部的概念　洁净手术部是由洁净手术室、洁净辅助用房和非洁净辅助用房组成的相对独立的功能区域。

2. 洁净手术室的概念　采取一定的空气洁净措施,对手术室的空气进行除菌、温湿度调节、新风调节等系列处理,过滤掉空气中的尘粒,同时也除掉微生物粒子,使手术室保持在洁净、温湿度适宜状态,最终达到一定的空气洁净度级别的手术室。

(二)洁净手术室的空气调节系统

1. 空气调节系统的组成　洁净手术室净化空调系统主要由空气处理器,初、中、亚高效及高效空气过滤器,加压风机,空气加温器,回风口,送风口等组成。

(1)空气过滤器:空气过滤是最有效、安全、经济且方便的除菌手段。根据效能的不同可有初效过滤器、中效过滤器、高效过滤器等。初效过滤器可用于新风过滤,对象

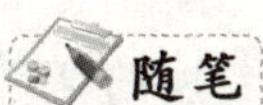

为＞10μm的尘粒；中效过滤器采用中、细泡沫塑料或无纺布，设置在系统的正压段，对象为1~10μm的尘粒，控制微粒效率在50%~90%；高效过滤器能过滤0.3~0.7μm范围的微粒和细菌，应设置在系统的末端或紧挨末端的静压箱附近，不得设在空调箱内，有效率可达99.95%。空气在进入手术室之前要选择合适的过滤器对其进行过滤处理，以保证达到所要求的尘埃浓度和细菌浓度。

（2）送风口：送风口集中布置于Ⅰ~Ⅲ级洁净手术室的手术台上方，使得包括手术台在内的一定区域处于洁净气流形成的主流区内。

（3）回风口：洁净手术部所有洁净室，应采用双侧下部回风；在双侧距离不超过3m时，可在其中一侧下部回风，但不应采用四角或四侧回风。洁净走廊和清洁走廊可采用上回风。

2. 净化空气的处理流程　回风口及新风口进入的空气经空气处理器进行混合处理，初效、中效过滤器对混合后的空气进行过滤，加压风机、空气加温器等对过滤后的空气进行湿度、温度的处理，再将处理后的空气经送风口、风管输送至净化送风天花板，而后经过高效过滤器对空气进行终末处理，最终使其达到均压均流的状态，输送至手术间使用（图2-1-5）。

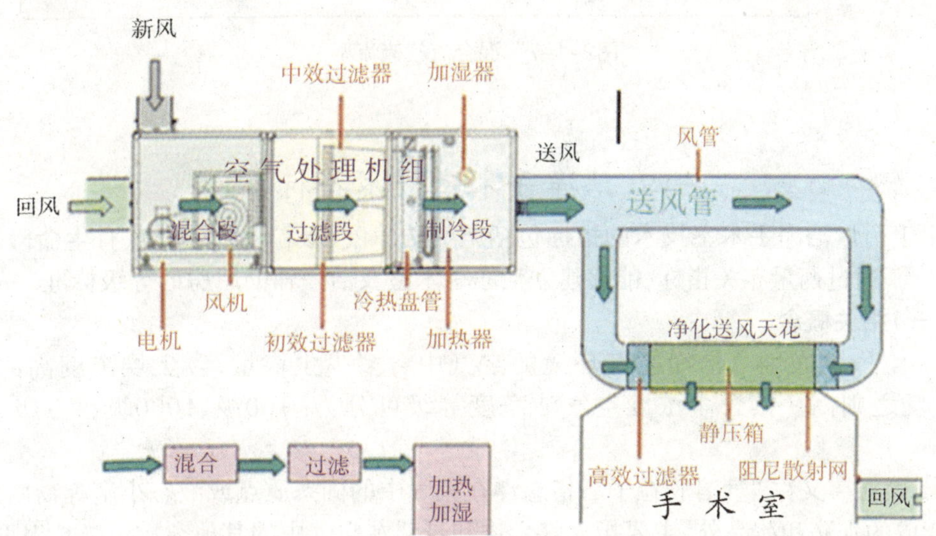

图2-1-5　净化空气处理示意图

3. 净化空气的气流畅通

（1）单向流洁净室：即层流洁净室，采用气流挤排原理，由流线平行、方向单一、速度均匀的气流流过房间工作区整个截面的洁净室。可分为垂直单向流洁净室和水平单向流洁净室（图2-1-6）；

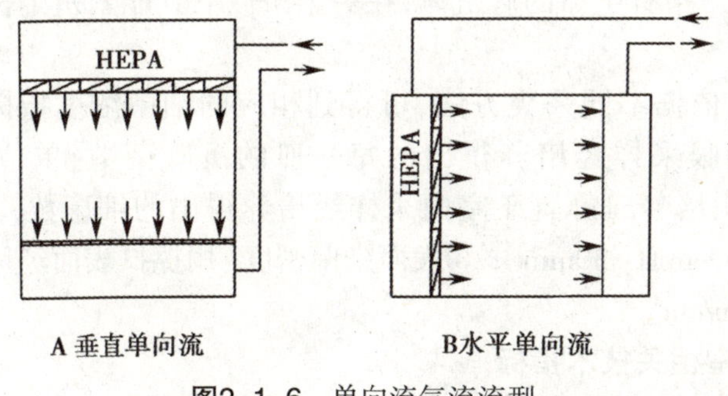

图2-1-6　单向流气流流型

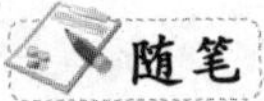

（2）乱流洁净室：气流流线不平行、方向不单一、流速不均匀，而且有交叉回旋的紊乱气流流过房间工作区整个截面的洁净室。Ⅱ、Ⅲ级洁净室采用置换气流、充填原理（图2–1–7）。

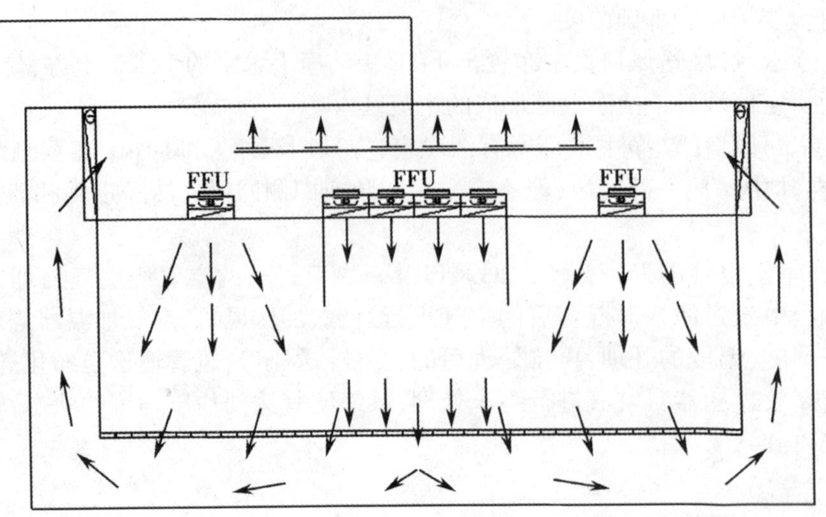

图2–1–7　混合流气流流型

四、洁净手术室技术指标

用于衡量洁净手术室技术的指标包括空气洁净度、微粒、悬浮颗粒、有生命微粒、细菌浓度等，通过衡量相关指标，能够建立洁净手术室及洁净辅助用房的等级标准。

（一）相关概念

1. 空气洁净度　洁净空气环境的空气中含多少尘埃量，含尘埃浓度高的洁净度低，反之则高。按含尘浓度空气洁净度等级可分为：100级、1000级、1万级、10万级等。

2. 微粒　又称“气溶胶粒子”，指悬浮在大气中的固态质点或液态小滴等物质，除由水气变成的水滴和冰晶外，主要指大气尘埃和悬浮在空气中的其他杂质。微粒根据粒径大小不同，对人体健康有一定影响：粒径>10μm的粒子基本上被阻于人的鼻腔；粒径在2~10μm的粒子约有90%可进入并沉积在呼吸道的各个部位，10%可达肺的深部并沉积于肺中；<2μm的粒子100%可被吸入肺中，其中0.3~2μm的粒子几乎全沉积于肺部而不能呼出。

3. 悬浮微粒　不受地心引力作沉降，可长时间飘浮在空气中的小颗粒物，一般粒径大于50μm的颗粒物受重作用很快降到地面。

4. 有生命微粒　指有生命的有机体，在一定条件下其能繁殖生长，如细菌、细胞、病毒等。

5. 细菌浓度　依据不同采集方法，可得到相应的细菌浓度指标。①浮游菌浓度：用采样器在室内抽吸采样经培养得出的每一皿的沉降菌数，单位为个/m^3或cfu/m^3；②沉降菌数浓度：用培养皿静置于室内采样经培养得出的细菌数，其单位为个/（φ9cm皿·30min）或cfu/（φ9cm皿·30min）；③表面染菌密度：用擦拭表面经培养得出的细菌数，其单位为个/cm^2或cfu/cm^2。

（二）洁净手术室相关技术指标

1. 洁净手术室的等级标准（表2–1）

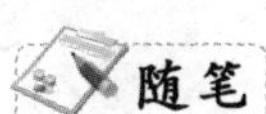

表2-1 医院洁净手术室的设计标准及用途

级别	沉降菌数浓度[个/（φ9cm皿·30min）]		表面最大染菌密度（个/cm²）	空气洁净度级别		用途
	手术区	周边区		手术区	周边区	
特别洁净手术室	0.2	0.4	5	100级	1000级	关节置换手术、器官移植手术及脑外科、心脏外科、眼科等无菌手术
标准洁净手术室	0.75	1.5	5	1000级	10 000级	胸外科、整形外科、泌尿外科、肝胆胰外科、骨外科和普通外科中的一类切口无菌手术
一般洁净手术室	2	4	5	10 000级	100 000级	普通外科（除去Ⅰ类切口手术）、妇产科等手术
准洁净手术室	5		5	300 000级		肛肠外科及污染类等手术

注：1.浮游法的细菌最大平均浓度采用括号内数值。细菌浓度是直接所测的结果，不是沉降法和浮游法互相换算的结果；2.Ⅰ级眼科专用手术室周边区按10 000级要求

2. 洁净辅助用房的等级标准（表2-2）

表2-2 洁净辅助用房的等级标准及用途

等级	沉降法（浮游法）细菌最大平均浓度[个/（φ90皿·30min）]或（/m³）	表面最大染菌密度（个/cm²）	空气洁净度级别	用途
Ⅰ	局部：0.2个 其他：0.4个	5	局部100级 其他1000级	需要无菌操作的特殊实验室
Ⅱ	1.5个	5	10 000级	体外循环灌注准备室、刷手间、消毒准备室
Ⅲ	4个	5	100 000级	预麻室、一次性物品、无菌敷料及器械与精密仪器的存放室、护士站、洁净走廊、重症护理单元（ICU）
Ⅳ	5个	5	300 000级	恢复（麻醉苏醒）室与更衣室（二更）、清洁走廊

五、洁净手术室的管理要求

洁净手术室满足了外科手术发展的需要，通过采取分区管理、温湿度控制、空气质量控制以及净化空气系统的日常维护等手术室管理措施，能够有效创建并维持理想的洁净手术室环境。

（一）分区管理

1. 区域管理 严格区分洁净区与非洁净区，加强对洁净区的保护。手术间门、分区隔断门必须经常保持关闭状态。严禁开门进行手术。严格区分洁、污不同性质物品，按流程由专用通道运送。

2. 人员管理 医护人员在非限制区更换消毒的衣、裤、帽、鞋后方可进入半限制区。

随笔

帽子应该是全遮盖式，头发不得外露。最好为无纺布封闭式工作衣。若选择分体式衣裤，应将手术衣下摆束在裤腰内以减少污染无菌区。中途如离开手术室，返回时应重新更换鞋、衣。严禁工作人员未更换消毒衣裤直接进入半限制区。经测试，人员基本静止时，发尘量（≥0.5μm）为10×10^4粒/（人·min），人员走动时发尘量为50×10^4粒/（人·min），故应尽量减少不必要的人员走动。

（二）手术室温湿度控制

1. 温度控制　适宜的温度应控制在22~25℃，不仅能减少空气中的细菌繁殖，也可减少手术患者及医护人员经汗腺排出细菌，以降低手术切口的感染率。如温度过高，医护人员身体排汗增加，随汗排出的尘菌会污染消毒过的切口皮肤和手术医生的手臂。如温度过低，因手术患者在术中体表裸露，易出现机体障碍性症状。温度调节时要注意每次调节2~3℃，逐渐调节到所需温度。

2. 湿度控制　①相对湿度选择依据四个原则：防止金属器械锈蚀；防止室内产生静电；满足人的舒适要求；不利于空气中微生物的生存。②控制标准：Ⅰ、Ⅱ级手术室相对湿度控制在40%~60%，Ⅲ、Ⅳ级手术室相对湿度控制在35%~60%。

（三）手术间空气质量控制

1. 手术间的准备　由于手术间经过夜间洁净层流装置静置，每日第一台手术术前必须提前开机进行空气自净处理，达到自净时间后方可进行手术。连台手术则应在前一台手术结束后，立即进行室内的清洁擦拭，达到自净时间后，再开始下一台手术。自净时间要求为，Ⅰ级：15分钟；Ⅱ级：25分钟；Ⅲ级：30分钟；Ⅳ级：40分钟。

2. 减少室内障碍物对气流的干扰　洁净气流因匀速、方向单一地进入室内，若遇到障碍物可产生涡流把尘粒卷入到洁净空气中去，或者回风受阻挡而影响气流扩散，都有碍洁净室的自净能力。故应注意物品摆放和医务人员站立位置，以减少障碍物对气流的干扰。

在垂直单向流洁净室中，主要物品障碍为手术床上部的无影灯，因此无影灯最好采用单灯组成的骨架式无影灯，垂直单向流的手术台只需布置在工作区内即可。水平单向流洁净室对无影灯无特殊要求，主要应注意物品放置的位置，如麻醉头架及所用仪器设备，以避免阻挡气流；术者应处于水平平行流洁净室工作区内洁净度最高的工作带，从而防止出风口被污染而影响下游的洁净空气。

3. 手术间内正压控制　正压控制指室内的压力大于室外的压力，保证气流从室内流向室外。洁净手术室的正压是通过送入新风量的大小来决定的，即送风量大于回风量、排风量、漏风量之和。要注意调控送、回、排风出入口的风量变化，保持无菌区域内的压力高于外界，才能防止污染侵入。

（四）净化空气系统主要装置日常检查维护内容

1. 空气处理机组　每个月检查一次，清扫内部，尤其是对热交换器要用高压水枪冲洗。

2. 新风机组　每日检查一次，保持内部干净；初效过滤网每两天清洗一次，初效过滤器1~2个月更换；中效过滤器每周一检查，3个月更换；亚高效过滤器一年一更换。

3. 高效过滤器　一年检查一次，当阻力超过设计初阻力160Pa或已经使用3年以上时应予以更换。排风机组中的中效、高效过滤器每年更换。如做特殊污染手术，每做一例手术必须更换，换下的过滤器必须密封运出，焚烧处理。

4. 送风天花板　每月检查一次，并清洁内部表面（防漏式天花板除外）。

5. 回风口过滤器　要定期检查，并每周清扫，每年更换一次。特殊污染手术术后应及时处理。

随笔

六、手术室供应室一体化管理

手术室是医院控制院内感染的重要部门，手术室无菌物品的管理成功与否直接影响手术的质量。为了保证术后器械的洁净度，便于手术器械的管理，提高手术室和供应室护士的专业素质，国内越来越多的医院采用手术室与消毒供应中心一体化运作管理模式。

（一）手术室供应室一体化管理模式简介

手术室供应室一体化管理模式是指将手术室供应部和消毒供应中心在物流供应的操作流程上融合起来，形成一体化运作和管理。其优势在于资源共享、高效利用以及各自专业水平和护理质量的提升。与常规手术室和供应室独立运作的模式相比，由于一体化模式承担了手术室所有物品消毒、灭菌和供应的工作内容，并重组了流程，因此需要在建筑布局上，保证手术室和供应室之间的密切配合和专用物流通道，并在人员、设备、管理等各方面予以配套，才能充分发挥一体化模式的巨大优势。

（二）一体化模式中的消毒供应中心运作要求

1. 建筑要求　消毒供应中心是医院内承担各科室，包括手术室，所有重复使用诊疗器械、器具和物品清洗消毒、灭菌以及无菌物品供应的部门。因此，一体化的消毒供应中心应区域划分明确，环境要求基本为10万至30万级层流净化环境。手术室的无菌区与消毒供应中心的无菌物品存放区，手术室的污染区与消毒供应中心的污物处置室分别通过一部专用直达电梯相连接（图2-1-8、图2-1-9）。这样既方便物品传送，又减少无菌物品受污染、污物对环境造成二次污染。

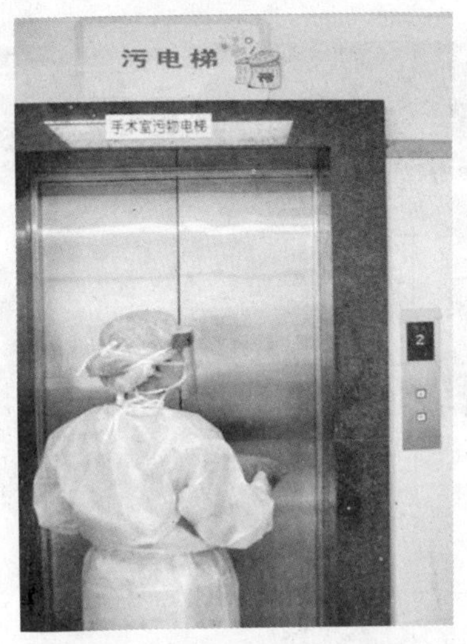

图2-1-8　通过污电梯将污手术器械及物品从手术室污染区送往消毒供应中心的污物处置室

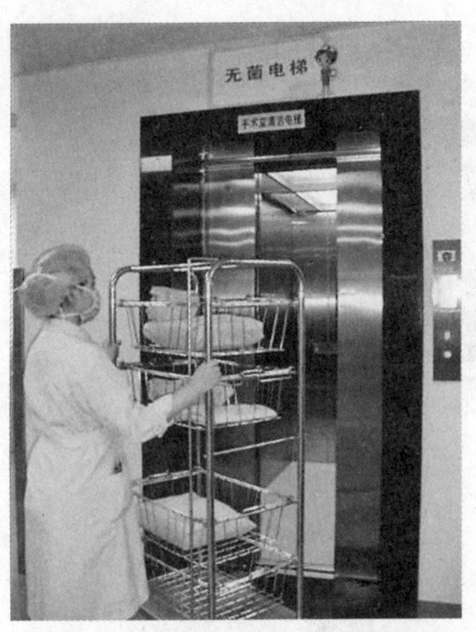

图2-1-9　通过无菌电梯将无菌物品从消毒供应中心的无菌物品存放区送往手术室无菌区

2. 区域分布　消毒供应中心按照要求分为去污区（图2-1-10、图2-1-11）、检查包装及灭菌区（图2-1-12）、无菌物品存放区（图2-1-13）。去污区负责对重复使用的诊疗器械、器具和物品等进行回收、分类、清洗、消毒，为污染区域。检查包装灭菌区负责对去污后的诊疗器械、器具和物品，进行检查、装配、包装及灭菌，为清洁区域。无菌物品存放区是消毒和灭菌后的物品存放、保管和发放区，为清洁区域。

3. 设备要求　消毒供应中心不仅为手术室提供无菌物品，还承担全院医疗器械的供应。根据其不同区域功能，应配备相应的设备（图2-1-14~图2-1-21）。其中，去污区应设置污物回收器具、分类台、手工清洗池、压力水枪、全自动器械清洗消毒器、超声波清洗

随笔

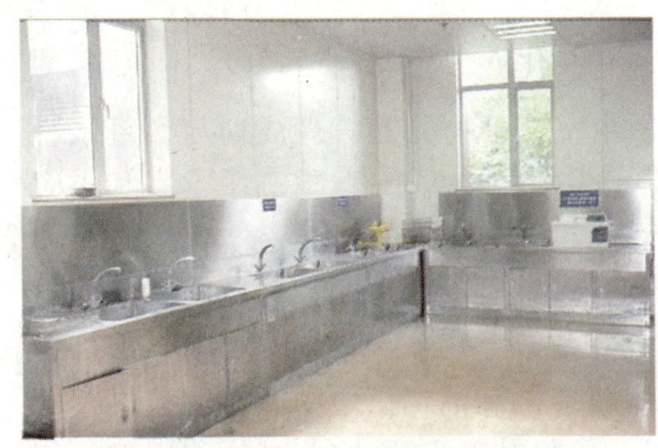

图2-1-10　供应室去污区

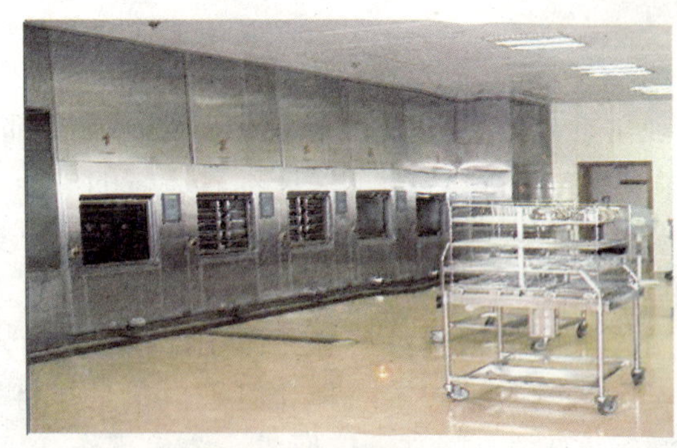

图2-1-11　供应室去污区

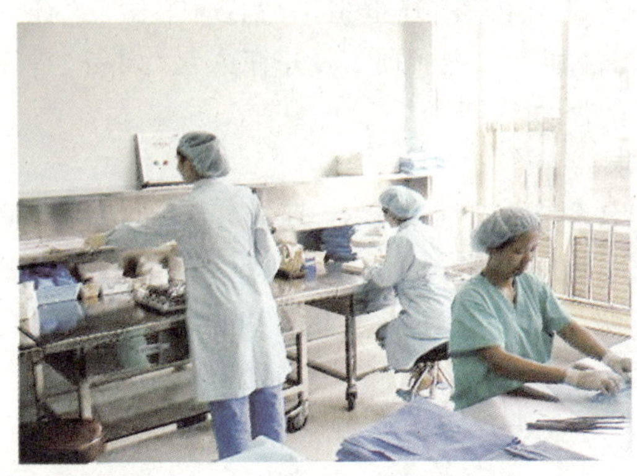

图2-1-12　供应室检查包装灭菌区

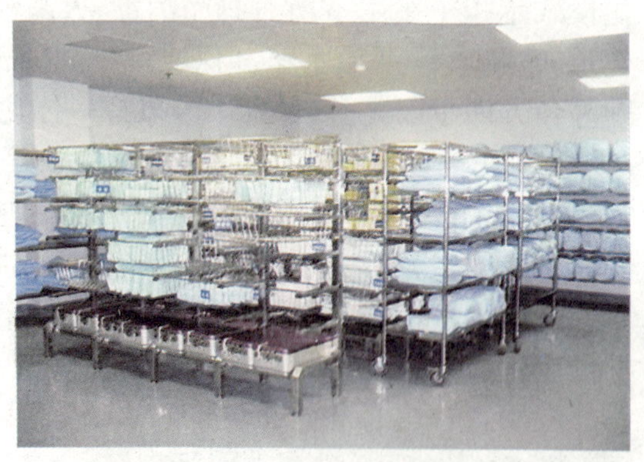

图2-1-13　供应室无菌物品存放区

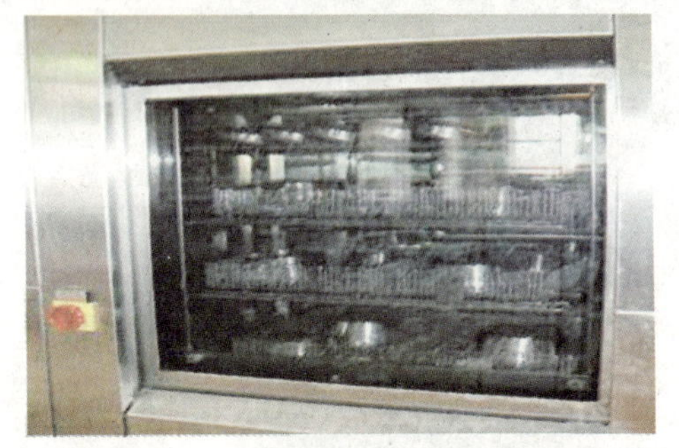

图2-1-14　全自动器械清洗消毒器

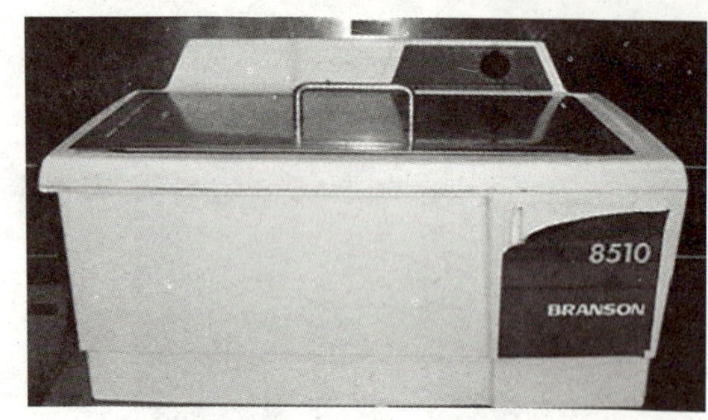

图2-1-15　超声波清洗机

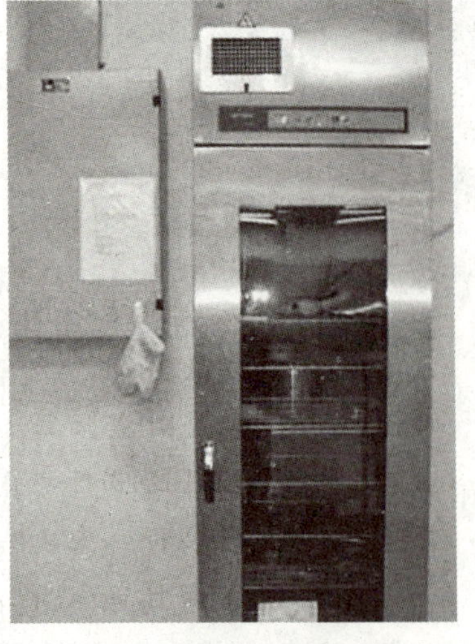

图2-1-16　干燥柜

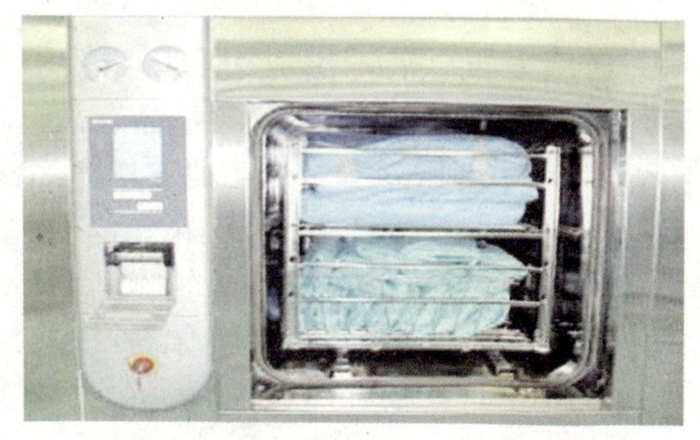

图2-1-17　预真空压力蒸汽灭菌器

随笔

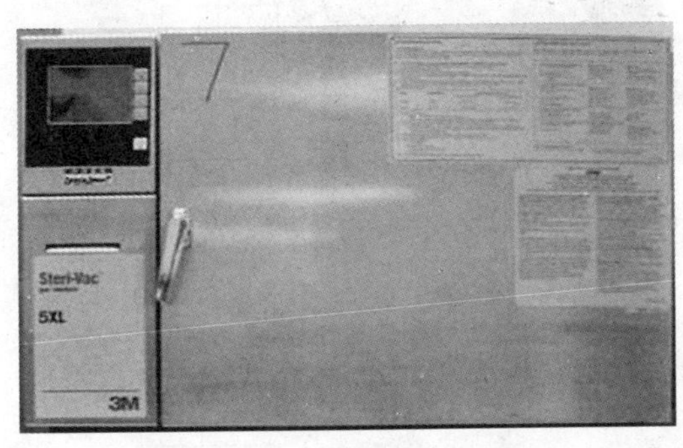

图2-1-18　环氧乙烷灭菌器

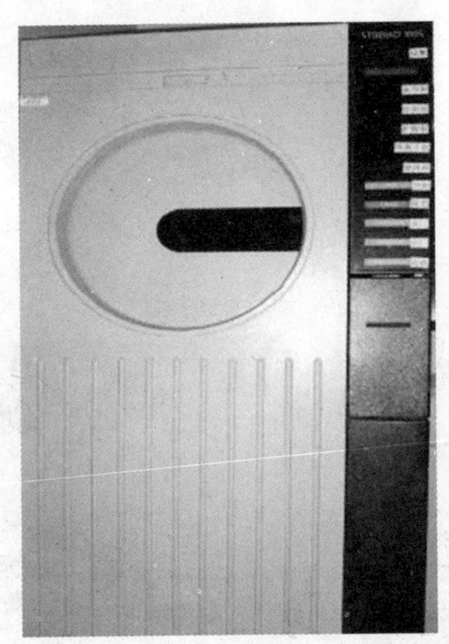
图2-1-19　过氧化氢低温等离子灭菌器

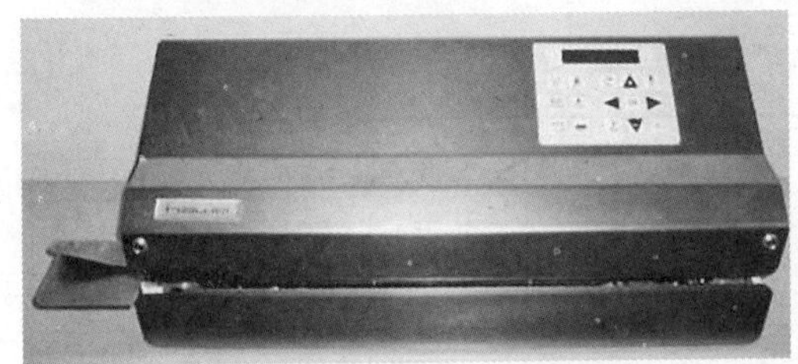
图2-1-20　医用热封机

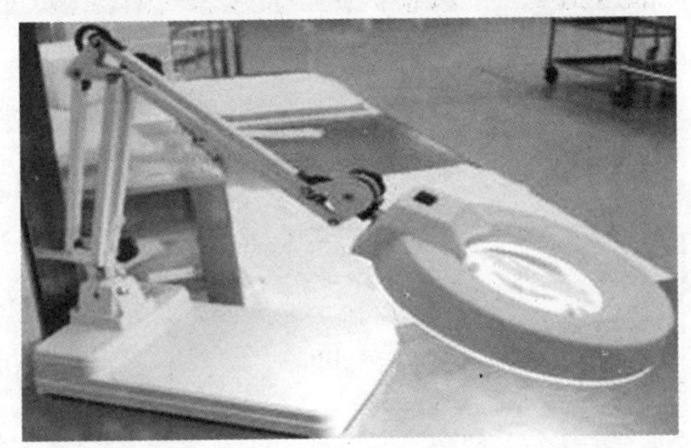
图2-1-21　带光源的放大镜

机；检查包装区应配备器械检查台、器械柜、敷料柜、包装材料切割机、医用热封机、带光源的放大镜等；灭菌区应设置干燥柜、预真空压力蒸汽灭菌器、过氧化氢低温等离子灭菌器、环氧乙烷灭菌器；配套应用各种清洗篮框、清洗架、灭菌框，并配置各种运输车，保证完成手术器械、敷料及各类物品的处理环节。

4. 人员配备要求　按照卫生部2009年第10号通告6.1规定“医院应根据消毒供应中心的工作量及岗位需求，科学、合理配置具有职业资格的护士、消毒员和其他工作人员。”为保证手术供应一体化的开展，在运行初期可安排手术室护士至消毒供应中心辅导消毒供应中心护士进行手术室器械的接收、清点，培训结束后可由消毒供应中心护士完成此项工作。

5. 工作流程要求

（1）术后器械的预处理：手术结束后器械由洗手护士清点无误后用1∶250多酶清洗液浸泡5分钟，初步冲洗器械血迹和污物，排放整齐，在器械清点单上签上手术房间号和姓名后放在污物处理间。

（2）移交器械：污物处理间工作人员按照规定时间将器械送至消毒供应中心。消毒供应中心去污区的工作人员按照器械清点单进行物品清点、装载、清洗。

（3）器械的消毒灭菌处理：器械清洗结束后手术室器械间工作人员按照器械清点单检查包装器械。消毒员按照物品的性质进行灭菌方式的选择。

（4）发放器械：供应室按照第二天手术通知单进行器械发放。

6. 消毒供应中心个人防护要求：根据工作岗位的不同需要，应配备相应的个人防护用品，包括圆帽、口罩、隔离衣或防水围裙、手套、专用鞋、护目镜、面罩等，去污区应配置洗眼装置（图2-1-22），不同区域防护着装要求，见图2-1-23及表2-3。

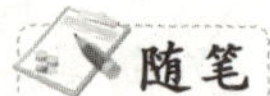

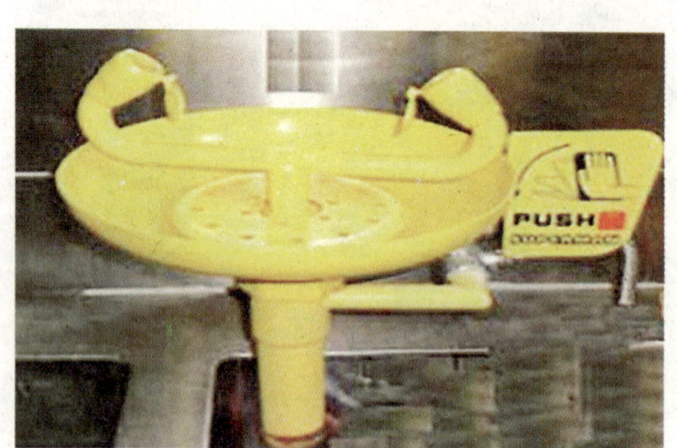

图2-1-22　供应室去污区中配置的洗眼装置

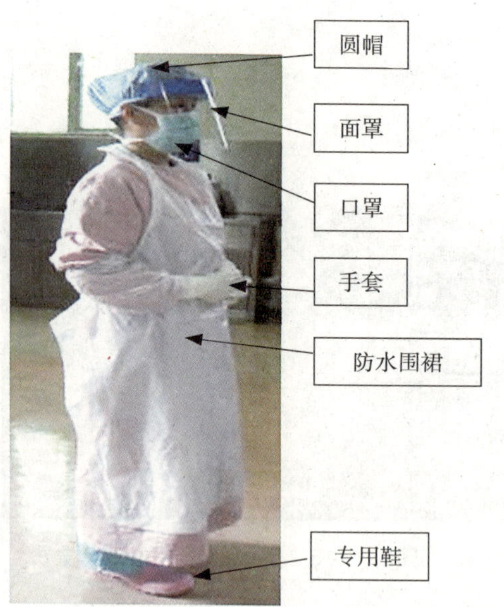

图2-1-23　去污区中进行手工清洗器械人员的防护着装要求

表2-3　不同区域防护着装要求

区域	操作	防护着装					
		圆帽	口罩	隔离衣/防水围裙	专用鞋	手套	护目镜/面罩
病房	污染物品回收	√	△			√	
去污区	污染器械分类、核对、机械清洗装载	√	√	√	√	√	△
	手工清洗器械和用具	√	√	√	√	√	√
检查、包装及灭菌区	器械检查、包装	√	△		√	△	
	灭菌物品装载	√			√		
	灭菌物品卸载	√			√	△#	
无菌物品存放区	无菌物品发放	√			√		

注: √: 应使用　　△: 可使用　　#: 具有防烫功能的手套

7. 管理要求　消毒供应中心应建立手术器械的档案,包括固定的基数、更换或添加器械的数量、库存器械的数量等。同时应建立无菌物品追溯系统,对于不合格产品能做到及时召回,对于事件原因能有效分析和整改。及时反馈回收器械的数量是否正确,每月有缺失器械的登记记录。消毒供应中心应每月听取手术室各分管组长或手术医生对手术器械的意见和建议,按照要求及时增添或更换手术器械,并做好记录工作。为了减轻手术室护士长的压力,保障手术物资的供应,消毒供应中心可建立物资供应系统,实时根据手术室耗材的实际消耗以及资产管理部门的库存申领物资。

8. 培训要求　消毒供应中心护理人员的培训分为岗前培训和职后培训。岗前培训的目标为: 基本掌握消毒供应中心清洗、消毒、灭菌的基本理论、基本知识,能独立承担各区域各项操作和基本设备的使用。职后培训的目标为: 提高各岗位专业知识,完善清洗、消毒、灭菌的理论和知识,能指导工勤人员完成各项操作。职后培训一般每月一次,由护

随笔

士长指导和安排。另外，还应安排手术室护理相关的培训，以及与手术室工作人员的配合。消毒供应中心工勤人员也应接受专业的培训。

目前国内多数医院独立组织培训，培训内容基本与护理人员岗前培训相似。而国外大部分消毒供应中心完全由培训到位的技术工人组成，并且由相关部门颁发专业资格证书，可在不同医院的消毒供应中心从业。

思考题

1. 手术室应严格划分成哪三个区域，每个区域能否举例说明？
2. 手术间的基础硬件设施有哪些，具体各有什么特点？
3. 如何定义洁净手术部和洁净手术室，不同级别的洁净手术室设计标准是什么，分别适合进行什么类型的手术？
4. 洁净手术室管理要求规定洁净手术室温与湿度应分别控制在多少范围内？
5. 如何对洁净手术室的空气质量进行有效管理？
6. 何为手术室供应室一体化管理，一体化管理模式的优势体现在何处？
7. 消毒供应中心按要求划分为哪三个区域，各区域分别负责哪些工作？
8. 去污区中进行手工清洗器械的工作人员应如何做好自身防护着装？

第二节 手术室常用物品和设备管理

随着外科手术技术的发展，越来越多的仪器设备和手术器械运用于手术过程中，不仅使用数量大幅上升，其精密度和技术含量也不断提高，因此如何正确操作使用，如何正确进行保养以及作为手术室护理人员，如何对手术室常用物品和设备进行管理，成为现代手术室护士所面临的挑战。

一、手术室常用仪器设备管理

手术室中使用的仪器设备大多精密且贵重，手术室护士应掌握不同仪器设备的工作原理及适用范围，正确操作各类仪器设备并妥善保养，使手术室仪器设备在手术操作中发挥应有的作用，最大限度降低损耗程度。

（一）高频电刀（图2-2-1、图2-2-2）

1. 工作原理及适用范围　高频电刀是利用高密度的高频电流对局部生物组织产生集中热效应，使组织或组织成分汽化或爆裂，从而达到凝固或切割等医疗手术目的。目前所应用的高频电刀有两种主要的工作模式，分别为单极模式和双极模式。

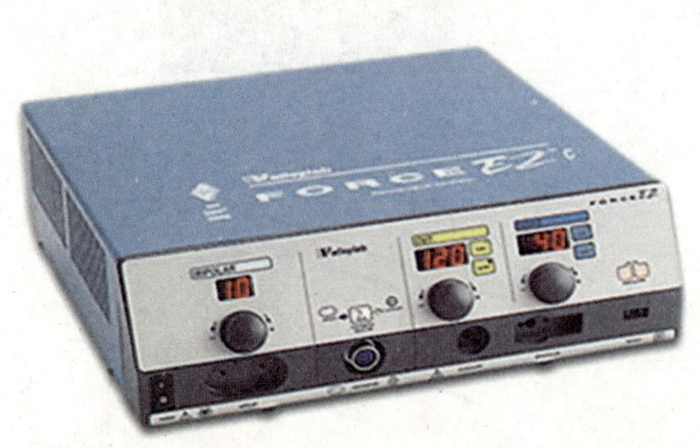

图2-2-1　高频电刀

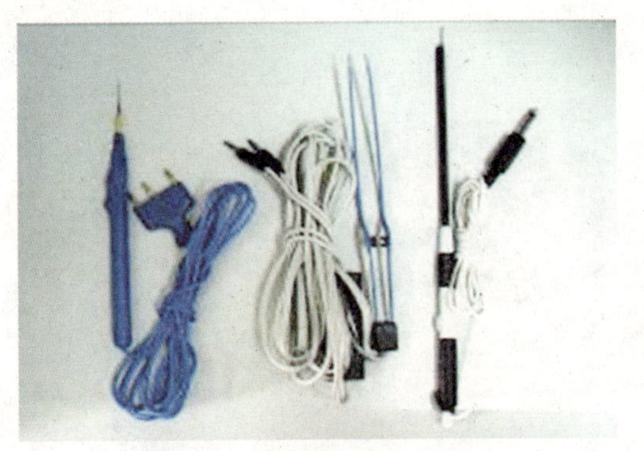

图2-2-2　各类高频电刀头

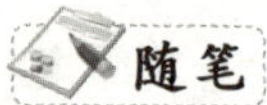
随笔

（1）单极模式：单极模式即采用一完整的循环电路实现切割和凝固功能，该电路由高频电刀机器、电极板片、连接导线和电刀头组成。电流通过连接导线和电极穿过患者，再由电极板及其导线返回高频电刀的发生器。电刀头将高密度、高频电流聚集起来，产生高温，直接作用于所接触的组织，使蛋白质变性、血液凝固。单极模式适用于普通外科、神经外科、显微外科、胸外科、骨科、妇科、泌尿科、五官科、整形外科等各种外科手术和内镜手术。

（2）双极模式：双极电凝是通过双极镊子的两个尖端向机体组织提供高频电能，使双极镊子两端之间的血管脱水而凝固，达到止血的目的。它的作用范围只限于镊子两端之间，对机体组织的损伤程度和影响范围远比单极模式要小得多。双极模式适用于对脑组织切割、小血管封闭等。

2. 操作方法（以Valley“Force FX”型高频电刀为例）　接通电源，打开电刀主机上总电源开关。电刀机器进行自检程序，所有显示屏均显示“8”，所有指示灯均亮过一遍，同时伴有“嘟”的声音，电极板接口处显示黄色，表示自检通过可以使用。粘贴一次性电极板至患者身体合适部位，电极板连接接头插入电刀主机上的电极板接口处。连接单极手控电刀接头至电刀主机上的单极手控电刀接口处。调节电刀和电凝的输出功率至合适大小。电刀使用完毕后，将输出功率调节至最小，关闭总电源开关，丢弃一次性电极板及手控电刀，机器归位。

3. 注意事项

（1）设备检查：使用前应认真检查电线及连接线的完整性，避免其发生折断、打结或扭曲。检查各个接头接口处是否有锈蚀松动。检查高频电刀所有附件是否工作正常，包括单极手控刀、转化器、脚踏开关。每一次重新开启高频电刀前，都应认真完成机器自检，方能使用。

（2）正确调试各功能键：根据各模式适用范围和手术需要，正确调试电刀功能键。以Valley“Force FX”型高频电刀为例，黄色的“CUT”为切割模式，其下“LOW”、“PURE”和“BLEND”分别代表腹腔镜外科或精细组织切割、纯切割和伴有凝血功能切割；蓝色的“COAG”为凝血模式，其下“DESICATE”、“FULGURATE”和“SPRAY”分别代表腹腔镜外科或精细组织凝血、有效非接触式凝血和喷射式凝血。

（3）防止高频电刀灼伤手术患者和手术人员：手术团队成员必须严格按照相应的手术室护理安全防范措施，正确粘贴电极板和使用高频电刀，防止灼伤手术患者和手术人员。

（二）超声刀止血仪（图2-2-3、图2-2-4）

1. 工作原理和适用范围　超声刀头可实现150℃的低温工作（相对于普通手术用电

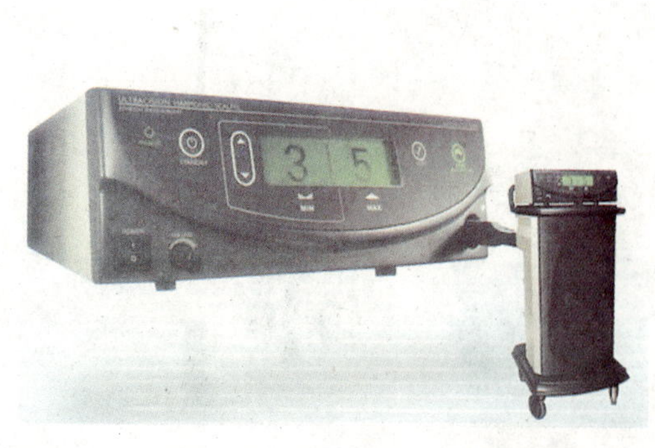

图2-2-3　超声刀止血仪

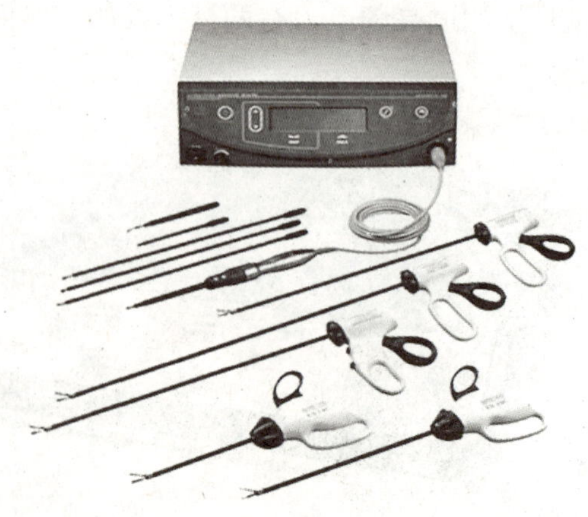

图2-2-4　超声刀头及手柄

随笔

刀实现切割时为200~300℃的温度而言），利用机械振动，促使组织蛋白氢键断裂，细胞崩裂，从而使组织被切开或凝固，可封闭达5mm直径的血管。超声刀头大大减少了传统高频电刀可能导致的高温烧灼，减少在组织表面形成焦痂。另外由于整个刀头的工作过程没有电流通过人体，所以可以避免传统的电刀给人体带来电损伤的隐患。超声刀止血仪广泛适用于胃肠科、肝脏外科、泌尿外科、胸外科以及各类腔镜下手术。

2. 操作方法　连接超声刀主机电源线及脚踏开关，检查连接正确与否及松紧度。确定在器械准备和连接过程中，超声刀电源处于关闭状态。巡回护士和洗手护士连接超声刀手柄和无菌超声刀头（不同类型的超声刀机器须加装转化帽），洗手护士使用扭力扳手旋紧刀头，须听到“喀、喀”两声。巡回护士将手柄连接至超声刀主机，打开机器总开关，进行自检，自检完毕后，调节合适的功率及音量，根据需要调节手控或脚控模式。超声刀使用完毕后，关闭机器总开关，分离超声刀手柄和刀头，分离手柄、脚踏开关与主机的连接，机器归位。

3. 注意事项　超声刀应轻拿轻放，避免重压或掉落，避免超声刀头变形损坏。安装固定刀头时不能使用暴力，必须用专用扭力扳手将其卡紧。测试超声刀时钳口必须张开，并将刀头暴露在空气中或水中，确保刀芯周围无障碍。超声刀在测试、使用和清洗过程中，不允许触摸刀头，不允许触碰金属、骨骼等硬性物质，不允许钳口在没有钳夹组织时激发输出。超声刀的使用持续工作时间不应超过10秒，一般7秒就要断开，再进行第二次工作。洗手护士应每隔10~15分钟把刀头浸在水中，激发输出并轻轻抖动，把残留在刀头内的组织和血块去除，延长刀头寿命，保证切割、止血的有效性。

（三）超声外科吸引器（图2-2-5）

1. 工作原理及适用范围　超声外科吸引器（又称“CUSA”刀）是外科超声手术器械的一项新进展，其凭借电陶瓷将电能转变为机械振动，通过空化作用将目标组织粉碎切除，再经冲洗液混合乳化并负压吸除，不损伤血管壁、淋巴结、神经等周围重要结构。由于CUSA刀同时具备振动切除、冲洗和吸引三种功能，使手术操作准确迅速且术野清晰。CUSA刀适用于肝脏外科、神经外科、眼科手术、乳房手术等。

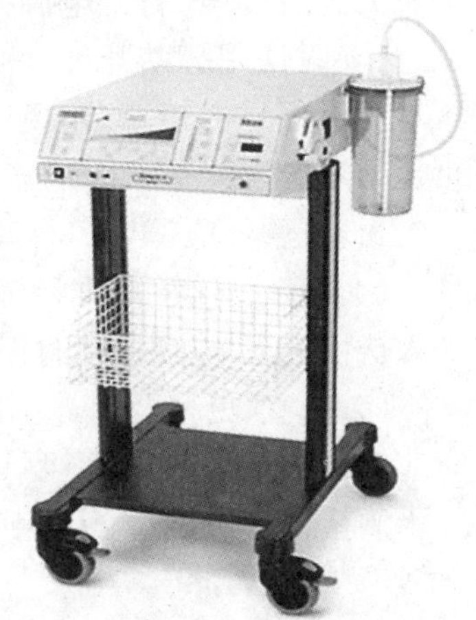

图2-2-5　超声外科吸引器（CUSA刀）

2. 操作方法（以德国“Sonoca 3000型”超声外科吸引器为例）　术前检查主机、手机系列及连线、吸引冲洗管、脚踏开关，并使其呈备用状态。盖好吸引瓶，挂于主机侧面，将真空软管一端插入吸引瓶，另一端插入主机后面板插孔内，插上生理盐水挂于主机侧面，挂好生理盐水瓶，将脚控开关插头插到主机前面板下方插孔位。洗手护士将吸引冲洗管接头及手机连接线接头连接至待用的手机后侧三插孔相应位置，并将各连线的另一端接头交给巡回护士。巡回护士取下冲洗软管尖嘴塑料帽插入已消毒的生理盐水瓶，然后抬起主机侧面蠕动泵扳手，将冲洗软管较粗的一段放进蠕动泵并压好，放开滴水控制器，将吸引蓝管插头插到吸引瓶上。手机连线插头插到主机面板下方插孔处。开机自检，自检时间60秒左右。调节手机功率为10%~30%，吸引量为0.5~0.7bar，冲洗量为10~20ml/min。使用前按冲洗区的快速冲洗键“Filling hose”直到手机刀头滴水为止。术后先关闭电源，再将各连线取下。

3. 注意事项　使用前确保手机及连线的接头处干燥。术中避免手机与其他金属器械碰撞，使用间隙及时收回，妥善放置。术中应利用每次使用结束后尚存的几秒吸引力，常将手机置于洁净的生理盐水中抽吸，保证吸引管道通畅。术后手机管道连接处先用疏通器疏通，然后用注射器冲洗内部组织残渣。严禁打开换能器外壳，切勿冲洗手机与连

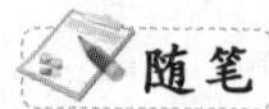

线的插孔。吸引冲洗管送供应室超声清洗机清洗，环氧乙烷灭菌后备用，手机外面用清水擦拭干净，高压灭菌后备用。

（四）手术显微镜（图2-2-6）

1. 工作原理及适用范围　手术显微镜是显微外科的必要设备，主要由光路系统和放大系统组成。其中光路系统由观察和照明两大独立部分组成，使人体组织、血管、神经的显微结构清晰显现，从而使手术医生通过显微镜的高倍放大完成常规手术不能完成的操作。手术显微镜一般由以下配件构成：电源、底座、主杆、平衡杆、显微镜（主刀镜、助手镜）、转换线。配套附属装置有各种放大倍数的目镜和物镜、示教镜、摄像和电视装置。手术显微镜适用于神经外科手术、眼科手术、移植手术、男科手术、小儿泌尿外科手术、断肢再植手术以及耳鼻咽喉手术。

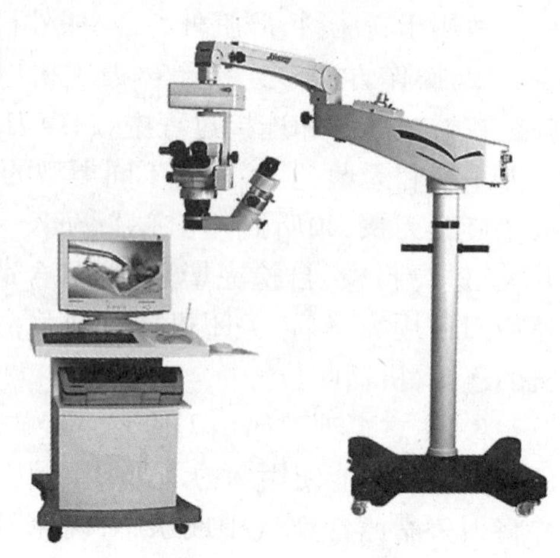

图2-2-6　手术显微镜

2. 操作方法　移动手术显微镜至手术床边合适位置并固定。巡回护士连接电源线、连接显微镜与转换器、连接显示器与摄影录像装置；手术医生选择合适物镜片后套上无菌显微镜套；松开平衡杆上关节钮，调至合适位置后固定旋钮；打开电源开关，调节亮度便可投入使用；术中医生根据手术需要调节光圈，必要时使用脚踏开关。使用完毕后，关闭显微镜光源，打开固定器将显微镜推离手术区域。拆下显微镜套，缩短显微镜手臂至最短距离。关闭总电源，收好电源线，将显微镜推至指定位置并踩下固定器。清洁显微镜镜头及表面，做好术后登记工作。

3. 注意事项

（1）移动显微镜：推显微镜时，须先松开底座开关，两人推动机器，一人推显微镜主杆，一人扶住镜头，以免推动时损坏镜头，推时避免过于激烈、震荡，以免与其他物品相撞。

（2）镜片更换及保养：①换物镜片时需双手换取镜片，以免镜片坠落损坏，镜片不用时应置于固定硬盒内，不要与坚硬、尖锐等物品混放，以免损坏镜片。②物镜片清洁需用无水酒精棉签擦拭，再用擦镜纸擦干，不可用纱布擦拭或用流动水冲洗。

（3）日常维护保养：①各种连线按自然弯曲度放置，不可打结、扭曲。②机器及配件使用后应放回固定位置，以免丢失。③显微镜应放置于清洁、干燥、平整、无油污处，远离高温、高热、明火。④保持显微镜清洁，无血迹、消毒液迹，存放时显微镜上覆盖中单，以免落灰。

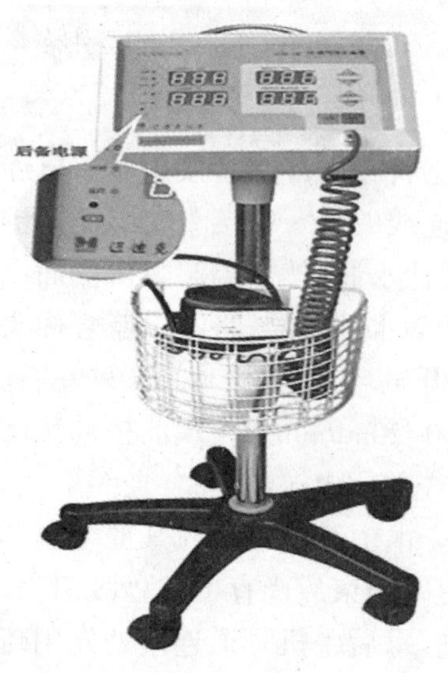

图2-2-7　气囊止血带

（五）电动空气止血仪（图2-2-7）

1. 工作原理及适用范围　电动空气止血仪通过高效气压泵快速泵气，充气于止血袖带，从而压迫并暂时性阻断肢体血流，达到最大限度制止创面出血并提供清晰无血流的手术视野的目的，有助于手术操作。电动空气止血仪通常由主机（包含面板）、电源连接线、气囊止血袖带及连接管道组成，其中主机面板上通常由压力显示屏、时间显示屏、功能键、报警静音键等构成。电动空气止血仪适用于骨科四肢手术和整形外科四肢手术。

2. 操作方法　巡回护士连接电源，测试止血带功能并设定压力及时间，根据手术部位选择适合的袖带，预先充气检查袖带性能，选择适宜绑止血带的肢体部位，预先在绑止血带部位缠裹棉纸（棉纸的宽度大于袖带宽度），然后放置袖带，消毒完成后手术医生抬起患肢即可充气使用。

3. 注意事项　使用电动空气止血仪前应仔细检查仪器及其配件是否齐全，性能是否完好。合理选择尺寸大小合适的袖带以及袖带放置的位置，使用过程中准确调试压力，严格控制充气时间，防止患者因电动空气止血仪使用不当造成损伤，详见第三章第三节。

（六）C型臂X线机（以下简称C型臂机）（图2-2-8）

1. 工作原理及适用范围　C型臂机是一种可移动的X线机，可分为推动式和固定天花板式两种。C型臂机通常由高压发生器、X线管、操作控制台及图像显示器组成，通过机器内部的影像增强器在图像显示器上直接显示被检查部位的X线图像，必要时可自动保存图像，供反复观看和翻录到X线软片上。

2. 操作方法　松开C型臂机脚刹，将其推至手术床边合适位置，显示器放置于易于手术医生观看的位置。插上电源并开启电源开关，松开C型臂机上的制动开关，调整球管和接受器至拍摄位置后，锁定所有制动开关。按下操作控制台上的透视开关功能键，待

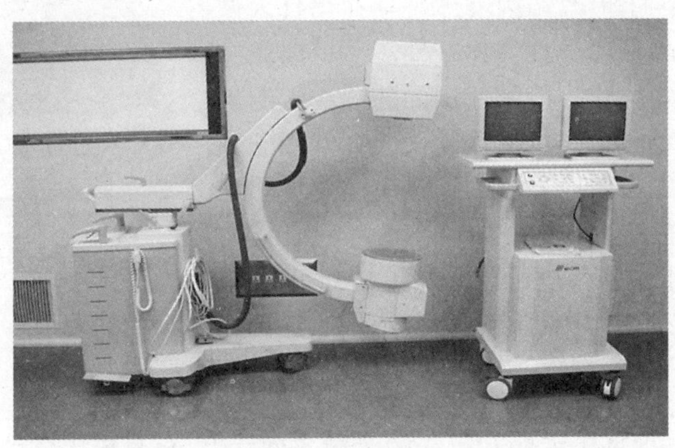

图2-2-8　C型臂X线机

手术人员做好防护措施后，选择手控或脚控开关进行放电拍摄。使用完毕后，关闭电源开关并拔取电源线，将C型臂机推出手术区域归位后，锁定所有制动开关。

3. 注意事项　C型臂机应保持清洁，防止灰尘引起X线管表面放电而致球管破裂。操作C型臂机的人员必须经过专业培训，禁止非专业人员随意推动、摆弄或拆开机器。术中使用C型臂机时，手术室护士应注意无菌操作，预先在手术区域面上另铺无菌单，待照射结束后揭去。所有手术人员在C型臂机使用过程中应做好自我保护，尽可能防止辐射危害，详见第二章。

（七）保温/降温设备

手术室的降温/保温设备有空调、制冰机、恒温箱、水床等。

1. 手术室温度控制系统　层流手术室的温度可以通过中央控制面板进行调节，术中需要降温或升温时可以直接调节手术间的温度控制面板，便可使手术间内达到所需温度。

2. 制冰机（图2-2-9）

（1）配件：包括主机（主机盆内为50%酒精），冰盆，冰铲。

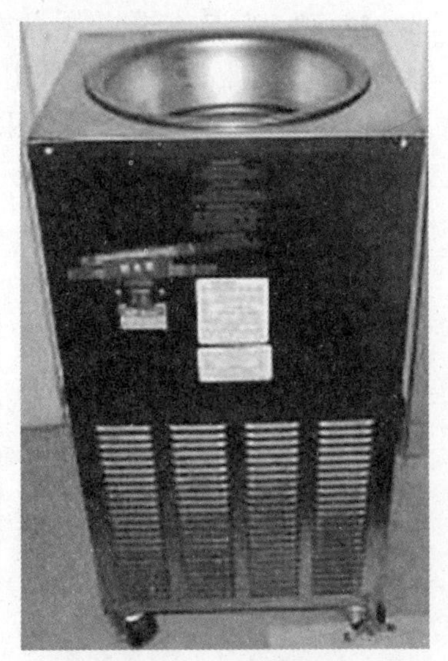

图2-2-9　制冰机

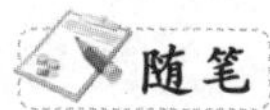

(2)适用范围:肾移植,肾部分切除、体外循环下心脏手术等。

(3)操作方法:①巡回护士术前保证主盆内50%酒精充足够用,手术前20~30分钟插上电源,打开开关机器预先制冷。②洗手护士上台后将无菌台布平铺于制冰机上,并在制冰机上方放置无菌冰盆。③巡回护士及时倒置无菌制冰液(生理盐水或心肌保养液)。④洗手护士及时用冰铲持续铲冰,最后制成雪花状的冰备用。

(4)注意事项:使用前用比重计测量酒精比重,按照测量结果添加酒精和注射用水,配制成50%的比重,液体量以达到侧壁刻度线为准。

3. 恒温箱(图2-2-10)

(1)功能:恒温箱的主要功能是为手术室液体恒温加温。如生理盐水,蒸馏水、碘附等恒温保温,减低在手术过程中由于液体过热或过冷造成的手术风险。

(2)操作方法:打开恒温箱开关,设定温度。放入需要加热的液体,等待加热,需要使用液体时取出使用即可。

(3)注意事项:①恒温箱内液体必须在当日内使用完毕,防止长期的保温导致液体变性。②恒温箱一般仅用于冲洗液体的加热,静脉使用的药液在无明确指征不用于恒温箱加热,防止液体变性。③常用于软包装袋液体加热,如为玻璃制品的加热应注意加热温度不宜过高,防止瓶身爆裂。

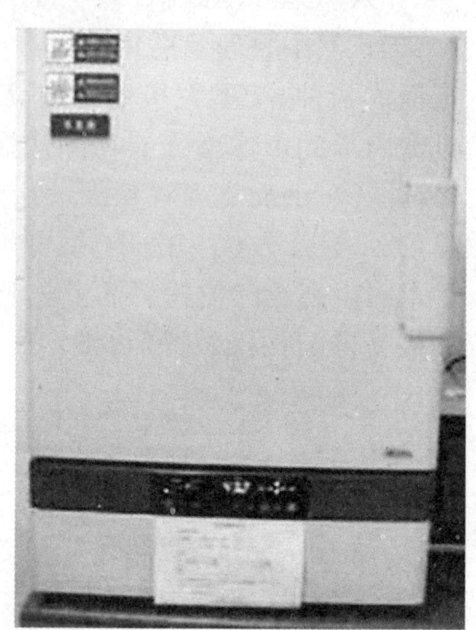

图2-2-10　恒温箱

4. 水床　若术中需要进行深低温降温,术前即将水床铺于手术床之上,术中需要时即启动开关,达到辅助降温的效果。

二、手术室常用器械及操作技术

手术室器械是保证手术顺利进行的关键条件之一,也是手术室的重要组成部分,正确掌握器械的用途和传递方法,是手术室护士必备的基础技能之一。下面简单介绍一些常用器械的种类及传递方法。

(一)常用器械种类

1. 手术刀　手术刀由刀柄和刀片组装而成,一般用持针器协助安装刀片于刀柄上。刀片为一次性使用,型号有11#尖刀、15#小圆刀、20#中圆刀、22#大圆刀等,刀柄的型号有3#、4#、7#。具体分类及用途如下:①中圆刀、大圆刀:用于切口皮肤、皮下、肌肉、骨膜等组织。②小圆刀:用于深部组织及眼科、冠状动脉搭桥等组织切割。③尖刀:用于切开血管、神经、胃肠及心脏组织(图2-2-11)。

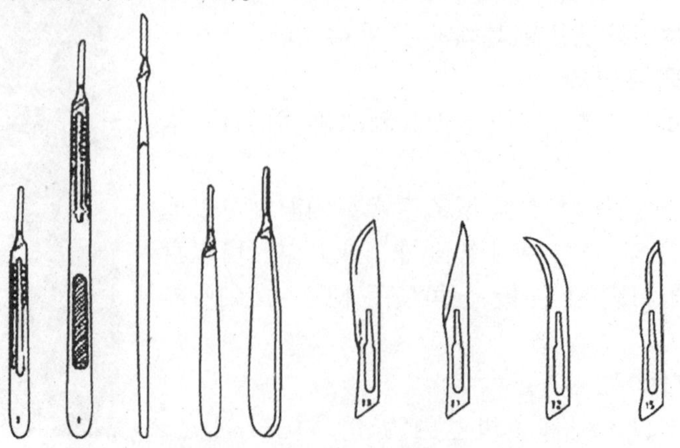

图2-2-11　各类刀柄和刀片

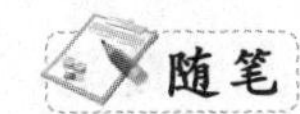

2. 手术剪　手术剪分为组织剪(弯型)、线剪(直型)、骨剪和钢丝剪四大类,有长、短和大小之分以及头部的尖、钝之分;根据其形状、用途不同又有不同命名,如梅氏剪(又称解剖剪)、血管剪、眼科剪、子宫剪等。一般情况下,分离、剪开深部组织用长、薄刃、尖弯剪;游离剪开浅部组织用短、厚刃、钝弯剪;剪线、修剪引流管和敷料用直剪;剪断骨性组织用骨剪;剪截钢丝、克氏针等用钢丝剪。组织剪和线剪都用钝头剪,以免尖头剪操作时刺伤深部或邻近重要组织,细小尖头剪一般仅用于眼科或静脉切开等精细手术。一般不宜用除线剪之外的剪刀进行剪线或其他物品,以免刃面变钝(图2-2-12)。

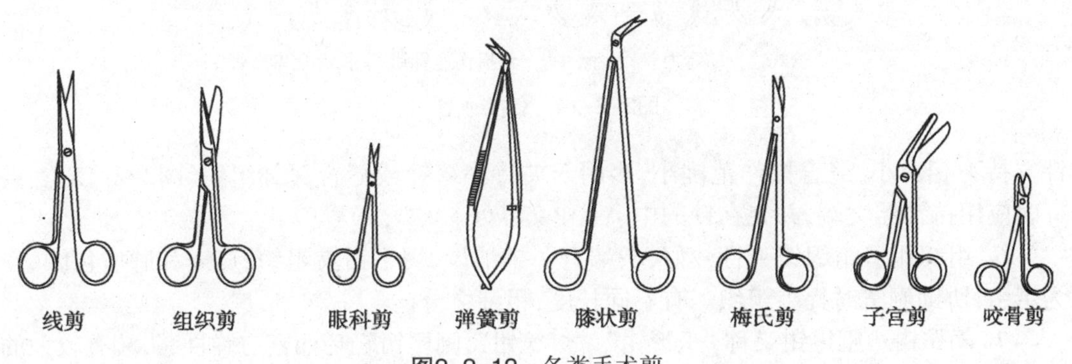

图2-2-12　各类手术剪

3. 手术镊　手术镊主要用于夹持或提起组织,以便于剥离、剪开或缝合。手术镊分为有齿和无齿两种,并有长短等不同类型。根据形状、用途不同有不同命名,如有齿镊、无齿镊、眼科镊、血管镊、动脉瘤镊等。有齿镊用于夹持坚韧的组织,如皮肤、筋膜、肌腱和瘢痕组织,夹持较牢固;无齿镊用于夹持较脆弱的组织,如腹膜、胃肠道壁黏膜等,损伤性较小;尖头镊富有弹性,用于夹持细小而脆弱的神经、血管等组织;无损伤的精细镊用于显微手术血管的缝合(图2-2-13)。

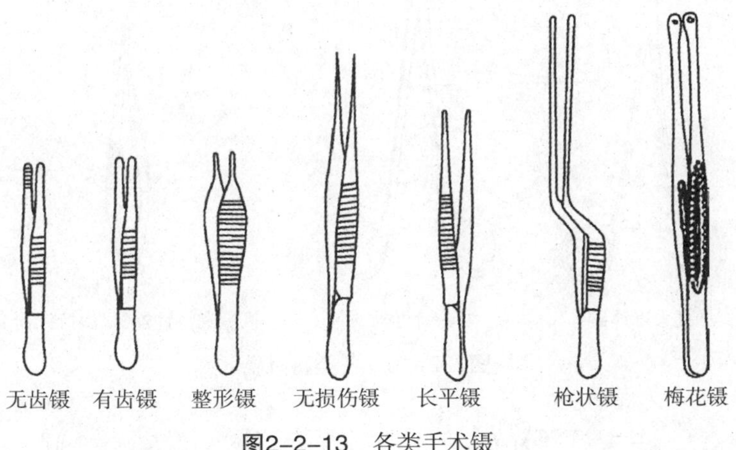

图2-2-13　各类手术镊

4. 血管钳　用于钳夹血管或出血点,以达到止血的目的,也用于分离组织,牵引缝线和把持或拔出缝针等。血管钳有直、弯两种,并有多种长短大小不同型号。根据手术部位的深浅,分离和钳夹血管的大小,以及解剖的精细程度而选择应用。直型血管钳夹持力强、对组织损伤大,用于夹持较厚的坚韧组织或离断。较深部手术,选用不同长度的弯型血管钳,以利于操作方便和视野的清晰,中弯血管钳应用最广,蚊式钳用于脏器、血管成形等精细手术(图2-2-14)。

5. 持针器　持针器用于夹持缝针,协助缝线打结,有各种长度、粗细和大小型号,供不同手术深度和缝针大小选用,粗头持针器持力大,固定缝针稳,术中比较常用;细头持

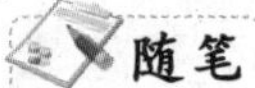

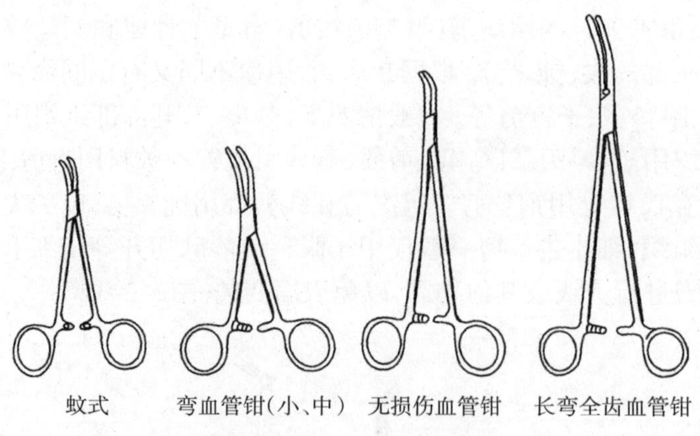

图2-2-14　各类血管钳

针器持力相对小，缝合操作范围小，多用于夹持小缝针或缝合深部组织（图2-2-15）。夹针时应用持针器尖端，并夹在针的中、后1/3交界处。

6. 组织钳　组织钳弹性较好，头端有一排细齿，用于钳夹组织、皮瓣和肿瘤包膜，作为牵引，协助剥离时提夹组织。有不同长度，粗细之分。

7. 阑尾钳　阑尾钳又称“爪形钳”、“灯笼钳”，阑尾钳轻巧而富有弹性，头端有较大的环口，钳夹后不致损伤组织。适用于夹持较脆弱的脏器和组织，如小肠、阑尾系膜、胃等。

8. 有齿血管钳　有齿血管钳较粗壮，钳夹力大，头端有齿，可防止钳夹的组织滑脱，常用于控制胃、肠切除的断端和肌肉切断等较厚、韧组织内的出血。

9. 直角钳　直角钳用于游离和绕过重要的血管、神经、胆管等组织的后壁，有时用于较大面积渗血时止血（图2-2-16）。

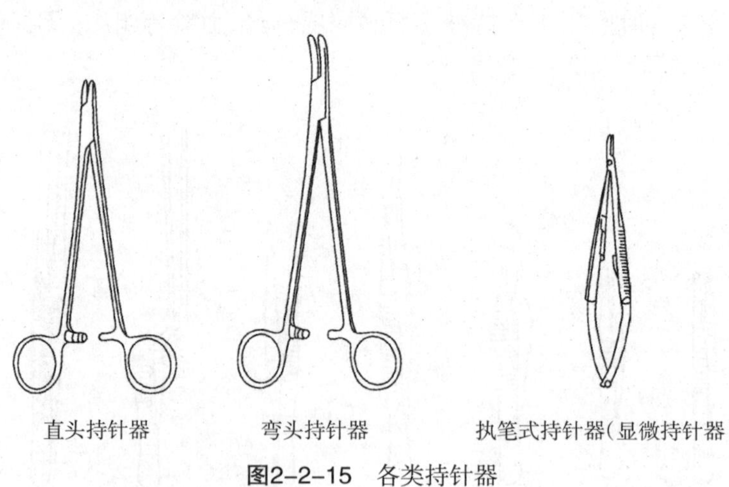

图2-2-15　各类持针器

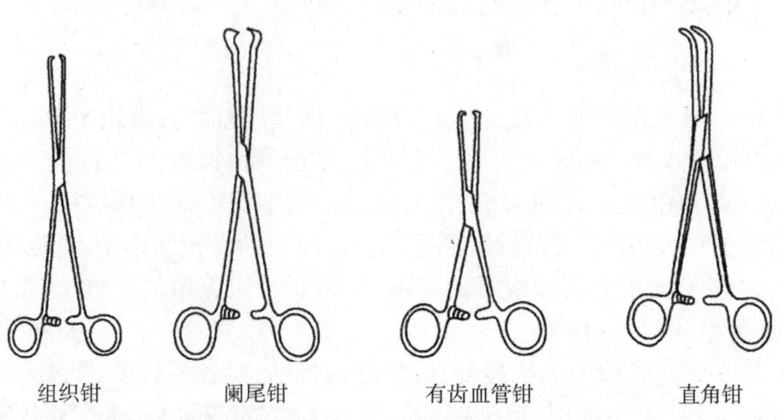

图2-2-16　各类特殊器械钳

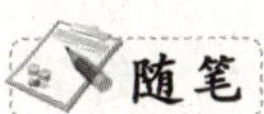

10. 肠钳　有弯、直两种，用于夹持肠管，齿槽薄细，对组织压榨作用小，用于暂时阻断胃肠道。

11. 海绵钳　头部呈卵圆状，所以又称卵圆钳，分有齿和无齿两种，弹性较好，有齿海绵钳主要用以夹持敷料、物品；无齿海绵钳可用于提持脆弱组织如肠管、肺叶或夹持子宫等。

12. 布巾钳　头端较锐利，铺巾时用于固定敷料或某些手术过程中用于牵拉皮瓣(图2-2-17)。

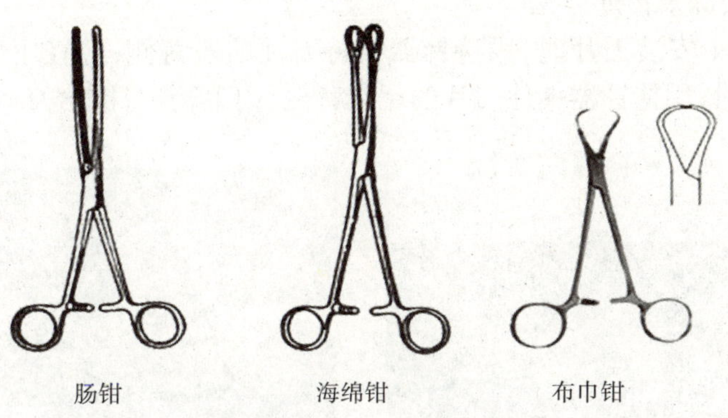

图2-2-17　各类特殊钳子

13. 拉钩　拉钩又称牵开器，用于牵开不同层次和深度的组织，显露手术野。拉钩种类繁多，术中可根据手术部位及方式进行选择。

甲状腺拉钩用于浅部切口的牵开显露；双头腹腔拉钩用于牵开腹壁；S拉钩用于深部切口的牵开显露；压肠板用于牵开肠段，暴露目标脏器；腹腔自动拉钩用于长时间牵开并固定腹腔或盆腔，并可分为二翼和三翼两种自动拉钩；胸腔自动拉钩用于胸腔、腰部切口的牵开显露；悬吊拉钩用于牵开上腹壁，主要用于胃、肝胆胰手术；后颅窝牵开器用于后颅窝、脊柱的牵开显露；脑压板用于牵压、保护脑组织；乳突牵开器用于撑开显露乳突、牵开头皮、牵开显露位于四肢的小切口。

传递拉钩前应先用生理盐水浸湿，使用时用湿纱布将拉钩与组织间隔开，防止组织损伤(图2-2-18)。

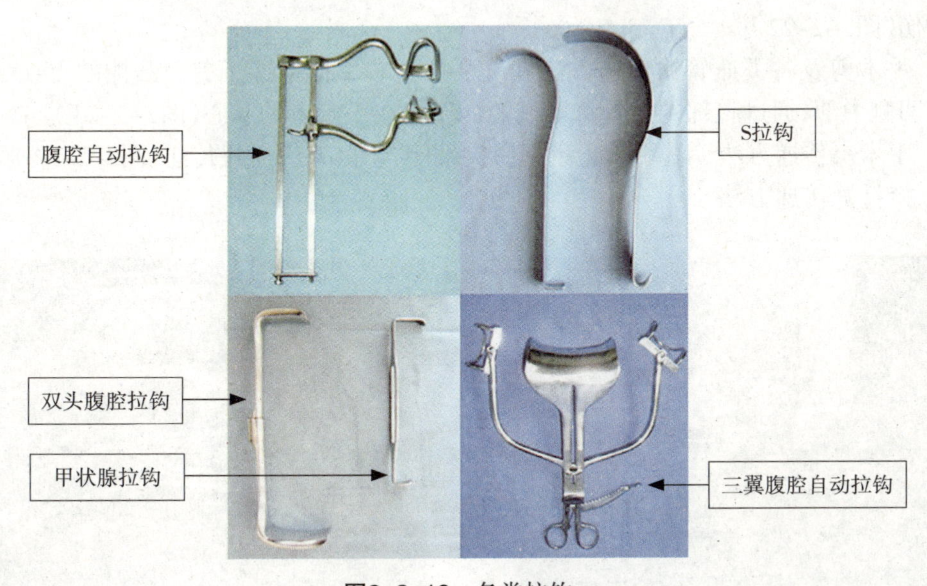

图2-2-18　各类拉钩

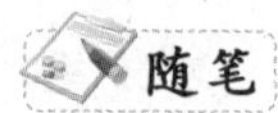

14. 吸引器　吸引器用于吸去手术野内血液以及脑、胸、腹腔内液体，使手术野清晰显露；也用于吸除空腔脏器内容物、囊性包块内液体以及脓肿内脓液，减少手术区域污染；也可用于组织的钝性分离。常用的吸引器有单管吸引头、侧孔单管吸引头和套管吸引头。侧孔单管吸引头可通过手术医生指腹按压侧孔，调节负压吸引力大小；套管吸引头可通过单孔吸引管配多侧孔外套，避免大网膜、肠壁等组织被吸附引起损伤或堵塞吸引口（图2-2-19）。

（二）各类器械传递方法

1. 手术刀装卸及传递方法

（1）洗手护士安装刀片时，用持针器夹持刀片前段背侧，轻轻用力将刀片与刀柄槽相对和；取刀片时，用持针器夹住刀片的尾端背侧，向上轻抬，推出刀柄（图2-2-20）。

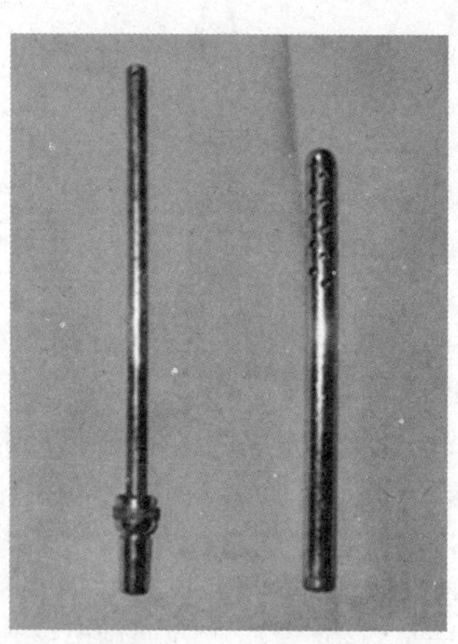

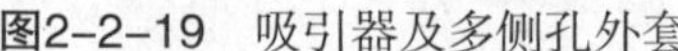

图2-2-19　吸引器及多侧孔外套

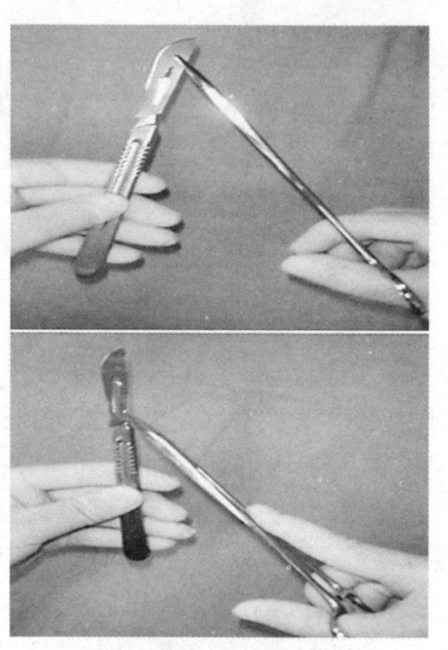

图2-2-20　安装、取出刀片

（2）传递手术刀时，洗手护士应手持刀背，握住刀柄和刀片衔接处，将刀柄尾端交给手术者，不可刀刃朝向手术者，以免割伤手术者（图2-2-21）。洗手护士亦可将手术刀放于弯盘内进行传递。手术刀用完后，应及时收回并放在适当位置，以免滑落台下，造成手术者损伤（图2-2-22）。

2. 手术剪及各类血管钳传递方法　洗手护士右手拇指握于剪刀凸侧的上1/3处，四指握住凹侧中部，通过腕部的力量将器械的柄环打在手术者的掌心（图2-2-23）。

3. 手术镊传递方法　洗手护士手握镊尖端闭合开口，直立式传递（图2-2-24）。

4. 持针器传递方法

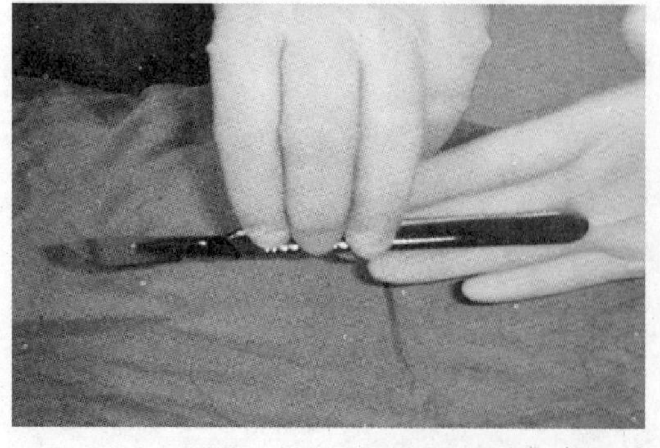

图2-2-21　传递手术刀

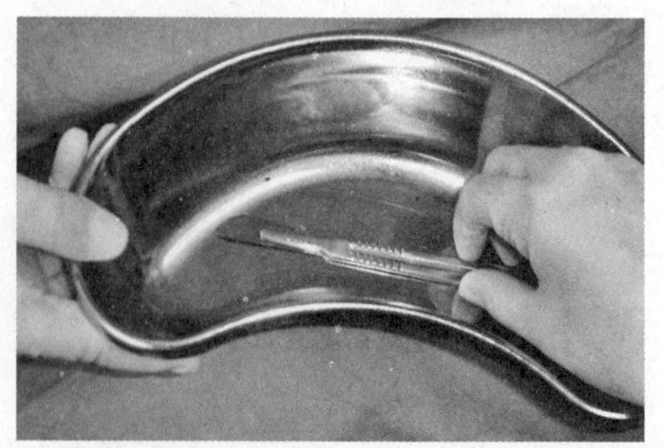

图2-2-22　将手术刀放于弯盘内进行传递

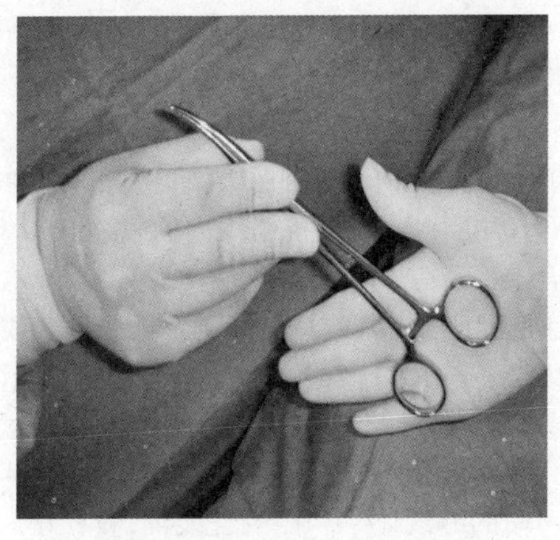

图2-2-23　传递中弯血管钳

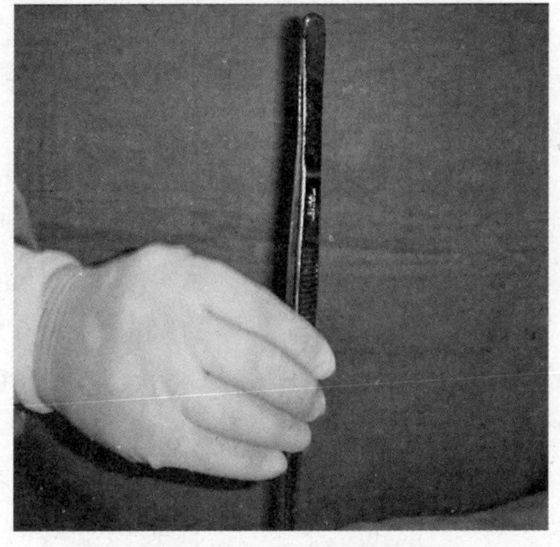

图2-2-24　传递手术镊

（1）持针器夹针穿线方法：洗手护士右手拿持针器，用持针器开口处的前1/3夹住缝针的后1/3；然后将持针器交于左手握住，右手拇指与中指捏住缝线前端，将缝线穿入针孔；右手拇指顶住针孔，示指顺势将线头拉出针孔1/3后，并反折合并缝线卡入持针器的头部（图2-2-25）。

（2）传递持针器的方法：洗手护士右手捏住持针器的中部，针尖向外侧，利用手腕部运动，用适当的力气将柄环部拍打在术者掌心。或者将持针器放于弯盘内进行传递（图2-2-26）。

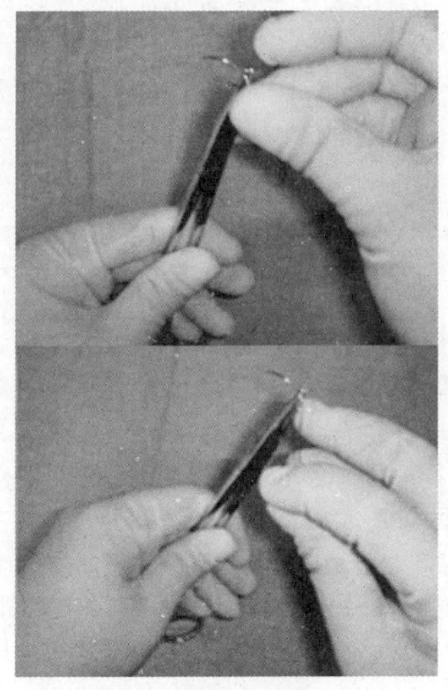

图2-2-25　穿线方法

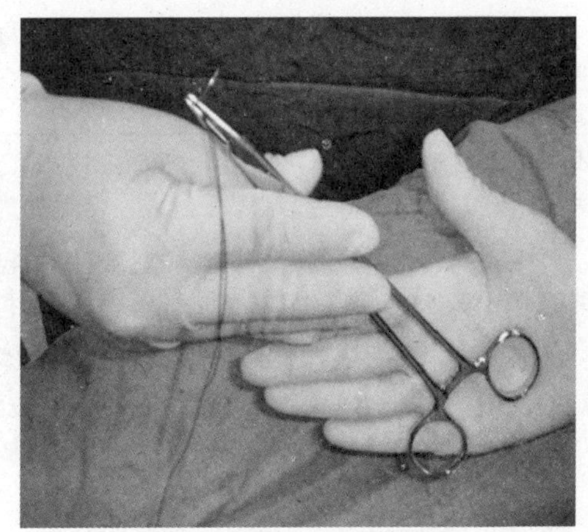

图2-2-26　传递持针器

三、手术室常用缝线和缝针管理

缝线和缝针作为手术中重要的缝合止血、维持组织愈合张力的材料，其品种式样繁多。随着近几十年加工技术和工艺的革新，缝线和缝针在材质上有了突飞猛进的发展。手术室护士应掌握常用缝线和缝针的特点，根据其特点和具体手术操作，正确合理地配合传递缝线和缝针。

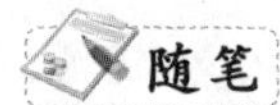

(一)常用外科缝线

外科缝线又称缝合线,用于各种组织和血管的缝扎、结扎、止血、牵引、对合以及关闭腔隙、管道固定等。

1. 良好的缝线应具备的条件　包括:①无菌性;②缝线于缝合打结后不易自行滑脱;③对组织伤口反应轻微,不利于细菌生长;④直径小、拉力大、能对抗组织内的收缩;⑤缝线种类齐全,以适合不同手术使用和不同组织缝合。

2. 缝线直径与型号的判断　所有缝线的直径粗细规格都有一定标准,通常以缝线的某一型号来表示该缝线的直径。缝线的型号以数字表示,①传统丝线以单个数字表示型号,如"1"、"4"、"7"等,数字越大,代表该缝线越粗,如传统"4"号丝线比传统"1"号丝线粗,直径大;②人工合成缝线或羊肠线以"数字-0"表示型号,如"1-0"、"2-0"、"3-0"等,"0"之前的数字越大,代表该缝线越细,如"2-0"的缝线比"1-0"的缝线细,直径小。

3. 缝线的分类　根据缝线的组织特性可将其分为可吸收缝线和不可吸收缝线;根据缝线的材料构造分为单纤维缝线(单股缝线)和多股纤维缝线;也可根据缝线是否带针,分为带针缝线和不带针缝线。

(1)可吸收缝线:是指缝线植入组织后,通过机体组织酶分解吸收或水解过程吸收,随着时间的推移,缝线材料逐渐消失。目前临床常用可吸收缝线主要包括肠线、铬肠线和人工合成可吸收缝线,其中人工合成可吸收缝线与前两者比较有诸多优点:①强度高;②可于较长时间内维持缝线强度;③在一定时间内(60~90天)完全吸收,稳定并可预测,无患者个体差异;④组织反应较轻。常见的人工合成可吸收缝线有:Dexon、Vicryl、PDS、Maxon、Monocryl等。

可吸收缝线可用于胃肠道、胆道、子宫、膀胱、尿道等黏膜、肌层的缝合以及皮内缝合。

(2)不可吸收缝线:是指缝线在人体内不受酶的消化,同时不被水解吸收。常用不可吸收缝线的类型、特性和适用范围见表2-4。

表2-4　常用不可吸收缝线的类型、特性和适用范围

类型	特性	适用范围
有机不可吸收材料(医用丝线)	抗张力强度较高、柔韧性好、打结不易滑脱、价廉;组织反应大。常见的为慕丝医用丝线	用于除胆道、泌尿道以外,大部分组织的缝合
合成不可吸收材料(聚酯缝线、聚丙烯缝线、涤纶线)	强度高、具有良好的组织相容性,组织反应极低、维持时间长、不被吸收;打结易滑脱、价格较贵。常见的为prolene、Surgipro等	适用于心血管、神经、心脏瓣膜、眼睛和整形手术等
金属丝线(钢丝)	强度高、拉力大、组织反应最小;不易打结、容易损伤软组织,包埋于组织中可能引起手术患者术后不适	适用于骨折、筋膜和肌腱接合,带针钢丝用于胸骨的固定;也适用于感染伤口、伤口裂开或加强缝合

(二)常用外科缝针

缝针的目的是引导缝线穿过组织或血管,以完成缝合过程。大多数缝针有三个基本构成:针眼(或称锻模)、针体和针尖。

1. 针眼　缝针按针眼可分为封闭眼、裂缝眼(又称法国眼)和无针眼缝针。封闭眼缝针在末端有缝线穿过的封闭针眼,常见的有圆形和方形针眼;裂缝眼缝针,缝线可直接由裂缝嵌入(图2-2-27);无针眼缝针又称连线针,是用激光在缝针末端纵向打孔,在显微镜下将缝线与缝针末端孔隙以机械性方式附着在一起,提供牢固平滑的结合点。无针

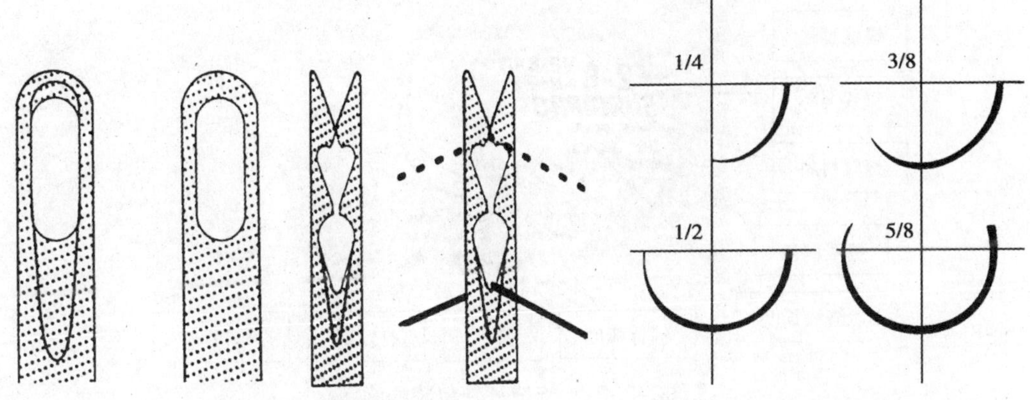

图2-2-27　封闭眼和裂缝眼

图2-2-28　弯针按照不同弧度，常见可分为1/4、3/8、1/2、5/8

眼缝针对组织牵拉小，对组织损伤小，有效避免了针孔漏血隐患。无针眼缝针多为一次性使用，有效防止交叉感染，目前被临床广泛使用。

2. 针体　针体指持针器夹持的部分，按形态可分为直针和弯针。直针多用于缝合皮肤、肌腱和胃肠道。弯针是临床最常用的缝针，按照其不同弧度，可分为1/4、3/8、1/2、5/8等，通常浅表组织可选用小弧度大弯针缝合，深部组织可选用大弧度小弯针缝合。1/4弧度弯针常用于眼科和显微外科手术，1/2弧度弯针常用于胃肠、肌肉、心肺血管手术，5/8弧度弯针常用于泌尿生殖科及盆腔手术（图2-2-28）。

3. 针尖　是指从缝针尖端直至针体最大横截面之间的部分。按针尖形态可分为圆针、角针、圆钝针、铲针等。

（1）圆针：除尖端尖锐外，其余呈现圆滑针体，能轻易穿透组织，但无切割作用，常用于皮下组织、腹膜、脏器、血管和神经鞘等的缝合以及胃肠道吻合（图2-2-29）。

（2）角针：针尖和针体截面均呈三角形，具有锐利的边缘，易于穿透坚韧、难以穿刺的组织，常用于皮肤、韧带、肌腱、骨膜、瘢痕组织的缝合及管道的固定。角针缝合后，有较大的针孔道，且易破坏周围的组织和血管，损伤性较大（图2-2-30）。

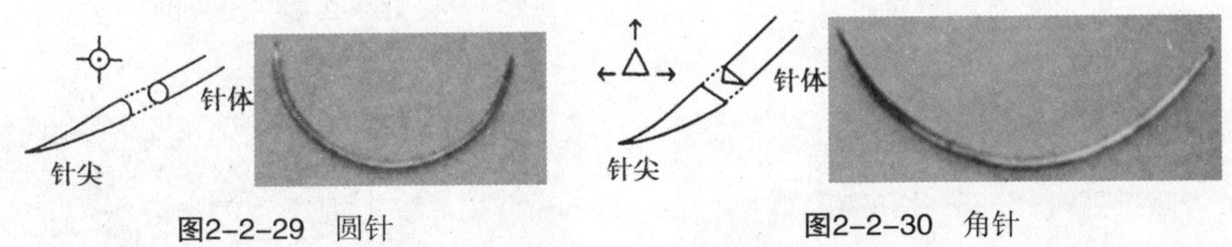

图2-2-29　圆针　　图2-2-30　角针

（3）圆钝针：圆针的尖端不尖而是圆钝，无锋利的刃，组织损伤较小，常用于易碎脆性组织、高度血管化组织，如肝、肾、脾（图2-2-31）。

（4）铲针：针尖极薄，针体扁平，常用于眼科显微手术，提供缝合时的高度平稳性。

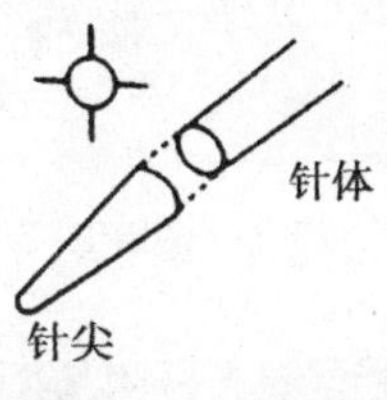

图2-2-31　圆钝针

4. 连线针外包装标识解读　见图2-2-32。

四、手术室腔镜器械管理

近年来腔镜技术在众多外科领域应用广泛，对腔镜器械有效的管理是成功开展腔镜手术的基本条件。因此术中如何正确操作腔镜器械，术后如何正确地清洗、灭菌和保养，成为每一名手术室护士所必须掌握的知识与技能。

随笔

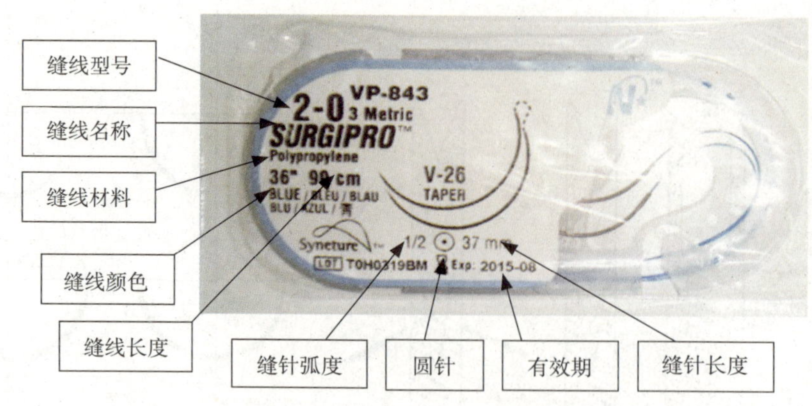

图2-2-32　连线针外包装解读

（一）常用腔镜器械

手术室常用腔镜器械包括气腹针、金属穿刺器或一次性穿刺套装（包括穿刺鞘和穿刺器内芯，常用5mm或10mm）、腹腔镜镜头、分离钳、直角形分离钳、齿状抓钳、微型剪、持针器、钛夹钳、扇形压板、冲洗吸引器、电凝钩、双极电凝抓钳以及腔镜下吻合器等（图2-2-33~图2-2-41）。

气腹针是通过前端一可弹性压入的钝头，建立气腹，防止建立气腹时意外损伤腹腔内脏器；穿刺器由穿刺器针芯、外套管和尾端防漏气的阀门组成，手术医生在穿刺完毕后

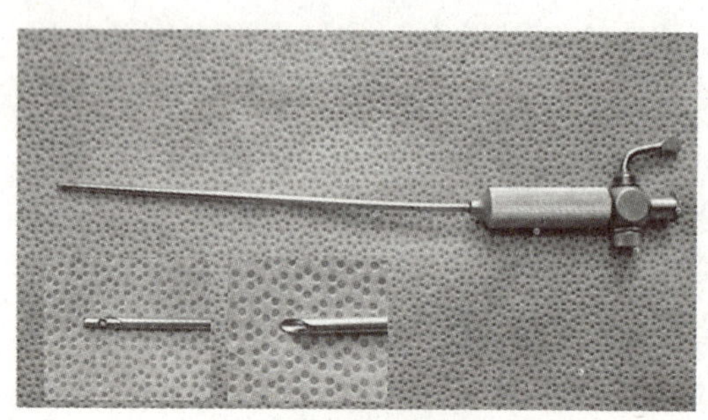

图2-2-33　气腹针

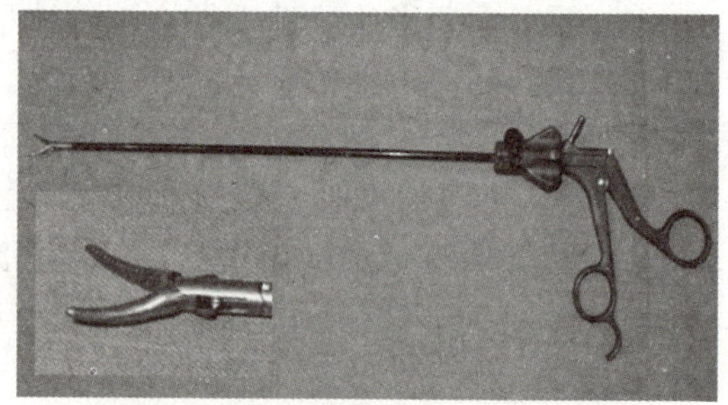

图2-2-34　分离钳

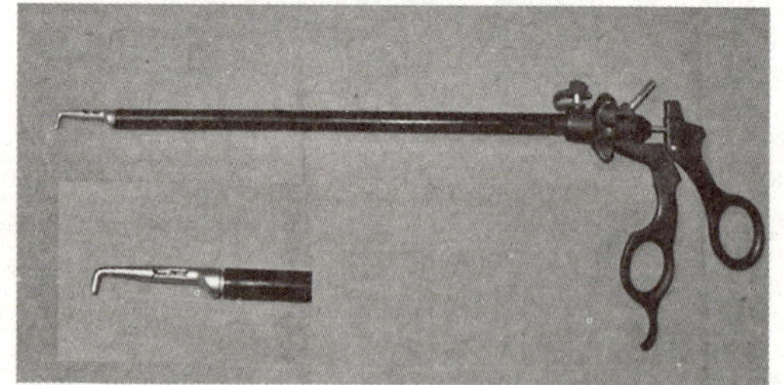

图2-2-35　直角形分离钳

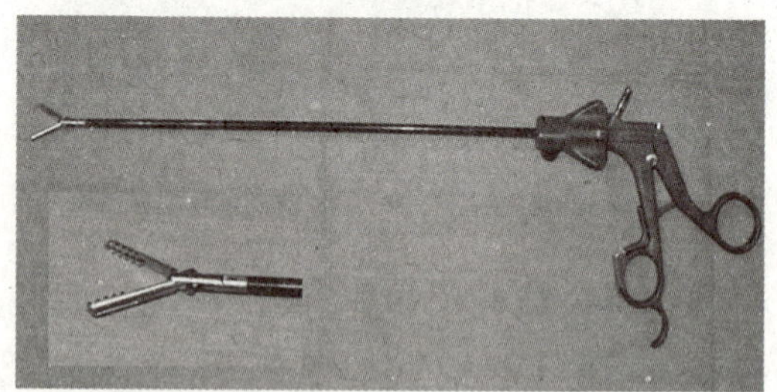

图2-2-36　齿状抓钳

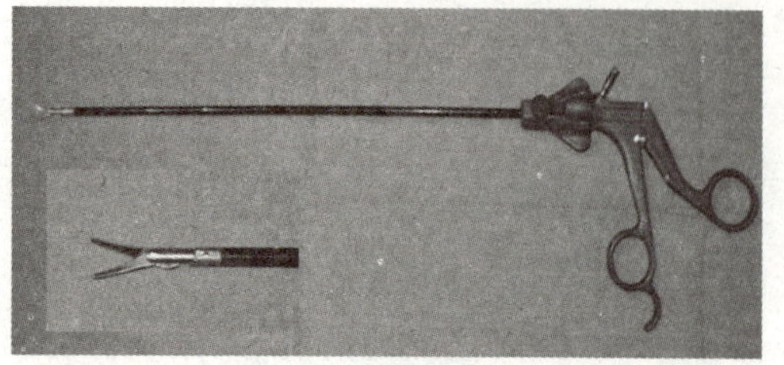

图2-2-37　微型剪

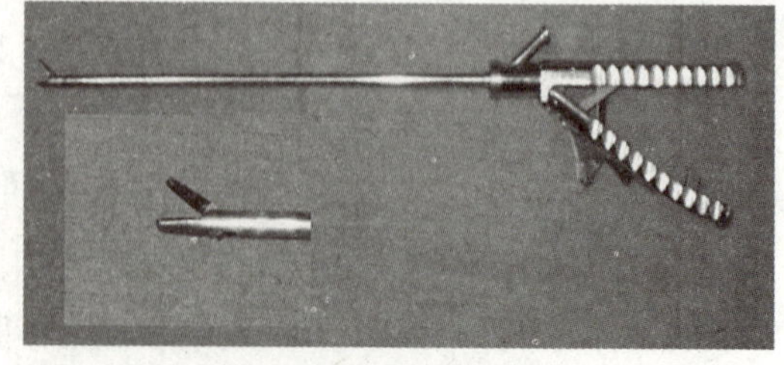

图2-2-38　持针器

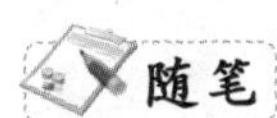

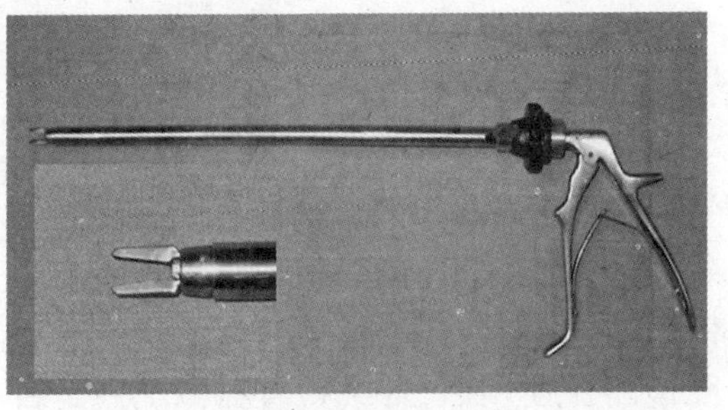
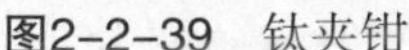

图2-2-39　钛夹钳

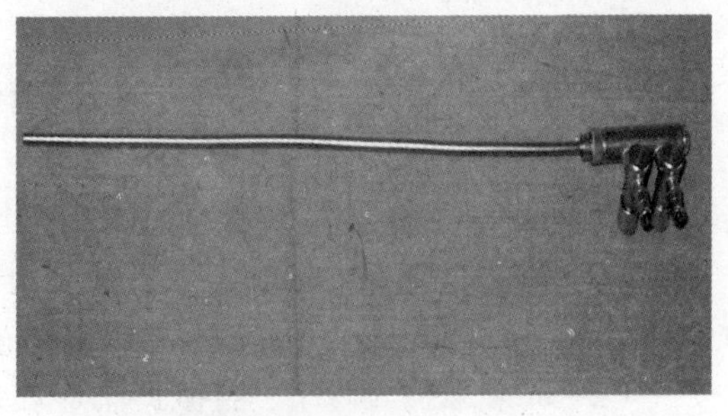

图2-2-40　冲洗吸引器

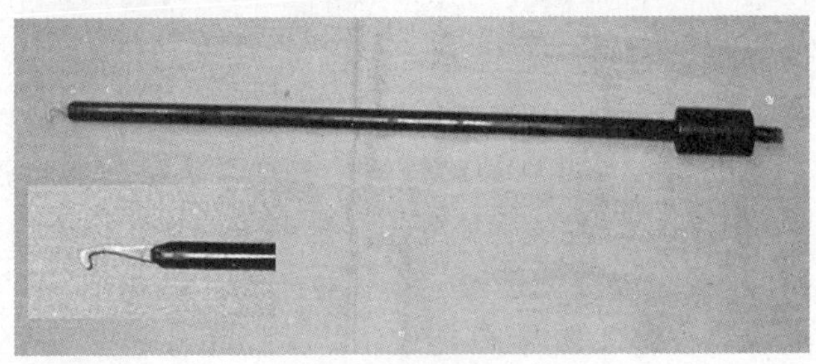

图2-2-41　电凝钩

拔取穿刺器针芯，由外套管作为通道将腔镜器械引入腹腔或胸外内进行操作；扇形压板常用于腹腔镜下胃肠手术，用于牵开腹腔内器官或组织；电凝钩用于分离疏松组织或烧灼胆囊床渗血面等。

（二）腔镜器械的术中正确操作

1. 术前检查　洗手护士仔细检查器械的完整性，发现密封帽、螺丝等配件缺少或器械绝缘部分损坏应及时更换；由于腔镜手术对器械要求极高，因此洗手护士应仔细检查器械的功能，尤其是操作钳的旋转功能、闭合功能以及带锁器械的开、解锁功能，发现器械功能不佳应及时更换。

2. 术中管理　洗手护士应妥善固定连接摄像头及操作器械的连接线及各种管道。术中根据手术进展和手术医生需要及时正确传递腔镜器械，并且及时收回，避免腔镜器械或腹腔镜镜头意外掉落。及时擦净器械头端的血渍及污物。由于腔镜器械普遍较长，在传递过程中洗手护士应确保无菌操作，避免在传递过程中将器械的两端污染。

（三）腔镜器械的正确清洗与保养

1. 腔镜器械的正确清洗　彻底清洗是保证腔镜器械灭菌成功的关键。腔镜器械比普通器械的结构复杂，并附有管腔和大小不一的配件，极易残留血渍和有机物碎片，既影响灭菌效果又影响腔镜器械的使用寿命。因此腔镜器械的正确清洗应按以下步骤进行。

（1）拆卸：将腔镜器械彻底拆卸至最小化。

（2）初步清洗：用流动水冲洗腔镜器械表面明显的血渍和污渍。

（3）浸泡：将初步清洗过的器械放多酶洗液内浸泡5分钟，多酶洗液浸泡可以快速分解其器械上的蛋白及残留血渍、脂肪等有机物碎片。

（4）冲洗和刷洗：用清水冲洗器械，将表面残留的多酶洗液冲净，使用高压水枪彻底冲洗腔镜管腔及各部件；同时器械的轴节部、弯曲部、管腔内用软毛刷上下抽动3次达到彻底清洗。

（5）超声清洗：用自动超声清洗器清洗5~10分钟。

（6）水洗：再次将器械用流动水彻底清洗。

（7）干燥：①吹干：清洗结束后用气枪吹干。②烘干：采用烘干设备将器械进行烘干，适用于待用的器械，既可以在短时间内使器械各关节、管腔干燥，又可以保证低温灭菌的

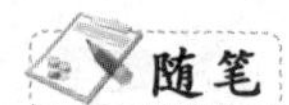

效果。

（8）腔镜镜头禁止用自动超声清洗器清洗，防止损坏。

2. 腔镜器械的保养

（1）腔镜镜头的保养：手术结束后使用蘸有多酶洗液或清水的湿纱布对镜头表面的血渍和污渍进行擦拭，镜面之外部分使用吸水较强的软布擦干，镜面用脱脂棉球或专用拭镜纸顺时针方向进行擦拭，避免用粗糙布巾擦拭，造成镜面损坏。

（2）日常维护及保养：器械护士应在每次腔镜器械使用后，仔细检查器械配件是否齐全，螺丝是否松动、腔镜镜头是否完好、器械是否闭合完全、器械绝缘部分有无损坏、穿刺器密封圈是否老化等，如有问题应及时维修或更换，以保证器械的正常使用。

（四）腔镜器械的灭菌与存放

1. 腔镜器械的灭菌　分离钳、冲洗吸引器、电凝钩、气腹针、金属穿刺器等常用腔镜操作器械通常使用压力蒸汽灭菌法。腹腔镜镜头等精密器械以及特殊不耐高压器械应使用环氧乙烷气体密闭灭菌法或过氧化氢低温等离子灭菌法。

2. 腔镜器械的存放　腔镜器械必须定点存放于专用橱柜内，不与普通器械混合放置。腔镜镜头一定要放置在原装盒内，不能重压。气腹针与一些可拆分的小零件要放在小盒内，以免折断和丢失。

五、外来手术器械管理

外来器械是指由医疗器械生产厂家、公司租借或免费提供给医院，可重复使用的医疗器械。它作为市场经济的新产物，是器械供应商在取得医院认可、主刀医生认定送到手术室临时使用的器械。这类器械节约了医院的开支，减低了医疗成本，减少了资源浪费，有手术针对性强、质量优异等特点，因此在骨科、五官科、脑外及胸外科内固定等领域得到广泛使用。

（一）外来器械的使用流程

1. 外来器械准入流程　外来器械必须是经过医院严格监控，器械科或采购中心应查看有关资料，符合《医疗器械监督管理条例》第26条规定：医疗器械经营企业和医疗机构从取得《医疗器械生产许可证》的生产企业或取得《医疗器械经营许可证》的经营企业购进合格的医疗器械，并验明产品合格证、进口注册证、准销证等卫生权威机构的认可证明，不得使用未经注册、过期失效或淘汰的医疗器械。

2. 外来器械接受流程　手术医生在预约手术时在手术申请单上备注外来器械的厂家、名称及数量等信息，以便手术室及供应室能及时知晓，同时通知器械供应商及时配备器械。器械供应商在规定时间内将器械送至供应室器械接收点，并提供植入物合格证及器械清单一式两份。经审核合格后交接签名。

3. 外来器械的清洗、包装、灭菌流程　彻底清洁是保证灭菌成功的关键，外来器械送至供应室前仅经过预清洗，因此外来器械送达后供应室器械护士必须按照消毒规范流程进行严格的器械清洗。清洗结束后再次进行清点核对，确认无误后再规范包装。包装标签上除常规的信息之外还应写上器械名称、公司名称、主刀医生姓名、患者信息等。最后按照规范进行灭菌，灭菌后进行生物监测，监测合格后给予发放。

4. 手术室护士核对与使用流程　器械送至手术室后，由手术室护士与供应室器械护士按照手术通知单，逐项核对相关内容，确认无误后接收器械，存入专用无菌储物架上。相关手术间护士凭手术通知单领取外科手术器械。手术开始前由洗手护士、巡回护士按器械包内清单共同核对，并经术者确认无误后方可开始手术。手术结束时，由洗手护士、巡回护士与术者共同核对所使用的内植入物名称、规格、数量等，及时填写器械清单及手术室器械交接本，同时将术中使用的外来器械信息存档保存。

随笔

5. 外来器械取回流程　使用后的器械经清洗处理，由器械供应商凭有效证件从手术室污物通道领取，并在器械清单和手术室器械交接本签名确认。因故暂停手术的器械，为减少资源浪费，可与器械供应商约定，在有效期内暂存于手术室，用于同类手术。器械过期或因其他原因需取回时，应在手术室器械交接本上签字。

（二）外来器械使用注意事项

1. 规范流程　建立规范的操作流程，建立质量控制和追溯机制，发现问题立即启动追溯系统。

2. 定期培训　定期由专业人员对手术医生、手术室护士进行外来手术器械使用的专业培训，以掌握器械的基本性能和操作方法。

六、手术植入物管理

随着社会的进步，医学的发展，新技术的应用，各类性能优异、造价不菲的植入物越来越多地应用到手术患者身上，通过手术将植入物种植、埋藏、固定于机体受损或病变部位，可达到支持、修复、替代其功能的作用。手术室应严格管理手术植入物，防止对患者造成意外不良后果（图2-2-42）。

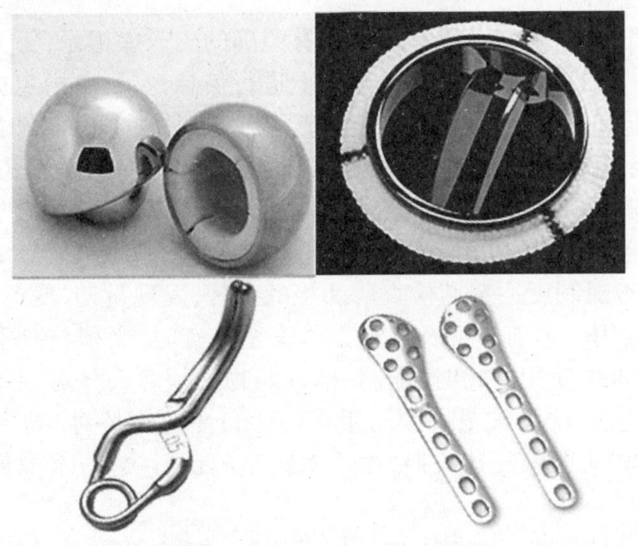

图2-2-42　各类手术植入物

（一）植入物的准入

1. 公开招标　医院通过定期举行的公开招标方式，择优录用质量性能可靠、价格适宜的产品作为本院常用产品。

2. 未中标植入物准入流程　未中标植入物若具有适合某些手术的特殊性能，手术医生可向医院提出临时申请，经审核、特殊批准后方可使用。

3. 厂家提供材料备案　生产厂家必须提供产品的所有信息，供使用方备案，以便日常监管以及发生问题后进行及时追溯。

（二）植入物在手术室使用的管理

手术植入物使用前手术医生应向手术室预约，手术室工作人员经核查后领取；所有手术植入物必须经过严格的清洗、包装、灭菌后，经生物监测，判定合格后方能使用。手术中使用植入物前，必须严格核对植入物型号规格、有效期及外包装完整性，避免错用、误用，造成不必要的浪费。使用后，手术室护士需填写所用植入物产品信息及数量，并附产品条形码，保存在病历中存档。未用完或废弃的一次性植入物需毁形，并交医院管理部门统一处理，以免造成不良后果。

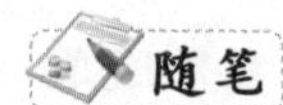

七、手术室常用药品管理

手术室内常用药品，无论数量和种类都很多，主要以静脉用药和外用消毒药为主。手术室应制订严格的药品管理制度，对所有药品定点放置，专人管理，每一名手术室护士都应严格遵守药物使用制度，掌握常用药品性能，安全用药。

（一）手术室常用药品种类及管理要求

1. 手术室常用药品种类　包括具有镇静镇痛和催眠作用的麻醉类药物，糖类、盐类、酸碱平衡调节药物，心血管系统药物，中枢兴奋及呼吸系统药物，子宫兴奋类药物，利尿药，止血药和抗凝血药，各类抗生素激素类药物，生物制品剂和消毒防腐药物等。

2. 管理要求

（1）定点放置，专人管理：手术室应设立药物室、药品柜及抢救药车，并指定一名护士专门负责药品管理。

（2）分类放置：静脉用药应与外用消毒防腐药分开放置，并贴上标签，标签纸颜色有所区别。易燃易爆药品、对人体有损害的药品应妥善保管，远离火源或人群，并写有明显警句提示他人。生物制品及需要低温储存的药品应置于冰箱内保存，每周定期派人清理一次，保持冰箱内整洁。

（3）药品使用制度：手术室所有药品均有明确的出入库记录，每类药品均设有使用登记本，手术室护士如有领用均需在登记本上进行信息记录，由指定护士进行清点并补充。麻醉药、剧毒药和贵重药必须上锁，应班班清点，发现数量不符及时汇报并查明原因。

（4）领药周期：手术室药品基数不应太多，以免过期。一般常用药品每周领取一次，不常用药品每月领取一次，麻醉药、贵重药则根据每天使用情况领取。

（二）手术室药品的使用注意事项

1. 严格执行查对制度　定期检查药品柜的存药，发现过期、变色、浑浊或标签模糊不清的药品不得使用。术前访视及进行手术安全核查时，必须核对手术患者药物过敏史，并及时记录。术中使用药物时，配制、抽取药物必须两人核对，并保留原始药瓶，手术台上传递药物之前，洗手护士必须与手术医生口头进行核对；若术中须执行口头医嘱，巡回护士应将口头医嘱复述一遍，由手术医生确认后执行，术毕督促手术医生及时补全医嘱。

2. 熟练掌握药品性能　手术室用药要求快速、及时、准确，抢救患者时更是分秒必争，护士应熟悉抢救药品的药理作用与用途、剂量与用法、不良反应和配伍禁忌等，以利于抢救配合。手术室护士应熟悉常用抗生素的商品名、通用名、分类及常见过敏症状。此外，手术室外用消毒药较多，手术室护士必须了解每种消毒药的用法、有效浓度及浓度监测标准、达到消毒效果的时间以及对人体和物品有无损害等特点，同时指导其他有关人员正确使用。

思考题

1. 高频电刀、超声止血仪的工作原理及适用范围是什么，术中如何正确操作，使用过程中有哪些注意事项？
2. 手术室配备哪些具有保温或降温功能的仪器设备，这些仪器设备分别应如何正确操作以达到升温或降温的目的？
3. 手术配合中涉及哪些常用器械和腔镜器械，对每一样器械的用途是否了解？
4. 不同类型的手术器械应该如何以正确的传递方式进行传递（刀片、各类血管钳、镊子、持针器）？
5. 如何正确判断缝线的直径和型号？通常缝线可分为几类，每一类能否以一种常

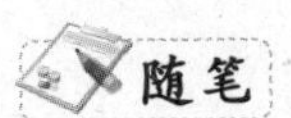

见的缝线名称举例？
6. 按针尖形态进行分类，缝针可分为哪几类，每一类的缝针常适用于哪类手术？
7. 对连线针外包装上的相关缝针线信息能否正确解读？
8. 如何在术中正确操作腔镜器械，术后如何正确地清洗和保养腔镜器械？
9. 如何正确管理外来器械和手术植入物？
10. 手术室药品使用时，如何执行查对制度？

（王利丽　余丽群　陈哲颖　胡文娟　赵爱平　黄一乐）

第三章 手术室感染管理

随笔

第一节　手术感染控制与预防

手术部位感染(SSI)是指围手术期(个别情况在围手术期以后)发生在手术切口深部器官或腔隙的感染,如切口感染、脑脓肿、腹膜炎等(图3-1-1)。

手术部位感染分为以下三类,分别是表浅切口感染、深部切口感染和器官/腔隙感染。

表浅切口感染,指发生于手术后30天内,感染仅包括皮肤和皮下组织,并至少含以下一项:①切口表面脓性分泌物,有或无实验室证据;②从切口表面分泌液或组织中分离出非特异性的微生物;③具备至少以下症状或体征之一:疼痛或触痛,局限性的肿胀,发红,发热;④由外科医生或住院医生诊断。不包括以下情况:①针眼脓肿(在针眼穿刺部位很小的炎症和分泌物);②外阴切开术或新生儿包皮环切术后的感染;③烧伤部位的感染;④表面切口感染扩展到筋膜或肌肉层。

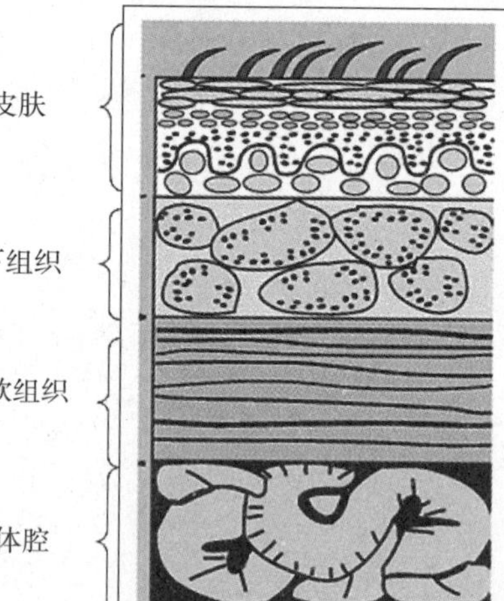

图3-1-1　腹壁分层

深部切口感染,指如无植入物,发生于手术后30天内;如有植入物,手术后1年内。感染包括深部软组织(筋膜或肌肉层),并至少含以下一项:①切口深部脓性分泌物,但不是来自于器官/体腔;②切口深部裂开或由外科医生特意打开,同时具备至少以下症状或体征之一:发热大于38℃,局限性疼痛或触痛,除非切口培养阴性;③通过直接检查、二次手术或组织病理学检查及影像学检查,发现深部切口脓肿或其他感染的证据;④由外科医生或住院医生诊断。

器官/腔隙感染,指如无植入物,发生于手术后30天内;如有植入物,手术后1年内。感染与手术有关并且包括部分解剖结构(如器官和腔隙),并至少含以下一项:①通过放置于器官/体腔的引流管引流出脓性分泌物。②从器官/体腔的分泌液或组织中分离出非特异性的微生物。③通过直接检查、二次手术或组织病理学检查及影像学检查,发现器官/体腔脓肿或其他感染的证据。④由外科医生或住院医生诊断。

一、常见致病菌及来源

引起手术部位感染的致病菌以细菌为主,主要来源于医务人员、手术患者和手术环境。

(一)常见致病菌

通常以细菌为主,包括金黄色葡萄球菌、表面葡萄球菌(凝固酶阴性葡菌)、肠球菌、大肠杆菌、假单胞菌。但随着广谱抗生素大量使用,疾病严重程度增加及患者免疫力缺陷,抗生素耐药性病原微生物有增加趋势,如耐甲氧西林金黄色葡萄球菌(Methicillin-resistant S aureus MRSA),由于预防性和治疗性抗生素的大规模使用,导致MRSA已成为手术部位感染的一种常见致病菌。MRSA能分泌青霉素酶,产生对青霉素的耐药,同时已成为院内感染的重要病原菌之一。

(二)细菌来源

1. 医务人员　医务人员是手术部位医院感染微生物的重要传染源。虽然手术人员已完全按照无菌操作常规进行工作,但医务人员皮肤的鳞屑及内衣上的细菌,均有可能透过潮湿的手术衣、无菌巾等进入手术野或经过手术室内空气传播至手术野,使手术患者发生手术部位感染。

2. 手术患者　细菌来源于手术邻近的感染灶或有开口与外界相通的空腔脏器,如胃肠道、女性的生殖道等,在对上述部位进行手术过程中,这些部位所带有的细菌一旦污染了手术者的手套、无菌器械或无菌巾,而又未能及时更换,则造成邻近部位的感染。

3. 手术环境　管理严格的手术室环境不会是细菌传染源,但若空调系统设置不符合要求、手术器械和敷料处理不当、消毒剂的二次污染等均可导致生物气溶胶的产生而引起感染。此外手术间流动人员过多也是一个很重要的不利因素。

二、手术部位感染的危险因素

手术部位发生感染是多因素共同作用的结果,其中主要的两大因素是手术患者因素和手术因素。

(一)手术患者因素

当各种危险因素改变或破坏手术患者的防御机制时,其发生手术部位感染率将大大提高,其中危险因素可分为急性和慢性,其中急性危险因素包括高血糖、低体温、血容量不足、低氧、休克和输血等;慢性危险因素包括年龄(婴幼儿或老年人)、长期酗酒、慢性呼吸系统疾病、糖尿病、低蛋白血症、营养不良、肥胖、长期服用类固醇类药物或广谱抗菌药物、接受各种免疫抑制剂治疗等。

(二)手术因素

1. 内源性和外源性因素　内源性因素指病原微生物来自于手术患者的皮肤、黏膜及与外界相通的脏器。特别是常驻菌群成为切口的致病微生物,对于有假体或植入物的手术患者更是如此。外源性因素指病原微生物来自于手术人员、手术室环境(空气、物品表面)、侵入性仪器设备和材料。

2. 操作技巧　手术过程中由于手术医生的不当操作而引起术后感染,如损害健康组织,未彻底地清除坏死组织产生死腔,滋生细菌等。

3. 手术持续时间　手术时间越长,术后感染率也越高。

三、手术室无菌技术原则

无菌技术是指在医疗、护理操作过程中,防止一切微生物侵入人体或防止无菌物品、无菌区域被污染的技术。手术中的无菌操作是预防手术部位感染、保证手术患者安全的关键。

(一)明确无菌概念、建立无菌区域

手术者腰部以上肩部以下以及治疗台面以上为无菌区,戴无菌手套的双手不得扶持无菌台边缘及边缘以下,如用物疑有污染或已被污染,应立即予以更换并重新灭菌。

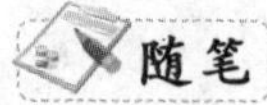

（二）严格执行无菌物品管理要求

1. 无菌区内所用物品必须是灭菌的，若无菌包有破损、潮湿、可能污染时均视为有菌，不准使用。

2. 无菌物品坠落后，不可捡回使用。

3. 无菌物品一经取出，即使未使用，也不能放回无菌容器内，必须重新灭菌后再使用。

4. 无菌包打开后未被污染，超过24小时不可使用。

（三）术中执行无菌技术

1. 术中避免面对无菌区谈笑、咳嗽、打喷嚏。

2. 手术人员更换位置时，如两人邻近，一人双手放于胸前，与交换者采用背靠背形式交换；如非邻近，则由双方先面向手术台退出，然后交换。

3. 术中传递器械应从手术人员的胸前传递，不可从术者身后或头部传递，必要时可从术者上臂下传递，但不得低于手术台的边缘。

4. 接触过肿瘤及空腔脏器内部的污染器械放于固定容器内，与其他器械区分。

5. 保持无菌巾干燥，一旦浸湿立即更换或加层。

6. 术者手套破损或污染应及时更换。

7. 术中尽量减少开关门的次数，限制非手术人员进入手术间，减少人员走动，参观者距离手术人员30cm以上。

四、预防手术部位感染的措施

控制手术部位感染应以预防为主，在细菌繁殖和局部感染发生及扩散前及时阻止，使机体免于感染。具体措施包括增强患者的抗感染能力、熟练掌握无菌操作技能、注意手术操作的技巧、加强管理、合理使用抗生素等，抓好术前、术中、术后各环节的防范感染的措施，达到控制感染的目的。

（一）管理要求

应当制订并完善外科手术部位感染预防与控制相关规章制度，并严格落实；要加强对临床医师、护士、医院感染管理专业人员的培训，掌握外科手术部位感染预防工作要点；应当开展外科手术部位感染的目标性监测，采取有效措施逐步降低感染率；严格按照抗菌药物合理使用有关规定，正确、合理使用抗菌药物；评估手术患者发生手术部位感染的危险因素，做好各项防控工作。

美国国家外科手术改良项目（the Surgical Care Improvement Project SCIP）也始终聚焦于降低手术部位感染，并罗列了7项预防手术部位感染的管理要求：①在手术开始前1小时内预防性使用抗生素；②应根据手术患者和手术情况，选择合理的抗生素使用；③手术结束后的24小时内，停止抗生素使用（心脏外科手术延长到48小时）；④心脏外科手术患者应维持术后清晨的空腹血糖≤200mg/dl；⑤手术部位感染应在患者住院期间被诊断；⑥在必要的情况下，手术患者应进行适当的皮肤准备；⑦结直肠手术患者应在术后立即达到正常体温。

（二）手术前预防措施

1. 术前皮肤清洁　术前应彻底清洁手术切口和周围区域，去除所有污物、有机碎屑以及暂住菌，从而降低手术部位感染的风险。

2. 术前备皮　正确准备手术部位皮肤，彻底清除手术切口部位和周围皮肤的污染。术前是否需要进行备皮，应取决于手术患者的毛发数量、手术切口位置、手术方式、是否影响手术薄膜粘贴以及是否干扰电极板粘贴等综合因素。备皮前先评估手术患者皮肤情况，如手术部位皮肤有破损、痣、疣、疹等特殊情况，应谨慎处理。备皮时间应尽量接近

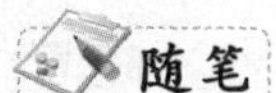

手术开始时间，同时备皮不应在手术间中进行。

3. 皮肤消毒和准备　消毒前要彻底清除手术切口和周围皮肤的污染，采用卫生行政部门批准的合适的消毒剂以适当的方式消毒手术部位皮肤，严格按照不同手术切口部位的皮肤消毒范围进行消毒。

4. 预防性使用抗菌药物　预防性使用抗菌药物能够预防手术部位感染，包括切口感染和手术所涉及的器官、腔隙感染，但不包括与手术无直接关系、术后可能发生的全身性感染。

5. 外科洗手　参加手术的医务人员必须保持较短的指甲，不戴首饰。严格按照外科手消毒法进行洗手。

6. 感染或潜在感染手术人员的管理　有明显皮肤感染或者患感冒、流感等呼吸道疾病，以及携带或感染多重耐药菌的医务人员，在未治愈前不应当参加手术。重视术前手术患者的抵抗力，纠正水电解质的不平衡、贫血、低蛋白血症等。

7. 术前预防其他措施　劝导手术患者术前应戒烟，控制血糖水平，在做好充分术前准备的前提下，尽可能缩短术前住院天数；不减少和中断一些药物的使用（如类固醇等），不建议单纯通过营养支持控制感染（包括输血），不提倡通过提高伤口周围氧含量等预防感染。

（三）手术中预防措施

1. 手术室环境管理　手术间内人员的活动可能增加微生物的传播，手术间空气中的细菌会附着于灰尘、棉絮、皮肤碎屑以及呼吸道飞沫上。保证手术室良好的环境必须从以下两方面控制：

（1）控制微粒及微生物数量：术中手术门关闭，维持正压，维持气流一定流向；设备人员定期维护清洗过滤器，保证所需的换气次数及气流速度。尽可能减少手术人员出入手术房间的频率，工作人员避免交谈、正确佩戴口罩，避免物品表面长时间在空气中的暴露，尤其是各种植入物。手术室内的人员包括台上及台下人员尽量使用不会脱落颗粒的物品（如无粉手套）。

（2）维持地面环境清洁：手术过程中及时清除滴落在地面上的血迹、体液等，保持手术环境清洁。手术日晨或当日手术全部结束后，均采用湿性方式清扫地面、清洁物品表面。

2. 手术人员仪表要求　手术人员进入手术间前，应规范佩戴外科口罩和帽子，口、鼻、头发不外露。外科手消毒后穿无菌手术衣、戴无菌手套，如手术衣被污染或潮湿应立即更换，以避免术中微生物从手术人员的头发、暴露的皮肤和黏膜等向手术患者和无菌区域转移。手术人员避免直接接触手术患者的血液和体液，保证自身的安全。

3. 手术技术和管理　手术中医务人员必须严格遵循无菌技术原则；手术操作中尽量轻柔地接触组织，保持有效止血，最大限度地减少组织损伤；尽可能减少坏死组织、异物（如缝线、烧焦组织、坏死组织）的产生。手术过程中应维持手术患者正常体温，预防低体温的发生。放置引流管应当首选密闭负压引流，置管位置合适，引流管切口应尽量选择远离手术切口处；切口缝合前后，均应用消毒剂再次进行消毒，然后粘贴敷贴或按常规处理。

4. 物品灭菌要求　保证使用的手术器械、器具及物品等达到灭菌水平；常规采用供应室灭菌器灭菌物品。只在紧急情况下采用小型快速灭菌器灭菌。植入物不能采用小型快速灭菌器灭菌。

（四）手术后预防措施

病区医务人员严格按照操作流程操作，保证手术患者的安全，降低术后并发症的发生。

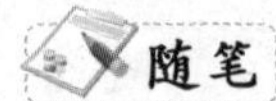

五、围手术期预防性抗菌药物的合理使用

围手术期应合理使用预防性抗菌药物，对可能发生的手术部位感染进行预防和控制。

（一）预防性应用抗菌药物的品种选择

手术医生应根据手术野有否污染或污染的可能性，决定是否使用预防性抗生素。术前已存在细菌性感染的手术，属抗菌药治疗性应用，不属预防性应用范畴。如需使用抗菌药物，其应覆盖常见病原菌，并注意不同部位的常见病原菌差别及耐药性变迁，同时应选用安全、便宜的抗菌药物。不常规使用高级抗生素（如万古霉素）作为预防性用药，除非已证明有耐甲氧西林金黄色葡萄球菌（MRSA）所致的手术部位感染（表3-1）。

表3-1 外科手术分类及预防用药

手术种类	手术特点	预防用药
清洁手术	手术野为人体无菌部位，局部无损伤、炎症，不涉及呼吸、消化、泌尿生殖道等人体与外界相通器官	通常不用，仅用于高危手术患者
清洁-污染手术	由于手术部位存在大量人体寄殖菌群，可能污染手术野致感染	应使用预防性抗菌类药物
污染手术	自胃肠道较大量溢出，新鲜创伤，感染入侵途径为尿路或胆道，或有重大操作失误	应使用预防性抗菌类药物
严重污染-感染手术	急性细菌性炎症、创伤有坏死组织残留，异物、粪便污染	应使用治疗性抗菌药治疗

注：高危手术患者指手术范围大、时间长、污染机会增加、手术涉及重要脏器、一旦感染后果严重者、异物植入、高龄、免疫系统等高危患者

（二）预防性使用抗菌药物的时机与途径

预防性使用抗菌药物，应于手术患者皮肤切开前0.5~1小时内静脉给予。如手术时间超过3小时而抗菌药物为短效者、术中失血量大（>1500ml）或时间较长者、大面积烧伤者可在手术中追加使用抗菌药物，以维持组织中有效药物浓度。手术时间小于2小时的清洁手术，术前用药一剂即可。需要做肠道准备的手术患者，还需术前一天分次、足剂量给予非吸收性口服抗菌药物。对于治疗性抗菌药，应定期给出相应的药敏培养报告。

六、接台手术的感染控制

随着医院手术量的不断提升，手术室护士应在保证接台手术合理时间间隔的前提下，对接台手术的环境、物品及手术人员进行严格管理，实施接台手术的感染控制。

（一）接台手术环境管理

当手术间的地面无明显污染时，用清水擦拭即可；当地面被血液或体液污染时，除将污渍擦净外，还应使用500mg/L有效氯消毒液拖地。普通手术室的空气消毒，在无人情况下应使用紫外线灯照射消毒；洁净手术室，应在净化系统运行下进行清洁工作，清洁工作完成后，不同级别手术间应运行一定时间达到自净要求后，方可进行下一台手术。

（二）接台手术物品管理

1. 手术标本 由巡回护士按《手术室标本管理制度》，将装有手术标本的容器或标本袋运送至标本间放置。

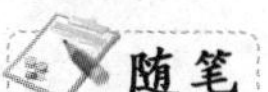

2. 废弃物　固体废弃物，通过污染走廊或采取隔离转移措施，运送到污物间；液体废弃物通过专用池直接倒入下水道（有完善污水处理系统的医院），或者消毒后倒入下水道。

3. 手术器械　应立即置于器械篮或整理箱内，使用干净的手术巾遮盖，通过污染走廊送至污物间，进行预处理，并送往供应室进行集中处理。

4. 仪器表面　如呼吸机、监护仪、输液泵等，尤其是频繁接触的仪器表面如按钮、操作面板等，应用75%酒精擦拭或按照仪器使用说明要求进行保洁、消毒处理。

（三）接台手术人员管理

手术人员应在手术间内脱掉手套、手术衣，非接台手术人员洗手后方可离开手术室；接台手术人员应重新进行外科手消毒，再按要求穿无菌衣、戴外科手套。接台手术人员的口罩或防护面罩潮湿或被血液、体液污染时应及时更换。

七、感染手术的管理

感染手术是指手术部位已受到病原微生物感染或直接暴露于感染区的手术，以及一些特殊化验指标异常的手术患者的手术。常见的一般感染手术有脓肿切开或切除，胃、肠、阑尾穿孔，烧伤感染、甲类传染病、结核、铜绿假单胞菌、甲氧西林耐药金黄色葡萄球菌（MRSA）、艾滋病、非典、破伤风、梅毒、艾滋病、各种病毒性肝炎患者等；特殊感染手术有：气性坏疽、朊毒体、突发原因不明的传染病原体的污染。手术过程中患者的血液、引流液、排泄物对周围环境和术者造成污染，如处理不当，可引起交叉感染，甚至引起某一菌种所致疾病的暴发流行，因此必须做好感染手术的标准预防，防止医务人员职业暴露。

（一）术前准备

1. 术前访视　对择期手术患者，手术室护士应于术前1天进行术前访视，较为全面地了解手术患者的整体情况，包括基础健康问题，皮肤准备情况、肠道准备情况、备血、配血、各项检查情况以及手术方案等，取得手术患者及家属理解和配合。密切关注手术患者的各项化验指标，如肝功能指标、HBV、HCV等。根据具体情况，合理安排次日的手术排班，如时间、手术房间、手术用物及人员等。

2. 手术安排　已知具有感染或传染性的手术患者，手术医生应在手术通知单上注明感染性疾病名称。感染手术应安排在感染手术专用手术间内实施，条件受限时则应安排在当日最后一台。有条件的医院，经接触传播的感染手术尽量安排在设有负压系统的感染手术间，经空气传播的感染手术必须安排在设有负压系统的感染手术间。对于急诊手术患者，缺少各项检查报告，应按感染手术进行处理。

3. 物品准备　手术间门口根据病原菌的传播途径悬挂相应的隔离牌，如空气隔离、接触隔离等。将手术间内本次手术不需要的物品移到室外，术前充分备好术中所需各种手术器械及物品，尽可能使用一次性铺单、手术衣及卫材用品等。若遇到艾滋病、外渗引流物较多、有皮肤感染型疾病等情况时，应选择使用一次性床单；开包后所有器械必须与器械单核对，无误后签字。

4. 手术患者转送　患有空气或飞沫传播疾病的手术患者应佩戴外科口罩。患有接触传播疾病的手术患者应更换清洁患服并使用敷料覆盖裸露的感染部位，同时应避免不必要的停留。手术患者转运床上粘贴隔离标识。

5. 隔离措施　参加手术的医务人员必须提高防护意识，做好个人防护，手术室应备好各类防护用品，如防护眼镜、面罩、防渗透的隔离衣等。当血液、体液可能飞溅到手术人员面部时，应戴防渗透的口罩和防护眼镜；当可能发生血液、体液大面积飞溅和污染手术人员身体时还应穿戴具有防渗透性能的隔离衣；有皮肤破损的手术人员应避免安排参加感染手术；台上所有手术人员应戴双层手套及防护眼镜或防护面罩。

（二）术中管理

巡回护士应始终保持手术间房门关闭，负压手术间应经常观察其负压维持情况。手

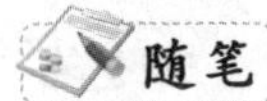

术过程中手术成员要特别注意防止被针头、缝针、刀片等锐器刺伤。洗手护士应使用持针器装卸刀片，禁止用手装卸刀片；传递锐器时不能将锐利面直接放到术者手中；禁止将使用过的针头重新戴上针头套；禁止用手直接接触使用针头、刀片等锐器。术中使用的敷料、引流液、冲洗液、切下的组织等集中放置于无渗漏的袋或容器中，尽量减少周围环境和工作人员的污染。

（三）术后处理

1. 工作人员处理　手术人员将脱下的一次性手术衣、手套、鞋套、口罩、帽子放入双层黄色垃圾袋中，在手术间门口更换清洁鞋、口罩、帽子方可外出，经沐浴后更换洗手衣裤方可参加其他工作。

2. 手术器械、物品处理　再次与器械单核对数目并签名，将器械进行双层打包，第一层袋口在手术房内扎紧，第二层在手术房外套上，并表明感染种类，送供应室规定清洗机特殊程序处理；特殊感染手术后用2000mg/L的含氯消毒剂擦拭转运车及手术间内的一切物品，包括手术床、器械台、无影灯、吸引器、电刀等，如为严重特殊感染必须用5000mg/L的含氯消毒剂擦拭。

3. 污物的处理　交换车、手术床床单床套、被套使用后立即更换，非一次性的敷料包括手术巾、手术衣、床单、被套等布类，应放在黑色袋中，袋口分层扎紧，标明敷料种类、数量、感染种类，送洗衣厂特殊处理；一次性医疗废弃物，包括一次性的敷料、一次性布类、一次性物品、纱布等用双层黄色医用垃圾袋分层严密包扎，统一回收处理；引流液加水加含氯消毒片配制成2000mg/L含氯溶液浸泡1小时后倒净；针头、刀片和缝针等损伤性废物立即放入利器盒内；防护用品如防护镜、面罩、隔离衣等浸泡于2000mg/L含氯溶液1小时后洗净、晾干备用。

4. 污染环境的处理　一般感染手术后房间的地面、墙壁用2000mg/L含氯消毒剂擦拭，特殊感染必须采用5000mg/L含氯消毒剂擦拭，墙面要求擦到2.5m以上，擦拭顺序为先干净后污染。当地面有明显污染时，应先用消毒剂覆盖消毒，再按照常规清洁消毒程序。

手术间内污染物品送出后，封闭手术间，采用层流过滤设施进行空气净化与消毒。经空气传播的感染手术或特殊感染手术，如结核手术，术后的负压手术间应手术结束后至少负压持续运转30分钟后，再使用相应浓度的消毒剂进行清洁擦拭，并更换回风口过滤网，开启正压层流12小时后，空气培养阴性后开放手术间使用。

思考题

1. 手术部位感染的定义是什么，分为哪三类？
2. 如何通过执行无菌技术原则，控制手术部位感染？
3. 手术前预防手术部位感染的措施有哪些？
4. 如何合理使用预防性抗菌药物控制手术部位感染，预防性使用抗菌药物预防手术部位感染的最佳时机是何时？
5. 如何做好接台手术的感染控制？
6. 何为感染手术，一般感染手术和特殊感染手术分别有哪些？
7. 遇到感染手术，术前应如何准备，术中如何管理，术后如何处理手术器械、物品、环境以及污物？

第二节　手术室常用消毒灭菌方法

作为医院的重点科室，手术室如何做好各项消毒隔离措施是整个手术室工作流程的

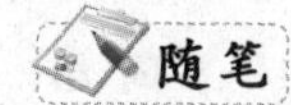

关键。手术室是进行手术治疗的场所，完善消毒隔离管理是切断外源性感染的主要手段。

一、消毒灭菌基本知识

手术室护士应掌握消毒灭菌的基本知识，并且能够根据物品的性能及分类选用适合的物理或化学方法进行消毒与灭菌。

（一）相关概念

1. 清洁　指清除物品上的一切污秽，如尘埃、油脂、血迹等。

2. 消毒　清除或杀灭外环境中除细菌芽胞外的各种病原微生物的过程。

3. 灭菌　清除或杀灭外环境中的一切微生物（包括细菌芽胞）的过程。

4. 无菌操作　防止微生物进入人体或其他物品的操作方法。

（二）消毒剂分类

1. 高效消毒剂　指可杀灭一切细菌繁殖体（包括分枝杆菌）病毒、真菌及其孢子等，对细菌芽胞（致病性芽胞）也有一定杀灭作用，达到高水平消毒要求的制剂。

2. 中效消毒剂　指仅可杀灭分枝杆菌、真菌、病毒及细菌繁殖体等微生物，达到消毒要求的制剂。

3. 低效消毒剂　指仅可杀灭细菌繁殖体和亲脂病毒，达到消毒要求的制剂。

（三）物品的危险性分类

1. 高度危险性物品　是指凡接触被损坏的皮肤、黏膜和无菌组织、器官及体液的物品，如手术器械、缝针、腹腔镜、关节镜、体内导管、手术植入物等。

2. 中度危险性物品　是指凡接触患者完整皮肤、黏膜的物品，如气管镜、尿道镜、胃镜、肠镜等。

3. 低度危险性物品　仅直接或间接地和健康无损的皮肤黏膜相接触的物品，如牙垫、喉镜等，一般可用低效消毒方法或只作一般清洁处理即可。

二、常用的消毒灭菌方法

手术室消毒灭菌的方法主要分为物理消毒灭菌法和化学消毒灭菌法两大类，而其中压力蒸汽灭菌法、环氧乙烷气体密闭灭菌法和低温等离子灭菌法是最为普遍使用的手术室灭菌方法（表3-2）。

表3-2　消毒灭菌的方法

<table>
<tr><td rowspan="9">物理消毒灭菌法</td><td rowspan="4">热力消毒灭菌法</td><td rowspan="2">干热法</td><td>燃烧法</td></tr>
<tr><td>干烤法</td></tr>
<tr><td rowspan="2">湿热法</td><td>压力蒸汽灭菌法</td></tr>
<tr><td>煮沸法</td></tr>
<tr><td rowspan="2">光照消毒法</td><td colspan="2">紫外线灯消毒法</td></tr>
<tr><td colspan="2">日光曝晒法</td></tr>
<tr><td colspan="3">低温等离子灭菌（过氧化氢）法</td></tr>
<tr><td colspan="3">电离辐射灭菌法</td></tr>
<tr><td colspan="3">空气生物净化法</td></tr>
<tr><td>化学消毒灭菌法</td><td colspan="3">环氧乙烷气体密闭灭菌法
2%戊二醛浸泡法
甲醛熏蒸法
低温湿式灭菌（过氧乙酸）等</td></tr>
</table>

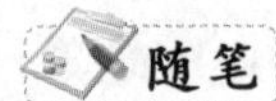

(一)物理消毒灭菌法

1. 干热消毒灭菌法　适用于耐高温、不耐高湿等物品器械的消毒灭菌。

(1)燃烧法:包括烧灼和焚烧,是一种简单、迅速、彻底的灭菌方法。常用于无保留价值的污染物品,如污纸、特殊感染的敷料处理。某些金属器械和搪瓷类物品,在急用时可用此法消毒。但锐利刀剪禁用此法,以免刀锋钝化。

注意事项包括:使用燃烧法时,工作人员应远离易燃、易爆物品。在燃烧过程中不得添加乙醇,以免火焰上窜而致烧伤或火灾。

(2)干烤法:采用干热灭菌箱进行灭菌,多为机械对流型烤箱。适用于高温下不损坏、不变质、不蒸发物品的灭菌,不耐湿热器械的灭菌,以及蒸汽或气体不能穿透的物品的灭菌,如玻璃、油脂、粉剂和金属等。干烤法的灭菌条件为160℃,2小时;或170℃,1小时;或180℃,30分钟。

注意事项包括:①待灭菌的物品需洗净,防止造成灭菌失败或污物炭化;②玻璃器皿灭菌前需洗净并保证干燥;③灭菌时物品勿与烤箱底部及四壁接触;④灭菌后要待温度降到40℃以下再开箱,防止炸裂;⑤单个物品包装体积不应超过10cm×10cm×20cm,总体积不超过烤箱体积的2/3,且物品间需留有充分的空间;油剂、粉剂的厚度不得超过0.635cm;凡士林纱布条厚度不得超过1.3cm。

2. 湿热消毒灭菌法　湿热的杀菌能力比干热强,因为湿热可使菌体含水量增加而使蛋白质易于被热力所凝固,加速微生物的死亡。

(1)压力蒸汽灭菌法:压力蒸汽灭菌法是目前使用范围最广、效果最可靠的一种灭菌方法。适用于耐高温、耐高湿的医疗器械和物品的灭菌;不能用于凡士林等油类和粉剂类的灭菌。根据排放冷空气方式和程度不同,压力蒸汽灭菌法可分为下排式压力蒸汽灭菌器和预真空压力蒸汽灭菌器两大类。预真空压力蒸汽灭菌是利用机械抽真空的方法,使灭菌柜内形成负压,蒸汽得以迅速穿透到物品内部,当蒸汽压力达到205.8kPa(2.1kg/cm^2),温度达到132℃或以上时灭菌开始,到达灭菌时间后,抽真空使灭菌物品迅速干燥。

预真空灭菌容器操作方法:①将待灭菌的物品放入灭菌容器内,关闭容器。蒸汽通入夹层,使压力达107.8kPa(1.1kg/cm^2),预热4分钟。②启动真空泵,抽除容器内空气使压力达2.0~2.7kPa。排除容器内空气98%左右。③停止抽气,向容器内输入饱和蒸汽,使容器内压力达205.8kPa(2.1kg/cm^2),温度达132℃,维持灭菌时间4分钟。④停止输入蒸汽,再次抽真空使压力达8.0kPa,使灭菌物品迅速干燥。⑤通入过滤后的洁净干燥的空气,使灭菌容器内压力回复为零。当温度降至60℃以下,即可开容器取出物品。整个过程需25分钟(表3-3)。

表3-3　蒸汽灭菌所需时间(分钟)

	下排气(Gravity)121℃	真空(Vacuum)132℃
硬物(未包装)	15	4
硬物(包装)	20	4
织物(包裹)	30	4

注意事项包括:①高压蒸汽灭菌须由持专业上岗证人员进行操作,每日合理安排所需消毒物品,备齐用物,保证手术所需。②每日晨第一锅进行B-D测试,检查是否漏气,具体要求如下:放置在排气孔上端,必须空锅做,锅应预热。用专门的B-D测试纸,颜色变化均匀视为合格。③下排式灭菌器的装载量不得超过柜室内容量的80%,预真空的装

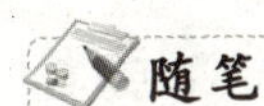

载量不超过90%。同时预真空和脉动真空的装载量又分别不得小于柜室内容量的10%和5%，以防止“小装量效应”残留空气影响灭菌效果。④物品装放时，相互间应间隔一定的距离，以利蒸汽置换空气；同时物品不能贴靠门和四壁，以防止吸入较多的冷凝水。⑤应尽量将同类物品放在一起灭菌，若必须将不同类物品装在一起，则以最难达到灭菌物品所需的温度和时间为准。⑥难于灭菌的物品放在上层，较易灭菌的小包放在下层，金属物品放下层，织物包放在上层。金属包应平放，盘、碗等应处于竖立的位置，纤维织物应使折叠的方向与水平面成垂直状态，玻璃瓶等应开口向下或侧放，以利蒸汽和空气排出。启闭式筛孔容器，应将筛孔打开。

（2）煮沸消毒法：现手术室一般较少使用此方法。适用于一般外科器械、胶管和注射器、饮水和食具的消毒。水沸后再煮15~20分钟即可达到消毒水平，但无法作灭菌处理。

注意事项包括：①煮沸消毒前，物品必须清洗干净并将其全部浸入水中。②物品放置不得超过消毒容器容积的3/4。③器械的轴节及容器的盖要打开，大小相同的碗、盆不能重叠，空腔导管需先在管腔内灌水，以保证物品各面与水充分接触。④根据物品性质决定放入水中的时间：玻璃器皿应从冷水或温水时放入，橡胶制品应在水沸后放入。⑤消毒时间应从水沸后算起，在消毒过程中加入物品时应重新计时。⑥消毒后应将物品及时取出，置于无菌容器中，取出时应在无菌环境下进行。

3. 光照消毒法　其中最常用的是紫外线灯消毒（图3-2-1）。适用于室内、物体表面和水及其他液体的消毒。紫外线属电磁波辐射，消毒使用的为C波紫外线，波长为200~275nm，杀菌较强的波段为250~270nm。紫外线的灭菌机制主要是破坏微生物及细菌内的核酸、原浆蛋白和菌体糖，同时可以使空气中的氧电离产生具有极强杀菌能力的臭氧。

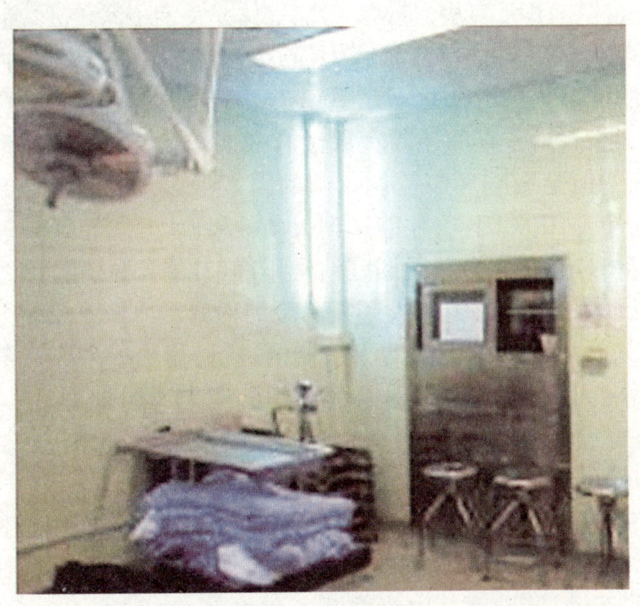

图3-2-1　紫外线灯

注意事项包括：①空气消毒采用30W室内悬吊式紫外线灯，室内安装紫外线灯的数量为每立方米不少于1.5W来计算，照射时间不少于30分钟，有效距离不超过2m。紫外线灯安装高度应距地面1.5~2m。②紫外线消毒的适宜温度范围为20~40℃，消毒环境的相对湿度应≤60%，如相对湿度＞60%时应延长照射时间，因此消毒时手术间内应保持清洁干燥，减少尘埃和水雾。③紫外线辐射能量低，穿透力弱，仅能杀灭直接照射到的微生物，因此消毒时必须使消毒部位充分暴露于紫外线照射范围内。④使用过程中，应保持紫外线灯表面的清洁，每周用95%酒精棉球擦拭一次，发现灯管表面有灰尘、油污时应随时擦拭。⑤紫外线灯照射时间为30~60分钟，使用后记录照射时间及签名，累计照射时间不超

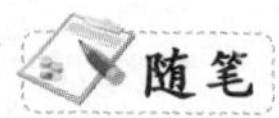

过1000小时。⑥每3~6个月测定消毒紫外线灯辐射强度，当强度低于70 μW/cm²时应及时更换。新安装的紫外线灯照射强度不低于90 μW/cm²。

4. 低温等离子灭菌法　是近年来出现的一项物理灭菌技术，属于新的低温灭菌技术。适用于不耐高温、湿热如电子仪器、光学仪器等诊疗器械的灭菌，也适用于直接进入人体的高分子材料，如心脏瓣膜等，同时低温等离子灭菌法可在50℃以下对绝大多数金属和非金属器械进行快速灭菌。等离子体是某些中性气体分子在强电磁场作用下，产生连续不断的电离而形成的，其产生的紫外线、γ射线、β粒子、自由基等都可起到杀菌作用，且作用快，效果可靠，温度低，无残留毒性。

注意事项包括：①灭菌前物品应充分干燥，带有水分湿气的物品容易造成灭菌失败。②灭菌物品应使用专用包装材料和容器。③灭菌物品及包装材料不应含植物性纤维材质，如纸、海绵、棉布、木质类、油类、粉剂类等。

5. 电离辐射灭菌法　又称"冷灭菌"，用放射性核素γ射线或电子加速器产生加速粒子辐射处理物品，使之达到灭菌。目前国内多以核素钴-60为辐射源进行辐射灭菌，具有广泛的杀菌作用，适用于金属、橡胶、塑料、一次性注射器、输液、输血器等，精密的医疗仪器均可用此法。

（二）化学消毒灭菌

化学消毒灭菌法是利用化学药物渗透到菌体内，使其蛋白质凝固变性，酶蛋白失去活性，引起微生物代谢障碍，或破坏细胞膜的结构，改变其通透性，使细菌破裂、溶解，从而达到消毒灭菌作用。现手术室常用的化学消毒剂有2%戊二醛、环氧乙烷、过氧化氢、过氧乙酸等，下面对几种化学消毒灭菌方法进行简介。

1. 环氧乙烷气体密闭灭菌法　环氧乙烷气体是一种化学气体高效灭菌剂，其能有效穿透玻璃、纸、聚乙烯等材料包装，杀菌力强，杀菌谱广，可杀灭各种微生物，包括细菌芽胞，是目前主要的低温灭菌方法之一。适用于不耐高温、湿热如电子仪器、光学仪器等诊疗器械的灭菌。此外，由于环氧乙烷灭菌法有效期较长，因此适用于一些呈备用状态、不常用物品的灭菌。但是影响环氧乙烷灭菌的因素很多，例如环境温湿度、灭菌物品的清洗度等，只有严格控制相关因素，才能达到灭菌效果。

注意事项包括：①待灭菌物品需彻底清洗干净（注意不能用生理盐水清洗），灭菌物品上不能有水滴或水分太多，以免造成环氧乙烷的稀释和水解。②环氧乙烷易燃易爆且具有一定毒性，因此灭菌必须在密闭的灭菌器内进行，排出的残余环氧乙烷气体需经无害化处理。灭菌后的无菌物品存放于无菌敷料间，应先通风处理，以减少毒物残留。在整个灭菌过程中注意个人防护。③环氧乙烷灭菌的包装材料，需经过专门的验证，以保证被灭菌物品灭菌的可靠性。

2. 戊二醛浸泡法　戊二醛属灭菌剂，具有广谱、高效杀菌作用，对金属腐蚀性小，受有机物影响小。常用戊二醛消毒灭菌的浓度为2%。适用于不耐热的医疗仪器和精密仪器的消毒灭菌，如腹腔镜、膀胱镜等内镜器械。

注意事项包括：①盛装戊二醛消毒液的容器应加盖，放于通风良好处。②每日由专人监测戊二醛的浓度并记录。浓度>2.0%（指示卡为均匀黄色）即符合要求，若浓度<2.0%（指示卡全部或部分白色）即失效。失效的消毒液应及时处置，浸泡缸清洗并高压蒸汽灭菌后方可使用。③戊二醛消毒液的有效期为7天，浸泡缸上应标明有效起止日期。④戊二醛对皮肤黏膜有刺激，防止溅入眼内或吸入体内。⑤浸泡时，应使物品完全浸没于液面以下，打开轴节，使管腔内充满药液。⑥灭菌后的物品需用大量无菌注射用水冲洗表面及管腔，待完全冲净后方能使用。

3. 低温湿式灭菌法　使用的灭菌剂为碱性强氧化灭菌剂，适用于各种精密医疗器械，如牙科器械、内窥镜等多种器械（软式和硬式内视镜、内视镜附属物、心导管和各种手

随笔

术器械）的灭菌(图3–2–2)。该法通过以下机制起到灭菌作用：①氧化作用：灭菌剂可直接对细菌的细胞壁蛋白质进行氧化使细胞壁和细胞膜的通透性发生改变，破坏了细胞的内外物质交换的平衡，致使生物死亡。②破坏细菌的酶系统：当灭菌剂分子进入细胞体内，可直接作用于酶系统，干扰细菌的代谢，抑制细菌生长繁殖。③碱性作用：碱性（pH=8）过氧乙酸溶液，使器械的表面不会粘贴有机物质，其较强的表面张力可快速有效地作用于器械的表面及内腔。

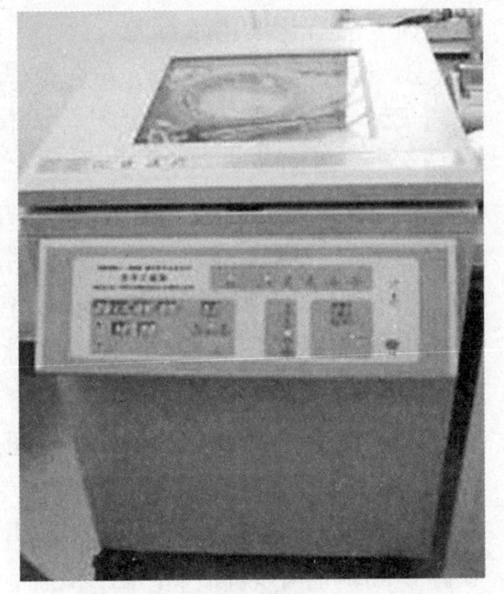

图3–2–2　低温湿式灭菌器

注意事项包括：①放置物品时应先放待灭菌器械，后放灭菌剂。②所需灭菌器械应耐湿，灭菌前必须彻底清洗，除去血液、黏液等残留物质，并擦干。③灭菌后工艺监测显示“达到灭菌条件”才能使用。

三、器械的清洗、包装、消毒和灭菌

正确的清洗、包装、灭菌是保障手术成功的关键之一，手术室护士应严格按规范流程对手术器械进行相应处理。

（一）器械的清洗流程及注意事项

1. 器械的清洗流程

（1）冲洗：流动水冲洗；

（2）浸泡：将器械放入多酶溶液中预浸泡10分钟，根据污染程度更换多酶溶液，每天至少更换一次；

（3）超声清洗：将浸泡后的器械放入自动超声清洗箱内清洗10分钟；

（4）冲洗：放入冲洗箱内冲洗2次，每次为3分钟；

（5）上油：在煮沸上油箱内加入器械专用油进行煮沸上油；

（6）滤干：将上好油的器械放入滤干器中滤干水分；

（7）烘干：将器械放入烘干箱，调节时间为5~6分钟，温度为150~160℃。

2. 清洗器械自我防护措施　应严格按照消毒供应中心个人防护要求进行穿戴防护措施。

3. 器械清洗注意事项　机械清洗适用于大部分常规器械的清洗。手工清洗适用于精密、复杂器械的清洗和有机物污染较重器械的初步处理，遇复杂的管道类物品应根据其管径选择合适口径的高压水枪进行冲洗。精密器械的清洗，应遵循生产厂家提供的使用说明或指导手册。使用超声波清洗之前应检查是否已去除较大的污物，并且在使用前让机器运转5~10分钟，排除溶解于内的空气。

（二）器械的包装

1. 包装材料　包装材料必须符合GB/T19633的要求。常用的包装材料包括硬质容器、一次性医用皱纹纸、一次性无纺布、一次性纸塑袋，一次性纸袋、纺织物等。纺织物还应符合以下要求：为非漂白织物，包布除四边外不应有缝补针眼。

2. 包装方法　灭菌物品包装分为闭合式与密封式包装。①闭合式包装适用于整套器械与较多敷料合包在一起，应有2层以上包装材料分2次包装。贴包外指示胶带及标签，填写相关信息，签名确认。②密封式包装如使用纸袋、纸塑袋等材料，可使用一层，适用器械单独包装。待包装物品必须清洁干燥，轴节打开，放入包内化学指示卡后封口。包

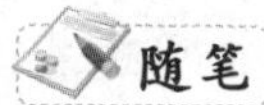

外纸面上应有化学指示标签。

3. 包装要求　①无纺布包装应根据待包装的物品大小、数量、重量，选择相应厚度与尺寸的材料，2层分2次闭合式包装，包外用2条化学指示带封包，指示胶带上标有物品名、灭菌期及有效期，并有签名。②全棉布包装应有4层分2次闭合式包装。包布应清洁、干燥、无破损、大小适宜。初次使用前应高温洗涤，脱脂去浆、去色。包布使用后应做到"一用一清洗"，无污迹，用前应在灯光下检查无破损并有使用次数的记录。③纸塑袋封口密封宽度应≥6mm，包内器械距包装袋封口处≥2.5cm。密封带上应有灭菌期及有效期。④用预真空和脉动真空压力蒸汽灭菌器的物品包，体积不能超过30cm×30cm×50cm，金属包的重量不超过7kg，敷料包的重量不超过5kg；下排气式压力蒸汽灭菌器的物品包，体积不能超过30cm×30cm×25cm。盆、碗等器皿类物品，尽量单个包装，包装时应将盖打开，若必须多个包装在一起时，所用器皿的开口应朝向一个方向。摆放时，器皿间应用纱布隔开，以利蒸汽渗入。⑤能拆卸的灭菌物品必须拆卸，暴露物品的各个表面（如剪刀和血管钳必须充分撑开），以利灭菌因子接触所有物品表面；有筛孔的容器，应将盖打开，开口向下或侧放，管腔类物品如导管、针和管腔内部先用蒸馏水或去离子水湿润，然后立即灭菌。⑥根据手术物品性能做好保护措施，如为尖锐精密性器械应用橡皮套或加垫保护。

（三）器械的灭菌

1. 高度危险性物品，必须灭菌；中度危险性物品，消毒即可；低度危险性物品，消毒或清洁。

2. 耐热、耐湿物品灭菌首选压力蒸汽灭菌。如：手术器具及敷料等。

3. 油、粉、膏等首选干热灭菌。

4. 灭菌首选物理方法，不能用物理方法灭菌的选化学方法。

5. 不耐热物品如各种导管、精密仪器、人工移植物等可选用化学灭菌法，如环氧乙烷灭菌等，内镜可选用环氧乙烷灭菌、低温等离子灭菌、低温湿式灭菌器。

四、手术室的环境管理

手术室环境管理是控制手术部位感染的重要环节，目前手术室环境可分为洁净手术室与非洁净手术室两大类。洁净手术室因采用空气层流设备与高效能空气过滤装置，达到控制一定细菌浓度和空气洁净度级别（动态），无须进行空气消毒。而非洁净手术室在手术前后，通常采用紫外线灯照射、化学药物熏蒸封闭等空气消毒方法（静态）。

（一）紫外线照射消毒法

手术室常采用30W和40W直管式紫外线消毒灯进行空气消毒，同时控制电压至220V左右，紫外线吊装高度至1.8~2.2m，空气相对湿度至40%~60%，使消毒效果发挥最佳。紫外线照射消毒方式以固定式照射法最为常见，即将紫外线消毒灯悬挂于室内天花板上，以垂直向下照射或反向照射方式进行照射消毒。照射消毒要求手术前、后及连台手术间连续照射时间均大于30分钟，紫外线灯亮5~7分钟后开始计时。紫外线照射消毒法的注意事项详见第二章第一节。

（二）过氧乙酸熏蒸消毒法

一般将15%的过氧乙酸配制成有效浓度为0.75~1.0g/m^{3}后加热蒸发，现配现用。要求室温控制在22~25℃，相对湿度控制在60%~80%，密闭熏蒸时间为2小时，消毒完毕后进行通风，过氧乙酸熏蒸消毒法可杀灭包括芽胞在内的各种微生物。由于具有腐蚀和损伤作用，在进行过氧乙酸熏蒸消毒时，应做好个人防护措施。

（三）甲醛熏蒸消毒法

常温，相对湿度70%以上，可用25ml/m^{3}甲醛添加催化剂高锰酸钾或使用加热法释放

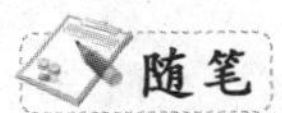

甲醛气体，密闭手术间门窗12小时以上，进行空气消毒。由于甲醛可产生有毒气体，该空气消毒方法已逐渐被淘汰。

五、无菌物品的存放

无菌物品存放原则及要求

1. 无菌物品存放原则　无污染、无过期、放置有序等。

2. 存放环境质量控制　保证良好的温度（<24℃）、湿度（<70%），每日紫外线灯空气消毒2次，每次≥30分钟。

3. 无菌物品存放方法　将无菌器材包置于标准灭菌篮筐悬挂式存放（从灭菌到临床使用都如此）。应干式储存，灭菌后物品应分类、分架存放在无菌物品存放区。一次性使用无菌物品应去除外包装后，进入无菌物品存放区。要求载物架离地20~25cm，离顶50cm，离墙远于5~10cm，按顺序分类放置。

4. 无菌物品的有效期　无菌物品存放的有效期受包装材料、封口严密性、灭菌条件、存放环境等诸多因素影响。当无菌物品存放区的温度<24℃，相对湿度<70%，换气次数达到4~10次/小时，使用纺织品材料包装的无菌物品有效期宜为14天；未达到环境标准时，有效期宜为7天。医用一次性纸袋包装的无菌物品，有效期宜为1个月；使用一次性医用皱纹纸、医用无纺布包装的无菌物品，有效期宜为6个月；使用一次性纸塑袋包装的无菌物品，有效期宜为6个月。硬质容器包装的无菌物品，有效期宜为6个月。

思考题

1. 清洁、消毒、灭菌的定义分别是什么？
2. 如何对消毒剂进行分类，如何根据物品的危险性对医用物品进行分类？
3. 目前手术室最常用的三种消毒灭菌方法是什么？其灭菌原理和操作注意事项分别有哪些？
4. 手术器械清洗的流程和注意事项分别是什么？
5. 如何正确选择手术器械和物品的灭菌方法？
6. 不同材料包装的无菌物品有效期各是多少时间？

第三节　手术室消毒灭菌卫生学监测

手术室进行消毒灭菌卫生学监测，是对已灭菌或消毒物品及环境的最有效管理措施，并有利于对手术室的消毒隔离工作进行监督和改进。

一、高压蒸汽灭菌效果监测

（一）物理监测

每次灭菌应连续监测并记录灭菌时的温度、压力和时间等灭菌参数。温度波动范围在±3℃以内，时间满足最低灭菌时间的要求，同时应记录所有临界点的时间、温度与压力值，结果应符合灭菌的要求。

（二）化学监测

高压蒸汽灭菌效果的化学监测包括放于包内的化学指示卡和放于包外的化学指示胶带，包内化学指示卡只能代表它所在这个包裹的灭菌情况，而不能通过锅内布点来反映其他包裹的灭菌效果。凡属高度危险性物品必须每包放入包内化学指示卡。指示卡长度严格按照要求。化学指示卡经卫生部批准后方可使用，同时不能用指示胶带代替，放置时要避免与水接触。贴于包外的化学指示胶带只说明有灭菌过程，但不能作为灭菌

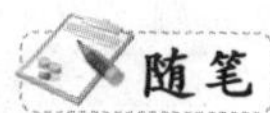

效果的判断指标。

结果判定：包外的化学指示胶带白色斜条纹图案全部变成黑色，说明经过灭菌处理。包内化学指示卡上黑色移动条移植标准线及线以上，表示包内灭菌正常，黑色移动条移至标准线以下，表示灭菌不合格，需要查找灭菌失败的原因并重新进行灭菌。

（三）B-D测试

B-D测试属于化学监测的其中一种，专门用于预真空灭菌机内冷空气团的监测。B-D测试包为30cm（长）×25cm（宽）×25~28cm（高），重量4kg。B-D测试于每日灭菌前进行，测试前预真空灭菌机应进行预热。

（四）生物监测

指用国际标准抗力的细菌芽胞制成的干燥菌片，或由菌片和培养基组成的试管，即生物指示剂（BI）进行监测，是判断灭菌效果的直接指标，属于裁定性监测。高压蒸汽灭菌效果的生物监测选取嗜热脂肪杆菌芽胞作为标准菌株。高压蒸汽灭菌应每周进行一次生物监测。如有植入物，必须每锅进行生物监测。

结果判定：阳性对照组培养阳性，阴性对照组培养阴性，试验组培养阴性，判定为灭菌合格。阳性对照组培养阳性，阴性对照组培养阴性，试验组培养阳性，则灭菌不合格；同时应进一步鉴定试验组阳性的细菌是否为指示菌或是污染所致。其中阳性是指培养液颜色由紫色变为黄色，阴性是指培养液颜色不变色，为紫色。

（五）高压蒸汽灭菌器的安装、移位和大修后的监测

应进行物理监测、化学监测和生物监测。物理监测、化学监测通过后，生物监测应空载连续监测三次，合格后灭菌器方可使用。预真空（包括脉动真空）压力蒸汽灭菌器应进行B-D测试并重复三次，连续监测合格后，灭菌器方可使用。

二、环氧乙烷灭菌效果监测

（一）物理监测

每次灭菌应连续监测并记录灭菌时的温度、湿度、浓度、压力和时间等灭菌参数。灭菌参数符合灭菌器的使用说明或操作手册的要求。

（二）化学监测

每个灭菌物品包外应带有包外化学指示胶带，作为灭菌过程的标志；每包内最难灭菌位置放置包内化学指示卡，通过观察其颜色变化，判定其是否达到灭菌合格要求。

结果判定：包外化学指示胶带颜色由粉红色变为橘黄色，包内化学指示卡颜色由红褐色变为绿色，表示灭菌合格。

（三）生物监测

以枯草黑色变种芽胞制成生物指示剂，将一个生物指示剂放于一个20ml注射器内，去除针头和针头套，生物指示剂带孔的塑料帽应朝注射器针头处，再将注射器芯放于原位，注意不要碰到生物指示剂，再用一条全棉小毛巾2层包裹一同放入包装袋内。经一个灭菌周期后，取出生物指示剂，另加一支未灭菌对照组一起送往微生物实验室。每灭菌批次均应进行生物监测。

结果判定：置于36℃培养箱培养，对照组24小时有菌生长；灭菌样品连续培养5日，全部无菌生长，监测结果为阴性，表示灭菌合格。

三、低温等离子体灭菌效果监测

（一）物理监测

每次灭菌应连续监测并记录每个灭菌周期的临界参数，如舱内压、温度、过氧化氢的浓度、电源输入和灭菌时间等灭菌参数。灭菌参数符合灭菌器的使用说明或操作手册的要求。

随笔

（二）化学检测

每个灭菌物品包外应带有包外化学指示胶带，作为灭菌过程的标志；每包内最难灭菌位置放置包内化学指示卡，通过观察其颜色变化，判定其是否达到灭菌合格要求。

结果判定：包外纸塑袋上化学指示胶带由棕红色变为橘黄色，包内化学指示卡由玫瑰红色变为黄色，且黄色比下方的对比色块淡，判断已达到灭菌合格要求。

（三）生物监测

以嗜热脂肪杆菌芽胞制成生物指示剂，应每天至少进行一次灭菌循环的生物监测。

结果判定：装有生物指示剂的化学指示顶盖颜色为金黄色、内容物仍为紫色，监测结果为阴性，表示灭菌合格；化学指示顶盖颜色为红色，内容物为黄色且混浊，监测结果为阳性，表示灭菌不合格。

四、空气净化效果监测

手术室应每月进行一次空气采样监测，最简单且最常采用的方法是平板暴露法，即利用微生物在空气中的自然沉降进行采样，用培养皿静置于室内采样经培养得出的细菌数，其单位为个/（φ9cm皿·30min）或cfu/（φ9cm皿·30min）（图3-3-1）。此外还有空气微生物监测仪器、空气微生物采样器等监测方法。

（一）采样前手术室与人员的准备

1. 非层流净化手术室　在消毒处理后、操作前进行采样。采样前应关好门窗，在无人走动的情况下，静止10分钟进行采样。

2. 层流净化手术室　手术室洁净系统应已运行15分钟，其他洁净系统应已运行40分钟，室内无人情况下。

3. 采样人员　采样人员必须穿着无菌工作服，采样人数应≤2人。

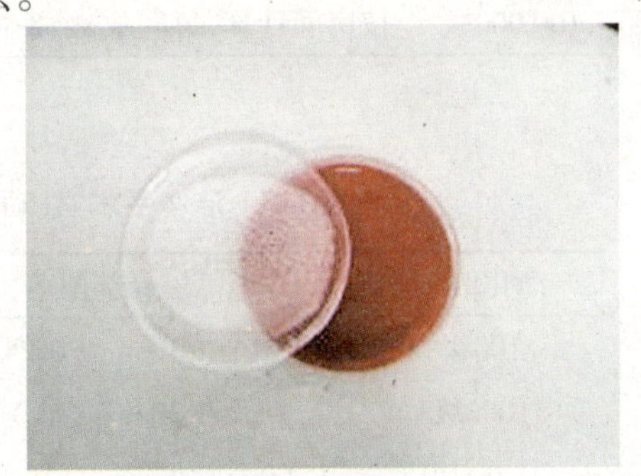

图3-3-1　空气培养皿

（二）采样培养皿的准备

用于测定的培养皿必需进行空白对照试验。培养皿测点数根据手术室的面积与级别而定。培养皿放置位置（可制作专用采样架）高度距离地面>1m，距离墙面>1m。培养皿下放置不小于30cm^{2}的消毒垫布。

（三）采样测点

1. 非洁净手术室　小房间（室内面积≤30m^2）设一条对角线，取3点即中心一点、两端各距墙1m；大房间（室内面积＞30m^2）设东、西、南、北、中5点，外周四点距离墙1m。

2. 洁净手术室　百级净化手术室，手术区5点，周边区8个点。千级净化手术室，手术区3点，周边区6个点。万级净化手术室，手术区3点，周边区4个点。

（四）采样方法

将普通营养琼脂平板（直径为9cm）放在手术间内各采样点处，采样高度为距地面1.5m，采样时将平板盖打开，扣放于平板旁，暴露30分钟，盖好立即送检。

（五）采样过程中的控制

采样应在手术室处于清洁、静止、密闭的状态下进行；培养皿放置妥当后人员迅速离开；采样过程中禁止人员进入，手术间门保持关闭状态；采样时间严格按照30分钟执行。

（六）注意事项

采样后必须尽快对样品进行检测，送检时间不得超过6小时，若样品保存于1~4℃条件时，送检时间不得超过24小时。皿盖盖口向下搭放不得覆盖过多，以免影响效果。

（七）采样中常见的错误

采样前未开启机组或开机时间不足30分钟；在刚做完手术的手术室内采样；采样时

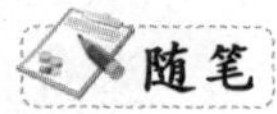

培养皿直接放置在地上；采样过程中有人员在室内走动；开着手术室门采样；采样时间超过30分钟等。

（八）监测标准

1. 洁净手术室　空气细菌菌落总数≤200cfu/m³，未检出金黄色葡萄球菌、溶血性链球菌为消毒合格。

2. 洁净手术室　空气细菌菌落总数结果计算与判断标准（表3-4、表3-5）。

表3-4　洁净手术室（静态）空气细菌菌落总数结果计算与判断标准

净化级别	局部平皿数	周围平皿数	局部菌落标准	周围菌落标准
100级	5个	8个	0.2个/（30min·皿）（≤5个/m³）	0.4个/（30min·皿）（≤10个/m³）
1000级	3个	6个	0.75个/（30min·皿）（≤25个/m³）	1.5个/（30min·皿）（≤50个/m³）
10 000级	3个	4个	2.0个/（30min·皿）（≤75个/m³）	4.0个/（30min·皿）（≤150个/m³）
100 000级	按房间计算，每间放5个平皿，要避开出风口，合格标准：5个/（30min·皿）（≤175个/m³）			

表3-5　洁净手术室（动态）空气细菌菌落总数结果计算与判断标准

净化级别	局部菌落标准	周围菌落标准
100级	0.4个/（30min·皿）（≤10个/m³）	0.8个/（30min·皿）（≤20个/m³）
1000级	1.5个/（30min·皿）（≤50个/m³）	3.0个/（30min·皿）（≤100个/m³）
10 000级	4.0个/（30min·皿）（≤150个/m³）	8.0个/（30min·皿）（≤300个/m³）
100 000级	14个/（30min·皿）（≤500个/m³）	

五、医疗用品消毒灭菌效果监测

手术室和供应室应每月对无菌物品及器械、消毒物品及器械进行微生物检测。采样应在消毒或灭菌后至有效期内进行。

（一）检测方法

用无菌方法将缝针、针头、手术刀片等小件医疗器械分别投入5ml的无菌氯化钠溶液中；对手术钳、镊子等较大的医疗器械采用无菌操作，用沾有无菌的0.9%生理盐水的棉拭子反复涂擦物体表面采样，尤其注意器械关节和内腔，并将无菌棉拭子投入5ml的无菌氯化钠溶液中，及时送检。

（二）结果判定

无菌物品及器械检测标准应无细菌生长。

六、化学消毒剂的监测

使用中的消毒剂、灭菌剂应进行生物和化学监测。生物监测，医院感染管理科对消毒剂每季度随机监测一次，使用科室对灭菌剂每月监测一次。化学监测，含氯消毒剂每日进行浓度监测，戊二醛浓度测试至少每周一次并有记录。

（一）含氯消毒剂浓度监测方法及判定

采用测氯试纸置于含氯消毒剂中片刻，取出，30秒钟内在自然光线下与标准色块比较，直接读出溶液所含有效成分浓度值。若时间超过1分钟，试纸颜色会逐渐消退。测氯

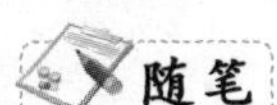

试纸应置于阴凉、避光、防潮处保存。

(二)戊二醛浓度监测方法及判定

从戊二醛浓度测试卡小瓶中取出一张测试卡，应立即旋紧瓶盖，将指示色块完全浸没于待测消毒液中，取出，将指示色块面朝上静置5~8分钟，观察指示色块颜色变化，若指示色块变成均匀黄色，表示溶液浓度达到要求，若指示色块全部或仍有部分白色，表示溶液浓度未达到要求。戊二醛浓度测试卡开封后应在产品注明的有效期内使用。

七、物品与环境表面监测

选择在消毒处理后4小时内进行采样。被采样面积＜$100cm^2$，取全部表面；被采样面积≥$100m^2$，取$100m^2$。物品表面监测包括包括器械车表面，手术床等物体表面。被采表面为四处，每处面积为5cm×5cm。取浸有无菌生理盐水的棉拭子一支，在5cm×5cm的标准规格板内横竖往返涂抹5次，并随之转动棉签，连续采样1~4个规格板面积，剪去手接触部分后将拭子投入肉汤试管内。投入前后将试管口在酒精灯外焰灼烧数秒，瓶塞塞紧。监测标准见表3-6。

八、手术人员手部皮肤监测

医护人员按外科洗手法洗手后立即进行采样。被检人五指并拢，用无菌生理盐水棉拭子一支在双手指屈面从指根到指尖往返涂擦两次(一只手面积约$30cm^2$)，并随之转动采样棉拭子，剪去手指接触部分，将棉拭子投入装有10ml肉汤的试管内，同样在投入前后将试管口在酒精灯外焰灼烧数秒，瓶塞塞紧。监测标准见表3-6。

表3-6 各类物体表面、手术人员手部皮肤细菌菌落总数卫生标准

环境类别	范围	物体表面(cfu/cm^2)	手术人员手部皮肤(cfu/cm^2)
Ⅰ类	层流洁净手术室	5	5
Ⅱ类	普通手术室 供应室无菌区	5	5
Ⅲ类	供应室清洁区	10	10

九、紫外线消毒灭菌效果监测

紫外线灯强度每半年监测一次并记录，使用中的灯管照射强度不得低于70 $\mu W/cm^2$。日常应记录每次紫外线照射时间，照射时间应≥30分钟。开启紫外线灯5分钟后，将紫外线化学指示卡置于紫外线灯下垂直距离1m的中央处，有图案面朝上。照射1分钟(紫外线照射后，图案正中央光敏色块由乳白色变成不同程度的淡紫色)，观察指示卡色块的颜色，将其与标准色块比较，判断照射强度。紫外线化学指示卡应用避光纸保存，测试时注意个人防护，避免灼伤眼角膜和皮肤。

思考题

1. 高压蒸汽灭菌、环氧乙烷灭菌和低温等离子灭菌的灭菌效果如何进行监测，如何判定其监测结果？
2. 如何进行手术室空气净化效果的监测，如何判断洁净手术室的净化级别？
3. 医疗用品、化学消毒剂、各类物体表面和手术人员手部皮肤分别应如何监测及判定？

(王利丽 余丽群 陈哲颖 周 嫣 胡文娟 倪 荔 翟桂香)

第四章

手术室应急情况处理

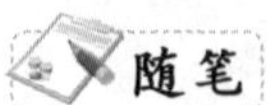

第一节　心搏骤停

心搏骤停是指各种原因(如急性心肌缺血、电击、急性中毒等)所致的心脏突然停止搏动,有效泵血功能消失造成全身循环中断、呼吸停止和意识丧失引起全身严重缺血、缺氧。一旦发生手术患者心搏骤停,手术团队成员应第一时间进行快速判断,并实施心肺复苏术。

一、术中发生心搏骤停的原因

(一)各种心脏病

如心肌梗死、心肌病、心肌炎、严重心律失常、严重瓣膜疾病。

(二)麻醉意外

术中麻醉过深,或大量应用肌松剂,或气管插管引起迷走神经兴奋性增高,使原来有病变的心脏突然停跳。

(三)药物中毒或过敏

常见的如局麻药(普鲁卡因胺)中毒,抗生素过敏、术中血液制品过敏等。

(四)心脏填塞

心脏外科手术,如术中止血未完全或术中出血未及时引流出心包,易形成血块导致心脏填塞。

(五)血压骤降

如快速大量失血、失液,或术中过量使用扩血管药物(如硝普钠),可使手术患者血压骤降至零,心搏骤停。

二、心肺复苏术的实施

心肺复苏术(CPR)是针对呼吸心跳停止的急症危重患者所采取的抢救关键措施,即胸外按压形成暂时的人工循环并恢复自主搏动,采用人工呼吸代替自主呼吸,快速电除颤转复心室颤动,以及尽早使用血管活性药物重新恢复自主循环的急救技术。若手术患者因心脏填塞引起心脏呼吸骤停应当马上实行手术,清除心包血块。心跳呼吸骤停急救有效的指标:触及大动脉搏动,收缩压8kPa(60mmHg)以上;皮肤、口唇、甲床颜色由紫转红;瞳孔缩小,对光反射恢复,睫毛反射恢复;自主呼吸恢复;心电图表现室颤波由细变粗。

(一)迅速评估

如果为术中已实施麻醉监护的手术患者,可以通过监护仪实时监测数据和触摸颈动脉搏动,判断脉搏和呼吸;但不可反复观察心电示波,丧失抢救时机;如果为术中未实施麻醉监护的手术患者,则手术室护士或手术医生应迅速判断其意识反应、脉搏

随笔

和呼吸情况，若手术患者意识丧失，深昏迷，呼之不应，医护人员用2个或3个手指触摸患者喉结再滑向一侧，于此平面的胸锁乳突肌前缘的凹陷处，触摸颈动脉搏动，检查至少5秒，但不要超过10秒，如果10秒内没有明确地感受到脉搏，应启动心肺复苏应急预案。

（二）启动心肺复苏应急预案

如果麻醉师在场，手术室护士应配合麻醉师和手术医生一同进行心肺复苏术；如果为局麻手术患者，手术室巡回护士应当立刻呼叫麻醉师帮助，同时协助手术医生开始心肺复苏术。

（三）胸外按压及呼吸复苏

1. 胸部按压　抢救者站于手术患者的一侧，使手术患者仰卧在坚固平坦的手术床上，如果手术患者为特殊体位如俯卧位、侧卧位，手术团队应将其翻转为仰卧位，翻转时应尽量使其头部、颈部和躯干保持在一条直线上。抢救者一手的掌根放在手术患者胸部中央，另一手的掌根置于第一只手上，伸直双臂，使双肩位于双手的正上方。按压时要求用力快速按压，胸骨下陷至少5cm，按压频率至少100次/分钟，每次按压后让胸壁完全回弹，尽量减少按压中断。

2. 开放气道，进行呼吸支持　如果手术患者已置气管插管，则应使用呼吸机或简易人工呼吸器进行呼吸支持。如果手术患者未置气管插管，则手术室护士应协助麻醉师或手术医生用仰头提颏法和推举下颌法两种方法开放气道，同时给予简易人工呼吸面罩呼吸支持，同时应尽快实施气管内插管，连接呼吸器或麻醉机。

仰头提颏法是指抢救者一手置于手术患者的前额，用手掌推动，使其头部后仰，另一只手的手指置颏附近的下颌下方，提起下颌，使颏上抬。推举下颌法是指抢救者同时托起手术患者左右下颌，无须仰头，当手术患者存在脊柱损伤可能时，应选择推举下颌法开放气道(图4–1–1)。

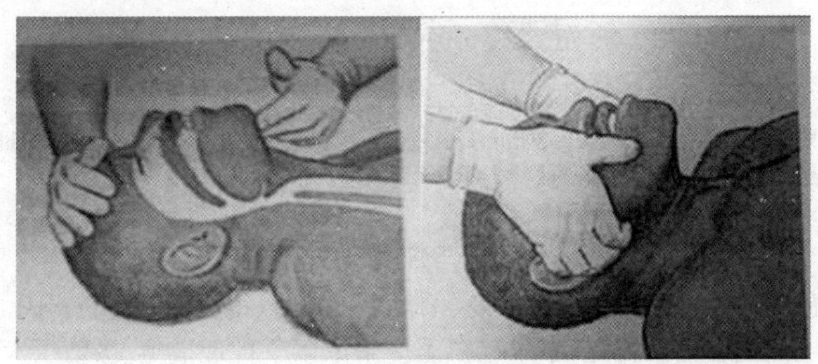

图4–1–1　仰头提颏法及推举下颌法

3. 胸内心脏按压　在胸外心脏按压无效的情况下，可实施胸内心脏按压。应用无菌器械，局部消毒，左第4肋间前外侧切口进胸，膈神经前纵形剪开心包，正确地施行单手或双手心脏按压术。一般用单手按压时，拇指和大鱼际紧贴右心室的表面，其余4指紧贴左心室后面，均匀用力，有节奏地进行按压和放松，60~80次/分钟；双手胸内心脏按压，用于心脏扩大、心室肥厚者，术者左手放在右室面，右手放在左室面，双手掌向心脏做对合按压，余同单手法。切勿用手指尖按压心脏，以防止心肌和冠状血管损伤。术后彻底止血，置胸腔引流管。

三、电　除　颤

部分循环骤停的手术患者实际上是心室颤动，在心脏按压过程中，出现心室颤动者随时进行电击除颤才能恢复窦性节律。

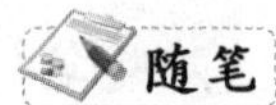

（一）胸外除颤

将除颤电极包上盐水纱布或涂上导电膏，一电极放在患者胸部右上方（锁骨正下方），另一电极放在左乳头下（心尖部），成人一般选用200~400J，儿童选用50~200J，第一次除颤无效时，可酌情加大能量再次除颤。

（二）胸内除颤

术中或开胸抢救时使用胸内除颤电极板，电极板蘸以生理盐水，左右两侧夹紧心脏，成人用10~30J，放电后立即观察心电监护波形，了解除颤效果。

思考题

1. 如何判断手术患者发生了心搏骤停，需实施心肺复苏术？
2. 如手术患者发生心搏骤停，手术室护士如何协助手术团队成员实施心肺复苏术？
3. 如何实施胸外除颤来恢复手术患者的窦性节律？

第二节　外科休克

休克是一急性的综合征，是指各种强烈致病因素作用于机体，使循环功能急剧减退，组织器官微循环灌流严重不足，导致细胞缺氧和功能障碍，以至重要生命器官功能、代谢严重障碍的全身危重病理过程。休克分为低血容量性、感染性、心源性、神经性和过敏性休克五类。其中低血容量休克是手术患者最常见的休克类型，由于体内或血管内血液、血浆或体液等大量丢失，引起有效血容量急剧减少所致的血压降低和微循环障碍，如肝脾破裂出血、宫外孕出血、四肢外伤、术中大出血等均可造成低血容量性休克。

一、低血容量性休克的临床表现

早期患者出现精神紧张或烦躁，面色苍白，出冷汗，肢端湿冷，心跳加快，血压稍高，晚期患者出现血压下降，收缩压 < 80mmHg，脉压 < 20mmHg，心率增快，脉搏细速，烦躁不安或表情淡漠，严重者出现昏迷；呼吸急促，发绀；尿少，甚至无尿。

二、低血容量性休克的急救措施

休克的预后取决于病情的轻重程度、抢救是否及时、抢救措施是否得力。所以一旦手术患者发生低血容量性休克，手术室护士应采取以下护理措施，协助手术医生、麻醉师，共同对手术患者进行急救。

（一）一般护理措施

休克的手术患者送入手术室后，首先应维持手术患者呼吸道通畅，同时使其仰卧于手术床并给予吸氧；选择留置针，迅速建立静脉通路，保证补液速度；调高手术间温度，为手术患者盖棉被，同时可使用变温毯等主动升温装置，维持手术患者正常体温。

（二）补充血容量

低血容量休克治疗的首要措施是迅速补充血容量，短期内快速输入生理盐水、右旋糖酐、全血或血浆、白蛋白以维持有效回心血量。同时正确地评估失液量，失液量的评估可以凭借临床症状、中心静脉压、尿量和术中出血量等进行判断。因此休克患者术前必须常规留置导尿管，以备记录尿量；术中出血量包括引流瓶内血量及血纱布血量的总和，巡回护士应正确评估、计算后告知手术医生；在快速补液时，手术室护士应密切观察手术患者的心肺功能，防止急性心力衰竭；在给手术患者输注库血前，要适当加温库血，预防

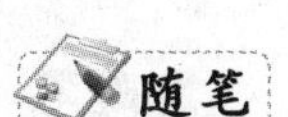

术中低体温的发生。

（三）积极处理原发病

1. 术前大量出血引起休克　如术前因肝脾破裂出血、宫外孕出血而引起休克的患者，进入手术室后所有手术团队成员应分秒必争，立即实施手术进行止血。

2. 四肢外伤引起休克　手术室护士事先准备止血带，并协助手术医生及时环扎止血带，并记录使用的起止时间。

3. 术中大出血　洗手护士在无菌区内做好应急配合，密切关注手术野、协助手术医生采取各种止血措施，传递器械、缝针时应确保动作迅速、准确。巡回护士应及时向洗手护士提供各类止血物品和缝针，与麻醉师共同准备并核对血液制品。

4. 剖宫产术中发生大出血　手术医生可以通过按摩子宫、使用缩宫素、缝扎等方式进行止血，巡回护士应及时准备缩宫素等增强子宫收缩的药物。如遇胎盘滞留或胎盘胎膜残留情况，洗手护士应配合手术医生尽快徒手剥离胎盘控制出血，若出血未能有效控制，在输血、抗休克的同时，行子宫次全切除术或全子宫切除术，巡回护士应及时提供洗手护士手术器械、敷料及特殊用物，并准确进行添加器械和纱布的清点记录。

（四）及时执行医嘱

在抢救手术患者的紧急情况下，巡回护士可以执行手术医生的口头医嘱，执行前必须复述，得到确认后方可执行。

（五）做好病情观察及记录

注意观察手术患者的生命体征，包括出入量（输血、输液量、尿量、出血量、引流量等）；记录各类抢救措施、术中用药及病情变化。

思考题

1. 手术室护士如何配合手术团队成员对发生低血容量性休克的手术患者进行急救？

第三节　输血反应

输血是临床抢救患者，治疗疾病的有效措施，在外科手术领域应用较广。一般情况下输血是安全的，但仍有部分患者在输血或输入某些血液制品后出现各种反应，可能由供、受者间血细胞表面同种异型抗原型别不同所致，常见的输血反应为红细胞ABO血型不符导致的溶血反应。除了溶血反应还有非溶血性反应即发热反应、过敏反应。

一、溶血反应

溶血反应是最严重的输血反应，死亡率高达70%以上。发生溶血反应的患者，临床表现与发病时间、输血量、输血速度、血型、溶血程度密切相关且差异性大。术中全麻患者最早出现的征象是手术野出血、渗血和不明原因的低血压、无尿。

二、发热反应

发热是最常见的非溶血性输血反应，发生率可达40%以上。通常在输血后1.5~2小时内发生，症状可持续0.5~2小时，其主要表现为输血过程中手术患者出现发热、寒战。如遇发生发热反应的手术患者，立即终止输血，用解热镇痛药或糖皮质激素处理。造成该不良反应的原因有：①血液或血制品中有致热原；②受血者多次受血后产生同种白细胞或（和）血小板抗体。

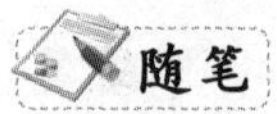

三、过 敏 反 应

过敏反应是输血常见的并发症之一,发生在输血过程中或输血后数分钟,临床表现为受血者出现荨麻疹、血管神经性水肿,重者为全身皮疹、喉头水肿、支气管痉挛、血压下降等。造成该不良反应的原因有:①所输血液或血制品含过敏原;②受血者本身为高过敏体质或因多次受血而致敏。

四、输血反应急救措施及处理流程

一旦发生输血反应,应立即停止输血,更换全部输液管路。遵医嘱进行抗过敏等治疗,紧急情况下,口头医嘱必须完整复述得到确认后方可执行。将未输完的血液制品及管道妥善保存送输血科。

手术患者发生输血反应的处理流程:见图4-3-1。

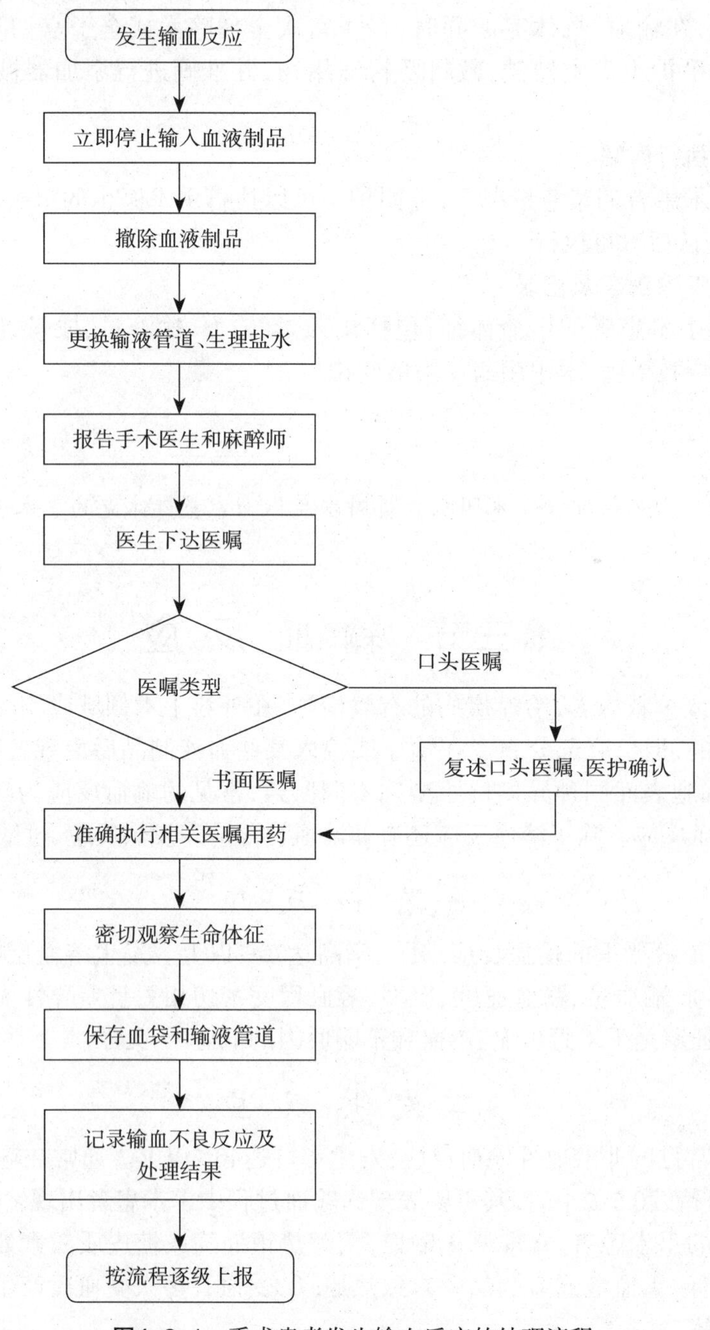

图4-3-1　手术患者发生输血反应的处理流程

思考题

1. 手术患者发生输血反应的处理流程?

第四节 火 灾

手术室发生火灾虽然罕见,但如果手术室工作人员忽视防火安全管理,操作不规范,仍然可能发生。因此手术室人员要充分认识到火灾的危险性,提高手术室火灾防范意识,防止发生火灾,并制订火灾应急预案,一旦发生火灾将损失降至最低。

一、手术室发生火灾的危险因素

(一)火源

1. 手术室内各种仪器设备 如电刀、激光、光纤灯源、无影灯、电脑、消毒器等,当设备及线路老化、破损发生漏电、短路,接头接触不良,使用后忘记关闭电源等情况,均是手术室发生火灾的导火索。

2. 手术室相对封闭的空间 如果通风不良、湿度过低,特别是在秋冬季,物体间相互摩擦极易产生静电,遇可燃物或助燃剂即可能导致火灾。

3. 高危设备的使用不当 如高频电刀在使用时会产生很高的局部温度,输出功率越高,产生温度也越高,遇到高浓度氧和酒精时就会诱发燃烧。

(二)氧气

氧气是最常见的助燃剂,患者在手术过程中一般都需持续供养,故可造成手术室中局部高氧环境,特别在患者头部。而当术中面罩吸氧时,由于密闭不严造成无菌巾下腔隙中的氧达到较高的浓度,可燃物在此环境中很容易燃烧。

(三)可燃物

手术室内可燃物种类很多,如酒精、碘酊、无菌巾、纱布、棉球、胶布等,尤以酒精燃烧最常见,特别是酒精挥发和氧气浓度增大可造成一种极易燃烧的混合物,一旦有火源就能燃烧,严重者可引起爆炸。

二、手术室火灾预防措施

(一)加强手术室管理

改进手术室的通风设备,防止氧气和酒精在空气中积聚浓度过高;定期对仪器设备、线路进行维护和检修;氧气瓶口、压力表上应防油、防火,不可缠绕胶布或存放在高温处,使用完毕立即关好阀门;制订手术室防火安全制度及火灾应急预案,手术室内放置灭火器材,保证消防通道通畅。

(二)加强术中管理

使用电刀时严格控制输出功率,严禁超出电刀使用的安全值范围;使用酒精或碘酊消毒时,不可过湿擦拭,待其挥发完全后再开始使用电刀;使用任何带电的仪器设备前,必须确定不处在高氧环境中,使用完毕后及时关闭电源;对需要面罩吸氧的手术患者,应尽量给予低流量吸氧。

(三)加强手术室人员的消防安全意识

树立防患于未然的观念,杜绝火灾隐患,防止发生火灾。组织全体医务人员学习一些基本的防火灭火安全知识,掌握灭火器材的使用方法。灭火器材有干粉、泡沫、二氧化碳,手术室配备的灭火器主要是二氧化碳灭火器,适合扑灭易燃液体、可燃气体、带电物

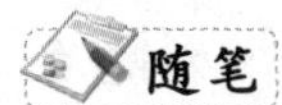

质引起的火灾。

三、手术室火灾应急预案及处理流程

(一)原则

早发现、早报警、早扑救,及时疏散人员,抢救物资,各方合作,迅速扑灭火灾。

(二)现场人员应对火灾四步骤(按照国际通用的灭火程序"RACE")

1. 救援(rescue) 组织患者及工作人员及时离开火灾现场;对于不能行走的患者,采用抬、背、抱等方式转移。

2. 报警(alarm) 利用就近电话迅速向医院火灾应急部门及"119"报警,有条件者按响消防报警按钮,迅速向火灾监控中心报警;在向"119"报警时讲清单位、楼层/部门、起火部位、火势大小、燃烧物质和报警人姓名,并通知邻近部门关上门窗、熟悉灭火计划和随时准备接收患者;与此同时,即刻向保卫科、院办、主管副院长汇报,并派人在医院门口接应和引导消防车进入火灾现场。

3. 限制(confine) 关上火灾区域的门窗、分区防火门,防止火势蔓延。

4. 灭火或疏散(extinguish or evacuate) 如果火势不大,用灭火器材灭火;如果火势过猛,按疏散计划,及时组织患者和其他人员撤离现场。

(三)救助人员灭火、疏散步骤

救助人员接到报警到达后,立即采取以下步骤展开灭火和疏散。

1. 报警通报 立即通知所有相关领导、部门以及可能殃及的区域,要求相关人员到位,启动相应流程,做好灭火和疏散准备。

2. 灭火 ①确定火场情况,做到"三查三看":一查火场是否有人被困,二查燃烧的是什么物质,三查从哪里到火场最近;一看火烟,定风向、定火势、定性质,二看建筑,定结构,定通路,三看环境,定重点、定人力、定路线;②在扑救中,参加人员必须自觉服从现场最高负责人的指挥,沉着、机智、正确使用灭火器材,做到先控制、后扑灭;③抓住灭火有利时机,对存放精密仪器、昂贵物资的部位,应集中使用灭火器灭火,一举将火灾扑灭在初起阶段;④有些物品在燃烧过程中可产生有毒气体,扑救时应采取防毒措施,如使用氧气呼吸面罩,用湿毛巾、口罩捂住口鼻等。

3. 疏散 积极抢救受火灾威胁的人员,应根据救人任务的大小和现有的灭火力量,首先组织人员救人,同时部署一定力量扑救火灾,在力量不足的情况下,应将主要力量投入救人工作。

(四)疏散的原则和方法

主要包括:①火场疏散先从着火房间开始,再从着火层以上各层开始疏散救人;本着患者优先的原则,医院员工有责任引导患者向安全的地方疏散。即先近后远,先上后下。要做好安抚工作,不要惊慌、随处乱跑,要服从指挥;对于被火围困的人员,应通过内线电话或手机等通讯工具,告知其自救办法,引导他们自救脱险。②疏散通道被烟雾所阻时,应用湿毛巾或口罩捂住口鼻,身体尽量贴近地面,匍匐前进,向消防楼梯转移,离开火场;对火灾中造成的受伤人员,抢救人员应采用担架、轮椅等形式,及时将伤员撤离出危险区域。③禁止使用电梯,防止突然停电造成人员被困在电梯里。疏散通道口必须设立哨位指明方向,保持通道畅通无阻;最大限度分散分流,避免大量人员涌向一个出口,因拥挤造成伤亡事故。④疏散与保护物资:对受火灾威胁的各种物资,是进行疏散还是就地保护,要根据火场的具体情况决定,目标是尽量避免或减少财产的损失。在一般情况下,应先疏散和保护贵重的、有爆炸和有毒害危险的以及处于下风方向的物资。疏散出来的物资不得堵塞通路,应放置在免受烟、火、水等威胁的安全地点,并派人保护,防止丢失和损坏。

随笔

(五)手术室火灾处理流程

手术室火灾处理流程,见图4-4-1。

手术室突发火情
报告科主任、护士长
报告相关部门
火势判断
火势较小
取灭火器灭火
火扑灭
火势较大
灭火组
限制组
报警组
救援组
取用灭火器
保持消防通道通畅
拨打报警电话
护士
手术医生
麻醉医生
使用应急灯
切断电源撤出物品
讲明情况
保护患者
关闭伤口
准备物品
撤离现场
协调灭火
引导消防车进入
转运患者
协助消防人员灭火
安抚患者

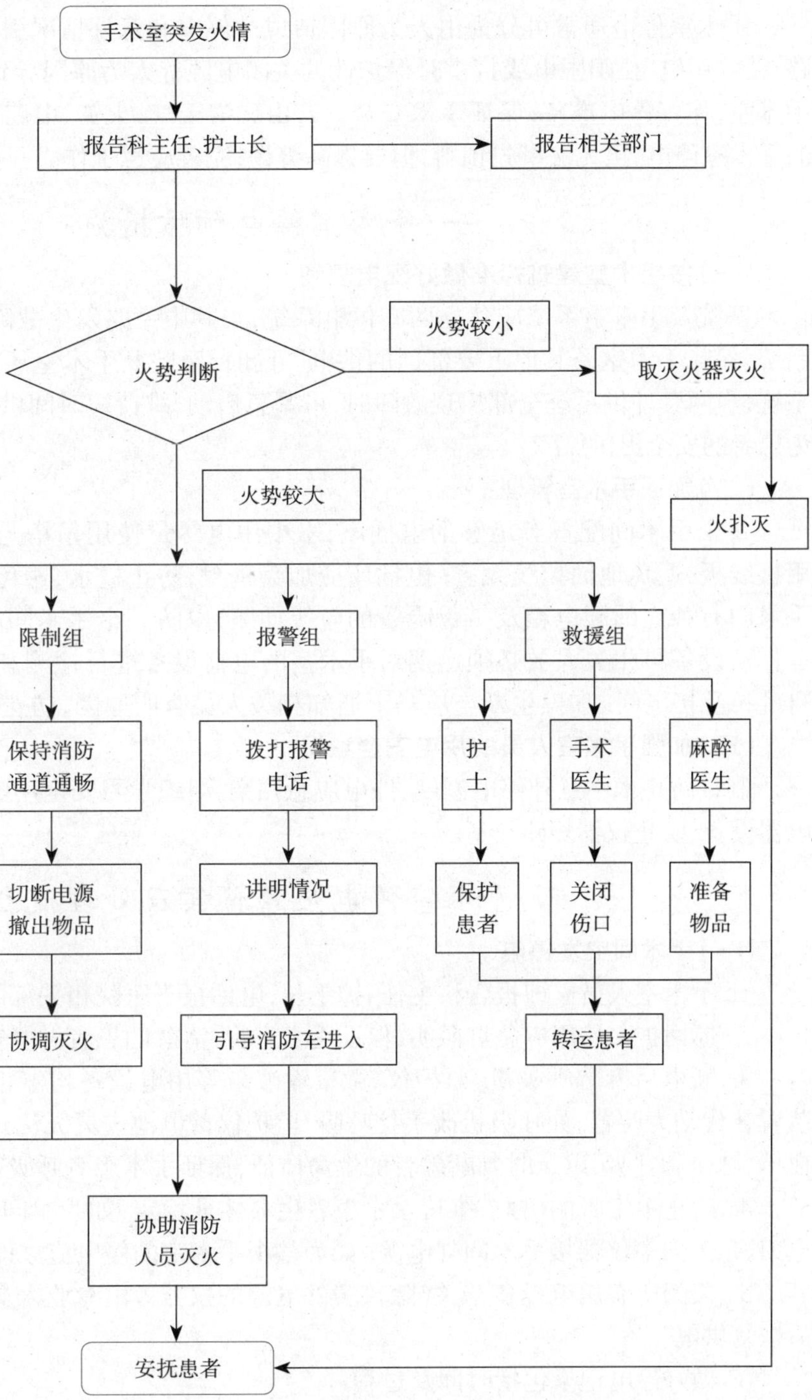

图4-4-1 手术室火灾处理流程

思考题

1. 手术室发生火灾的危险因素有哪些?

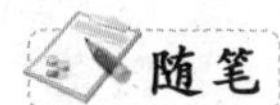

2. 手术室发生火灾后的紧急处理流程是什么？

第五节　停　　电

手术室停电通常可分为由人为原因造成的停电和意外情况引起的停电。如维修线路、错峰用电、拉闸限电或打雷时保护性的关闭电源等人为原因导致的停电，应事先告知手术室，作好停电准备，保证手术安全。若由恶劣天气、火灾、电路短路等意外情况引起的手术室停电，虽无法事先预料，但要提高警惕，完善应急工作。

一、手术室停电预防措施

（一）按手术室建筑标准做好配电规划

医院及手术室系统应建立两套供电系统，当其中一路发生故障时，自动切换至备用系统，保障手术室及其他重要部门的供电。同时，医院及手术室还应备有应急自供电源系统，当两套外供系统全部出现故障时，可紧急启动，维持短时间供电，为抢修赢得时间，为患者的安全提供保障。

（二）加强手术室管理

每个手术间配备有足够的电插座，术中用电尽量使用吊塔与墙上的电源插座，少用接线板，避免地面拉线太多；电插座应加盖密封，防止进水，避免电路发生故障；每个手术间有独立的配电箱及带保险管的电源插座，以防一个手术间故障影响整个手术室运作。设备科相关人员必须定期对手术室的电器设备进行检测和维护；手术室严禁私自乱拉乱接电线；如发生断电应马上通知相关人员查明原因，防止再次发生。

（三）加强手术室人员的用电安全意识

制订防止术中意外停电制度、停电应急预案，组织学习安全用电知识，术中合理使用电器设备，防止仪器短路。

二、手术室停电应急预案及处理流程

（一）手术间突发停电

1. 手术室人员立即报告科主任、护士长，电话报告医院相关部门。

2. 巡回护士使用应急灯照明，保证手术进行，清醒的患者做好安抚工作。

3. 断电后麻醉呼吸机、监护仪、微量输液泵等用电设备均停止工作，尽量使用手动装置替代动力装置，如呼吸机改手控呼吸，监护仪蓄电池失灵无法正常工作，应手动测量血压、脉搏和呼吸，以及时判断患者的生命体征，保证手术患者呼吸循环支持。

4. 防止手术野的出血，维持手术患者生命体征稳定，如为单间手术间停电可以先将电刀、超声刀等仪器接手术间外电源；如为整个手术室的停电应立即启动应急电源。

5. 关闭所有用电设备开关（除接房外电源的仪器），由专业人员查明断电原因，排除后恢复供电。

6. 做好停电记录包括时间及过程。

（二）手术室内计划停电

1. 医院相关部门提前通知手术室停电时间，做好停电前准备。

2. 停电前相关部门再次与手术科室人员确认，以保证手术的安全。

3. 问题解除后及时恢复供电。

4. 手术室停电处理流程　见图4-5-1。

手术室发生停电

- 计划停电 → 提前通知手术室 → 做好停电前准备 → 停电前与手术室确认 → 确认手术安全 → 停电 → 问题解除 → 恢复供电
- 突发停电
  - 通知科主任、护士长 → 报告医院相关部门 → 查明原因 → 排除障碍 → 恢复供电
  - 启用应急灯照明 / 手动替代动力装置 / 接房外电源 → 安抚患者 → 监护患者生命体征 → 关闭仪器电源 → 恢复供电 → 做好记录

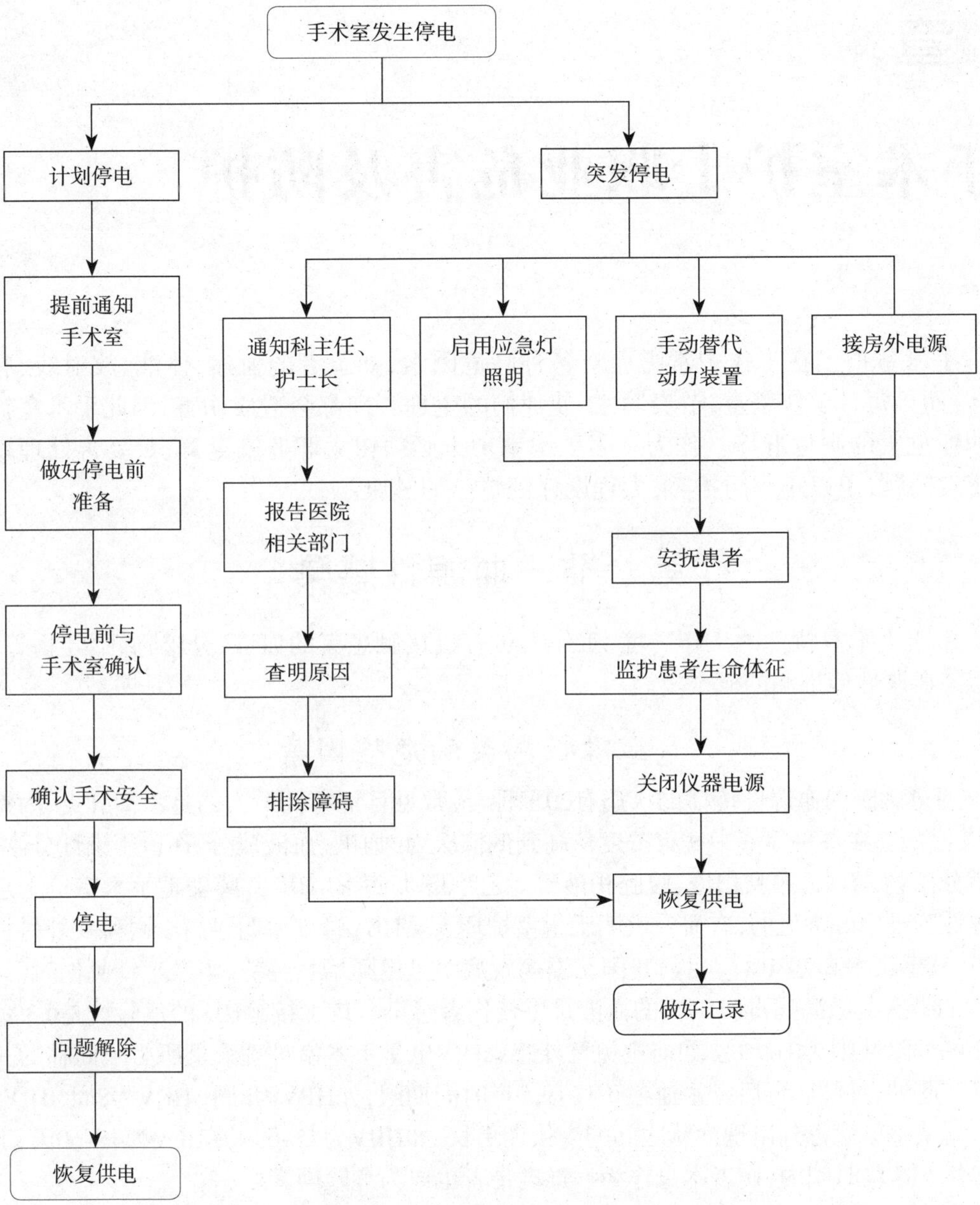

图4-5-1　手术室停电处理流程

思考题

1. 手术室发生停电的处理流程是什么？

（陈哲颖　周 嫣　倪 荔　翟桂香）

第五章 手术室护士职业危害及防护

随笔

手术室护士在工作中常需面对各种高危因素，如患者的血液、体液、放射线、有害气体，而且每日工作繁重，节奏紧张，使他们的生理心理都会造成伤害，因此手术室护士是职业危害的高危群体。作为一名手术室护士必须树立职业安全意识，妥善处理现存及突发问题，予以正当防护，最大程度保证自己的健康。

第一节 血源性感染

由于手术室特殊的工作环境，工作人员直接接触患者的血液、分泌物、呕吐物等，因此感染血源性传染病的概率较高。

一、血源性感染的危险因素

通过医院内血源性传播的疾病有20多种，最常见且危害性最大的是乙型肝炎、丙型肝炎、艾滋病。在各种体液中病毒浓度从高到低依次为：血液、血液成分、伤口感染性分泌物、阴道分泌物、羊水、胸腔积液、腹腔积液等。乙型肝炎病毒（HBV）感染是手术室护士意外血源性感染中最常见的，有研究表明手术室护理人员HBV感染率明显高于内科及外科护理人员，其感染率高达30%。目前我国艾滋病发病率呈迅猛增长趋势，当发生针刺伤时，只要0.004ml带有艾滋病病毒（HIV）的血液足以使伤者感染。皮下接触HIV的危险性是0.3%，黏膜接触危险性则为0.09%。如何避免意外感染HIV也是手术室护理人员所必须面临的一种考验。此外，感染病毒后发生血象转移有一定时间期限，如HBV为8周，HCV为8周，HIV为6个月。从感染病毒到出现症状之间的潜伏期更长，如HBV为45~60天，HCV为45~60天，HIV为12年。这段时间内，伤者本身作为病毒携带者也成为危险因素之一。

二、血源性感染的感染途径

血源性感染主要分为经非完整性皮肤传播和黏膜传播。非完整性皮肤传播具体表现为护理操作和传递器械过程中，意外发生针刺伤、刀割伤的新鲜伤口或皮肤的陈旧性伤口，直接接触到沾有患者体液或血液的敷料、器械后感染病毒。经黏膜传播具体表现为手术配合中患者体液、血液直接溅入眼内，通过角膜感染病毒。血源性感染不通过吸入血气溶胶传播。

三、血源性感染的防范措施

（一）个人防护

手术室护理人员应定期进行健康检查，接种相关疫苗，加强个人免疫力。定期培训强调防止意外血源性感染的必要性，增强个人防范意识。

（二）术前评估

手术室护理做好术前访视，除急诊手术外，术前应了解患者相关检查和化验结果，如肝功能、乙型肝炎病毒（HBV）、丙肝病毒（HCV）、梅毒病毒、艾滋病病毒（HIV）等，针对检查和化验结果阳性的手术患者，手术人员应在术中采取相应的防护措施；针对无化验结果的手术者，应视其为阳性，手术人员做好标准预防。

（三）防护措施

根据具体情况作好充分的自我安全防护。进行有可能接触手术患者的血液、体液的护理操作时必须戴手套，手部皮肤有破损者提倡戴两层手套，脱去手套后再用皂液和流动水充分冲洗。手术医生和洗手护士应穿戴具有防渗透性能的口罩、防护眼镜或带有面罩的口罩，具有穿透性能的手术衣，防护手术配合中可能飞溅到面部的血液、体液。手术配合中需保持思想高度集中，避免疲劳操作，正确放置和传递锐器；回收针头等锐器时，避免锐利端朝向接收者，防止刺伤；传递锐器时，应将其放入弯盘进行传递；卸锐器时必须使用持针器，不能徒手卸除。

（四）术后处理

完成感染手术后，参加手术的人员必须脱去污染的手术衣、手套、换鞋（脱鞋套）方能离开手术间，沐浴更换洗手衣裤后才能参加其他手术。术后按规范处理物品，清洗回收器械时，注意先将针头、刀片等锐器卸下，并弃入有特殊警示标记的锐器医疗废弃物桶内。手工清洗器械时，应戴护目镜、防渗透性口罩、穿防水隔离衣、戴手套。术后手术间应用含氯溶液或酸水湿式清洁地面及物品。

四、意外血源性感染后的处理

（一）皮肤接触血液体液

立即用皂液和流动水清洗污染皮肤。

（二）黏膜接触血液体液

若手术患者的血液或体液溅入口腔、眼睛，立即用大量清水或生理盐水冲洗，然后滴含有抗生素的眼药水。

（三）针刺或刀割伤

1. 立即脱去手套，向远心端挤出血液并用大量肥皂水或清水清洗伤口，再浸泡于3%碘附液内3分钟，最后贴上敷料。

2. 受伤后处理　伤后24小时内报告护士长及预防保健科，登记在册。暴露源不明者按阳性处理。72小时内做HIV/HBV/HCV等基础水平检查，怀疑HBV感染者，立即注射乙肝高价免疫球蛋白和乙肝疫苗；怀疑HIV感染者，短时间内口服大剂量叠氮脱氧核酸（AZT），然后进行周期性复查（6周、12周、6个月）。

第二节　化学性危害

相对其他临床科室而言，手术室环境封闭，存在多种危害因素，如空气中常常存有一定浓度的挥发性化学消毒剂和吸入性麻醉药，这些都直接或间接地影响医务人员的健康。

一、化学性危险因素

（一）化学消毒剂

手术间及手术物品的消毒与灭菌，标本的浸泡都要用到一些化学消毒剂如甲醛、戊二醛、含氯消毒剂、环氧乙烷等。这些消毒剂对人的皮肤、神经系统、呼吸道、皮肤、眼睛、胃肠道等均有损害。长期吸入高浓度混有戊二醛的空气或者直接接触戊二醛容易引起眼灼伤、头痛、皮肤黏膜过敏等；甲醛会直接损害呼吸道黏膜引起支气管炎、哮喘病，急性大量接触更可致肺水肿，同时能使细胞突变、致畸、致癌；环氧乙烷侵入人体后可损害肝、肾和造血系统。

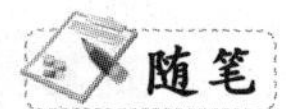

（二）挥发性麻醉气体

目前手术室普遍采用禁闭式麻醉装置，但仍有许多麻醉废气直接或间接排放在手术室内，若麻醉机呼吸回路泄漏以及手术结束后拔除气管导管患者自然呼吸时，可使麻醉气体排放到手术间内，造成空气污染。对医务人员的听力、记忆力、理解力、操作能力等都会造成一定影响。长期接触该类气体，会造成其在人体内的蓄积，影响肝肾功能，可引起胎儿畸变、自发性流产和生育力降低。

（三）臭氧

开启紫外线照射对房间进行消毒时，会产生臭氧，在空气中可嗅知的臭氧浓度为0.02~0.04mg/L，当达到5~10mg/L时可引起心跳加速，对眼、黏膜和肺组织都有刺激作用，能破坏肺表面活性物质，引起肺水肿和哮喘等疾病。

（四）化疗药物

肿瘤手术过程中经常需要配制化疗药，巡回护士处理这些化疗药物时不可避免地会吸入含有药物的气溶胶，或药液沾染皮肤，虽然剂量较小，但其累积作用可产生远期影响，如：白细胞减少，自然流产率增高，致畸、致癌等，环磷酰胺在尿液中的代谢物则有诱发尿道肿瘤的危险。

二、化学性危害的防范措施

（一）化学消毒剂

减少化学消毒剂的使用，尽量用等离子灭菌替代戊二醛浸泡及环氧乙烷灭菌。避免医护人员接触化学消毒剂，减轻职业损害；工作人员在检查、使用和测试化学消毒剂时，必须戴好帽子、口罩、手套、防护眼罩，准确操作，如不慎溅到皮肤和眼睛上，要用清水反复冲洗；消毒、灭菌容器应尽量密闭，如戊二醛消毒容器应加盖，减少消毒剂在空气中的挥发；戊二醛等消毒剂浸泡消毒的器械，在使用前，必须将消毒剂冲洗干净；环氧乙烷灭菌器应置于专门的消毒室内，并设置有良好的通风设施，减少有害气体在手术室内的残留。

（二）化疗药物

配制化疗药物时，需先要做好自身防护，穿隔离衣、戴手套、口罩、帽子，必要时戴防护眼罩；熟练掌握化疗药物配制，防止药液和雾粒逸出；孕妇禁止接触化疗药物；加强化疗废弃物的管理，与其他物品分开管理，废弃物存放于规定的密闭容器中，送有关部门作专业处理。

（三）麻醉废气管理

加强麻醉废气排污设备及工作人员的自身防护，如选用密闭性良好的麻醉机进行定期检测，防止气源管道系统泄漏，加强麻醉废气排污设备管理，改善手术室通风条件；根据手术种类及患者具体情况，选择合适的麻醉方式，并合理安排手术间；护士在妊娠期间应尽量减少进房间接触吸入性麻醉药的机会。

第三节　物理性危害

手术室内众多物理因素，如噪声、手术过程中产生的烟雾、电灼伤及辐射等在日常手术室工作中威胁着手术室工作人员的健康。

一、物理性危险因素

（一）噪声

手术室内的噪声持续存在却经常被忽视，噪声常来源于监护仪、负压吸引器、电锯和器械车轮摩擦等。护理人员长期暴露于噪声中可引起头痛、头晕、耳鸣、失眠、焦虑等症状，不仅对人体听觉、神经系统、消化系统、内分泌系统以及人的情绪有负面影响，而且可

能不利于团队协作及正常工作的开展。

（二）手术烟雾

术中使用电外科设备、高热能激光、外科超声设备以及腔镜手术中二氧化碳气体泄漏等均可产生并释放烟雾，对人体产生负面影响，由气溶胶、细胞残骸碎片等组成的手术烟雾，可能引起呼吸道炎症反应、焦虑、眩晕、眼部刺激症状等，此外手术烟雾还可能成为某些病毒的载体，传播疾病。

（三）辐射

随着外科手术日趋数字化和精细化，C型臂机不仅只限于骨科手术的使用，已运用于越来越多的科室手术。手术室工作人员如对其放射的X线不进行有效防护，长期接触不仅容易导致自主神经功能紊乱以及恶性肿瘤，而且会影响生育能力，导致不孕、流产、死胎、胎儿畸形等。

二、物理性危害的防范措施

（一）噪声防护

为防止或减少手术室内噪声，手术室工作人员走路轻而稳，不得高声谈笑，说话声音要低。在实施各类操作或放置物品时，动作应轻柔。定期对手术室所有仪器设备进行普查和检修，淘汰部分设备陈旧且噪声大的仪器；对器械台、麻醉机、推车车轮等定期维修并上润滑剂，使用时尽量减少其推、拉的次数。手术中对电动吸引器等产生较响声音的设备应即用即开。严格管理手术过程中的参观及进修人员。

（二）手术烟雾防护

手术人员均应正确佩戴外科口罩，遇特殊情况可佩戴N95口罩或激光型口罩，以有效隔离手术烟雾。术中使用易产生手术烟雾的仪器设备时，洗手护士应主动或提醒手术医生及时吸尽烟雾。腹腔镜手术时严格检查气腹机与二氧化碳连接处是否密闭及二氧化碳储存瓶是否有泄漏。手术室应配备便携式烟雾疏散系统和便携式吸引电刀，及时吸尽产生的手术烟雾（图5-3-1、图5-3-2）。

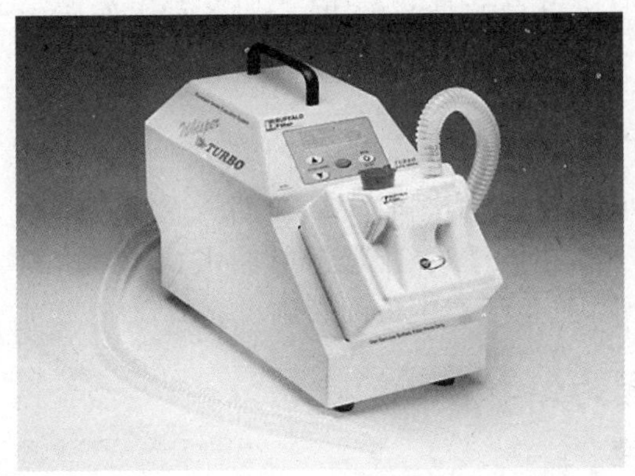

图5-3-1　便携式烟雾疏散系统

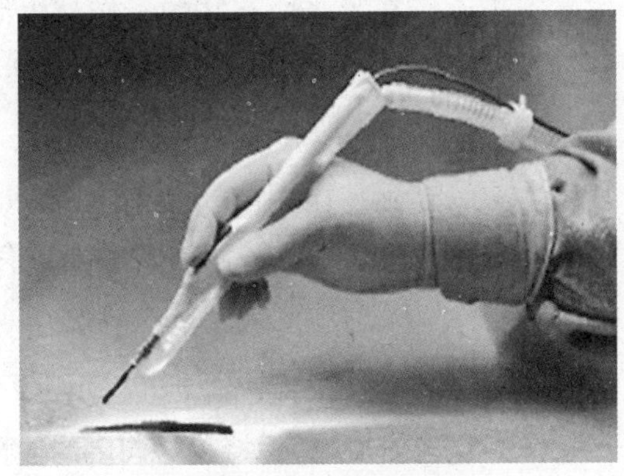

图5-3-2　便携式吸引电刀

（三）辐射防护

有X线透视的手术，手术前医护人员必须穿好铅制护颈和铅袍以此保护甲状腺和躯干，并于手术间内设置铅屏风避免身体直接照射。孕妇避免接触X线辐射。在放射性暴露过程中，所有人员至少离开X线射线管2m，并且退至铅屏风之后（图5-3-3）。在放射性暴露中应尽可能使用吊索、牵引装置、沙袋等维持手术患者的正确合适体位，不应由医护人员用手来维持患者体位，若迫不得已，应佩戴防护性铅制手套。进行X线透视的手术间门外应悬挂醒目防辐射标识，提示其他人员远离。铅袍或铅衣应摊平或垂直悬挂，定

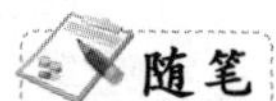

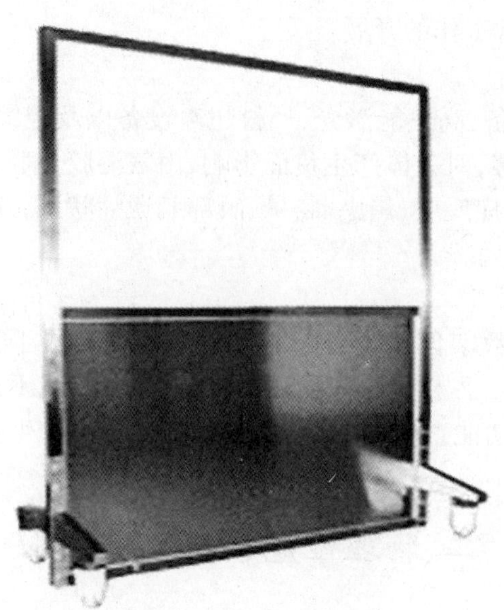

图5-3-3　铅屏风

期由专业人员进行测试和检查各类防辐射设施。手术室管理者合理安排手术人员，避免手术室护士短时间内大剂量接收X线照射，并要求参加该类手术的护士，佩戴X射线计量器，定期交防保科监测，以便了解护士接受X射线剂量。

（四）电灼伤防护

定期请专业人员检修手术室专用线路和电器设备，严格遵守用电原则，熟悉仪器操作，避免电灼伤，各类仪器使用前后应记录使用情况，出现问题及时报告维修。

第四节　身心健康危害

随着医疗技术的发展，高、精、尖技术的广泛应用，手术室护士承担的工作明显加重。手术室护士应在紧张而有序的工作与生活中保持自身的身心健康，应对各种工作压力源，提高工作效率及护理工作质量，同时促进个人身心健康，更好地适应手术室工作。

一、影响身心健康的危险因素

手术室护理工作繁重，工作的连续性强，机动性大，加班概率高，长期因连续工作致饮食不规律、站立时间长，使许多护士患有胃、十二指肠溃疡、下肢静脉曲张、胃下垂、颈椎病等疾病。长期的疲劳与困顿，无疑对工作、学习、生活产生负面影响。

二、身心健康的维护

（一）调整好心态，保持积极向上的愉悦心境

调整心理需要，养成良好的性格，保持乐观的心境。对工作全身心投入，不把消极情绪带入工作，用积极情绪感染和影响别人。善于学习和积累应对各种困难和挫折的经验，改变自身的适应能力。通过自我调节、自我控制，使自己处于良好的心理状态。

（二）加强业务学习，提高工作能力

掌握手术室护理理论及知识，熟悉手术类别及手术医生的习惯，提高配合手术的能力及应急处理能力，增强工作自信心。

（三）保持良好的生理、心理状态

安排好作息时间，保证充足的睡眠；增强自身体质，均衡营养，坚持体能锻炼；建立良好人际关系，创造和谐的工作氛围，丰富业余生活，缓解精神压力，消除心理疲劳。

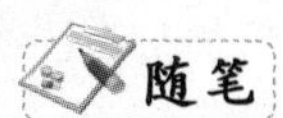

（四）关爱护士，引导缓压

人性化管理，尊重爱护每一位护士。尤其是低年资护士，缺少工作经验，害怕应对复杂的手术，常会紧张、失眠，心理应激敏感，因此可开展“一对一”传、帮、带活动，设立心理调适课程等，帮助护士自我减压。

（五）创造良好的工作环境

管理人员的认知与决策，对护士行为起着重要的导向作用，因此在管理上应适当调整护士的工作强度，采取弹性排班制。安排护士依次公休，且保证每位护士自主公休日期，安排外出旅游，放松心情，休假后更好地工作。

思考题

1. 手术室护士发生血源性感染的途径有哪些？
2. 如何通过术前评估，有效防范血源性感染？术中可采取哪些防护措施，降低血源性感染概率？
3. 意外血源性感染后应如何进行紧急处理？
4. 手术室护士进行化疗药物配制时，应如何做好防护措施？
5. 手术室护士参与有X线透视的手术时，如何做好防护措施？

（周　嫣　倪　荔　黄一乐　翟桂香）

第六章

手术室工作的操作流程

随笔

合理、准确、及时的安排并实施手术，直接影响到手术室工作质量、工作效率和手术患者的安全。手术室、麻醉科、手术科室必须共同努力，加强相互之间的有效沟通和协调，确保各个医疗环节正常进行，以达到提高医疗护理质量和工作效率的目的。本章将手术的各个步骤逐一进行说明，帮助大家学习和掌握。

第一节　安排手术与人员

手术室护士长应合理安排择期手术与急诊手术，并保证手术室护士的配置满足手术需要。同时手术室护士每日应对次日行手术的患者进行术前访视。

一、手术预约

(一)择期手术预约

1. 手术预约　所有择期手术由手术科室医生提前向手术室预约，一般在手术前一天上午，按规定时间通过电脑预约程序完成。择期手术预约的具体内容包括：手术患者姓名、病区、床号、住院号、性别、年龄、术前诊断、拟定手术名称、手术切口类型、手术者包括主刀、第一助手、第二助手、第三助手、第四助手、参观人员、麻醉方式、手术特殊体位和用品等。

2. 手术房间安排　手术室护士长根据不同类型的手术，安排不同级别的手术间。安排原则为无菌手术与污染手术分室进行；若无条件时，应先进行无菌手术，后进行污染手术。安排手术时应注意以下事项：①护士长应在手术日前一天的规定时间内完成次日择期手术安排，并电脑确认提交后向全院公布信息，相关手术科室医生可由医院内网查询；②临时增加或更改择期手术顺序，手术科室医生需与手术室护士长和麻醉师协商后，决定手术时间，并及时更换手术通知单；③手术因故取消，手术科室医生应填写停刀通知单，及时与手术室护士长和麻醉师沟通。

(二)急诊手术安排

急诊手术由急诊值班医生将急诊手术通知单填写完整(内容同择期手术)，送至手术室，由手术室护士长或手术室值班护士根据急诊手术患者病情的轻重缓急、手术的切口分类，与麻醉科进行沟通后予以及时安排。如遇紧急抢救，急诊值班医生可先电话通知手术室，同时填写急诊手术通知单；手术室负责人员接电话后，应优先予以安排并与麻醉科沟通，5分钟内答复急诊手术患者入室时间，做好一切准备工作，以争取抢救时间。

二、手术人员安排与术前访视

(一)手术室护士的配置和调配

为保证医疗活动的正常进行，需根据各医院的实际工作量合理进行人员配置，一般

随笔

综合性医院手术室护士与手术台比例为2.5~3.5 ∶ 1，同时需遵循以下原则，结合动态调配，将每个人的能力发挥到极致，达到人尽其用，物尽其用。

1. 年龄结构配备　年龄结构合理，老、中、青三结合，根据各年龄的不同特点合理安排，建议采用1 ∶ 2 ∶ 1的比例。

2. 职称配备　各级职称结构合理，形成一个不同层次的合理梯队，中、初、初初级职称的比例为0~1 ∶ 4 ∶ 8；800张以上床位的医院或教学医院比例可调整为1 ∶ 3 ∶ 6。

3. 专业能力配备　专业能力结构合理，根据从事本专业的年限和实际工作能力分高（10年以上）、中（5~10年）、低层次（5年以下）。

（二）日间人员安排

手术前一天，在完成手术间安排后，麻醉科、手术室分别进行人员安排，按常规每台手术配备洗手护士和巡回护士各1名，特大手术如心脏手术、移植手术、特殊感染手术等，根据实际情况分别配备洗手护士和巡回护士各2名。根据不同的麻醉方式配备麻醉师1~2名。

（三）夜间及节假日人员安排

除正常值班护士外，另设有备班，由第一值班护士根据手术需要进行人员统一调度安排；遇突发紧急事件时，向护士长汇报统一调配。

（四）手术前访视

1. 访视目的　通过术前访视，对手术患者进行第一次身份核对和手术核对，同时对手术患者进行术前宣教和整体评估，了解手术患者心理需要，缓解其紧张和恐惧心理。

2. 访视方法及内容　手术前一天，由次日负责相关手术的巡回护士进行术前访视。手术室护士进入病房查看病史，核对术前知情同意书和手术医嘱，核对相关诊断报告和影像学资料，仔细查阅手术患者的一般生命体征、疾病史、手术史、过敏史、特殊化验指标（如乙肝、丙肝、梅毒、艾滋病等）、与输血相关的表单是否齐全等。与病房护士进行交流，了解手术患者的一般情况后与手术患者进行身份核对和术前宣教。与手术患者进行核对，包括：①开放式地询问手术患者姓名、年龄等基本信息；询问手术患者手术部位和手术方式，与病历核对；②核对身份识别腕带；③核对手术标识。为手术患者进行手术前宣教，内容包括：手术室及手术流程简介；禁食、禁水情况；术日晨注意事项，包括病服反穿，不能穿内衣裤、去除饰物、假牙、隐形眼镜等，小便排空，如有体温异常、经期情况及时向手术医生说明；入手术室后需知，包括防止坠床的事宜、麻醉配合、可能遇到的护理问题及配合方法指导等；询问手术患者有无特殊需求。最后按术前访视单内容对手术患者进行评估，并正确填写。

（五）手术资料汇总

每日实施的所有手术，应以手术科室为单位按手术类别（急诊、择期、日间手术），进行分类详细登记，每月汇总完成月报表交予医务处，同时保存原始资料。

思考题

1. 择期手术预约包括哪些具体内容？
2. 择期手术手术间安排的原则是什么？
3. 手术室护士如何进行急诊手术的安排？
4. 手术室护士如何进行术前访视？

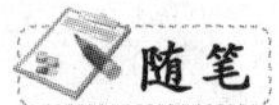

第二节　转运和交接

（一）转运者及转运车要求

根据手术通知单，手术室工勤人员通过手术推车或平车的方式，前往病房接手术患者，外出接送手术患者时，必须严格按要求穿外出衣、换外出鞋，检查患者推车的完好性，并保持棉被清洁、整齐无破损。

（二）交接内容

到达病房后先核对手术患者的姓名、床号、住院号准确无误后，协助手术患者移动至患者推车上。病区护士应携带病历和手术所需物品护送手术患者至手术室，并与巡回护士在手术室门口半限制区进行交接，具体内容为：①根据病历内手术知情同意书和身份识别带核对手术患者姓名、病床号、住院号、拟手术名称、药物过敏史和血型；②检查手术标识是否准确无误；③确认禁食情况、肠道准备等术前准备均已完成，检查手术患者手术衣是否穿戴正确，是否已取下义齿、饰物等；④评估手术患者神志、皮肤情况、导管情况；⑤核对带入手术室的药物、影像学资料、腹带等特殊物品。交接核对无误后，病区护士与巡回护士一同填写《手术患者转运交接记录单》并签名。

此外，在转运途中，手术室护士应注意保证手术患者安全，推车者需站于手术患者头部，病历由参与护送的手术室护士或手术医生保管，他人不得随意翻阅，手术团队成员应保护手术患者的隐私。

（三）转运注意事项

1. 由病房进入手术室的手术患者须戴好手术帽进入限制区，步行进入手术室的当日手术患者，需在指定区域内更换衣、裤、鞋。

2. 工勤人员和巡回护士共同护送手术患者至指定手术间，分别站于手术室两侧，协助手术患者从患者推车缓慢转移至手术床上，呈仰卧位，垫枕。

3. 予手术患者膝盖处适当的约束保护，防止意外坠床。

4. 注意给予手术患者保暖措施，冬天可以使用保温毯。

5. 为减轻手术患者的紧张情绪，可根据手术患者的不同需求选择适当的音乐放松心情。

思考题

1. 手术室护士与病房护士进行手术患者交接时，包括哪些具体的交接内容？
2. 交接完毕后，手术室护士应如何安全转运手术患者至相应的手术间？

第三节　核对手术患者

为了防止发生手术患者错误、手术部位错误或操作/手术错误，手术团队必须对每一位进行手术的患者，按照美国医疗机构评审联合委员会（Joint Commission Accreditation of Healthcare Organizations，JCAHO）的规范要求进行术前核对。

一、手术前确认程序

（一）身份核对

根据JCAHO的标准，手术前至少采用两种以上手术患者信息进行核对，确保手术患者正确、有效身份，比如姓名、住院号、身份证号、生日和家庭地址，尤其需要注意，手术间号和床位号不能用做确认手术患者身份的信息来源。

确认手术患者身份时，要求有手术患者亲自参与，由手术患者自己说出自己的真实身份。对于可能服用镇静剂、听力障碍、身份无法确认的昏迷手术患者，可以通过核对其身份识别腕带上的姓名、住院号进行身份核对。

（二）手术部位标识

手术患者进入手术室之前，手术部位的标识必须已做好。同一家医院须使用统一标识，以方便所有医务人员都能理解并达成共识。通常在手术患者清醒和有意识的状态下，由操作/手术医生亲自在手术患者身体相应手术部位用记号笔标注。

手术标识的方法目前没有统一规定，根据各医院的习惯而定；常用方法包括画箭头、画勾、画圆圈、画线等。其中以画箭头的形式为大多数医院采用，内容为手术医生姓氏拼音第一个字母大写，并以箭头指向划刀的部位（图6-3-1）。通常不建议使用画交叉作为手术标识的方法，防止产生异议。

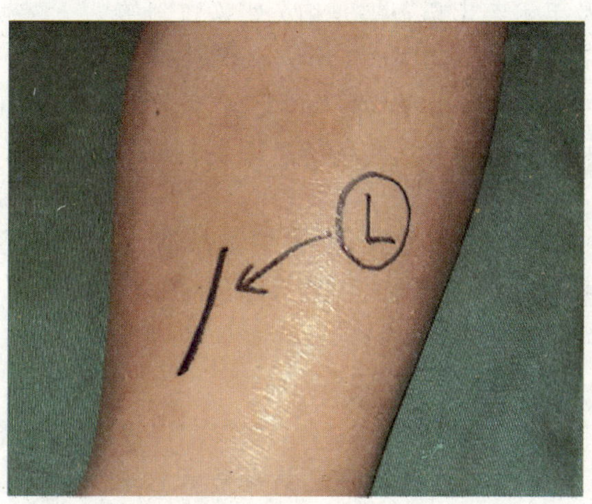

图6-3-1 手术标识

对有左右侧之分、多重结构（如手指、脚趾、病灶部位）、多平面部位（如脊柱）的手术部位做标识时，只在切口位置或附近作个标记，不要标识非手术部位，以防错误。当手术患者不能言语、昏迷或是儿童时，手术标识的标注需得到授权，派遣对手术患者情况熟悉、能够起到核对作用的家属，共同参与手术部位的核对和标识工作。

二、"Time-out" 核对程序的步骤

Time-out意为"暂停"，是在即将开始操作/手术前，在操作/手术的地方（手术室、治疗室），由整个手术团队全体人员参加的手术核对必须步骤。具体方法为：当主持的医生宣布"Time-out"开始时，手术团队中所有成员应停止自己手头的工作，仔细倾听核对，核对完毕，团队每位成员必须分别口头回答"核对正确"，当主持的医生宣布"Time-out"结束，方可进行下面的工作。无论手术室工作多么繁忙、环境多么嘈杂，"Time-out"都应执行得清楚、简单和彻底，不受任何其他事情的干扰，从而澄清事实，避免错误。"Time-out"核对程序具体包括以下几个步骤：

（一）麻醉实施前"Time-out"

麻醉开始前，通常可由麻醉师或巡回护士主持，手术医生等所有手术团队成员共同完成并记录，具体内容为：

1. 确认手术患者身份及病情 （两种信息以上）核对手术患者姓名、住院号、身份证号、生日；手术知情同意书等各种手术相关文书、影像学资料正确并齐全；拟手术部位和手术方式、手术标记、正确无误；完成术野皮肤准备确认及全身皮肤评估；手术需要的假体、体内植入物备齐。

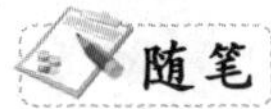

2. 确认麻醉相关情况 确认麻醉知情同意书及麻醉相关文书正确并齐全；确认麻醉设备安全检查完成；确认静脉通道建立完成；确认手术患者是否有过敏史，查看皮试结果，确认术前备血状况等。

（二）手术实施前“Time-out”

手术划皮前，通常可由巡回护士主持，手术医生、麻醉师等所有手术团队成员共同完成并记录，具体内容为：

1. 再次确认手术患者身份及病情 （两种信息以上）核对手术患者姓名、住院号、身份证号、生日；核对拟手术部位和手术方式、手术标记、手术体位正确无误。

2. 手术团队沟通 手术医师告知手术关键步骤及注意事项，预计手术时间、失血量及是否需要特殊器械、仪器设备等；麻醉师告知手术患者的并存疾病，可能增加的危险性、麻醉关注点等；巡回护士告知灭菌物品检查确认，仪器设备、植入物准备就绪；术前及术中特殊用药情况以及手术医生是否需要相关影像资料等。

（三）手术患者离开手术室前实施“Time-out”

巡回护士主持，手术医生、麻醉师共同完成手术后确认并记录，具体内容为：

1. 第三次确认手术患者身份 （两种信息以上）核对手术患者姓名、住院号、身份证号、生日。

2. 手术确认 确认实际手术方式、手术中物品清点、手术用药、输血的核查正确，对皮肤状况重新进行评估，检查并确认各类管路固定牢固、衔接正确并保持通畅。明确手术患者去向（病房或监护室等）。

思考题

1. 手术室护士可以通过哪些有效信息核对手术患者，核对手术患者信息时有哪些注意点？
2. 如何正确进行手术部位标记？
3. “Time-out”为何意？具体实施“Time-out”核对程序包括哪几个步骤？

第四节 摆放手术体位

手术体位的正确放置，能在充分暴露手术野的同时，保证手术患者维持正常的呼吸、循环功能，有效缩短手术时间，防止和减轻各种相关并发症的发生，是手术成功的基本保障之一，也是手术室护士必须正确掌握的最基本的操作技能之一。

一、手术体位管理原则

1. 根据手术部位的不同，放置最佳的手术体位，使手术野充分暴露，便于医生的操作。

2. 应确保呼吸、循环功能不受干扰，有利于麻醉师术中观察以及静脉给药。

3. 避免肢体的神经血管受压、肌肉拉伤、皮肤受损等，保证手术患者安全。

4. 在确认手术患者被充分固定和支撑的同时，应尽可能地保持符合手术患者生理功能的舒适体位。

5. 应注意保护患者隐私，避免身体过分暴露。体位放置时各种物品（包括各类防护垫、固定带、护臂套、护脸胶布等）应准备充分。图6-4-1、图6-4-2是几种常见的体位摆放辅助用品。

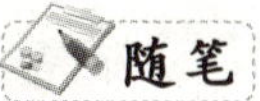

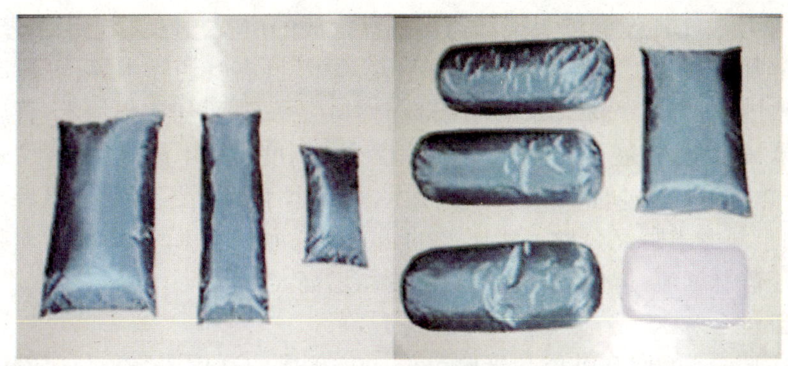

图6-4-1 各类体位摆放辅助用品

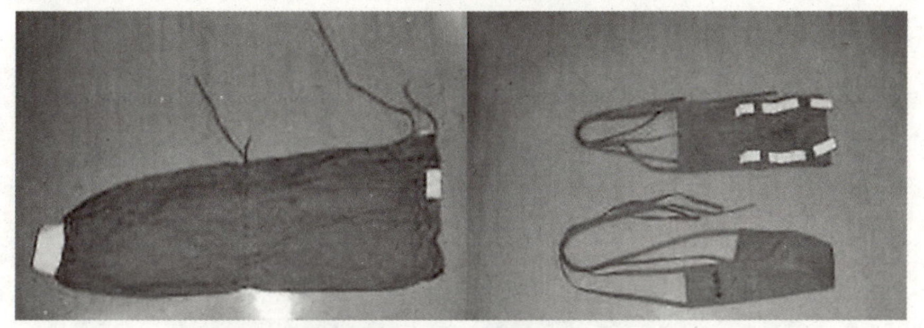

图6-4-2 护臂套、绑脚带、拉肩带

二、常见手术体位的应用范围和摆放方法

根据手术部位以及手术入路的需要分为5种常见手术体位，分别为仰卧位、侧卧位、俯卧位、膀胱截石位和坐位。

（一）仰卧位

适用于头、面、胸、四肢、腹部及下腹部手术，是外科手术中最常用的手术体位（图6-4-3）。

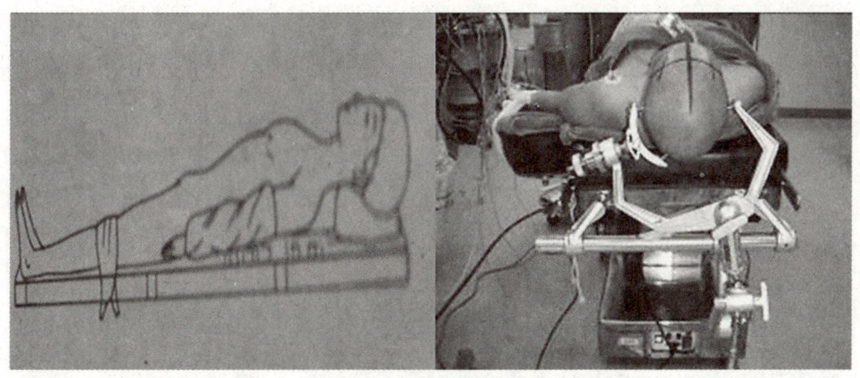

图6-4-3 仰卧位

1. 摆放方法 ①放置搁手板，将双臂放于搁手板上，外展 < 90°，防止臂丛神经受损，手心朝上，远端关节高于近端关节；亦可根据手术需要，使双臂自然放于身体两侧，用事先横放于手术患者背部的小单卷裹固定双手。遇神经外科额、颞、顶及颅前窝等手术，可用小单将身体包裹，并用约束带固定，松紧适宜。②根据手术患者腰前凸深度，放置厚薄合适的软垫，维持腰部正常生理曲线。③膝关节腘窝部垫一软垫，使双腿自然弯曲，以达到放松腹部肌肉，增加手术患者舒适度的目的。④双下肢伸直，使头、颈、躯干、下肢呈一直线摆放，用约束带固定于膝关节上2cm左右，松紧以平插入一掌为宜。⑤双足跟部放置脚圈，减少局部受压。

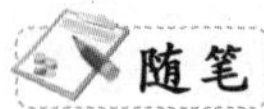

2. 注意事项 ①注意麻醉头架和器械托盘摆放的位置，避免影响手术患者呼吸、循环功能和麻醉师的观察。②肝、脾手术，如脾切除术、肝右叶切除术等，可根据手术需要在术侧垫一软垫，抬高并暴露术野。③胸部前切口手术，如乳房癌根治术，将患侧上肢外展置于托手器械台上，外展 < 90°，调整托手器械台高度与手术床高度一致，并于术侧垫一软垫，充分暴露术野。④前列腺及膀胱手术，可根据手术需要，在手术患者骶尾部垫一软垫，既有利于暴露术野又分散了骶尾部的压力。⑤颅脑手术时，头部必须略高于躯体3~5cm，有利于静脉回流，避免脑充血导致颅内压增高。

（二）侧卧位

侧卧位主要分为90° 侧卧位和半侧卧位，90° 侧卧位适用于胸外科（如肺、食管）、泌尿外科（肾脏、输尿管等）和脑外科（颞部肿瘤、桥小脑角区肿瘤）手术（图6–4–4）；半侧卧位适用于胸腹联合切口及前胸部手术。

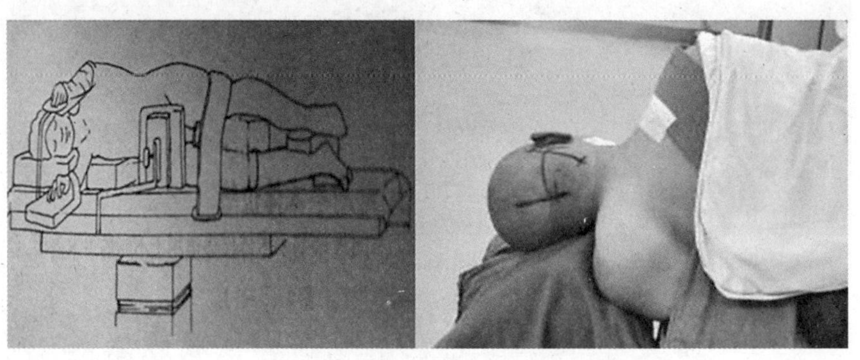

图6–4–4 90° 侧卧位

1. 90° 侧卧位摆放方法 ①待手术患者麻醉后，将手术患者身体呈一直线从仰卧位转成90° 侧位，患侧朝上。②放置头圈于手术患者头下，使眼睛和耳朵处于头圈的空隙中。③90° 侧卧位搁手架分为上下两层，患侧上肢放置于上层，健侧上肢放置于下层，并分别予以固定，手指稍露，便于观察末梢血液循环。④于健侧腋下（即胸部下方第4、5肋处）放置胸枕，其厚度以手术患者健侧臂丛神经及血管不受压为宜。⑤下腹部和臀部分别用一个髂托固定。⑥根据手术方式调整双腿伸直弯曲与否，并用约束带固定髋关节或膝关节。双腿间和踝部分别夹一软枕，避免骨隆突处受压。

2. 半侧卧位摆放方法 半侧卧位是指使手术患者侧转成30° ~40° 体位。首先将手术患者健侧上肢放置于搁手板上，外展 < 90°。患侧上肢用护臂套保护后屈曲固定于麻醉头架上，高度适宜，避免外展及牵拉过度。患侧肩、胸、腰背部放置适当的软垫或半侧卧位专用斜坡式软垫。健侧腋下平乳头处和（或）髂前上棘处用1~2个髂托固定。双下肢用约束带固定，腘窝部垫一软垫。双足跟部放置脚圈，减少局部受压。

3. 注意事项 ①将手术患者从仰卧位翻转成侧卧位的过程中，必须保持手术患者头、颈、躯干呈一直线，呈“滚筒式”翻转；②上肢搁手架应可调节高度和角度，使双上肢外展均不超过90°，并呈抱球状；③开颅手术放置侧卧位时，应使手术患者背侧尽量靠近床的边缘，并向前俯，必须注意身体的背部和四脚固定架之间要加衬垫，防止压伤；④手术患者导尿管及深静脉穿刺管应从空隙中穿出，保证引流通畅；电极板应粘贴于患侧下肢的大腿、小腿或臀部。

（三）俯卧位

适用于后颅窝、颈椎后路、脊柱后入路、腰背部等手术（图6–4–5）。

1. 摆放方法 ①待手术患者麻醉后，将手术患者呈一直线从仰卧位缓慢转换为俯卧位，转换体位时使双臂紧贴于身体两侧，避免肩肘关节意外扭曲受伤；②将手

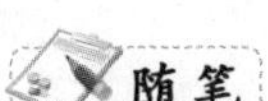

术患者头部移出手术床，直接放置于头托上或固定于头架上，调整头托或头架位置及高度，保证手术部位突出显露的同时呼吸通畅；③双上肢平放于身体两侧，中单固定，约束带加固，或将双上肢自然弯曲置于头旁两侧搁手架上；④胸部垫一大软垫，尽量靠上，于髂嵴两侧各垫一小方垫；或将两个中圆枕呈外八字形斜垫于两锁骨至肋下，将一中圆枕横垫于耻骨联合和髂嵴下，呈三角形，使胸腹部呈悬空状，保持呼吸运动不受限和静脉回流通畅；⑤双侧膝盖下各垫一小软圈，两小腿胫前横置一软枕，使手术患者小腿呈自然微曲，增加舒适度。双足背下垫一小方软枕，避免足背过伸引起足背神经损伤。双腿用约束带固定。

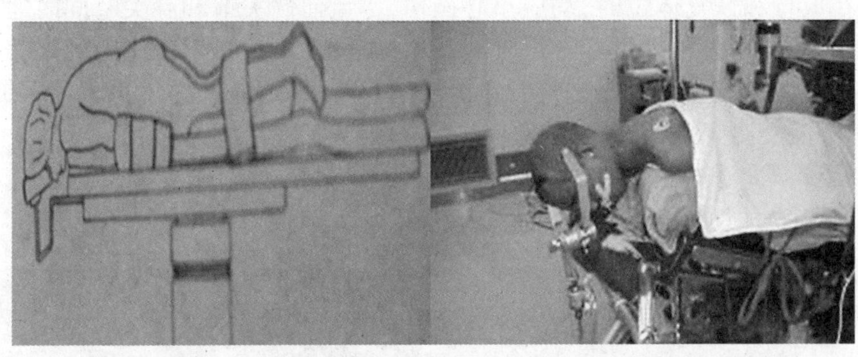

图6-4-5　俯卧位

2. 注意事项　①头部需妥善固定于头托或头架上，使用头托者必须注意前额、眼睛、耳朵、下颚、颧骨等处的保护，可选择凝胶头托或在放置体位前在前额、颧骨等易受压处给予防压疮透明敷贴，防止压疮发生；②放置俯卧位时应使用适当体位垫，使胸腹部悬空，避免受压，保持呼吸通畅和静脉回流；③男性手术患者注意避免阴茎和阴囊受压，女性手术患者注意避免乳房受压；④肥胖的手术患者，应注意两侧手臂的固定和保护，避免术中手臂意外滑落或由于固定约束过紧造成压伤。

（四）膀胱截石位

适用于会阴部及经腹会阴直肠手术（图6-4-6）。

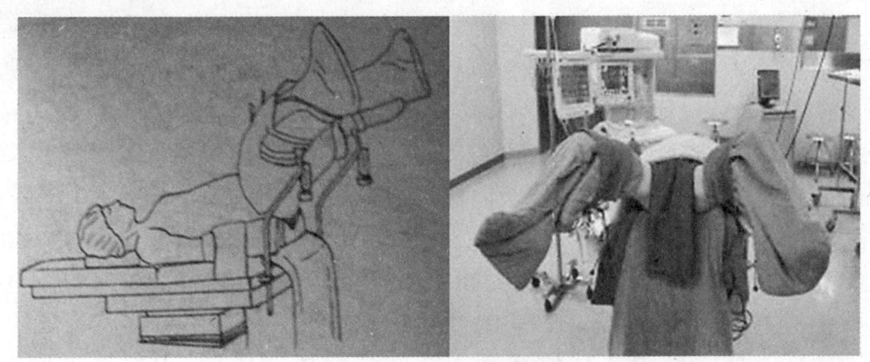

图6-4-6　膀胱截石位

1. 摆放方法　①将搁脚架分别置于手术床的两侧，根据手术患者大腿的长度及手术方式调节搁脚架的高度和方向；②手术患者呈仰卧位，待麻醉后，脱去长裤，套上棉质裤套，下移手术患者身体，直至其尾骨略超过手术床背板下沿；③将手术患者屈髋屈膝，大腿外展成60°~90°，分别缓慢置于搁脚架上，根据不同手术方式调节大腿间的角度及前屈角度，并用约束带固定双脚；④卸下或摇下手术床尾部1/3部分，根据手术需要，可于臀部下方置一软垫，减轻局部压迫，便于操作；⑤将一侧上肢置于身体旁，用小单包裹固定，

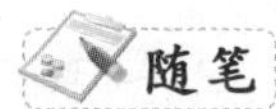

另一侧上肢置于搁手板上，外展<90°。

2. 注意事项 ①大腿前屈的角度应根据手术需要调整，经腹会阴手术，搁脚架与手术台成70°左右，单纯会阴部手术成105°左右，腹腔镜下左半结肠癌、乙状结肠癌和直肠癌根治术，双腿不要过度分开，股髂关节、膝关节屈曲成150°~170°。②两侧搁脚架必须处于同一水平高度。③放置截石位必须注意保护双侧腘窝，在腘窝下应置平整的薄软垫，并且避免其外侧面受硬物挤压，防止腓总神经损伤。④手术结束恢复体位时，应缓慢地将一条腿先从搁脚架上放下，避免血流动力学短时间内发生变化，引起体位性低血压。⑤对于有骨盆、股骨颈骨折史的手术患者，可通过抬高骶尾部使盆腔尽可能得到伸展。在放置和恢复体位时，均应小心操作，尽量使髋关节和膝关节同时运动，避免髋关节旋转，尤其是外旋外展。⑥放置截石位过程中，应注意手术患者的保暖，并且注意保护手术患者的隐私。⑦需进行肠道灌洗的直肠手术，应在手术患者臀下铺置防水巾，防止冲洗液浸湿床单，引起压疮发生。

（五）坐位

适用于后颅手术（图6-4-7）。

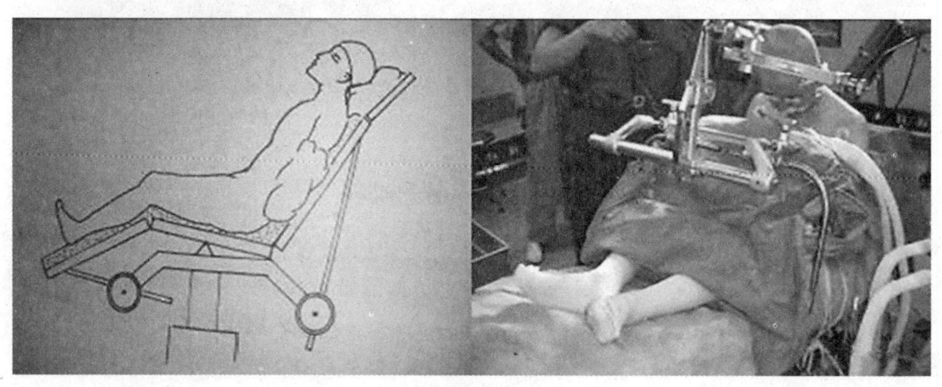

图6-4-7 坐位

1. 摆放方法 ①双腿选择合适的防栓袜或缠弹力绷带，避免栓塞的形成，防止深静脉血栓，甚至肺栓塞的发生。②双膝下垫一长圆枕，使两腿稍有弯曲，防止下肢过伸。③静脉通路通常建立于手术患者的左上肢，妥善固定，同时需保持静脉通路的通畅，外接延长管，方便于术中加药。④两臂套上护臂套，以防电刀灼伤。让双手指稍露，有利于在术中观察末梢循环。双手下分别放置长圆枕上并予以固定。⑤卸下手术床头板，双手抱住手术患者头部，床背慢慢抬起，直至床背成90°。⑥儿童或坐高较低者，臀下垫软方枕若干，使手术切口及消毒范围高于床背。⑦安置头架，并固定于手术床，调整手术床位置。⑧手术患者前胸与头架之间垫大方枕予以保护，并用约束带固定于床背。

2. 注意事项 ①穿防栓袜前，评估手术患者腿的长度和小腿最粗段的周长，选择合适的防栓袜。穿防栓袜前应先抬高双下肢，然后再穿。②为防止体位性低血压，床背抬高速度尽量放慢，在整个过程中，需密切监测各项指标，如有血压下降或心率减慢等，应立即停止体位变动。③体位安放完毕后，再次仔细检查头架的各个关节是否拧紧，检查手术患者身体的各部位是否已妥善固定；检查导尿管和深静脉穿刺管是否通畅，集尿袋可挂于手术患者左侧床边，以便观察术中的尿量。④手术结束后手术患者仍须保持坐位姿势送回病房，为保证安全，须将手术患者头部固定在床头。

思考题

1. 手术体位管理原则是什么？

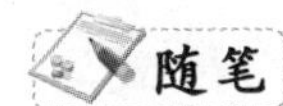

2. 常用的手术体位有哪些，分别适用于哪些手术？

3. 如何正确放置仰卧位、侧卧位、俯卧位和膀胱截石位，放置时有哪些注意事项？

第五节　协助实施麻醉与术中监测

作为手术室中的重要主体，麻醉师和手术室护士两者之间的相互了解和密切配合是确保所有手术患者生命安全、手术成功以及手术室正常运作的前提和保障。因此，一名合格的手术室护士除了掌握常规的手术室护理知识技能外，还应掌握麻醉基础知识和临床麻醉基础技术，能够正确协助麻醉师进行各种麻醉，冷静熟练配合麻醉师处理麻醉过程中的各种突发情况以及正确进行手术患者麻醉的监测。

一、全身麻醉的方法和配合

（一）全身麻醉的定义

使用麻醉药物经呼吸道吸入或静脉、肌内注射进入人体内，产生中枢神经系统的抑制，使手术患者在失去知觉、反射抑制和一定程度的肌肉松弛的情况下接受手术。

（二）全身麻醉的实施

全身麻醉的实施主要分为两大步骤：全身麻醉的诱导和全身麻醉的维持。

1. 全身麻醉的诱导　是指手术患者接受全麻药物后，由清醒状态到神志消失，并进入全麻状态后进行气管内插管的一个过程。诱导过程中，麻醉护士应配合麻醉师准备好麻醉机、气管插管用具等，开放静脉和胃肠减压管；巡回护士应准备好负压吸引装置，同时在全身麻醉诱导过程中应密切关注手术患者的血压、心率、心电图和血氧饱和度等基础生命体征，妥善固定手术患者，防止诱导期间手术患者发生意外坠床。

目前临床较常用的全身麻醉诱导方式有面罩吸入诱导法和静脉诱导法。面罩吸入法是将麻醉面罩扣于手术患者口鼻部，开启麻醉蒸发器并逐渐增加吸入浓度，待手术患者意识消失后，静注肌松药，行气管内插管。静脉诱导法是先以面罩吸入纯氧2~3分钟，根据病情选择合适的静脉麻醉药及剂量，从静脉缓慢注入并严密监测手术患者情况。待手术患者神志消失后再注入肌松药，麻醉面罩进行人工呼吸，实施气管内插管。

2. 全身麻醉的维持　全身麻醉的维持主要分为三种：即吸入麻醉维持、静脉麻醉维持和复合全身麻醉维持。

（1）吸入麻醉维持：使气体麻醉药或挥发性麻醉药经呼吸道吸入肺，由肺泡进入血液循环，继而到达中枢神经系统，以维持适当的麻醉深度。

（2）静脉麻醉维持：将麻醉药物通过静脉进入血液循环，继而到达中枢神经系统，以维持适当的麻醉深度。

（3）复合全身麻醉维持：是指两种或两种以上的全麻药物或（和）方法复合应用，实现麻醉时间、肌肉松弛的可控性，并可保持麻醉深度的平衡，以维持手术患者理想的麻醉状态。复合全身麻醉目前在临床得到越来越广泛的应用。

（三）全身麻醉的监测

对于全身麻醉的手术患者必须实施严密的监测，主要包括以下几个方面：

1. 心电监护　心电监护作为心脏功能监护的重要组成部分，是观察病情变化必不可少的手段。心电监护时应特别注意观察P波与QRS波群的变化，以便及时发现手术患者心律失常的早期症候群。

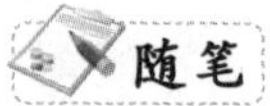

2. 血液动力学监测　包括血压、中心静脉压等。血压监测分为袖带式自动间接血压监测和直接血压监测（即动脉内置管进行连续有创的血压监测），代表心肌收缩力和心排血量，是维持脏器正常血液供应的必要条件。中心静脉压监测能够提示有效血容量的情况，以及周围血管收缩或心功能情况，指导术中液体管理。

3. 呼吸力学监测　具体指标包括气道压力、气道阻力、胸肺顺应性及最大吸气负压等，这些参数的变化与通气功能、呼吸做功及机械通气对机体生理的影响有密切关系。

4. 血氧饱和度监测　无创监测氧合功能，可早期发现低氧血症，并在一定程度上反映循环状态，用于整个手术过程中监测患者的供氧情况。

5. 呼气末二氧化碳分压　可监测通气，指导麻醉机和呼吸机的安全使用，确定气管导管位置；还能反映肺血流，监测体内CO_2产量的变化，及时发现病情变化。

6. 血液气体分析　全面精确地判断患者的呼吸功能，包括通气、换气以及组织氧供与氧耗，是麻醉和重症患者诊治中的一项重要监测项目。可根据病情需要，经皮穿刺桡动脉、股动脉或腋动脉抽取血样，也可通过持续留置动脉导管抽取。

（四）全麻的护理配合

1. 护理配合方法　麻醉前，应帮助手术患者了解全身麻醉这一麻醉方式，给予心理支持；麻醉前再次核对手术患者是否已去除可以活动的义齿；检查负压吸引装置使其呈完好备用状态，以便吸除呼吸道分泌物；备好急救药品和器材，同时检查手术患者约束保护是否松紧适宜，以免影响肢体血液循环。麻醉诱导时，及时传递必要的用品，协助麻醉师操作；还可用手掌轻按手术患者上腹部，以免面罩供氧时氧气进入胃内，引起胃肠道胀气。

2. 护理配合要点　①麻醉药物注入动脉可引起肢体血管痉挛，剧烈疼痛，甚至发生肢端坏死，因此开放静脉通路时应避免误入动脉，用药前必须进行严格的核对。②手术患者体质各不相同，注射麻醉药物后偶有过敏现象。因此麻醉药物需现配现用，静脉推注时应匀速、缓慢，同时准备好抗过敏药物。③有些麻醉药物（如丙泊酚）注入量多或注射速度过快时，可能出现短暂呼吸，循环抑制，应缓慢推注，并做好气管插管准备。④非气管插管麻醉情况下，必须做好气管插管准备。⑤静脉用药时应防止麻醉药渗漏，以免造成组织坏死；一旦出现，立即拔除，重新静脉穿刺，局部给予热敷或0.25%普鲁卡因局部封闭。

二、阻滞麻醉的方法和配合

（一）阻滞麻醉的方法

1. 臂丛神经阻滞　将麻醉药物注射至臂丛神经干（丛）旁，阻滞此神经的传导功能，从而达到此神经分布区域手术无痛的方法。

2. 颈丛神经阻滞　将麻醉药物注射至颈丛神经干（丛）旁，阻滞此神经的传导功能，从而达到此神经分布区域手术无痛的方法。

3. 蛛网膜下腔阻滞　将麻醉药物注射至蛛网膜下腔，使脊神经根、背根神经及脊髓表面部分神经的传导功能受阻，从而达到区域手术无痛的方法（图6-5-1）。

4. 硬膜外腔阻滞　将麻醉药物注射至硬膜外腔，使脊髓神经根的传导功能受阻，从而达到区域手术无痛的方法（图6-5-1）。

5. 表面麻醉　将渗透性强的局麻药喷洒于黏膜表面，通过黏膜渗透，作用于神经末梢起到抑制疼痛的作用。

6. 局部浸润麻醉　在手术切口四周的组织中，分层地注入局麻药物，以阻滞神经末梢而起到抑制疼痛的作用。

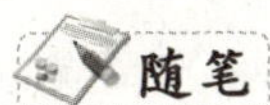

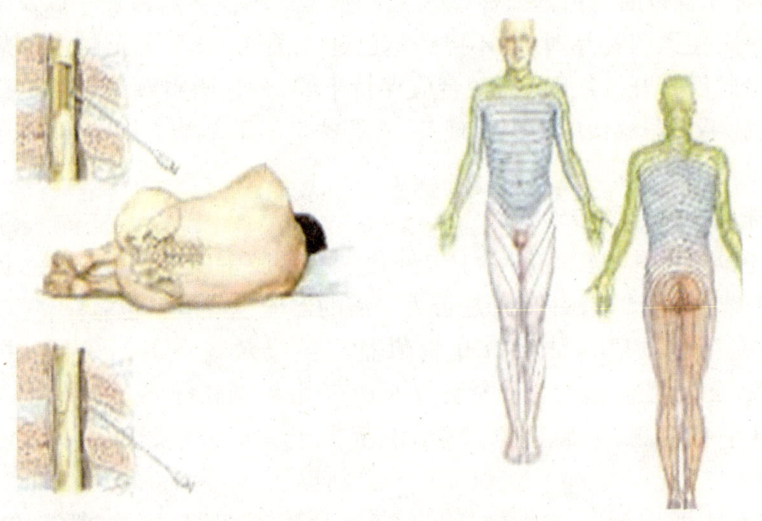

图6-5-1　硬膜外腔阻滞体位及不同水平麻醉所达无痛区域

（二）阻滞麻醉的护理配合

遵医嘱准备麻醉药，并与实施阻滞麻醉的麻醉师进行双人核对，核对无误后方可使用。提醒操作者每次注药前均要回抽，确定不在血管内方可注射，以防局麻药注入血管内。注意麻醉药物用量的计算，防止超量。局麻药物有可能引起过敏反应、循环系统抑制、呼吸系统抑制、中枢神经系统抑制及中毒，手术进行过程中必须加强巡视和监测。蛛网膜下腔麻醉的平面可随体位发生变化，所以手术患者应在可调节床面的手术床上实施手术，并注意在麻醉前开放静脉通路，补充容量，维持有效血液循环。硬膜外腔麻醉前应协助麻醉医生放置正确的体位，麻醉过程中协助扶持患者，不要随意离开，防止患者坠床或意外发生；用药前确定置管位置，避免误入蛛网膜下腔，否则可能引起患者全脊髓麻醉。

思考题

1. 何为全身麻醉？全身麻醉的实施分为哪两大步骤？
2. 全身麻醉的监测包括哪些内容？
3. 阻滞麻醉分为哪几种方法，各有何特点？
4. 手术室护士如何配合麻醉师对手术患者进行全身麻醉和阻滞麻醉？

第六节　手术前准备

规范、严格的手术前准备是成功开展手术的基础与保障，每一名手术室护士都应加强操作练习，提高专科理论知识，以此确保和提高手术前准备质量。手术前准备主要分为三部分，分别是无菌手术器械台的准备、手术人员准备和手术患者准备，其中涵盖了许多手术室基础护理操作技能和手术室护理基本原则。

一、无菌手术器械台的准备

为保证手术全程所有手术物品的无菌状态，防止再污染，在手术开始前，洗手护士必须先建立无菌器械台，形成无菌区域。

（一）无菌手术器械台准备的基本原则

无菌手术器械台准备的基本原则包括：①在洁净、宽敞的环境中开启无菌器械包和

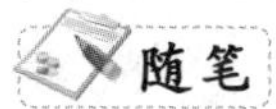

敷料包，操作者穿着整洁，符合要求；②建立和整理无菌器械台过程中以及洗手护士和巡回护士交接一次性无菌物品时，均不可跨越已建无菌区；③无菌器械包和敷料包应在手术体位放置完成后打开；④无菌器械台应保持干燥，一旦敷料潮湿必须更换或重新覆盖无菌巾；⑤无菌手术器械台应为现用现备，若特殊情况下不能立即使用，则必须使用无菌巾覆盖，有效期为4小时。

（二）铺无菌器械台的步骤

1. 无菌包开启前检查　包括：①包外化学指示胶带变色情况；②包上灭菌有效期；③外包装是否破损、潮湿或污秽；④是否为所需的器械包或敷料包。

2. 开启无菌包顺序　徒手打开无菌器械包或敷料包的最外层，注意手与未灭菌物品不能触及外层包布内面；内层包布应使用无菌镊子或无菌钳打开，注意顺序为先对侧，再左右两侧，最后近侧；或由洗手护士完成外科洗手，并戴上无菌手套后再打开。

3. 建立无菌器械台　方法包括：①直接利用无菌器械包或敷料包的包布打开后铺置于器械台上，建立无菌器械台；②利用无菌敷料包内的无菌敷料先建立无菌台面，然后打开无菌器械包将无菌器械移至无菌台面上；③铺无菌器械台时，台面敷料铺置至少应达到4层，台面要求平整，四周边缘下垂不少于30cm；④手术托盘一般摆放正在使用或即将使用的器械和物品，可在铺置无菌巾的过程中使用无菌双层中单和大孔巾直接铺置其上，建立无菌手术托盘，也可用双层无菌托盘套铺置。

4. 整理无菌器械台　洗手护士按照相同的既定顺序整理常规手术敷料和器械。特殊手术器械及物品，可按术中使用顺序、频率分类放置，以方便洗手护士在手术配合中及时拿取所需器械及物品。

5. 清点器械及物品　手术开始前洗手护士与巡回护士必须完成所有手术纱布、器械及物品的清点，巡回护士逐项记录。

二、手术人员准备

手术前，每一名手术团队成员必须严格按规范进行手术前自身准备，包括外科手消毒、穿无菌手术衣和戴无菌手套，通过规范、严格的手术前手术人员自身准备，建立无菌屏障，预防手术部位感染。

（一）外科手消毒（surgical hand antisepsis）

是指外科手术前医务人员用肥皂（皂液）和流动水洗手，再用手外科消毒剂清除或者杀灭手部暂居菌和减少常居菌的过程。使用的手消毒剂应具有持续抗菌活性。

1. 明确外科手消毒定义　外科手消毒与洗手、卫生手消毒统称为手卫生，其中洗手仅指用肥皂或皂液和流动水洗手，去除手部皮肤污垢和暂住菌的过程。而卫生手消毒是指医务人员使用速干手消毒剂揉搓双手，减少手部暂住菌的过程，两者应与外科手消毒区分。

2. 外科手消毒的设施准备　洗水池应设置在手术间附近，高矮合适，防溅喷，洗水池面应光滑无死角，每日清洁。水龙头应为非手接触式，数量不少于手术间数。清洁指甲用具指定容器存放，每日清洁与消毒。手刷等搓刷用品应指定放置，一人一用一灭菌或一次性无菌使用。外科手消毒剂应符合国家相关规定，并采用非手接触式出液器，宜使用一次性包装，重复使用的容器每次用完应清洁、消毒。

3. 外科手消毒的原则　先洗手后消毒；不同手术患者之间、手套破损、手被污染时，应重新进行外科手消毒；在整个外科手消毒过程中应始终保持双手位于胸前，低于肩高于腰，使水由手指远端自然流向肘部（图6–6–1）。

4. 洗手方法与要求　主要包括以下几个步骤，①洗手之前正确佩戴帽子、口罩及防护眼罩（图6–6–2），摘除戒指、人工指甲等手部饰物，并修剪指甲，长度应不超过指尖。②取适量的清洗剂清洗双手、前臂和上臂下1/3，并认真揉搓。清洁双手时，可使用手刷等清洁指甲下的污垢和手部皮肤的皱褶处。③流动水冲洗双手、前臂和上臂下1/3。④使用干手物品擦干双手、前臂和上臂下1/3。

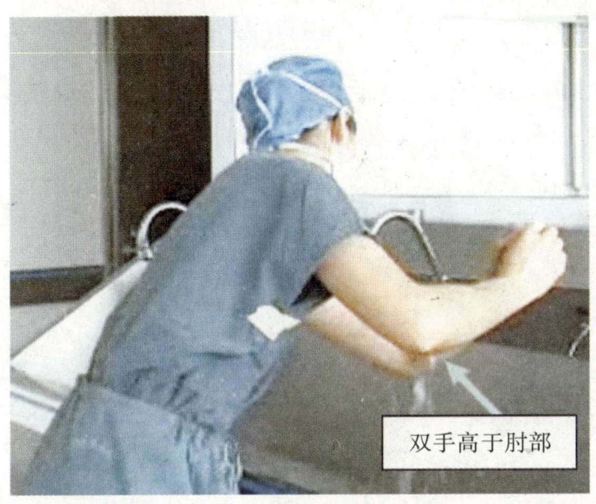

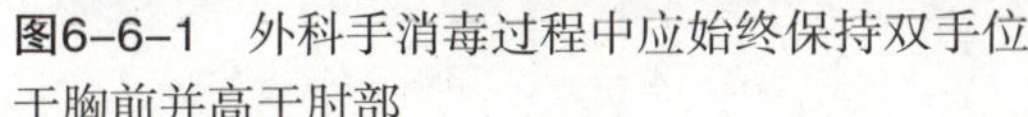
图6–6–1　外科手消毒过程中应始终保持双手位于胸前并高于肘部

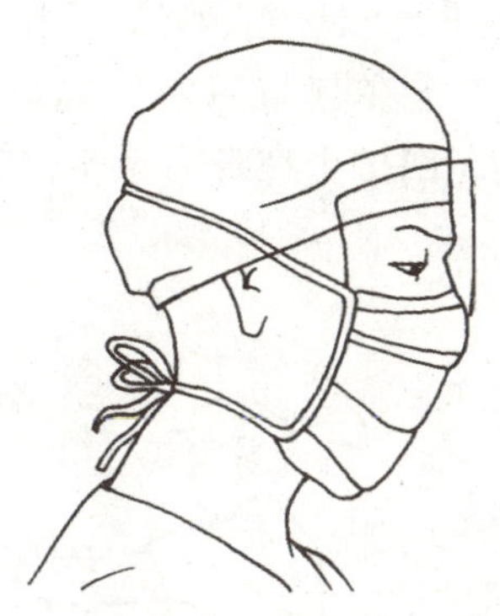
图6–6–2　洗手之前戴帽子、口罩及防护眼罩

5. 外科手消毒方法　主要分为以下两种方法：①冲洗手消毒法：取足量的外科手消毒剂涂抹至双手的每个部位、前臂和上臂下1/3，并认真揉搓2~6分钟，用流动水冲净双手、前臂和上臂下1/3，使用无菌毛巾或一次性无菌纸巾彻底擦干。②免冲洗手消毒法：取适量免冲洗手消毒剂涂抹至双手的每个部位、前臂和上臂下1/3，并认真揉搓至消毒剂干燥。具体消毒剂的取液量、揉搓时间及使用方法遵循外科手消毒剂产品的使用说明。

我国卫生部关于手卫生的规范中明确规定了外科手消毒中手部揉搓的步骤，包括：（A）掌心相对揉搓；（B）手指交叉，掌心对手背揉搓；（C）手指交叉，掌心相对揉搓；（D）弯曲手指关节在掌心揉搓；（E）拇指在掌心中揉搓；（F）指尖在掌心中揉搓（图6–6–3）。

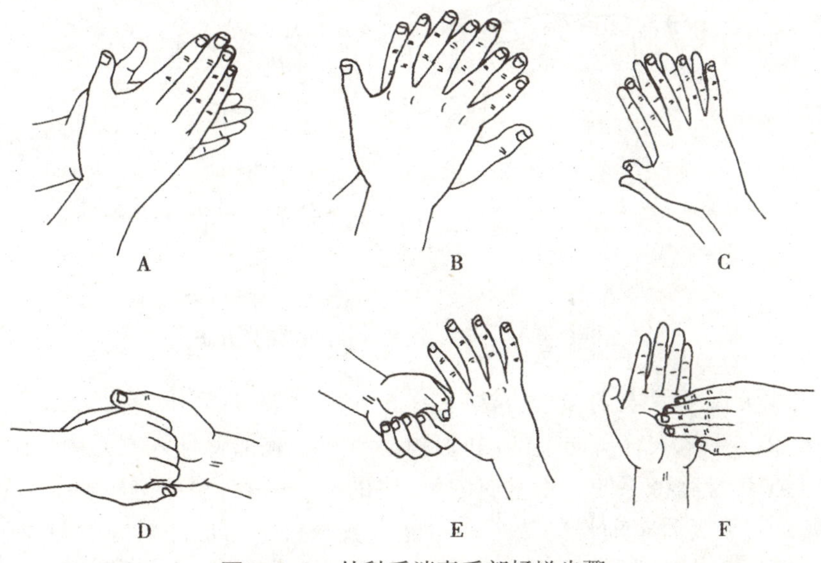

图6–6–3　外科手消毒手部揉搓步骤

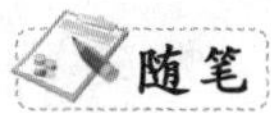

6. 注意事项　冲洗手消毒法中，用无菌毛巾或一次性无菌纸巾彻底擦干是指将手、前臂和肘部依次擦干，先擦双手，然后将无菌毛巾或一次性无菌纸巾折成三角形，光边向心，搭在一侧前臂上，对侧手捏住无菌毛巾或一次性无菌纸巾的两个角，由手向肘部顺势移动，擦干水迹，不得回擦；擦对侧时，将无菌毛巾或一次性无菌纸巾翻转，方法同前。

（二）无菌手术衣穿着

常用的无菌手术衣有两种式样：一种是背部对开式手术衣，另一种是背部全遮式手术衣。

1. 对开式无菌手术衣的穿着方法（图6-6-4）　①洗手后，取手术衣，提起衣领轻轻抖开，将手术衣轻掷向上的同时，顺势将双手和前臂伸入衣袖内，并向前平行伸展（A）；②巡回护士在其身后协助向后拉衣（B）；③洗手护士双手交叉，腰带不交叉向后传递（C）；④巡回护士在身后系带；⑤手术衣无菌区域为：肩以下、腰以上、腋前线的胸前及双手（D）。

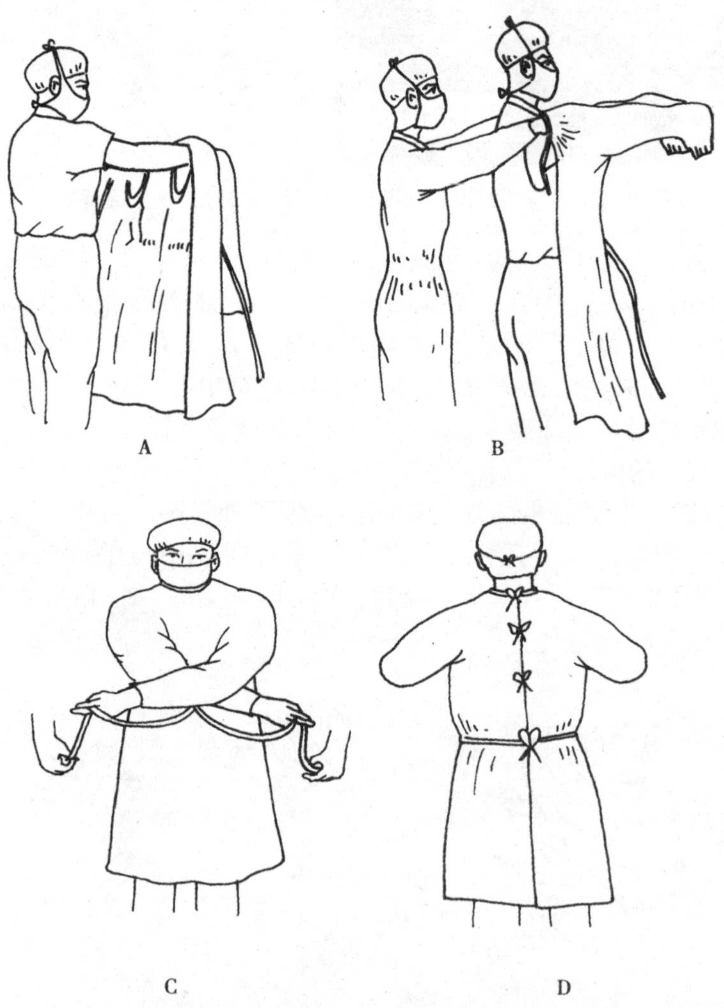

图6-6-4　对开式无菌手术衣的穿着方法

2. 全遮式无菌手术衣的穿着方法（图6-6-5）　①洗手后，取手术衣，将衣领提起轻轻抖开（A）；②将手术衣轻掷向上的同时，顺势将双手和前臂伸入衣袖内，并向前平行伸展，巡回护士在其身后将手伸直手术衣内侧，协助向后拉衣，手不得碰触手术衣外侧（B）；③穿衣者戴无菌手套后将前襟的腰带递给已完成外科手消毒并戴好无菌手套的洗手护士（C）；④洗手护士拉住腰带后嘱穿衣者原地缓慢转动一周，再将腰带还与穿衣者（D）；

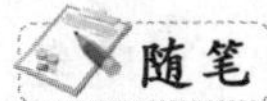

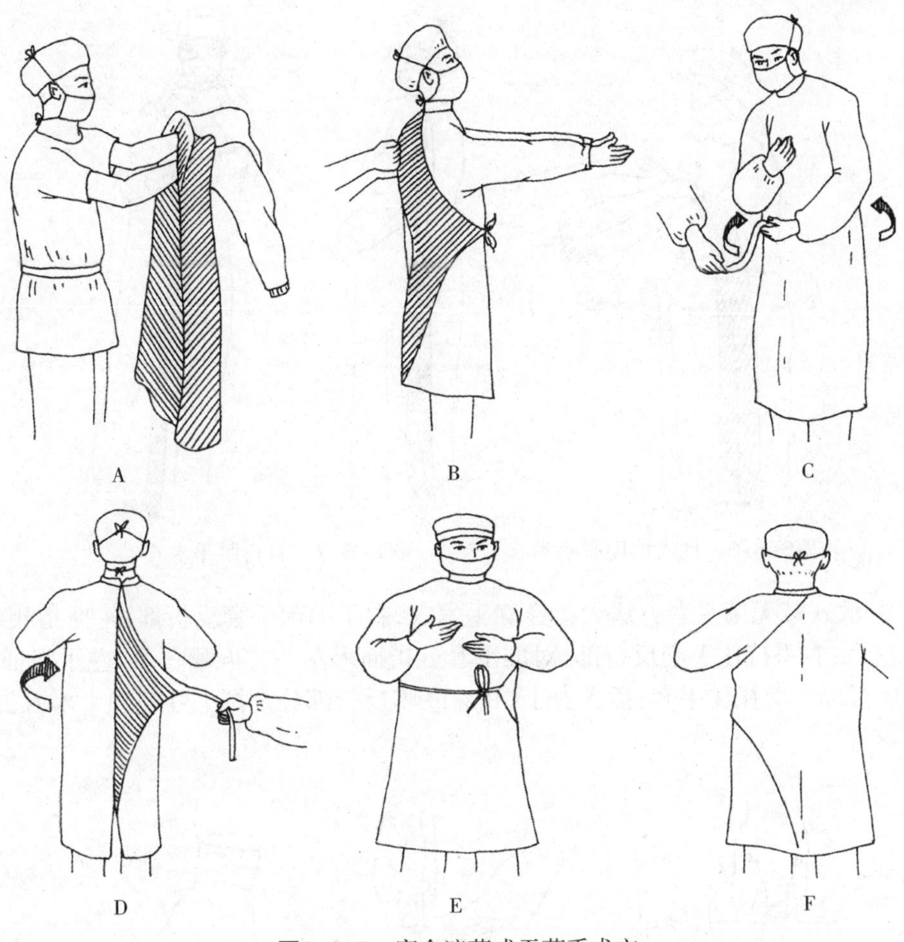

图6-6-5 穿全遮蔽式无菌手术衣

⑤穿衣者将腰带系于胸前(E);⑥无菌区域为:肩以下、腰以上的胸前、双手臂、侧胸及后背(F)。

3. 注意事项 ①穿手术衣必须在手术间进行,四周有足够的空间,穿衣者面向无菌区。穿衣时,手术衣不可触及任何非无菌物品,若不慎触及,应立即更换;②巡回护士向后拉衣领、衣袖时,双手均不可触及手术衣外面;③穿全遮式手术衣时,穿衣人员必须戴好手套,方可接取腰带;④穿好手术衣、戴好手套,在等待手术开始前,应将双手放在手术衣胸前的夹层或双手互握置于胸前。双手不可高举过肩、垂于腰下或双手交叉放于腋下。

4. 连台手术更换无菌手术衣的方法 需要进行连续手术时,连台的手术人员首先应洗净手套上的血迹,然后由巡回护士松解背部系带,先脱去手术衣,后脱去手套。脱手术衣时必须保持双手不被污染,否则必须重新进行外科手消毒。脱手术衣的方法有两种:①他人协助脱衣法:自己双手向前微屈肘,巡回护士面对脱衣者,握住衣领将手术衣向肘部、手的方向顺势翻转脱下,此时手套的腕部正好翻于手上(图6-6-6)。②个人脱衣法:脱衣者左手抓住右肩手术衣外面,自前拉下,使手术衣的衣袖由里向外翻转;同样方法拉下左肩并脱下手术衣,保护手臂及洗手衣裤不触及手术衣的外面,以免受到污染(图6-6-7)。

(三)戴无菌手套

由于外科手消毒仅能去除和杀灭皮肤表面的暂居菌,对皮肤深部常驻菌无效。在手术过程中,皮肤深部的细菌会随术者汗液带到手的表面。因此,参加手术人员必须戴无菌手套。需注意的是,戴无菌手套不能取代外科手消毒。

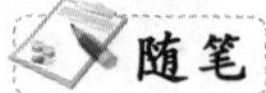

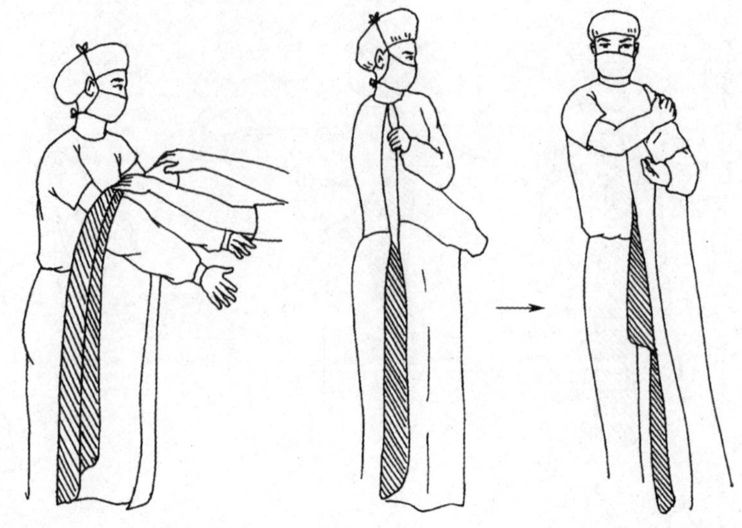

图6-6-6　他人协助脱手术衣　　图6-6-7　自行脱手术衣

1. 开放式戴无菌手套方法　①穿好手术衣，右手提起手套反折部，将拇指相对(A)。②先戴左手：右手持住手套反折部，对准手套五指插入左手。再戴右手：左手指插入右手手套的反折部内面托住手套，插入右手(B)。③将反折部分别翻上并包住手术衣袖口(C)(图6-6-8)。

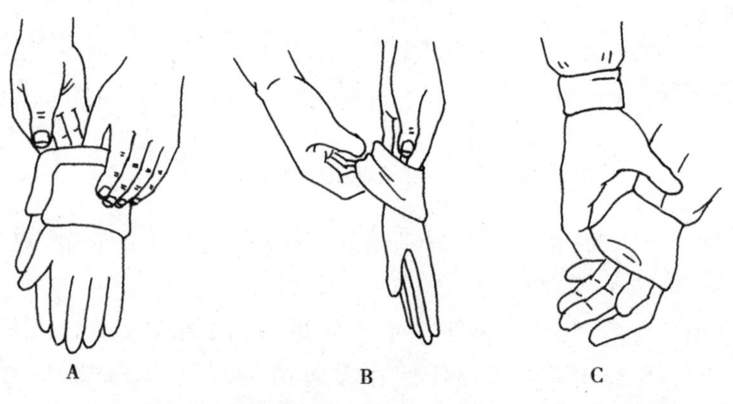

图6-6-8　开放式戴手套

2. 密闭式戴无菌手套方法　该方法与开放式戴手套法的区别是手术者的双手不直接暴露于无菌界面中，而是藏于无菌手术衣袖中，完成无菌手套的佩戴(图6-6-9)。

3. 协助术者戴无菌手套方法　①洗手护士双手手指(拇指除外)插入手套反折口内面的两侧，手套拇指朝外上，小指朝内下，呈外八字形，四指用力稍向外拉开以扩大手套入口，有利术者戴手套；②术者左手掌心朝向自己，对准手套，五指向下，护士向上提，同法戴右手；③术者自行将手套反折翻转包住手术衣袖口(图6-6-10)。

4. 注意事项　主要包括：①持手套时，手稍向前伸，不要紧贴手术衣；②戴开放式手套时，未戴手套的手不可触及手套外面，戴手套的手不可接触手套的内面；③戴好手套后，应将手套的反折处翻转过来包住袖口，不可将腕部裸露；翻转时，戴手套的手指不可触及皮肤；④戴有粉手套时，应用生理盐水冲净手套上的滑石粉再参与手术；⑤协助术者戴手套时，洗手护士戴好手套的手应避免触及术者皮肤。

5. 连台手术的脱无菌手套法　①按连台手术脱手术衣法脱去手术衣，使手套边缘反折；②将戴手套的右手插入左手手套外面的反折处脱去手套，然后左手拇指

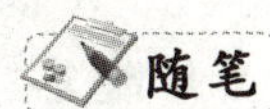

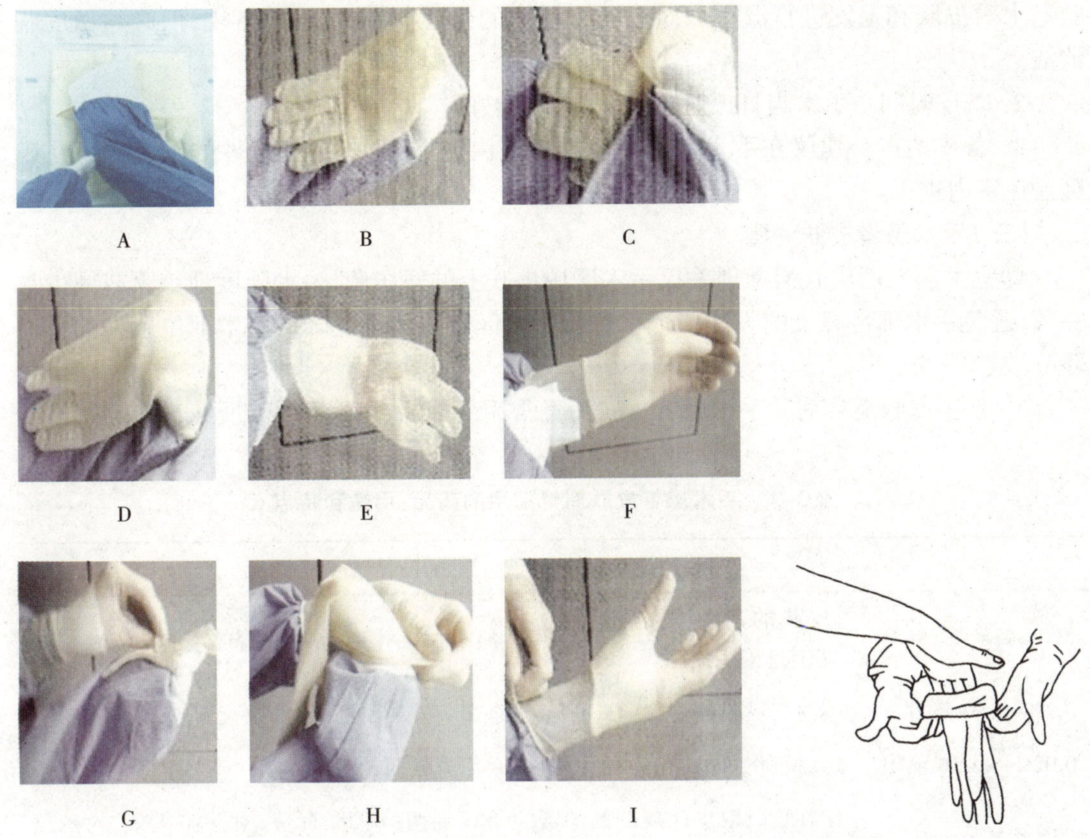

图6-6-9 密闭式戴手套方法

图6-6-10 他人协助戴手套

伸入右手手套内面的鱼际肌之间，向下脱去右手手套；③注意戴手套的手不可触及双手的皮肤，脱去手套的手不可触及手套外面，以确保手不被手套外的细菌污染；④脱去手套后，双手需重新外科手消毒后方可参加下一台手术。

三、手术患者准备

手术患者的皮肤表面存在大量微生物，包括暂住菌和常居菌，手术团队成员通过对手术患者进行清洁皮肤、有效备皮和消毒皮肤等术前准备工作，杀灭暂居菌，最大限度地杀灭或减少常居菌，以此避免手术部位感染。

（一）手术患者皮肤清洁

手术患者皮肤清洁的目的是清除患者皮肤残留污垢，根据患者的情况不同可采用以下方法：

1. 活动自如的手术患者　术前一天用含抑菌成分（洗必泰、醇类）的沐浴露进行淋浴，嘱手术患者清洗手术切口四周皮肤，清理皮肤皱褶内的污垢。

2. 活动受限的手术患者　术前用含抑菌成分（洗必泰、醇类）的沐浴露进行床上沐浴，条件许可的话床上沐浴最好两次以上（视患者身体状况和皮肤实际洁净度而定）。

（二）手术患者术前备皮

人体皮肤表面常有各种微生物，包括暂居菌群和常居菌群，特别是当术前备皮不慎损伤皮肤时，更易造成暂居菌寄居而繁殖，成为手术部位感染的因素之一。

1. 备皮方法　应尽可能使用电动毛发去除器。应谨慎使用脱毛膏，使用前应严格按照生产商的说明进行操作，以及对手术患者进行相关的过敏试验；应尽量避免使用剃毛刀，防止手术患者手术区域毛囊受损，继发术后感染；如需使用，应在备皮前用温和型

肥皂水对皮肤和毛发进行湿润。对于毛发稀疏的患者，不主张术前备皮，但必须做皮肤清洁。

2. 备皮时间　手术当日，越接近手术时间越好。

3. 备皮地点　建议在手术室的术前准备室内进行；不具备此条件的医院也可在病区治疗室内进行。

（三）手术患者皮肤消毒

即手术前采用皮肤消毒剂杀灭手术区域皮肤上的暂居菌，最大限度地杀灭或减少常驻菌，避免手术部位感染的方法。严格进行手术区皮肤消毒是降低手术部位感染的重要环节。

1. 常用皮肤消毒剂　手术患者皮肤消毒常用的药品、用途和特点见表6-1。

表6-1　手术患者皮肤消毒常用的药品、用途和特点

药品	主要用途	特点
2%~3%碘酊	皮肤的消毒（需乙醇脱碘）临床上使用很少	杀菌谱广、作用力强、能杀灭芽胞
0.2%~0.5%碘附	皮肤、黏膜的消毒	杀菌力较碘酊弱，不能杀灭芽胞，无须脱碘
0.02%~0.05%碘附	黏膜、伤口的冲洗	杀菌力较弱，腐蚀性小
75%乙醇	颜面部、取皮区皮肤的消毒；使用碘酊后脱碘	杀灭细菌、病毒、真菌，对芽胞无效，对乙肝等病毒无效
0.1%~0.5%氯己定	皮肤消毒	杀灭细菌，对结核杆菌、芽胞有抑制作用

2. 注意事项　进行手术患者皮肤消毒时，应注意：①采用碘附皮肤消毒，应涂擦2遍，作用时间3分钟。②脐、腋下、会阴等皮肤皱褶处的消毒应注意加强。③在消毒过程中，操作者双手不可触碰手术区或其他物品。④遇术前有结肠造瘘口的手术患者，皮肤消毒前应先将造瘘部位用无菌纱布覆盖，使之与手术切口及周围区域相隔离，再进行常规皮肤消毒。⑤遇烧伤、腐蚀或皮肤受创伤的手术患者，应使用0.9%的生理盐水进行术前皮肤冲洗准备。⑥皮肤消毒后，应使消毒剂与皮肤有充分时间接触后，再铺无菌巾，以使消毒剂发挥最大消毒效果。⑦实施头面部、颈后入路手术时，应在皮肤消毒前用防水眼贴（或眼保护垫）保护双眼，防止消毒液流入眼内，损伤角膜。⑧皮肤消毒时，避免消毒液流入手术患者身下、止血袖带下或电极板下，防止发生化学性烧伤或诱发压疮。消毒过程中一旦弄湿床单，应及时更换，以免术中患者皮肤长时间接触浸有消毒液的床单，造成皮肤灼伤（婴幼儿手术尤其应注意）。⑨遇糖尿病或有皮肤溃疡的手术患者，手术医生进行皮肤消毒时，动作应尽可能轻柔。⑩用于皮肤消毒的海绵钳使用后不可再放回无菌器械台。

3. 皮肤消毒的方法和范围　以目前临床上使用较多的0.2%~0.5%碘附为例，介绍手术区域皮肤消毒的范围如下：

（1）头部手术：头部及前额（图6-6-11）。

（2）口、颊面部手术：面、唇及颈部（图6-6-12）。

（3）耳部手术：术侧头、面颊及颈部（图6-6-13）。

（4）颈部手术：①颈前部手术：上至下唇，下至乳头，两侧至斜方肌前缘；②颈椎手术：上至颅顶，下至两腋窝连线（图6-6-14）。

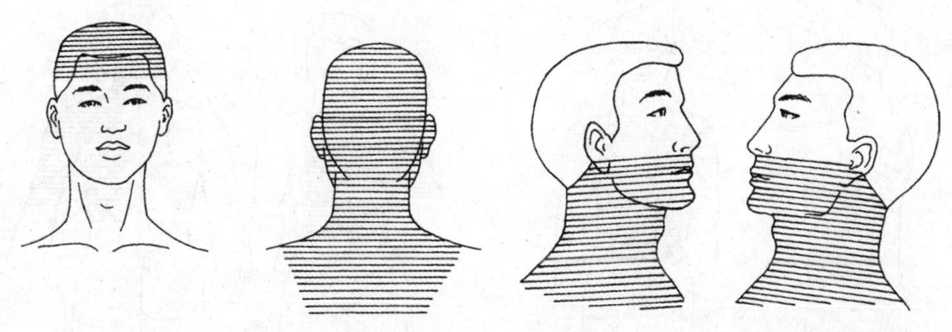

图6-6-11　头部及前额消毒范围　　图6-6-12　面、唇及颈部消毒范围

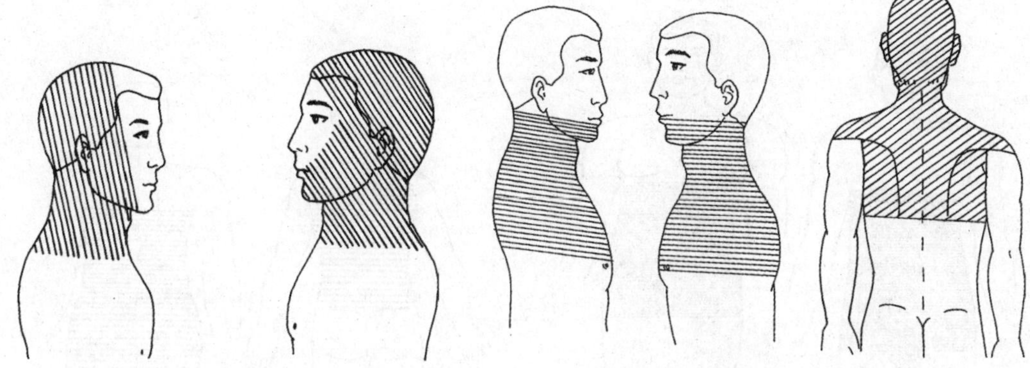

图6-6-13　耳部手术消毒范围　　图6-6-14　颈部手术消毒范围

（5）锁骨部手术：上至颈部上缘，下至上臂上1/3处和乳头上缘，两侧过腋中线（图6-6-15）。

（6）胸部手术：①侧卧位：前后过腋中线，上至肩及上臂上1/3，下过肋缘，包括同侧腋窝（图6-6-16）。②仰卧位：前后过腋中线，上至锁骨及上臂，下过脐平行线（图6-6-17）。

（7）乳癌根治手术：前至对侧锁骨中线，后至腋后线，上过锁骨及上臂，下过脐平行线（图6-6-18）。

（8）腹部手术：①上腹部手术：上至乳头，下至耻骨联合，两侧至腋中线；②下腹部手术：上至剑突，下至大腿上1/3，两侧至腋中线（图6-6-19）。

（9）脊柱手术；①胸椎手术：上至肩，下至髂嵴连线，两侧至腋中线；②腰椎手术：上至两腋窝连线，下过臀部，两侧至腋中线（图6-6-20）。

（10）肾脏手术：前后过腋中线，上至腋窝，下至腹股沟（图6-6-21）。

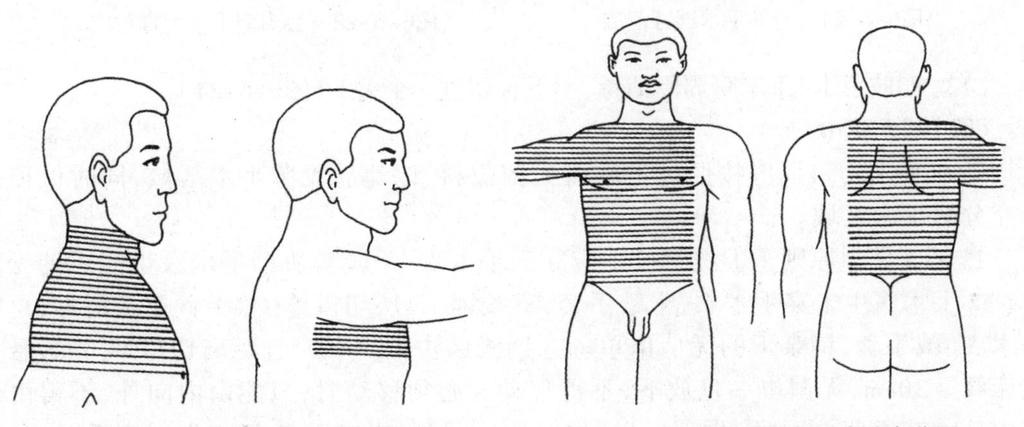

图6-6-15　锁骨部手术消毒范围　　图6-6-16　侧卧位胸部手术消毒范围

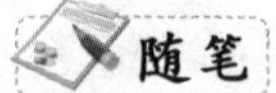

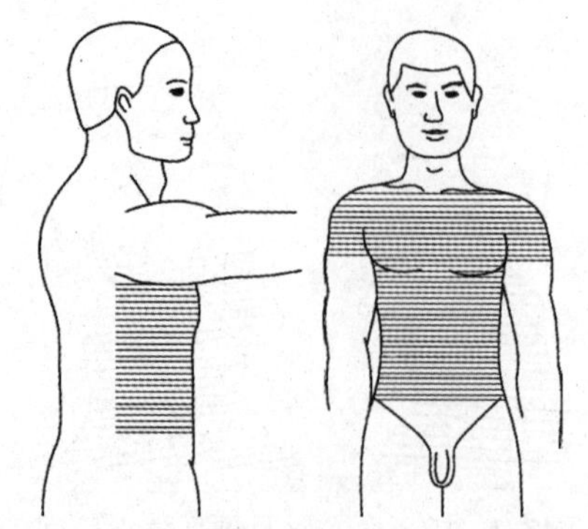

图6-6-17　仰卧位胸部手术消毒范围

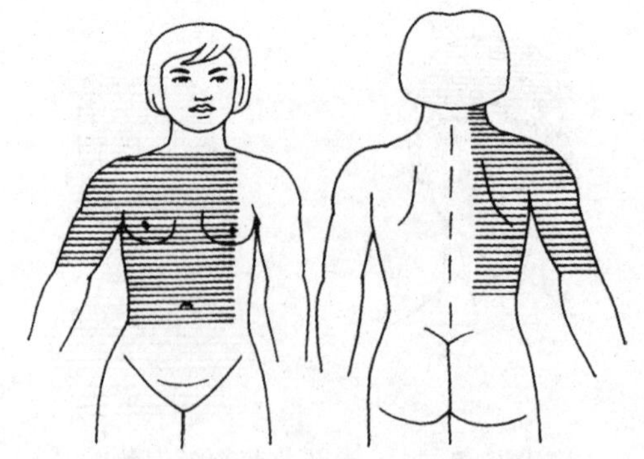

图6-6-18　乳癌根治手术消毒范围

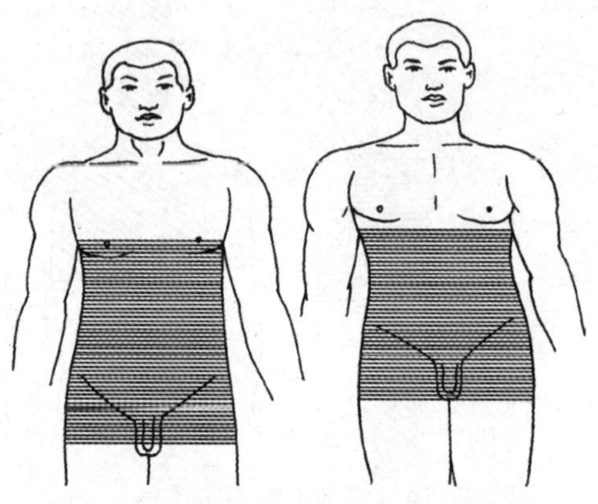

图6-6-19　上腹部手术消毒范围和下腹部手术消毒范围

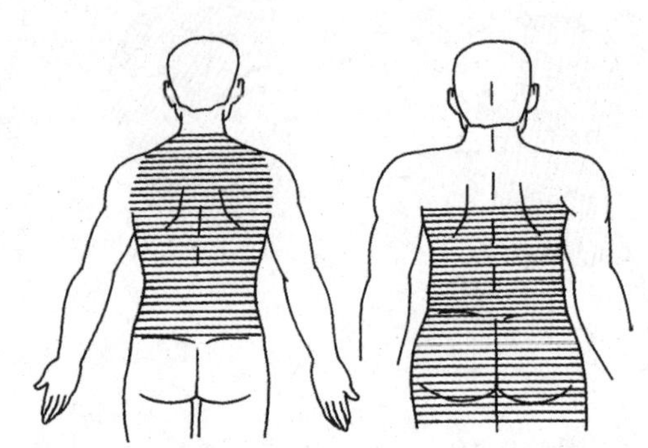

图6-6-20　胸椎手术消毒范围和腰椎手术消毒范围

（11）会阴部手术：耻骨联合、肛门周围及臀，大腿上1/3内侧（图6-6-22）。

（12）髋部手术：前后过正中线，上至剑突，下过膝关节（图6-6-23）。

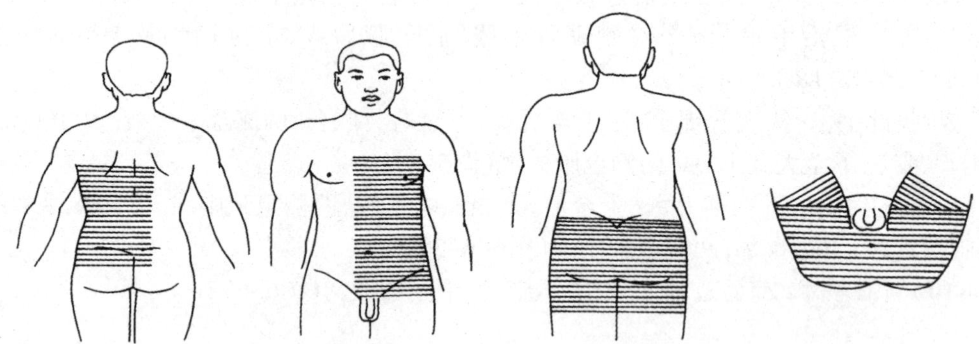

图6-6-21　肾部手术消毒范围　　图6-6-22　会阴部手术消毒范围

（13）四肢手术：手术野周围消毒，上下各超过一个关节（图6-6-24）。

（四）铺无菌巾

即在手术切口周围按照规定铺盖无菌敷料，以建立无菌手术区域，同时保证暴露充分的手术区域。

1. 铺无菌巾原则　①洗手护士应穿戴手术衣、手套后协助手术医生完成铺无菌巾。②手术医生未穿手术衣、未戴手套，直接铺第1层切口单；双手臂重新消毒，再穿手术衣、戴手套，铺余下的无菌巾单。③铺无菌巾至少4层，且距离切口2~3cm，悬垂至床缘下30cm，无菌巾一旦放下，不得移动。必须移动时，只能由内向外，不得由外向内。④铺无菌巾顺序：先下后上，先对侧后同侧（未穿手术衣）；先同侧后对侧（已

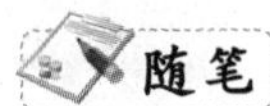

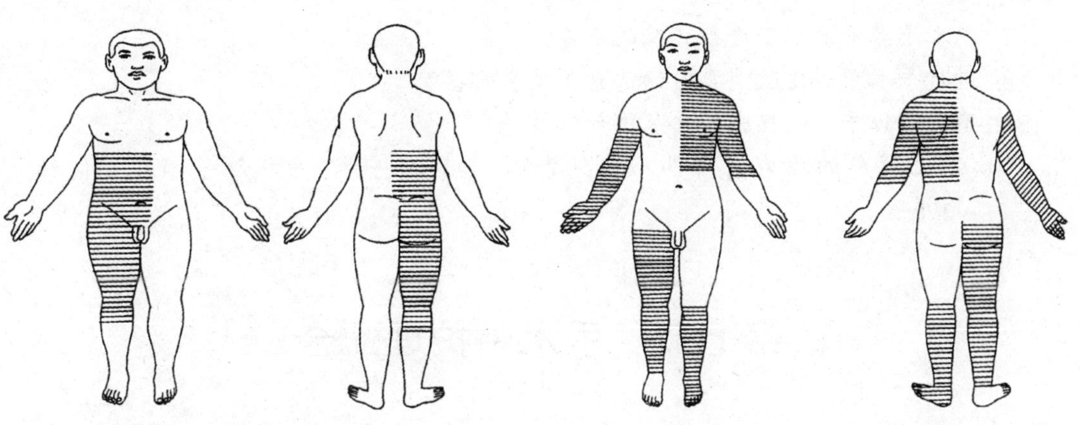

图6-6-23　髋部手术消毒范围　　图6-6-24　四肢手术消毒范围

穿手术衣)。

2. 常见手术铺无菌巾方法

(1)腹部手术:①洗手护士递第1~3块治疗巾,折边开口向医生,铺切口的下方、对方、上方,第4块治疗巾,折边开口对向自己,铺切口同侧,布巾钳固定;②铺大单2块,分别遮盖上身及头架、遮盖下身及托盘,铺单时翻转保护双手不被污染;③铺大洞巾1块遮盖全身,对折中单铺托盘;④若肝、脾、胰、髂窝、肾移植等手术时,宜先在术侧身体下方铺对折中单1块。

(2)甲状腺手术:①对折中单铺于头、肩下方,巡回护士协助患者抬头,上托盘架;②中单1块横铺于胸前;③将治疗巾2块揉成团形,填塞颈部两侧空隙;④切口四周铺巾方法同腹部手术。

(3)胸部(侧卧位)、脊椎(胸段以上)、腰部手术:①对折2块中单,分别铺盖切口两侧身体的下方;②切口铺巾,同腹部手术。

(4)乳腺癌根治手术:① 对折中单4层铺于胸壁下方及肩下;②中单1块包裹前臂,绷带包扎固定;③治疗巾5块,交叉铺盖切口周围,巾钳固定;④1块大单铺于腋下及上肢;另一块铺身体上部、头架;⑤铺大洞巾覆盖全身;⑥中单横铺于术侧头架一方,巾钳固定于头架或输液架上,形成无菌障帘。

(5)会阴部手术:①中单四层铺于臀下,巡回护士协助抬高患者臀部;②治疗巾4块铺切口周围,大单铺上身至耻骨联合;③双腿套上腿套,注意不能触及脚套内层。

(6)四肢手术:① 大单四层铺于术侧肢体下方;②对折治疗巾1块,由下至上围绕上臂或大腿根部及止血带,巾钳固定;③中单包术侧肢体末端,无菌绷带包扎,用大单铺身体及头架;④术侧肢体从大洞巾孔中穿出。

(7)髋关节手术:①对折中单铺于术侧髋部下方;②大单铺于术侧肢体下方;③治疗巾:第1块铺于患者会阴部,第2~5块铺于切口四周用布巾钳固定;④中单对折包裹术侧肢体末端,铺大单于上身及头架;⑤铺大洞巾方法同“四肢手术”。

思考题

1. 无菌手术器械台建立的基本原则有哪些?
2. 如何按规范步骤铺无菌器械台?
3. 何为外科手消毒?外科手消毒的具体方法是什么?
4. 如何穿着全遮式无菌手术衣?
5. 如何开放式戴无菌手套和闭合式戴无菌手套?
6. 如何协助手术医生佩戴无菌手套?

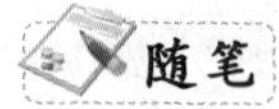

7. 手术患者术前如何进行正确的备皮？
8. 进行手术患者皮肤消毒时的注意事项有哪些？
9. 不同部位手术的皮肤消毒范围如何选择？
10. 铺无菌巾的原则有哪些？常见手术，如腹部手术、甲状腺手术应如何铺无菌巾？

第七节　手术中护理配合

一、洗手护士配合

（一）洗手护士工作流程

洗手护士工作流程主要包括以下几个步骤：①准备术中所需物品；②外科手消毒；③准备无菌器械台；④清点物品；⑤协助铺手术巾；⑥传递器械物品配合手术；⑦清点物品；⑧关闭伤口；⑨清点物品；⑩手术结束器械送消毒供应中心处理。

（二）洗手护士职责

1. 手术前准备职责　洗手护士应工作严谨、责任心强，严格落实查对制度和无菌技术操作规程；术前了解手术步骤、配合要点和特殊准备，熟练配合手术；按不同手术准备术中所需的手术器械，力求齐全。

2. 手术中配合职责　洗手护士应提前15分钟洗手，进行准备。具体工作分器械准备、术中无菌管理和物品清点几个部分。器械准备包括：①整理器械台，物品定位放置；②检查器械零件是否齐全，关节性能是否良好；③正确、主动、迅速地传递所需器械和物品；④及时收回用过的器械，擦净血迹，保持器械干净。术中无菌管理包括：①协助医生铺无菌巾；②术中严格遵守无菌操作原则，保持无菌器械台及手术区整洁、干燥，无菌巾如有潮湿，应及时更换或重新加盖无菌巾。物品清点包括：①与巡回护士清点术中所需所有物品，术后确认并在物品清点单上签名；②术中病理标本要及时交予巡回护士管理，防止遗失；③关闭切口前与巡回护士共同核对术中所用的所有物品，正确无误后，告知主刀医生，才能缝合切口，关闭切口及缝合皮肤后再次清点所有物品。

3. 手术后处置职责　术后擦净手术患者身上的血迹，协助包扎伤口；术后器械确认数量无误后，用多酶溶液浸泡15分钟，初步处理后送消毒供应中心按器械处理原则集中处理，不能正常使用的器械做好标识并通知及时更换。

二、巡回护士配合

（一）巡回护士工作流程

巡回护士工作流程主要包括以下几个步骤：①术前访视手术患者；②核对（患者身份、所带物品、手术部位）；③检查（设备仪器、器械物品）；④麻醉前实施安全核查（Time-Out）；⑤放置体位；⑥开启无菌包，清点物品；⑦协助术者上台；⑧配合使用设备仪器，供应术中物品，加强术中巡视观察；⑨手术结束前清点物品，保管标本；⑩手术结束后与病房交接。

（二）巡回护士工作职责

1. 术前准备职责　①术前实施术前访视，了解患者病情、身体、心理状况以及静脉充盈情况，必要时简单介绍手术流程，给予心理支持；了解患者手术名称、手术部位、术中要求及特殊准备等；②术前了解器械、物品的要求并准备齐全；检查所需设备及手术室环境，处于备用状态；③认真核对患者姓名、床号、住院号、手术名称、手术部位、血型、皮试、皮肤准备情况；按物品交接单核对所带物品；用药时认真做到“三查七对”；④根据不同手术和医师要求放置体位，手术野暴露良好，使患者安全舒适。

2. 术中配合职责　①与洗手护士共同清点所有物品，及时准确地填写物品清点单，并签全名。②协助手术者上台，术中严格执行无菌操作，督查手术人员的无菌操作。③严密观察病情变化，重大手术做好应急准备。④严格执行清点查对制度，包括各种手术物品、输血和标本等，及时增添所需各种用物。⑤保持手术间安静、有序。

3. 手术后处置职责　①手术结束，协助医生包扎伤口；②注意保暖，保护患者隐私；③患者需带回病房的物品应详细登记，并与工勤人员共同清点；④整理手术室内一切物品，物归原处，并保证所有仪器设备完好，呈备用状态；⑤若为特殊感染手术，按有关要求处理。

三、预防术中低体温

低体温（hypothermia）是手术过程中最常见的一种并发症，60%~90%的手术患者可发生术中低体温，而术中低体温可导致诸多并发症，由此增加的住院天数和诊疗措施，会导致额外医疗经费的支出。因此手术室护士应采取有效的护理措施来维持手术患者的正常体温，预防低体温的发生。

（一）低体温的定义和特点

通常当手术患者的核心体温低于36℃时，将其定义为低体温。在手术过程中发生的低体温呈现出三个与麻醉时间相关的变化阶段：即重新分布期、直线下降期和体温平台期。重新分布期（the redistribution phase），指发生在麻醉诱导后的1小时内，核心温度迅速向周围散布，可导致核心温度下降大约1.6℃；直线下降期（linear decrease phase），指发生在麻醉后的数个小时内，在这一时期，手术患者热量的流失超过新陈代谢所产热量。在这一时期给予患者升温能有效限制热量的流失；体温平台期（plateaus），指在之后一段手术期间内，手术患者体温维持不变。

（二）与低体温相关的不良后果和并发症

手术过程中出现的低体温，除了给手术患者带来不适、寒冷的感觉外，在术中及术后可能导致一系列不良后果和并发症，包括术中出血增加，导致外源性输血、术后伤口感染率增加、术后复苏时间延长、麻醉复苏时颤抖、心肌缺血、心血管并发症、药物代谢功能受损、凝血功能障碍、创伤手术患者的死亡率增加、免疫功能受损、深静脉血栓发生率增加。

（三）与低体温发生相关的风险因素

1. 新生儿和婴幼儿　由于新生儿和婴幼儿体积较小，体表面积相对较大，从而导致热量快速地通过皮肤流失；同时新生儿和婴幼儿的体温中枢不完善且体温调节能力较弱，容易受环境温度的影响，当手术房间室温过低时，其体温会急剧下降。

2. 外伤性或创伤性手术患者　由于失血、休克、快速低温补液、急救被脱去衣服等多因素导致外伤性或创伤性手术患者极易在手术过程中发生低体温，而且研究显示术中低体温会增加创伤性手术患者的死亡率。

3. 烧伤手术患者　被烧伤的组织引起的热辐射、暴露的组织与空气进行对流传导以及皮肤保护功能的损伤，都使烧伤手术患者成为发生低体温的高危人群。

4. 麻醉　全麻和半身麻醉（包括硬膜外麻醉和脊髓麻醉）过程中使用的麻醉药物尤其是抑制血管收缩类药物，使手术患者血管扩张，导致核心温度向患者体表散布。因此当麻醉过程长于1小时，患者发生低体温的风险增加。

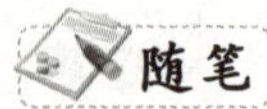

5. 年龄　老年手术患者在生理上不可避免地出现生命器官功能减退，如脂肪肌肉组织的减少、新陈代谢率降低、对温度敏感性减弱等，以及对麻醉和手术的耐受性和代偿功能明显下降，因此更容易导致低体温。

6. 其他与低体温发生相关的因素　包括体重（消瘦患者）、代谢障碍（甲状腺功能减退、垂体功能减退）、抗精神病和抗抑郁症药物治疗的慢性疾病、使用电动空气止血仪、手术室室温过低、低温补液及血液制品输注、手术过程中开放的腔隙等。

（四）围手术期体温监测

1. 围手术期体温监测的重要性　围手术期常规监测体温，能够为手术室护士制订护理计划提供建议；将体温监测结果与风险因素的评估结合，有助于采取有效措施，预防和处理低体温。

2. 体温监测方式　能准确监测核心体温的四种体温监测方式是鼓膜监测法、食管末梢监测法、鼻咽监测法和肺动脉监测法，其中尤以前三种在围手术期可行性较高。此外常用的体温监测部位还包括肛门、腋窝、膀胱、口腔和体表等。

（五）围手术期预防低体温的护理干预措施

1. 术前预热手术患者　进行麻醉诱导前对手术患者进行至少15分钟的预热，能有效缩小患者核心温度和体表温度的温度梯度，同时能减小麻醉药物引起的血管扩张作用，预防低体温的发生，尤其是低体温发生第一阶段时核心温度的下降。

2. 使用主动升温装置

（1）热空气加温保暖装置（forced-air warming）：临床循证学已证明热空气动力加温保暖装置能安全有效预防术中低体温，对新生儿、婴幼儿、病态肥胖患者均有效果（图6-7-1）。

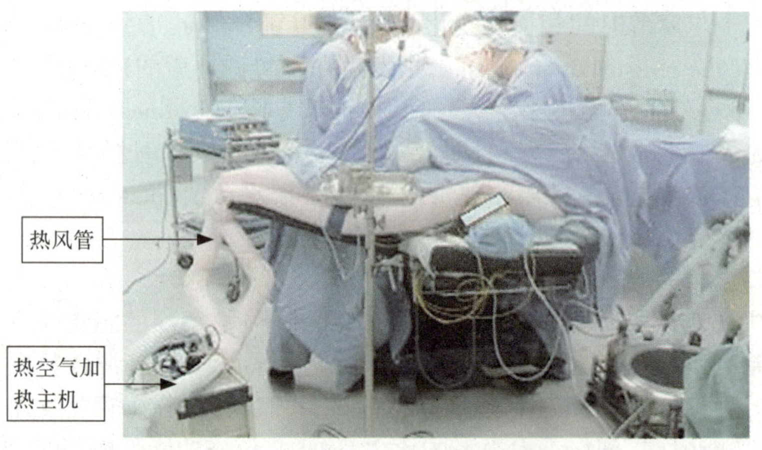

图6-7-1　术中正在使用的热空气加温保暖装置

（2）循环水毯（circulating-water garments）：将循环水毯铺于手术患者身下能有效将热量通过接触传导传递给患者，维持正常体温。

3. 加温术中输液或输血　术中当手术患者需要大量输液或输血时，尤其当成年手术患者每小时的输液量大于2L时，应该考虑使用加温器将补液或血液加温至37℃，防止因过量低温补液输入引起的低体温（图6-7-2）。同时有研究表明热空气动力加温保暖装置与术中静脉补液加温联合使用，预防低体温的效果更佳。

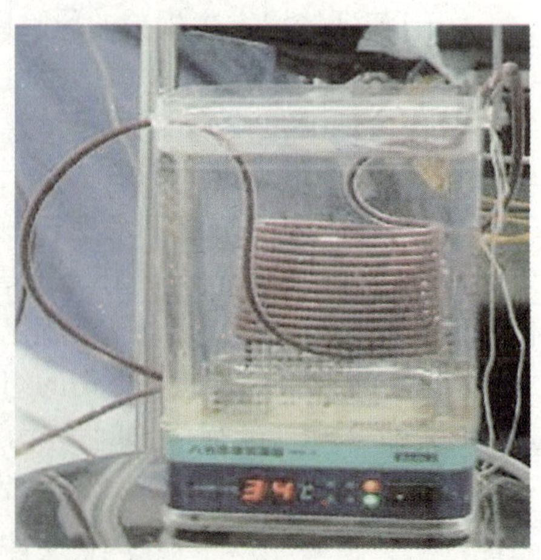

图6-7-2　术中正在使用的血液加温器

4. 加温术中灌洗液　在进行开放性手术的过程中，当需要进行腹腔、胸腔、盆腔灌洗时，手

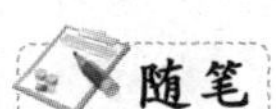

术室护士可加温灌洗液至37℃左右或用事先放于恒温箱中的灌洗液进行术中灌洗。

5. 控制手术房间温度　巡回护士应有效控制手术间温度，避免室温过低。在手术患者进手术间前15分钟开启空调，使手术间的室温在手术患者到达时已达到22~24℃。

6. 减少手术患者暴露　将大小适宜的棉上衣盖在非手术部位，保证非手术区域的四肢与肩部不裸露，起到保暖的作用。在运送手术患者至复苏室或病房的过程中，选用相应厚薄盖被，避免手术患者肢体或肩部裸露在外（图6-7-3）。

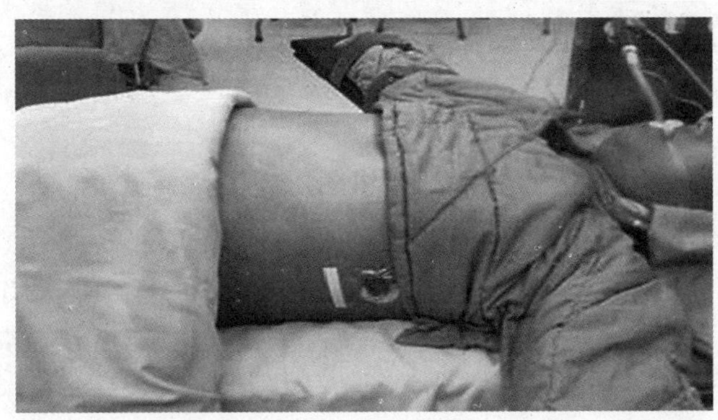

图6-7-3　使用自制上身棉衣遮盖非手术区域的上肢与肩部

7. 维持手术患者皮肤干燥　术前进行皮肤消毒时，须严格控制消毒液剂量，避免过剩的消毒液流至手术患者身下；术中洗手护士应及时协助手术医生维持手术区域的干燥，及时将血液、体液和冲洗液用吸引装置吸尽；手术结束时，应及时擦净擦干皮肤，更换床单保持干燥。

8. 湿化加温麻醉气体　对麻醉吸入气体进行湿化加温这种护理预防措施对预防新生儿和儿童发生低体温尤其有效。

四、外科冲洗和术中用血、用药

（一）外科冲洗

即在外科手术过程中采用无菌液体或药液冲洗手术切口、腔隙及相关手术区域，达到减少感染、辅助治疗的目的。常用于以下两种情况：

1. 肿瘤手术患者　常采用42℃低渗灭菌水1000~1500ml冲洗腹腔，或化疗药物稀释液冲洗手术区域，并保留3~5分钟，可以有效防止肿瘤脱落细胞的种植。

2. 感染手术患者　常采用0.9%生理盐水2000~3000ml冲洗，或低浓度消毒液体冲洗感染区域，尤其对于消化道穿孔的手术患者可以有效降低术后感染率。

（二）术中用血

1. 术中用血的方式　根据患者的病情，可采用以下几种方式：①静脉输血：经外周静脉、颈内静脉、锁骨下静脉进行输血；②动脉输血：经左手桡动脉穿刺或切开置入导管，是抢救严重出血性休克的有效措施之一，该法不常用，可迅速补充血容量，并使输入的血液首先注入心脏冠状动脉，保证大脑和心脏的供血；③自体血回输：使用自体血回输装置，将术中患者流出的血进行回收，经抗凝、过滤、离心后，将分离沉淀所得的红细胞加晶体液即可回输给患者。

2. 术中用血的注意事项　手术中用血具有一定的特殊性，应注意以下几个方面：①巡回护士应将领血单、领取血量、手术房间号等交接清楚；输血前巡回护士应与麻醉医生实施双人核对；核对无误，双方签名后方可使用，以防输错血。②避免快速、大量地输入温度过低的血液，以防患者体温过低而加重休克症状。③输血过程中应做好记

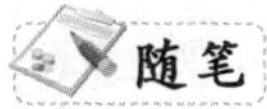

录，及时计算出血量和输血量，结合生命体征，为手术医生提供信息以准确判断病情。④手术结束而输血没有结束，血制品必须与病房护士当面交班，以防出错。⑤谨防输血并发症及过敏反应，特别是在全麻状态下，许多症状可能不典型，必须严密观察。

（三）术中用药

手术室的药品除了常规管理外，还必须注意以下几点：①手术室应严格区分静脉用药与外用药品，统一贴上醒目标签，以防紧急情况下拿错；②麻醉药必须专柜上锁管理，对人体有损害的药品应妥善保管；建立严格的领取制度，使用须凭专用处方领取；③生物制品、血制品及需要低温储存的药品应置于冰箱内保存，定期清点。

五、手术物品清点

手术过程中物品的清点和记录非常重要，应遵循以下原则：①清点遵循“二人四遍清点法”原则，即洗手护士和巡回护士两人，在手术开始前、关闭腔隙前、关闭腔隙后、缝合皮肤后分别进行清点；②在清点过程中，洗手护士必须说出物品的名称、数量和总数，清点后由巡回护士唱读并记录；③清点过程必须“清点一项、记录一项”；④如果在清点手术用物时，发现清点有误，巡回护士必须立即通知手术医生，停止关闭腔隙或缝合皮肤，共同寻找物品去向，直至物品清点无误后再继续操作。物品清点单作为病史的组成部分具有法律效应，不可随意涂改。

六、手术室护理文书记录

护理文书是护理工作以书面记录保存的档案，是整个医疗文件的重要组成部分，护理文书与医疗记录均属于具有法律效力的证明文件。规范的手术室文书记录对提高手术室护理质量、确保手术安全、提高患者满意度起到了重要的辅助作用。

（一）手术室护理文书记录意义

手术护理文书指手术室护士记录手术患者接受专科护理治疗的情况，能客观反映事实。部分手术护理文书需保存在病历内，并且具有法律效力。特别是《医疗事故处理条例》引入了“举证责任倒置”这一处理原则，护理文书书写的规范及质量显得更为重要。手术室护士，应本着对手术患者负责、对自己负责的认真态度，根据卫生部2010年3月1日印发的《病历书写规范》要求及手术室护理相关规范制度，如实、准确地书写各类护理文书。

（二）手术室护理文书记录的主要内容

手术室护理文书一般包含四大部分：手术患者交接、手术安全核查、术中护理及手术患者情况和手术物品清点情况。

1. 手术患者交接记录　记录的护理表单是《手术患者转运交接记录单》。手术患者入手术室后，巡回护士与病区护士进行交接，对手术患者的神志、皮肤情况、导管情况、带入手术室药物及其他物品等内容交接记录并签名；手术结束后，巡回护士对手术患者的神志、皮肤情况、导管情况、带回病区或监护室药物及其他物品等内容进行记录并签名。

2. 手术安全核查　记录的护理表单是《手术安全核查表》。手术室巡回护士与手术医生、麻醉师应分别在麻醉实施前、手术划皮前和患者离开手术室前进行手术安全核查，核查步骤必须按照手术安全核查制度的内容和流程进行，每核对一项内容，并确保正确无误后，巡回护士依次在《手术安全核查表》相应核对内容前打钩表示核对通过。核对完毕无误后，三方在《手术安全核查表》上签名确认。巡回护士应负责督查手术团队成员正确执行手术安全核查制度和签名确认，不得提前填写《手术安全核查表》或提前签名。

3. 术中护理及患者情况　记录的护理表单是《手术室护理记录单》。护理记录内容主要包括手术体位放置、消毒液使用、电外科设备及负压吸引使用、手术标本管理、术前及术中用药、术中止血带使用和植入物管理等内容。

4. 物品清点情况　记录的护理表单是《器械、纱布、缝针等手术用品清点单》。手术室护士应记录手术中所使用的器械、纱布、缝针等手术用品名称和数目，确保所有物品不遗落在手术患者体腔或切口内。手术过程中如需增加用物，应及时清点并添加记录。手术结束，巡回护士与洗手护士应确认物品清点情况后，签名确认。

（三）手术室护理文书的书写要求

根据《病历书写基本规范》，填写手术护理记录单时，应符合以下的要求：①使用蓝黑墨水或碳素墨水填写各种记录单，要求各栏目齐全、卷面整洁，符合要求，并使用中文和医学术语，时间应具体到分钟，采用24小时制计时。②书写应当文字工整、字迹清晰、表述准确、语句通顺、标点正确；出现错字时用双划线在错字上，不得采用刮、粘、涂等方法掩盖或去除原来的字迹。③内容应客观、真实、准确、及时、完整，重点突出，简明扼要，并由注册护理人员签名；实习医务人员、试用期医务人员书写的病历应当经过本医疗机构合法执业的医务人员审阅、修改并签名。④护士长、高年资护士有审查修改下级护士书写的护理文件的责任。修改时，应当使用同色笔，必须注明修改日期、签名，并保持原记录清楚、可辨。⑤抢救患者必须在抢救结束后6小时内据实补记，并加以注明。

七、手术标本处理

（一）标本处理流程

1. 病理标本　由手术医生在术中取下标本交给洗手护士，由洗手护士交予巡回护士；巡回护士将标本放入容器，并贴上标签，写明标本名称；术后与医生核对后，加入标本固定液，登记签名，交给专职人员送病理科，并由接受方核对签收。

2. 术中冰冻标本　由手术医生在术中取下标本，交给洗手护士，由洗手护士交给巡回护士；巡回护士将标本放入容器，并贴上标签，写明标本名称，立即与手术医生核对，无误后登记签名，交给专职人员送病理科，并由接受方核对签收；病理科完成检查后电话通知手术室护士，同时传真书面报告；巡回护士接到检查结果后立即通知手术医生。

（二）注意事项

1. 术中取下的标本应及时交予巡回护士，装入标本容器，及时贴上标签，分类放置。

2. 术中标本应集中放置在既醒目又不易触及的地方妥善保管；传送的容器应密闭，以确保标本不易打翻。

3. 术后手术医师与巡回护士共同核对，确认无误后加入标本固定液，登记签名后将标本置于标本室的指定处。

4. 专职工勤人员清点标本总数，准确无误后送病理室，病理室核对无误后签收。

思考题

1. 洗手护士和巡回护士的工作职责分别有哪些？
2. 何谓低体温，与低体温发生相关的风险因素有哪些？
3. 围手术期预防低体温的护理干预措施有哪些？
4. 肿瘤手术患者和感染手术患者，术中分别常用哪种液体进行冲洗？

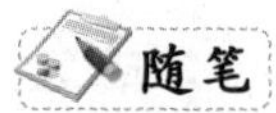

5. 术中手术患者用血的注意事项有哪些？
6. 如何遵循手术室物品清点原则？
7. 手术室护理文书一般包括哪四大部分，每部分所涉及哪些表单和填写内容？
8. 如何正确处理手术标本？

第八节　手术后处置

一、保温、转运和交接患者

（一）手术患者离开手术室的保温与转运

1. 转运前准备　确认患者生命体征平稳，适合转运；各管路的通畅和妥善固定；麻醉师、手术医生、护士以及工勤人员准备妥善；确认转运车处于功能状态。

2. 转运中护理　在搬运患者时，应确认转运床位处于固定状态。在转运中，应注意以下几个问题：

（1）手术患者的保温：麻醉削弱中枢体温调节功能，在全麻药物或区域阻滞麻醉下，肌肉震颤受抑制，不能产生热量。同时，血管收缩反应由于挥发性麻醉剂的舒张血管作用而减弱，致使体热丢失，导致低体温。同时周围环境温度，尤其是冬天，可能会加剧这种低温状态。

（2）手术患者的呼吸：麻醉师陪同转运，注意观察呼吸的频率和深度，必要时携带监护仪器。转运过程中注意氧气供给，并保证手术患者转运过程中头部位置在没有特殊禁忌下偏向一侧。若置有气道导管的手术患者，确保气囊充盈，防止麻醉后反应以及搬运引起的恶心呕吐，造成误吸。

（3）手术患者的意识改变：评估患者的意识，如出现苏醒恢复期的躁动，可以遵医嘱适当使用镇静药物；如患者意识清醒但不能配合各项治疗措施，可以遵医嘱给予保护性约束，但要注意观察使用约束带处皮肤的情况；同时做好各类导管的固定，并尽量固定在患者不能接触的范围内；正确使用固定床栏。

（二）麻醉复苏室中手术患者的交接

麻醉复苏室亦称麻醉后监测治疗室（post-anesthetic care unit，PACU），用于为所有麻醉和镇静患者的苏醒提供密切的监测和良好的处理。人员配备包括麻醉医生和护士，物品配备除了常规处理装置（氧气、吸引装置、监测系统等）外，还需要高级生命支持设备（呼吸机、压力换能器、输液泵、心肺复苏抢救车等）以及各种药物（血管活性药、呼吸兴奋药、各种麻醉药和肌松药的拮抗药、抗心律失常药、强心药等）。PACU应有层流系统，环境安静、清洁、光线充足，温度保持在20~25℃，湿度为50%~60%。复苏室的床位数与手术台数的比有医院采用约为1∶1.5~2；护士与一般复苏患者之比约为1∶3，高危患者为1∶1。复苏室应紧邻手术室或手术室管辖区域，以便麻醉医师了解病情、处理患者，或患者出现紧急情况时能及时送回手术室进一步处理。手术结束后，患者需要转入PACU，手术巡回护士应当先电话与PACU护士联系，告知患者到达的时间和所需准备的设备。当手术患者进入PACU后，手术医生、麻醉医师和手术护士应分别与PACU医师和护士进行交接班。

1. 手术室护士交接的内容　手术患者姓名，性别，年龄，术前术后的诊断，手术方式，术后是否有引流管，引流管是否通畅，手术过程中是否存在植入物放置，手术中的体位和患者皮肤受压的情况等。

2. 麻醉医师应交接的内容　麻醉方式，麻醉药的剂量，术前术中抗生素的使

随笔

用，出入量，引流量等。

3. 手术医师应交接的内容　术后立即执行的医嘱与特别体位，伤口处理情况等。

二、麻醉复苏患者的评估

当手术患者进入PACU后应立即吸氧或辅助呼吸，以对抗可能发生的通气不足、弥散性缺氧和缺氧性通气驱动降低，并同时监测和记录生命体征。麻醉医师应向PACU工作人员提供完整的记录单，并等到PACU工作人员完全接管患者后才能离开。

（一）基本评估

1. 手术患者一般资料　姓名、性别、诊断、母语和生理缺陷（如聋、盲）。

2. 手术　包括手术方式、手术者和手术可能的并发症。

3. 麻醉　包括麻醉方法、麻醉药、剂量、药物拮抗、并发症、估计意识恢复的时间或者区域麻醉恢复的时间。

4. 相关病史　包括术前和术中的特殊治疗、当前维持治疗药物，药物过敏史、过去疾病和住院史。

5. 生命体征及其他　包括基本的生命体征，以及液体的平衡（输液量和种类、尿量和失血量）、电解质和酸碱平衡情况等。

（二）评估工具

评估工具详见表6-2、表6-3。这两个表格不仅可帮助PACU护士了解手术患者当前的整体状况，还可以为PACU护士正确观察手术患者和及时处理各种异常情况提供指导。表6-4是麻醉后恢复评分标准，以判断手术患者是否允许进一步转运。

表6-2　进入PACU基本情况表

生命体征：体温__________　血压__________　脉率__________　呼吸__________

麻　　醉：区域麻醉：__________　全身麻醉__________　阻滞麻醉__________　其他

区域麻醉：止痛平面__________

全身麻醉：无反应__________　嗜睡__________　苏醒__________

气　　道：口__________　鼻__________　气管__________　肺__________

气管插管__________　气管切开__________

表6-3　PACU常规医嘱

1. 给氧：面罩__________　鼻导管__________　流量（L/min）__________

2. 监测：血压__________　脉率__________　呼吸__________　体温__________

心电图__________　尿量__________

3. 气管导管护理

①无菌吸引：痰色__________　黏稠__________

②给氧方式：机械通气__________　T形导管法__________　氧浓度__________

③拔除气管导管：按常规拔管指征

④定时放松套囊

4. 继续手术室的静脉输液（药），直到手术者开出新的医嘱为止

续表

5. 心脏监测: ECG__________ CVP__________ PA__________ PCWP__________
6. 脉搏血氧饱和度(SPO_2),血气分析(每小时一次)
7. 用药
①如果心率少于__________次/min,给阿托品0.5mg静脉推注
②如果出现每分钟6次以上室性早搏,或者二联时,利多卡因50mg静脉推注,同时呼叫麻醉专家会诊
③__________静脉给药,以缓解疼痛
④必要时:__________ 静脉__________μg/(kg·min);__________静脉μg/(kg·min)
8. 下述情况发生时,请通知麻醉专家
血压__________ 或__________ 神志不清超过______小时
呼吸__________ 或__________ 肢体活动障碍超过______小时
心律(率)__________ 或__________
9. 下述情况发生时,请通知手术医师
切口: 渗血
引流管: 引流管出血______ml/h以上
瞳孔: 散大______mm,左右不等大

表6-4 麻醉后恢复评分标准

项目	评分
1. 活动度	
·所有肢体能随意活动	2
·两个肢体能随意活动	1
·完全不能活动	0
2. 呼吸	
·能作深呼吸和咳嗽	2
·呼吸困难,通气不足	1
·呼吸暂停(无自主呼吸)	0
3. 循环	
·血压波动为麻醉前的±20%	2
·血压波动为麻醉前的±20%~50%	1
·血压波动为麻醉前的±50%	0
4. 意识	
·完全清醒	2
·能唤醒	1
·无任何反应	0
5. 皮肤颜色	
·粉红	2
·苍白、皮肤斑点	1
·发绀	0

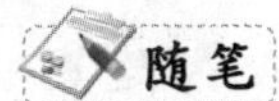

（三）监测内容

手术患者进入PACU后，应常规每隔至少5分钟监测一次生命体征，包括血压、脉搏、呼吸频率等，持续15分钟或至患者情况稳定；此后每隔15分钟监测一次。全身麻醉的患者应持续监测ECG和脉搏氧饱和度直至患者意识恢复，监测尿量及尿液的性状、水电解质平衡情况等。还应监测患者体温情况，及时保暖，有助于患者尽快复苏。

对于神经系统和意识的监测是麻醉复苏室的特殊监测项目，可应用神经刺激器监测肌肉功能的逆转情况；以及采用新一代的麻醉深度监测仪（双频谱指数- BIS），直接测定麻醉药和镇静药对脑部的影响，该仪器可提供一个从0（无脑皮层活动）到100（患者完全清醒）的可读指数，能客观地描述镇静、意识丧失和恢复的程度，对术后患者意识水平恢复的评估有参考价值。

除了以上标准监测内容，对于一些血流动力学不稳定、需要用血管活性药和采取血样的患者，应置动脉导管进行有创监测血压，必要时使用中心静脉和肺动脉导管监测CVP和PCWP。如果需要加强监测和处理，应送至ICU继续治疗。

三、麻醉后并发症的护理

手术麻醉结束后，大多数患者都会在麻醉复苏室经历一个相对平稳的麻醉苏醒期，但术后突发的且危及生命的并发症随时可能发生，尤其在术后24小时内。其中循环系统和呼吸系统的并发症是麻醉后最为常见的。如手术后患者能得到适当的观察和监测，可以有效预防大多数手术后患者的死亡。

（一）循环系统并发症

在术后早期，低血压、心肌缺血、心律失常是最常见的并发症。

1. 低血压　手术后进行性出血、补液量不足、渗透性多尿、液体在体内转移而造成患者低血容量是出现麻醉后低血压最为常见的原因，其他还包括静脉回流受阻、心功能不全引起的心输出量下降、椎管内麻醉以及残留的麻醉药物等都可导致低血压的发生。临床处理及护理措施包括准确评估患者术中及术后出血情况，监测出入量，积极采用对症治疗措施，给予吸氧，如患者需使用血管收缩药物，应严密监测血流动力学改变。

2. 高血压　指患者术后血压比手术前高20%~30%。手术前原有高血压又未经系统药物治疗的患者，其术后发生高血压的几率大大增加。其他如颈内动脉手术、胸腔内手术、疼痛、血管收缩药物使用等诱因都可以导致高血压的发生。临床处理及护理措施包括止痛，给予吸氧，给予抗高血压药物，必要时可给予血管扩张剂。

3. 心肌缺血及心律失常　常见诱因包括低氧血症、电解质或酸碱失衡、交感神经兴奋、术中及术后低体温、特殊药物使用（一些麻醉药如阿片类药物和抗胆碱酯酶药）和恶性高热等，而术前原有循环系统疾病的患者，更容易在术后诱发心肌缺血或心律失常。对于患者出现的循环系统并发症，一定要在手术后密切观察病情，记录生命体征变化，按病因进行诊断和处理。

（二）呼吸系统并发症

呼吸系统并发症在PACU患者中的发生率为2.2%，主要包括低氧血症、通气不足、上呼吸道梗阻、喉痉挛和误吸等。

1. 低氧血症　术后常见的低氧原因包括肺不张、肺水肿、肺栓塞、误吸、支气管痉挛及低通气。临床表现为呼吸困难、发绀、意识障碍、躁动、迟钝、心动过速、高血压和心律失常。

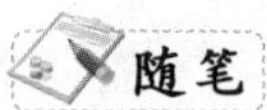

2. 通气不足　由于肌肉松弛剂的残余作用或麻醉性镇痛剂的使用、伤口疼痛、胸腹部手术的术后加压包扎、术前存在的呼吸系统疾病以及气胸都是术后导致通气不足的原因。

3. 上呼吸道梗阻　原因包括舌后坠、喉痉挛、气道水肿、手术切口血肿、声带麻痹。临床表现为打鼾、吸气困难，可看见胸骨上、肋间由于肌肉收缩而凹陷，患者通常呈深睡状态，血氧饱和度明显降低。

术后出现上述并发症时，都应首先给予面罩吸氧，人工辅助通气，必要时可置入喉罩或重新气管内插管，根据病因对症处理。

（三）神经系统并发症

主要包括苏醒延迟、谵妄、神经系统损伤、外周神经损伤。苏醒延迟最常见的原因是麻醉或镇静的残余作用；谵妄可发生于任何患者，更常见于老年患者，围术期应用的许多药物都可诱发谵妄。颅内手术、颈动脉内膜切除术和多发性外伤可能导致神经系统的损伤；而外周神经的损伤多和手术直接损伤和术中体位安置不当有关；最常见的损伤位置是腓外侧神经、肘部（尺神经）、腕部（正中神经和尺神经）、臂内侧（桡神经）、腋窝（臂丛）。因此，手术中应仔细操作，避免误伤；同时维持患者合理正确的体位并加强巡查。

（四）疼痛

手术本身是一种组织损伤，术后疼痛会引起机体一系列的复杂的生理、病理的反应。患者表现为不愉快的感觉和情绪体验。临床常用的方法有BCS（Bruggrmann Comfort Scale）舒适评分。具体方法为：0分为持续疼痛；1分为安静时无痛，深呼吸或咳嗽时疼痛严重；2分为平卧安静时无痛，深呼吸或咳嗽时轻微疼痛；3分为深呼吸时亦无痛；4分为咳嗽时亦无痛。

阿片类药物是术后止痛的主要方法；目前临床应用范围较广的自控镇痛（patient controlled analgesia，PCA）得到了患者的满意和认可。PCA是一种由手术患者自己调节的镇痛泵，当手术患者意识到疼痛时，通过控制器将镇痛药注入体内，从而达到止痛的目的。PCA事先由医护人员根据手术患者的疼痛程度和身体状况，对镇痛泵进行编程，预先设置镇痛药物和剂量，实现个性化给药。PCA也是一种安全的术后疼痛治疗手段，通过医护人员设定最小给药时间间隔和单位时间内药物最大剂量，可以避免用药过量。

其他镇痛方法如非甾体类药物的使用、区域神经阻滞、局部镇痛以及非药物性的干扰措施。具体包括：舒适的体位、冷热刺激、按摩、经皮神经电刺激、放松技术、想象等，但非药物治疗只能作为药物治疗的辅助，而不能替代药物有效镇痛。

（五）肾脏并发症

由于局麻药或阿片类药物的干扰，可导致括约肌松弛、尿潴留。常见的并发症有少尿、多尿致电解质紊乱。术后处理的方法为保证导尿管通畅；正确测量和记录尿量，至少每小时记录一次，为医师提供参考；监测电解质变化，及时纠正电解质的紊乱。

（六）术后恶心呕吐

手术后恶心呕吐的发生率在14%~82%，小儿的发生率是成人的两倍，女性比男性发生率高，肥胖比消瘦发生率高。恶心和呕吐主要由手术和麻醉本身引起，一些药物如麻醉性镇痛药、氯胺酮等也被认为可增加术后恶心呕吐的发生。临床处理方法为，评估恶心呕吐的原因，对症处理；防止呕吐物吸入而引起吸入性肺炎。对易出现术后恶心呕吐的患者，要进行预防性处理，如在术前或术中使用抗呕吐药。

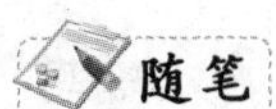

（七）体温变化

在麻醉状态下体温调节中枢受到麻醉药物的干扰，当环境温度降低时，核心温度（指内脏温度、直肠温度或食管温度）可降低6 ℃或更低，小儿尤其如此。低温会导致心肌抑制、心律失常、心肌缺血、心排量降低，使组织供氧不足。低温重在预防，和护理工作息息相关。临床处理方法为，术中适当升高环境温度，暴露的体腔应该用棉垫加以覆盖；使用加热毯，静脉输液使用温热仪。术后患者应常规测量体温，必要时采取保温复温措施。术后高温则与感染、输液反应、恶性高热有关，可使用药物和降温毯进行对症处理。

四、医疗废弃物的处置

（一）手术室医疗废弃物的分类（表6-5）

1. 医疗废弃物（medical waste）的概念　指医疗卫生机构在医疗、预防、保健以及其他相关活动中产生的具有直接或者间接感染性、毒性以及其他危害性的废物。

2. 医疗废弃物的分类　医疗废弃物可以分为感染性废物、病理性废物、损伤性废物、药物性废物和化学性废物，共五类。

表6-5　手术室医疗废弃物分类目录

类别	特征	常见组分或者废物名称
感染性废弃物	携带病原微生物，具有引发感染性疾病传播危险的医疗废弃物	1. 被患者血液、体液、排泄物污染的物品，包括： 1）棉球、棉签、纱布及其他各种敷料 2）一次性使用医疗用品及一次性医疗器械 3）其他被患者血液体液、排泄物污染的物品 2. 废弃的血液、血清 3. 使用后的一次性使用医疗用品及一次性医疗器械视为感染性废弃物
病理性废弃物	手术过程中产生的人体废弃物	手术过程中产生的废弃的人体组织、器官等
损伤性废弃物	能够刺伤或者割伤人体的废弃的手术用锐器	1. 手术用注射器针头、缝合针 2. 各类手术用锐利器械，包括：手术刀片、取皮刀片、手术锯、克氏针等 3. 玻璃安瓿、外用生理盐水瓶等
药物性废弃物	过期、淘汰、变质或者被污染的废弃药品	1. 废弃的一般性药品，如：抗生素等 2. 废弃的麻醉药品，如：利多卡因等 3. 废弃的血液制品
化学性废弃物	具有毒性、腐蚀性的废弃化学物品	1. 废弃的过氧乙酸、戊二醛等化学消毒剂 2. 废弃的用于癌症患者伤口冲洗的化学制剂

（二）医疗废弃物管理的基本原则

在2003年6月4日国务院总理温家宝亲自签署了《医疗废弃物管理条例》，从2003年6月16日起执行。基本原则：为了维护人的健康和安全，保护环境和自然资源对医疗废弃物管理实行全程控制。

（三）医疗废弃物收集包装袋及锐器容器警示标识和警示说明

按2003年10月15日开始施行的卫生部第36号令《医疗卫生机构医疗废物管理办法》，

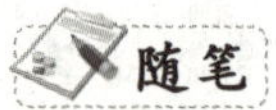

医疗废物应放于专用的黄色医疗废弃物包装袋（以下简称包装袋）及锐器容器内，其外包装上应有明显的警示标识和警示说明（图6-8-1、图6-8-2）。

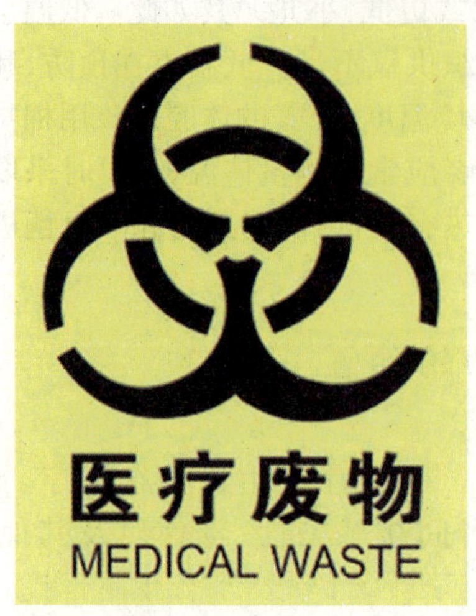

图6-8-1　警示标识图

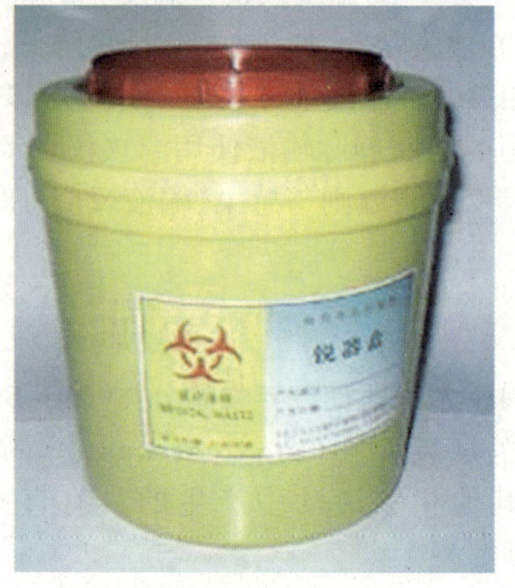

图6-8-2　锐器容器

（四）手术室医疗废弃物处理的安全管理措施

手术室是医疗废弃物处置的特殊场所，必须做好以下几个方面的工作：①不得将医疗废弃物混入生活垃圾中；应根据《医疗废物分类目录》五类要求，对医疗废弃物实施分类收集。②医疗废物收集后，应当放置于有明显警示标识和警示说明的黄色袋内，损伤性废弃物放入专用锐器容器内；放入专用黄色袋内或者锐气容器内的废弃物不得取出；病理性废弃物由专职人员送医院规定的地方焚烧。③盛装医疗废弃物的包装袋及专用锐器容器应密闭，无破损、渗漏及其他缺陷；盛装的废弃物不得超过整个容积的3/4；使用后贴上标签，注明医疗废弃物产生的科室、日期、类别及特殊说明。专人定时回收，注意在手术室存放时间不得超过24小时。④特殊感染（如气性坏疽、朊毒体、突发原因不明的传染性疾病）患者产生的医疗废弃物应使用双层包装袋并及时封口，尽量缩短在科室内存放时间。⑤废弃物运输车及存放场所应按照规定用2000mg/L含氯消毒剂擦拭、喷洒消毒。

（五）一次性物品的使用和管理

一次性物品可以分为一次性使用卫生用品、一次性使用医疗用品、一次性医疗器械共三类。本节涉及的一次性物品指的是一次性使用医疗用品和一次性器械。一次性物品处置的原则为，先毁形，再处理。所有使用后的一次性使用医疗用品及一次性医疗器械视为感染性废弃物，必须应先毁形，后按手术室医疗废弃物处理的安全管理措施处置。

五、术后手术环境的处理

（一）各类物品的处理

洗手护士收回手术台上各类物品，初步整理后，放在包布内或密闭容器内。其中污染的布类敷料放入污敷料车内，送洗衣房消毒处理后清洗；一次性辅料装入黄色垃圾袋作医疗垃圾处理，封口扎紧，并在外包装作明显标记；金属手术器械密封后，送消毒供应中心清洗灭菌；术中切取下的病理标本，按照病理标本处理原则和流程处理。

（二）环境的处理

用500mg/L的有效氯消毒液擦拭手术室物品表面，如有血渍污渍的地方用2000mg/L

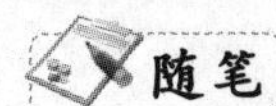

的有效氯消毒液擦拭；更换吸引装置、污物桶、并用2000mg/L的有效氯消毒液擦拭地面；及时更换手术床面敷料，为接台手术做准备；整理室内一切物品，物归原处；开启手术室层流或空气洁净设备，关闭手术室，以达到空气自净目的，并为下一台手术做好准备。

思考题

1. 手术结束后，如何对手术患者进行转运与交接？
2. 对于进入麻醉复苏室的手术患者，评估内容包括哪些？
3. 手术患者术后麻醉并发症有哪些，如何协助麻醉师处理？
4. 何为医疗废弃物？如何对医疗废弃物进行分类？
5. 如何对医疗废弃物进行处置？
6. 术后如何进行手术环境的处理？

（庄　敏　阮蓓丽　陈哲颖　胡文娟　黄一乐　赖　兰）

第七章

围手术期安全管理

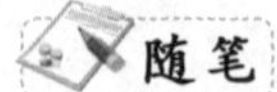

第一节　手术室安全管理的重要性

护理安全是指在实施护理的全过程中，患者不发生法律和法定的规章制度允许范围外的心理、机体结构或功能上的损害、障碍、缺陷或死亡。“医学之父”希波克拉底曾经说过：“无损于患者为先（first do no harm）”。表明确保患者安全是医疗护理工作的基本要求。护士是与患者接触最多的群体，安全的护理行为直接关系到患者的利益，也关系到医疗卫生系统的社会效益和经济效益。手术室是医院对患者实施手术治疗、检查、诊断，并担负抢救工作的重要场所，手术室护理与患者的生命息息相关，任何疏忽大意都可能酿成严重的后果而带来终生的遗憾。手术室护理工作涉及面广，工作节奏快，病情复杂，意外情况发生率较高，因此，手术室护理安全问题尤为重要。

一、手术室护理安全概述

1. 护理安全现状分析　护理服务是双刃剑，既可以促进健康，也可能因为某些失误造成伤害。据世界卫生组织（WHO）2007年报道：在发达国家每10名患者中即有1名患者在接受治疗时受到伤害，而发展中国家患者住院感染的发生率比发达国家要高出20倍。据美国医学研究所（IOM）2000年发布的《人类的错误：构建一个安全的卫生保健系统》报告，美国每年有44 000~98 600人死于医疗护理事故。在我国护理安全监管系统尚不完善，各医院护士对护理安全的认识和执行能力差异很大。随着社会的发展，人们的健康意识和自我保护意识不断增强，对护理工作的安全性要求也更加严格。如何加强手术室护理安全，避免医源性安全事故的发生，让手术患者得到适当、及时、安全的护理，维持和重建健康成为护理工作者亟待解决的重要课题。

2. 手术室护理安全存在的隐患

（1）手术护理工作记录不完整：手术室手术急救，执行口头医嘱，手术抢救过程因时间紧张而导致手术室护士护理记录不完整缺乏必要的、合理的、安全性资料。患者有权复印或复制护理文书，因此，护理文书漏记、错记或记录不及时、涂改及保存不善、内容不真实等，都为护理纠纷埋下隐患。

（2）执行操作规程不认真：规章制度、工作流程、操作规则是手术室护理工作的指南，是手术室护理工作安全的保证，手术室护士若不遵守工作制度，不严格执行查对制度就很有可能发生差错事故。

（3）缺乏良好的职业素养：手术室护理工作节奏快，护士长期超负荷工作，精神高度紧张，身心疲惫，可能出现言语、护理行为的不当或过失、疏忽大意，给患者带来

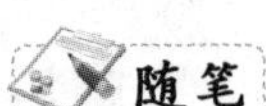

不安全、不信任感而造成不良后果。

（4）护理专业技术水平与医疗手术新技术、新业务及发展趋势之间的差距：随着医学技术的提高，新手术不断开展，大量精密仪器设备和技术的应用，使医学技术水平和医疗质量进入了一个新的高度。手术室护士缺乏业务知识、操作不熟练、不重视业务学习和技术培训，将导致操作失误或错误，使手术配合工作与手术发展形成了较大的差距，容易发生护理缺陷和事故。

（5）人员安排与手术排班之间不协调：目前三级甲等医院，择期、日间及急诊手术多，手术护理人员不足，能力不够，人员安排不合理，工作中极易出现安全隐患。

（6）护患沟通中的问题：患者的生命健康权，受法律保护，在手术室护理工作中，手术患者的每一个细微反应，都可能是病情变化的反应，工作人员每一句话都会给手术患者造成重要影响。缺乏护患间的有效沟通，手术室护士忙于术前的准备工作，无暇顾及患者的情绪与心理活动，加上仪器发出的噪声，即使声音很小，对于高度紧张的手术患者也是不良刺激，引起患者反感和不满。

（7）接送手术患者错误和护送不当：由于手术患者术前紧张、睡眠欠佳及应用镇静剂不能正确回答问题，易发生接错手术患者或者接错手术间。

（8）体位摆放不当可导致压疮发生，约束过紧或两上肢过度外展可造成局部神经损伤，发生肢体麻痹，衬垫不当可影响患者的呼吸功能。

（9）管理措施不力规章制度不健全：管理机制不完善，管理者要求不严，对护理工作各个不安全的环节缺乏预见性和洞察力等，都是手术室护理安全的隐患。

二、手术室安全管理

1. 护理安全管理定义　护理安全管理是指为保证患者的身心健康，对各种不安全因素进行科学、及时、有效的控制。安全管理是保障患者安全的必备条件，是减少各种缺陷、提高护理水平的关键环节，是控制或消灭不安全因素，避免发生医疗纠纷和事故的客观需要。

2. 安全管理机构　多数发达国家设有护理安全专职机构，全面负责安全管理。如英国建立了患者安全质量管理系统，成立了名为“全国患者安全代理处”的组织。澳大利亚成立了“医疗安全与质量委员会”，其任务是监督医院和医护人员，旨在将事关患者生命安全的意外事件发生率降到最低点。美国患者安全管理机构包括了医疗管理立法联合委员会（JCAHO）、国家质量论坛（NQF）、美国健康照护风险管理协会（ASHRM）等，其机构较完善且分工明确。另外美国退役军人卫生管理局（VA）专门成立了国家患者安全中心（NCPS），主要负责美国退役军人医院的安全管理事务 。此外，WHO于2004年10月成立了“世界患者安全联盟”，该联盟从督促医护人员做好洗手工作入手，致力于改进患者的安全状况，取得良好的效果。

目前，我国护理安全管理多数由医院护理部和各科护士长监督管理，缺乏专职机构。有研究提出建立以护理部、科室护士长、科室安全员组成的三级护理安全管理监控网络体系。也有建议在护理安全管理工作中广泛推广委员会制，委员会制能充分体现护理管理的民主性、科学性，让护理管理更具客观性、公正性、主动性、实践性，充分调动了广大护士的工作积极性。有的学者建议各医院建立护理安全委员会，领导机构由护理部人员组成，实施机构由各科护士长组成，执行机构由各科室部分护士直接参与。

3. 手术室安全管理对策

（1）强化安全防范意识：定期开展安全知识讲座，学习有关安全管理和工作制度，让

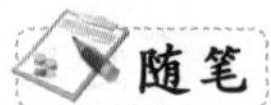

护理人员了解安全管理规定,严格执行操作规程,以增强做好安全工作的自觉性。

(2)建立手术室的各项消毒隔离制度:明确划分限制区与非限制区,明确区分无菌区、有菌区,且标识明显,控制参观人员,防止交叉感染。

(3)制订风险管理制度:提高护士的风险防范意识和能力。规章制度是预防和判定差错事故的法律依据,是正常医疗活动的安全保障。根据手术室工作中常见的安全隐患制订出相应的制度,加强手术室工作人员的护理安全教育,强化安全意识,加强医疗护理技术管理,健全规章制度;强化责任,规范操作规程;增强护理人员的法律意识,把以患者为中心的整体护理模式贯穿于护理操作实践中,确保诊疗的安全性;强化服务意识,更新服务观念,加强工作责任心,使护理人员牢固树立"一切为了患者,为了患者的一切"的服务理念,也是杜绝差错事故的重要内容。

(4)定期分析护理质量:手术室护理要建立护理质量管理小组,定期开展护理质量分析讲评会,查找工作中的不安全隐患,对容易发生护理缺陷与差错的工作环节进行分析讨论,提出整改措施,手术室护士一定要了解手术记录的意义,认真做好术中护理记录,保证患者手术安全,同时保护自我,明白完整的手术记录是患者术中病情及护理的真实记录,是重要的法律依据。

(5)改善服务态度,规范医疗行为:服务管理措施是实时控制和运行过程的管理,注重运行过程和现场控制,建立一个既可"治"又可"防"的质控系统,手术室护士应严格规范自身的行为和自身形象,行为应符合医疗规范要求。不断更新护理理念,建立以患者为中心的服务模式。主动为患者提供优质服务,工作中使用文明语言,对患者提出的问题耐心解答,避免过激的语言及行为,手术中坚守工作岗位,不谈与手术无关的事情。不对患者的病情窃窃私语,尊重患者人格,尽量满足患者的合理要求。

(6)实行专业分组、合理分配岗位:各专业组相对固定,使护理人员在熟悉了专科各种手术步骤的同时,也熟悉了本专业各位手术医师的手术习惯,使其能在业务能力上满足各专科手术的技术要求。及时了解本专科手术新技术、新业务的开展情况及发展趋势,掌握专科高精仪器设备的使用及维护方法,所有仪器设备上都配备操作流程及注意事项的卡片,并由专人保管,定期维护,避免因能力和岗位不配而导致的风险。

(7)人性化管理:发扬主人翁精神,科学运用人力资源:护理人员的调配和使用直接影响到护理质量,在工作安排上要做到新老搭配、强弱搭配,合理排班,制订相对弹性工作制,充分发挥各级护理人才的潜力和创造力,以保证护理安全。

(8)以医疗护理技术操作常规为准绳:医疗护理操作常规是医务人员进行日常工作的指南,是医疗工作中具有权威性的法典。一旦出现医疗纠纷,首先要看是否按常规操作。所以严格按常规操作是防范医疗风险,保护患者与自我的有力依据。具体包括:严格遵守无菌操作原则;保证手术室整洁、干净;严格查对清点制度,认真做好三查七对;强化洗手制度;加强对手术标本的管理;加强责任心,避免意外伤害。

要实现手术室护理安全的目标,需要广大护理工作者的不断努力,提高自身的素质,健全各项护理规章制度,营造"无伤害(do no harm)"的护理安全氛围,完善管理机构和体制,充分发挥患者的监督作用,同时开发出适合我国国情的安全事故上报、分析系统,提高手术护理水平,减少、避免医疗纠纷和事故的发生。

思考题

1. 手术室护理安全存在哪些隐患?

2. 何为护理安全管理？手术室安全管理的对策有哪些？

第二节 手术室安全管理制度

手术室安全管理制度是手术室护理工作的法规，是执行各项手术室护理工作的准则，同时也是评价手术室护理质量的依据。通过建立和执行手术室安全管理制度，使手术室安全管理有章可循，有量化标准，是实现手术室护理安全管理规范化、程序化和科学化的基础，是确保手术室护理安全的关键。

一、消毒隔离制度

1. 手术前感染预防

（1）严格区分限制区、半限制区、非限制区，不同区域的物品必须分别放置，不得混放。手术室入口及手术电梯入口处应设缓冲区，防止污染物逆行进入手术室。

（2）所有手术室人员必须按规范着装入手术室。

（3）严格按照外科学要求，进行手术区域皮肤消毒和铺无菌手术巾。

（4）严格遵循抗生素预防性应用原则，划皮前0.5~1小时内使用抗菌素。

（5）按照手术室层流洁净度和伤口愈合等级，合理安排手术间和手术顺序。

（6）感染手术的手术通知单上必须标明菌种，特殊菌种应上报医院感染科。

（7）参与手术的成员，必须严格进行外科手消毒。

（8）患有上呼吸道感染、皮肤化脓性感染或其他传染病的医院工作人员应限制进入手术室工作或参观。

2. 手术中感染预防

（1）参与手术的人员必须严格遵守无菌操作制度。洗手护士熟练配合手术，协助有效缩短手术时间。

（2）手术间门尽量呈关闭状态，保证手术间环境安全。

（3）手术间内人员应减少走动，避免大声说话、交谈、打喷嚏等。

（4）参观人员严格遵循《手术室参观制度》。

3. 手术后感染预防

（1）严格执行《一次性医疗废弃物管理条例》，防止医疗废弃物外流。

（2）感染手术术后用物及环境处理，需严格遵循《感染手术的处理原则》。

（3）所有手术室人员必须按规范更换外出衣、鞋出手术室。

4. 手术室环境安全管理

（1）层流手术室室温维持在20~25℃，湿度维持在40%~60%。

（2）手术过程中避免血液、体液污染手术环境，一旦污染应立即局部清理消毒。

（3）手术室内环境保持整洁、无尘、无污染。每日手术开始前和手术结束后进行手术室内地面、墙体表面、仪器设施表面的湿式清洁与消毒。未经清洁和消毒的手术房间不得使用。

（4）空气层流式手术室内的空气净化设备，应按照保养程序及过滤器效能分级进行维护、清洗、检查和记录。

（5）手术间内净化系统应在手术前30分钟开启，其风速、压力、湿度等指标必须符合等级规范，并记录相应数据。

（6）连台手术手术间空气净化时间，从手术间清洁、消毒工作完成后计时。Ⅰ~Ⅱ级

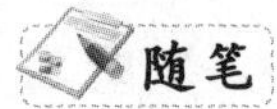

手术间净化时间不短于20分钟，Ⅲ~Ⅳ级手术间净化时间不短于30分钟。

5. 手术室物品安全管理

(1)一次性无菌物品管理：详见《一次性无菌物品管理制度》。

(2)手术器械必须严格按规定进行清洗、包装、灭菌、运送和储存。

(3)严格按规定进行消毒灭菌监测。监测包括无菌物品和器械的微生物监测、压力蒸汽灭菌器的消毒灭菌效果监测、紫外线灯强度监测、含氯消毒剂及2%戊二醛有效浓度的监测。

(4)每月监测手术室手术物品消毒灭菌质量及空气微生物培养。

(5)医院感染管理科每年随机监测手术物品消毒灭菌质量及空气微生物培养。

6. 手术室人员职业暴露安全防护

(1)择期手术患者常规检测传染病学指标。手术室护士通过术前访视获取检测结果。

(2)凡进行有可能被患者血液、体液喷溅到或滴到的手术或操作时，手术人员应事先做好标准预防。

(3)手术室人员一旦发生锐器损伤，应立即按锐器损伤后的处理流程进行紧急处理，并上报护士长。

(4)手术室人员应严格按照《一次性医疗废弃物管理条例》进行废弃物处理，避免发生锐器损伤。

7. 手术室人员安全知识培训

(1)所有人员必须经过消毒隔离培训合格后，方能进入手术室工作。

(2)手术室专人负责感染监控、评价、资料储存和信息上报工作。

(3)手术室人员随时关注医院感染科发布的相关文件修改，不定期接受在职安全知识培训。

二、查对制度

1. 手术顺序单查对　次日手术顺序单打印好后，必须由手术室护士长将其与原始手术通知单核对，重点查对患者的姓名、住院号、病区床号、手术名称和手术部位。

2. 访视查对　术前一日，巡回护士至病区进行次日手术患者术前访视，首先与病历查对，随后与患者以开放式问答形式进行核对。核对内容包括姓名、年龄、病区床号、手术名称和手术部位、过敏史，传染病史和既往史等。

3. 患者接送查对　详见《手术患者接送制度》。

4. 手术患者核对　详见《手术安全核查制度》。

5. 手术用物查对　手术用物术前一天由器械护士准备齐全，发放至各手术房间，并负责第一次查对。查对内容包括：用物名称、数量、有效期和完整性、外包装干燥程度及检测灭菌效果的化学指示带。手术室值班护士接班后，负责第二次查对。手术日，巡回护士在启用手术用物前进行第三次查对(特别是一些特殊手术用物在晨间交班时必须报告，确保手术顺利进行)。

6. 手术纱布、器械等术中用物的清点查对　严格遵守手术室用物的清点制度，防止异物遗留于患者体内。

7. 无菌用物查对　详见《无菌物品管理制度》。

8. 手术标本查对　详见《手术室标本管理制度》。

9. 手术室贵重仪器查对　手术室贵重仪器应定时查对、定人保管、定点放置、及时反馈使用情况。每台仪器配备使用流程说明和使用登记本。每月总核查一次。

10. 手术收费查对　对各种手术收费，手术室护士应严格按物价局标准执行，每天

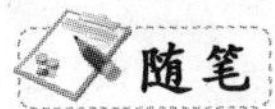

由手术室护士长查对，防止乱收费及漏收费，做到规范合理收费。

三、手术安全核查制度

1. 各级各类手术操作均需按规定执行手术安全核对制度。

2. 手术患者均应佩戴身份识别腕带，以便确认核查。

3. 手术安全核查由手术医师或麻醉师主持，手术医师、麻醉师、手术室护士三方共同执行并逐项填写《手术安全核查表》。

4. 实施手术安全核查的内容及流程

（1）麻醉实施前：手术医师、麻醉师和手术室护士三方按照《手术安全核查表》依次核对患者身份（姓名、性别、年龄、住院号）、手术方式、知情同意情况、手术部位与标识、麻醉安全检查、皮肤是否完整、术野皮肤准备、静脉通道建立情况、过敏史、抗菌药物皮试结果、术前备血情况、假体、体内植入物、影像学资料等内容。

（2）手术划皮前：手术医师、麻醉师和手术室护士三方核对患者身份（姓名、性别、年龄）、手术方式、手术部位与标识，并确认手术风险预警等内容。手术物品准备情况的核查由手术室护士执行并向手术医师和麻醉师报告。

（3）患者离开手术室前：手术医师、麻醉师和手术室护士三方共同核查患者身份（姓名、性别、年龄）、实际手术方式、术中用药、输血的核查、确认手术用物清点、确认手术标本、检查皮肤完整性、确认导管及患者去向等内容。核对完毕无误后，三方在《手术安全核查表》上签名。

（4）手术安全核查制度必须按照上述步骤依次进行，每一项核查无误后方可进行下一步操作，不得提前填写表格。

（5）术中用药、输血的核查：手术医生的书面医嘱，巡回护士核查后执行；口头医嘱，巡回护士复述确认后执行，术后手术医生补填医嘱。术中输血由巡回护士与麻醉师于输血前进行核对，确认无误后执行输血医嘱。

5.《手术安全核查表》应归入病史档案。

四、无菌物品管理制度

1. 未拆封整箱的一次性无菌物品应存放在指定位置，不得与非无菌物品存放一室。箱底必须离地20~25cm；离天花板50cm；离墙5cm，建立出入库登记本。

2. 从整箱中取出的一次性无菌物品，按品种及有效期先后放入无菌室各柜中。

3. 手术器械应经预清洗后，送往供应室进行严格的清洗、消毒、灭菌后方可使用，体内植入物灭菌后必须进行生物监测，合格后方可使用。

4. 无菌包必须有包外化学指示带和包内化学指示卡。

5. 快速消毒灭菌器只适合于须紧急灭菌使用的器械，不适合体内植入物的灭菌。

6. 每日由专人检查无菌物品的有效期及完整性，严禁过期物品或外包装破损物品用于无菌手术台。

7. 无菌物品的有效期由灭菌方式、储存环境及包装材料决定。

8. 手术物品首选高压蒸汽灭菌法。不经常使用的备用器械，可采用环氧乙烷灭菌，如需急用的不耐高温的物品，可经过氧化氢低温等离子灭菌。

五、手术患者接送制度

1. 手术前，手术室巡回护士与相应病房主班护士电话联系，核对准备入室手术患者的姓名、床号、术前准备是否完成。

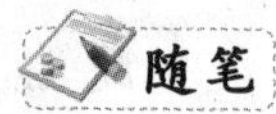

2. 手术巡回护士凭借“接手术患者通知单”和“手术房号牌”,与工勤人员推患者推车至相应病房接手术患者。

3. 不得随意更改手术顺序或手术患者。

4. 手术巡回护士抵达病房后,出示“接手术患者通知单”,与病房责任护士至手术患者床前,核对手术患者基本信息,包括姓名、年龄、手术名称、手术部位等,并与病历、手术知情同意书、患者的身份识别腕带一同核对。

5. 手术巡回护士提醒患者更换清洁患者衣裤。确认饰品、手表、义齿等随身物品已脱除。检查全身皮肤和手术部位备皮情况,确认手术标识完成情况。

6. 手术巡回护士与病房责任护士共同核对患者带入手术室用物的名称及数量,包括术中用药、影像学资料、腹带等物品。

7. 核对交接完毕后,手术巡回护士与病房责任护士,共同在手术患者转运交接单上签字确认。

8. 手术巡回护士与工勤人员共同护送手术患者安全进入手术室,为患者戴手术帽,送入指定手术房间。手术巡回护士与工勤人员分别站于手术床两侧,将患者转运至手术床,平卧在手术床的中央,并给予安全固定带,必要时给予床边护栏保护。手术巡回护士再次与手术患者进行身份及手术部位等信息的核对。

9. 手术结束后,手术巡回护士检查患者全身皮肤情况。将需带回病房的用物(如药物、影像学资料)清点整理。术中输完血后的血袋须核对数目,带回病房,由各病房送回血库保留。

10. 普通手术且清醒的手术患者,由手术室巡回护士和麻醉师,手术室工勤人员,共同送回相应病房与病房护士交接;全麻手术患者,由手术室巡回护士和麻醉师、手术室工勤人员共同送入麻醉恢复室进行复苏,与恢复室护士交接;生命体征不稳定的手术患者,术后由手术室巡回护士、麻醉师、手术医生、手术室工勤人员,共同送入监护室,与监护室的护士交接。

11. 交接内容包括:皮肤、体温、出入量、特殊用药等,核对完毕后双方签字确认。

六、急诊手术患者入室制度

1. 病房急诊手术患者

(1)病房相关准备及术前准备完成后,医生将急诊手术通知单送至手术室。

(2)手术室接到手术通知单后,按照急诊手术患者病情的轻重缓急、手术切口分类合理安排手术顺序、手术间,调配工作人员。

(3)巡回护士在接急诊手术患者前,先开启手术房间内的恒温箱和空调。

(4)手术室巡回护士按照《手术患者接送制度》接急诊手术患者。

(5)神志不清、大出血、循环呼吸系统不稳定的危重急诊手术患者,必须由手术医生看护共同进入手术室。

2. 急诊室急诊手术患者

(1)事先必须电话通知手术室,说明手术名称及手术患者的一般生命体征,以利于手术室做好充分的抢救准备工作。

(2)急诊手术患者由急诊室工勤人员和急诊室护士护送至手术室,危重患者由手术医生共同看护。

(3)手术室巡回护士与工勤人员在手术室门口迎接手术患者,核对手术患者基本信息和手术名称、手术部位,清点带入手术室的用物,交接病情并记录,签字确认。

(4)协助更换手术患者手术衣裤,戴手术帽,去除随身携带物品后入手术室。

七、手术室标本管理制度

1. 术前根据手术准备适用的标本容器。

2. 术中取下的标本，由洗手护士及时交接给巡回护士。

3. 巡回护士填写标签（姓名、住院号、病区床号、标本名称），写完后向洗手护士、手术医生复述一遍，无误后将标签贴在标本容器上。洗手护士确认书写无误后，标本放入容器内妥善放置。

4. 术中临时冰冻标本，不可浸入10%的甲醛溶液中。巡回护士应及时通知专职人员送冰冻标本至病理科。并在送检冰冻标本簿上正确填写姓名、住院号、病区床号、标本名称，并与标本病理单核对签名。

5. 手术结束后，巡回护士与洗手护士、手术医生，依据标本病理单，正确核对标本名称和数量，并在病理单上签名。标本确认后由两人共同放入标本柜内并上锁。

6. 巡回护士将标本放入标本柜内后，在标本登记本上规范填写（姓名、住院号、病区床号、标本名称、手术医生、洗手护士、巡回护士）。

7. 手术医生将手术标本给家属看后，必须及时归还巡回护士。

8. 如因某种需要，手术医生须带走手术标本，必须在标本登记本上写明标本去向并签名。

9. 手术室值班护士接班后，正确核对当日手术标本登记本、病理单和标本。

八、手术室参观制度

1. 本院医师、进修医师、实习医师参观者必须在手术通知单上标明申请，外院参观者必须有医务部或院部批条，手续必须完善，门口管理人员发放参观牌，方可进入手术室参观。科主任与手术指导医师除外。

2. 参观者必须遵循手术室的各项规章制度。

3. 参观者必须更换手术室参观的衣裤、口罩、鞋帽，规范着装，保证口鼻、头发不外露，方可进入指定参观的手术间，不得任意出入其他手术间。

4. 参观者应遵守无菌原则，严格执行消毒隔离制度。参观者应于患者一切准备工作完毕后方可进入手术间。参观者应站在距离手术无菌区30cm以外，切不可进入无菌区，以免影响手术者操作。一旦违反消毒隔离原则，经劝说无效者，手术室巡回护士有权拒绝其继续参观。

5. 参观结束离开手术间前，应将所有参观用物归还原处。

6. 患者家属一律谢绝参观手术。

7. 参观人员数量必须严格限制，每间手术间内参观者不得超过3人。急诊手术、感染手术谢绝参观。

九、一次性医疗废弃物管理制度

1. 一次性医疗废弃物使用之后必须毁形，防止重复使用和回流市场。

2. 非感染手术的一次性医疗废弃物管理　术后统一处理，丢弃至标有“医疗废弃物”标识的黄色污物袋中，扎紧袋口。污物袋外层贴“手术室”标识。

3. 感染手术的一次性医疗废弃物管理　必须丢弃至标有“感染性医疗废弃物”标识的双层黄色污物袋中，扎紧袋口。污物袋外层贴“手术室”标识。

4. 医务人员禁止私自将一次性医疗废弃物带出手术室。

5. 一次性放射性医疗废弃物管理　应该放置于特殊铅制容器内，容器外悬挂放射性废弃物警示标识，并注明处理时间，送专门部门的专用放射性废弃物储藏室

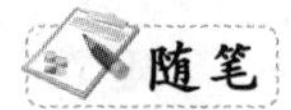

储藏，直到放射程度衰减到无害为止。

6. 一次性医疗废弃物的运送监督

（1）监督受过专门训练的人员运送一次性医疗废弃物：运送过程中应使用防渗漏的专用运送工具，按照医院确定的内部医疗废弃物运送时间、路线，将医疗废物收集、运送至暂时贮存地点。

（2）禁止在运送过程中丢弃医疗废弃物；禁止在非贮存地点倾倒、堆放医疗废物或者将医疗废物混入其他废物和生活垃圾。

（3）手术室负责人员对医疗废弃物进行登记，记录至少保留3年。

7. 不得露天存放医疗废物；医疗废物暂时贮存的时间不得超过 2 天。

十、手术室差错事故登记分析制度

1. 差错事故登记报告

（1）手术室差错事故登记报告由护士长或安全员负责，备有差错事故登记本，安全员负责登记报告工作。

（2）发生一般差错由当事人及时登记，并向护士长汇报。发生严重差错事故，护士长核实后，立即向护理部做口头报告，不得隐瞒并做好登记。

（3）发生严重差错事故后，应积极采取有效措施，将差错事故造成对患者的损害降至最低限度。

（4）手术室护士长在发生差错事故的24小时内，召开全科护士会议，当事人必须将事故发生经过进行陈述，由安全员记录会议内容。

（5）通过全科护士讨论分析，护士长将差错事故经过、分析原因、整改措施记录于护理安全记录本，一式两份，一份留手术室，一份交予护理部。

（6）凡发生重大差错事故，科室按照护理部规定对当事人进行离岗培训，并通报手术室全体护士，强化安全教育，以使当事人吸取教训，防止类似差错事故再次发生。

（7）根据差错事故的性质、情节、当事护士态度，结合院方规定，作出严肃处理。

（8）见习或实习同学发生差错事故，带教老师负责。

2. 差错事故、意外事件处理流程

（1）当事护士认真填写事件经过，护士长核实。

（2）护士长核实后，将事件性质、事件经过、事件分析、整改措施等内容填写在差错事故登记表，并由当事人和护士长签名，手术室科护士长确认后交予护理部。

（3）手术室进行分组、分层进行深入原因剖析，完善整改措施，制订新的工作流程或修改原有流程。

（4）接受护理部对手术室制订的整改措施或流程进行评估。

（5）向全科护士通报事件处理结果。

（6）对护理差错、事故、意外事件报告制度的执行，列入专科组长及当事人的年度考核。

思考题

1. 手术室安全管理制度包括哪几项，每一项安全管理制度包含哪些内容？

第三节　手术室安全防范措施

作为对患者实施手术治疗、诊断并担负抢救工作的重要场所，手术室应将保证手

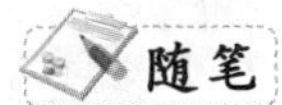

术患者的安全放在首位，因此在建立手术室安全管理制度的基础上，面对手术室护理工作中最易发生且后果严重的护理差错事故及护理缺陷，手术室还应建立具体的护理安全防范措施，进行有效安全管理。

一、防止开错手术部位

学习目标

1. 能陈述如何通过术前访视进行有效正确的核对手术部位。
2. 能列举用于有效核对手术部位的信息来源。
3. 能陈述手术患者手术当日入室后巡回护士如何第一时间进行手术部位的核对。
4. 能模拟围手术期手术室护士如何参与手术团队进行“Time-out”核对。

【案例】

患者王某拟在全麻下行右侧肾上腺肿瘤剜除术。担任该手术巡回护士的小张在术前一日进行例行术前访视。小张在核对相关病历和资料时，发现患者王某的术前知情同意书上拟手术名称这一栏写的是“左侧肾上腺肿瘤切除术”，与所送手术通知单上标注的手术部位不相符。小张再次至患者床边核对，王某自述右侧不适，手术部位应该是右侧。经小张检查后，发现患者手术标识未标注。小张于是找到患者的责任手术医生刘医生，刘医生仔细翻阅核查病史，并对患者的影像学资料进行读片，承认术前知情同意书上手术部位书写错误，修改为“右侧肾上腺肿瘤切除术”，并在小张的提醒下，至患者床边，用记号笔在正确的手术部位做上标识，由于小张的认真核对，避免了一次开错手术部位的严重事故。

【护理安全防范措施分析】

1. 实施术前访视，有效防止开错手术部位　术前访视不仅是手术室护士的职能和义务之一，更是手术团队防止开错手术部位所进行的第一次核对。一次正确、有效的术前访视应该包括以下内容：

（1）术前知情同意书及手术医嘱：正确核对术前知情同意书及手术医嘱，术前知情同意书和手术医嘱必须是填写完整、正确、字迹清晰并且附有相关责任人签字。

（2）诊断报告和影像学资料：正确核对诊断报告和影像学资料，诊断报告和影像学资料必须附有患者姓名、年龄、住院号等正确信息。影像学资料必须有可辨认左右的标识。

（3）与手术患者进行核对：开放式地询问患者姓名、年龄等基本信息，与身份识别腕带、病历核对；开放式地询问患者手术部位和手术方式，与病历核对。

（4）核对身份识别腕带：正确核对患者的身份识别腕带，身份识别腕带应该完整填写姓名、性别、年龄、病区、住院号、血型、药物过敏史。

（5）核对手术标识：手术标识应标记在手术操作部位或切口处或附近，除非有其他必需的治疗要求，非手术部位严禁进行相关手术标识。手术标识必须保持不褪色，在消毒和铺巾后标记仍清晰可见(图7-3-1)。

2. 手术患者入手术室后的核对　手术患者进入手术室后，巡回护士应开放性提问手术患者的姓名、年龄、手术部位、手术方式，药物过敏史等基本信息，与身份识别腕带以及病历、术前知情同意书一同核对，并检查手术患者的手术标识是否完成(图7-3-2、图7-3-3)。

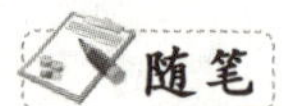

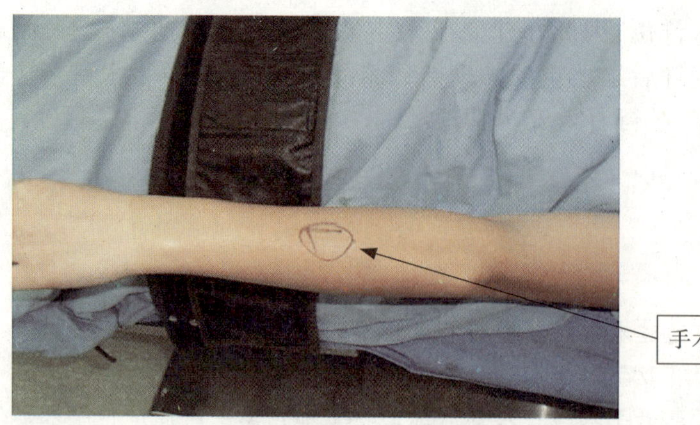

图7-3-1 在消毒后，手术标记应仍保持不褪色，清晰可见

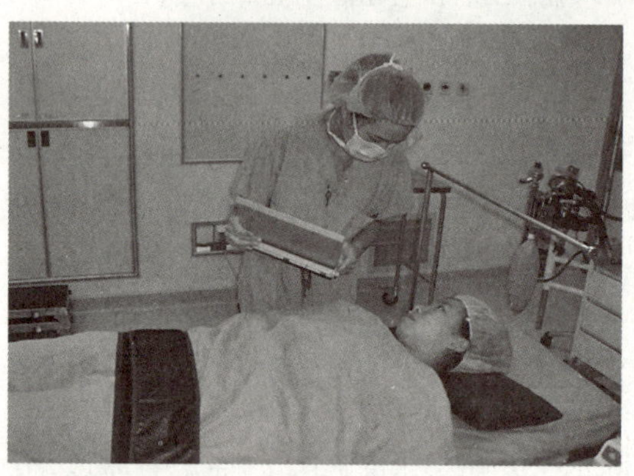

图7-3-2 手术患者入手术室后，巡回护士以开放式提问核对手术患者信息

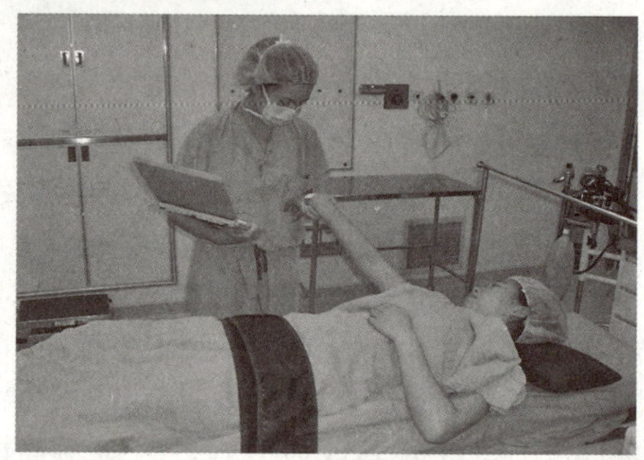

图7-3-3 巡回护士核对手术患者的身份识别腕带

3. 严格执行“Time-out”，防止开错手术部位 “Time-out”是防止开错手术的关键程序，手术团队中所有成员必须遵循和执行。手术医生、麻醉师、手术室护士及相关手术团队成员，应在麻醉实施前、手术划皮前和手术患者离开手术室前三次进行核对。在执行“Time-out”的过程中，核心的核对内容包括患者身份、手术部位、手术方式、术前知情同意书、手术体位等。核对过程中，所有人员必须暂停工作，用互动式的问答完成“Time-out”。执行“Time-out”过程中，如果任何成员对核对内容有任何疑问或任何成员的回答不一致时，均应立即暂停，手术团队共同解决疑问。同时手术团队应使用手术安全核查表，促进“Time-out”的有效进行，并进行记录（图7-3-4~图7-3-6）。

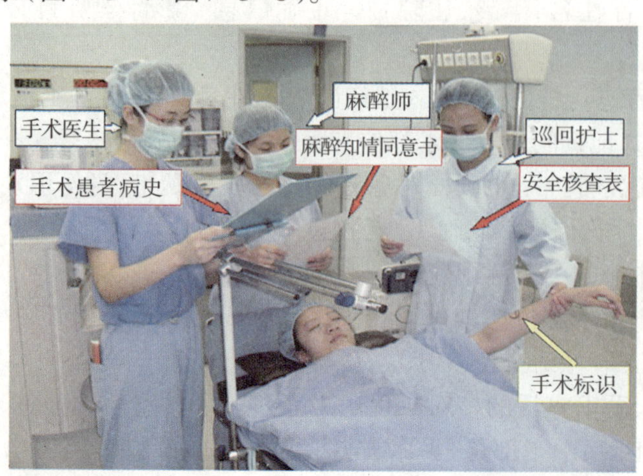

图7-3-4 麻醉诱导前，巡回护士、手术医生、麻醉师进行三方核查

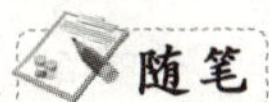

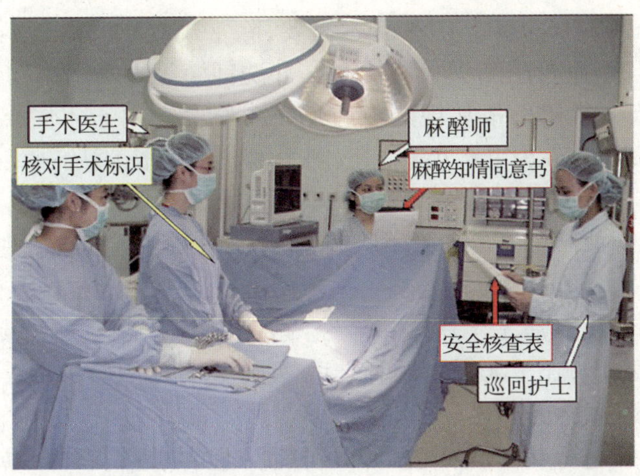

图7-3-5　手术划皮前，巡回护士、手术医生、麻醉师进行“Time-out”互动式核对

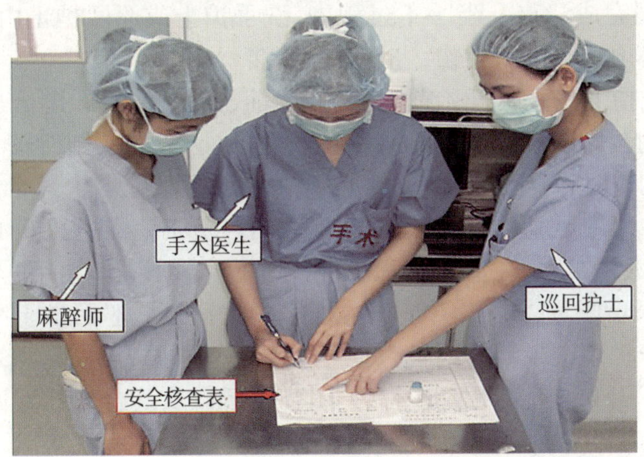

图7-3-6　手术患者出手术室之前，巡回护士、手术医生、麻醉师进行三方核查，并签名确认

思考题

1. 护士小张如何通过术前访视来进行手术部位的核对？
2. 正确的手术标记应如何进行？
3. 手术当日患者王某入手术室后，巡回护士小张应如何进行核对？
4. 巡回护士小张应如何正确参与手术团队中，进行“Time-out”的核对？

二、防止异物遗留在体腔或切口内

学习目标

1. 能说出进行物品清点的4个时刻。
2. 能陈述如何正确有效实施“两人四遍清点法”。
3. 能应对术中可能发生的清点数量错误状况。
4. 能列举容易引起物品清点错误的诱因和特殊情况。

【案例】

某日手术室进行一例冠状动脉搭桥手术，由小李担任洗手护士，小张担任巡回护

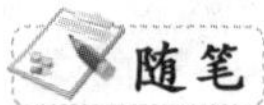

士。手术时间是8：00~16：00。由于手术需要，除常规提供心脏外科器械包外，巡回护士额外提供搭桥器械、血管阻断夹、动脉刀片、冲洗针筒等手术用小物件以及各类心脏外科专用缝针。术前小李和小张常规清点所用手术物品。由于术中出血，该手术过程中小张额外添加手术用纱布20块给小李。该例手术时间较长，中午12：30，由另一名手术室护士小赵接替小张让其进餐，下午13：00小张重新进入手术房间负责巡回工作。下午15：20，手术医生止血结束后准备关闭胸腔，小李和小张在清点过程中发现缺少一块手术用纱布。小张及时告知手术医生，整个手术团队按照相关流程搜寻遗失纱布，5分钟后手术医生于胸腔内找出一块手术用纱布。经两名手术室护士重新清点物品数量正确后，手术医生开始关闭胸腔，16：00手术顺利结束，手术患者返回监护室。

【护理安全防范措施分析】

1. 解读"两人四遍清点法"的概念　凡可能发生异物遗留在体腔或切口内的手术，手术室护士必须严格执行"两人四遍清点法"，防止异物遗留，杜绝对手术患者造成的伤害。

（1）"两人"：指的是巡回护士和洗手护士，当有些手术无须洗手护士时，则由巡回护士和手术医生共同完成清点。当手术过程中，洗手护士或巡回护士由另一人接替，不再负责该例手术时必须清点手术用物，进行有效交接。

（2）"四遍"：指的是手术开始前、关闭腔隙前、关闭腔隙后、缝合皮肤后。其中腔隙指常见的腹腔、盆腔、胸腔、后腹腔、椎管、颅内、肛门、阴道以及创面较大的切口。当存在两个或两个以上切口时，每个切口关闭前必须执行规范清点。

（3）"清点"：须满足基本三要素，即"视"，两名负责清点的人员必须清楚看到清点的物品、数量和总数。"读"，在清点过程中，洗手护士必须说出物品的名称、数量和总数，巡回护士清点记录后唱读，与洗手护士再次核对。"记录"，巡回护士必须将清点过的物品数清晰地记录于护理记录单，并且清点一项记录一项（图7-3-7）。该案例中，小李和小张严格执行了手术开始前、关闭胸腔前、关闭胸腔后以及缝合皮肤后四次进行手术物品清点。

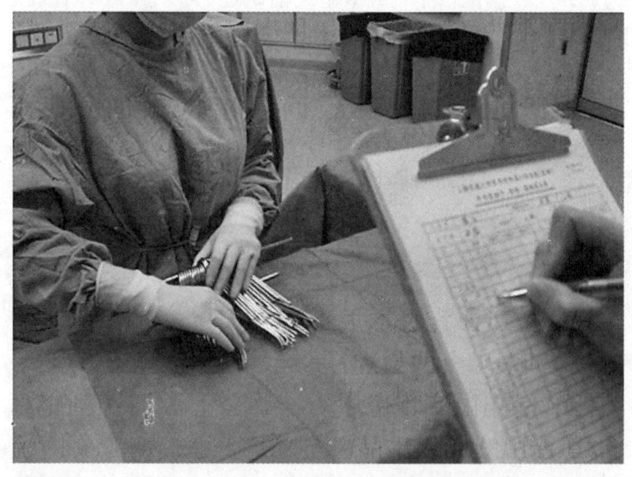

图7-3-7　术前巡回护士使用物品清点单与洗手护士共同清点，记录

2. 正确实施护理干预措施，防止异物遗留

（1）建立标准化手术物品包：每一个敷料包、器械包及零包内物品种类、数量恒定，并配有器械清点单（图7-3-8）。

（2）防止手术用纱布遗留体腔或切口内

1）正确清点纱布：严格遵循"两人四遍清点法"制度。每一块纱布清点时必须完全展开，防止纱布叠加粘连夹带其他物品。清点手术用纱布时，应该按照顺序

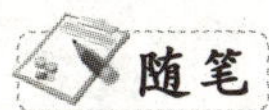

进行清点，遵循从大到小，从近到远原则（图7-3-9）。所有手术用纱布必须有显影条，一旦遗留在体内，能在X射线下显影（图7-3-10）。

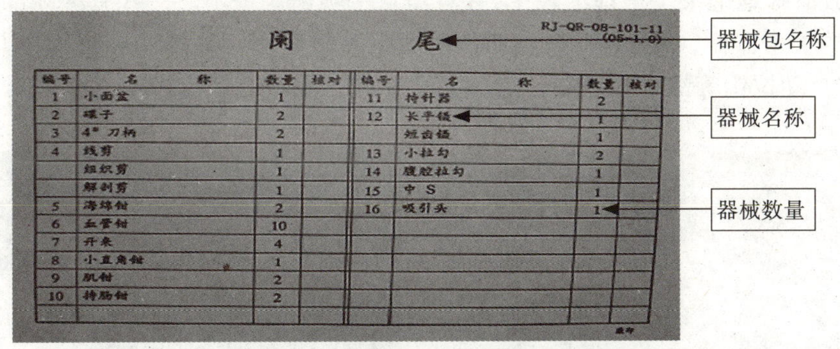

RJ-QR-08-101-11
(05-1.0)

阑　　尾

编号	名　称	数量	核对	编号	名　称	数量	核对
1	小面盆	1		11	持针器	2	
2	碟子	2		12	长牙镊	1	
3	4" 刀柄	2			短齿镊	1	
4	线剪	1		13	小拉钩	2	
	组织剪	1		14	腹腔拉钩	1	
	解剖剪	1		15	中 S	1	
5	海绵钳	2		16	吸引头	1	
6	血管钳	10					
7	开夹	4					
8	小直角钳	1					
9	肌钳	2					
10	持肠钳	2					

图7-3-8　阑尾器械内的器械清点单

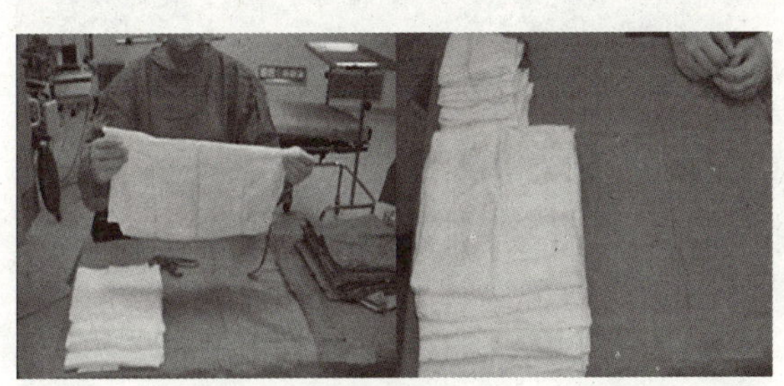

图7-3-9　洗手护士清点纱布时，须将纱布完全展开，并按既定顺序清点

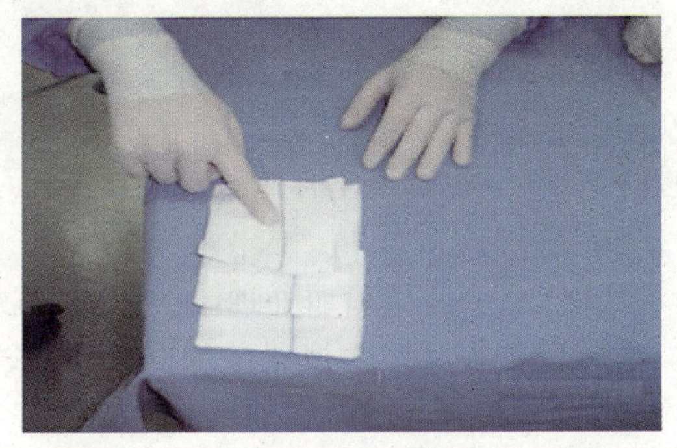

图7-3-10　清点纱布时必须检查显影条

2）维持纱布完整性：手术室护士应确保所有手术用纱布都是完整的，术中禁止任何人员破坏纱布原始形状的行为（图7-3-11）。

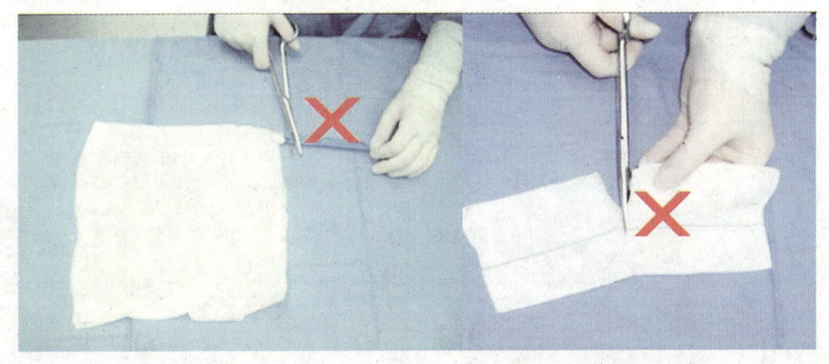

图7-3-11　术中禁止任何破坏手术用纱布的行为

3）术中纱布添加处理：手术过程中若须添加额外的手术用纱布，须及时清点并记录。案例中，由于心脏科手术出血较多，巡回护士小张应准备充足的手术用纱布，以备随时添加，额外添加的纱布则应第一时间与洗手护士小李清点数量并记录。

4）术后纱布处理：所有清点过的手术用纱布不得带出手术间。手术过程中清点过的手术用纱布术后不得用于伤口的包扎或其他用途。案例中，心脏搭桥手术往往剥取大隐静脉作为心脏的桥血管，剥取大隐静脉后腿上的伤口不得用术中清点过的纱布加压包扎（图7-3-12）。手术结束之后，所有的手术用纱布都应从手术房间内清除，防止与接台手术用纱布混淆，造成清点不清。

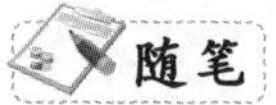

(3)防止手术器械遗留体腔或切口内

1)正确清点器械:清点手术器械时,按照既定顺序进行清点。巡回护士必须将清点过的物品数清晰地记录于护理记录单,并且清点一项记录一项。一些有独立部件或有可活动部件的手术器械,必须分开清点部件的数量。该案例所提及的心脏外科器械里,吸引头、胸腔自动拉钩等都必须清点可活动的螺丝(图7-3-13)。

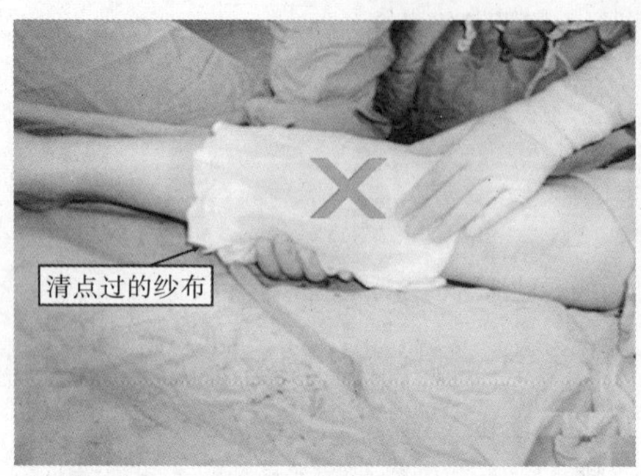

图7-3-12 禁止使用清点过的纱布进行加压包扎

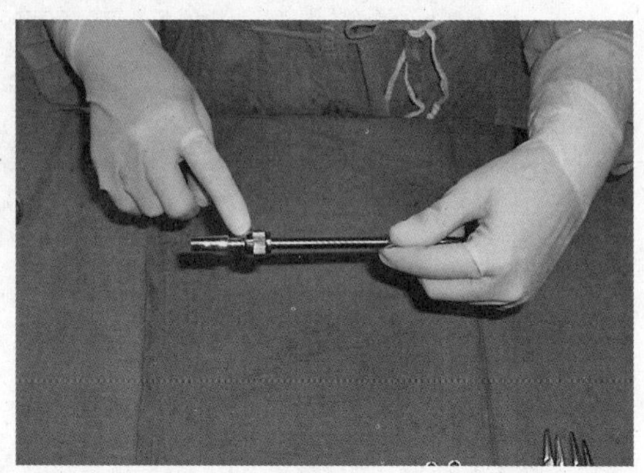

图7-3-13 吸引头的螺丝必须分开清点计数

2)术中器械添加处理:术中若添加额外的手术器械,须及时清点并记录。该案例中,除心脏外科常规器械外,搭桥器械零包中所有器械同样需要进行名称和数量的清点。

3)术中器械掉落处理:术中发生清点过的器械掉落出无菌区域,巡回护士应及时找到,予洗手护士确认,放在手术间指定位置(图7-3-14)。

(4)防止缝针遗留在体腔或切口内:清点缝针的名称、数量、完整性。检查针尖和针尾,是否存在裂缝和断裂。清点带线缝针时,不得用针板板数或外包装数目来取代缝针清点,仔细规范清点每一枚缝针。术中洗手护士可以利用磁性吸针计数板妥善放置无菌区域内所有缝针,避免缝针散落在无菌区内(图7-3-15)。术中掉落的缝针,巡回护士应及时搜寻到,予洗手护士确认。放在手术房间指定位置。

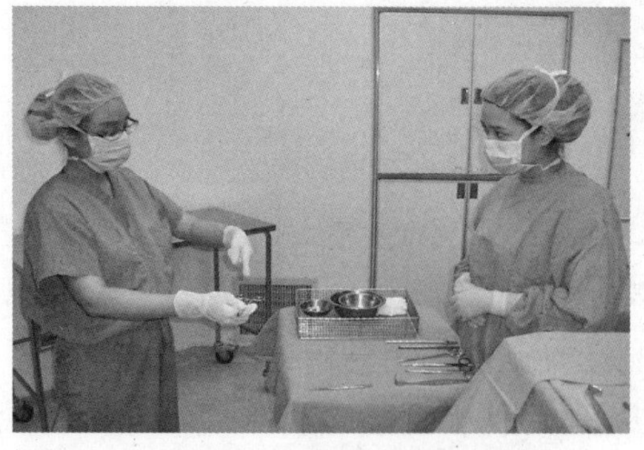

图7-3-14 巡回护士将掉落在地的器械捡起让洗手护士过目

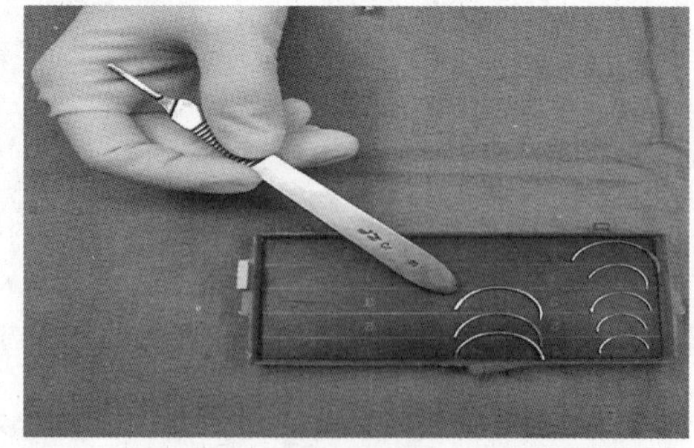

图7-3-15 利用磁性吸针计数板妥善放置缝针

(5)原则上,凡可能发生异物遗留在体腔或切口内的手术,无菌区内的所有手术用物都应该进行清点:该案例中所提及,手术所用血管阻断夹、动脉刀片、冲洗针筒都应该进行清点并记录。此外刀片、各类皮管、血管牵引带、皮筋、纱绳、丝带、砂皮、棉球等手术常用小物品也必须清点并记录(图7-3-16、图7-3-17)。

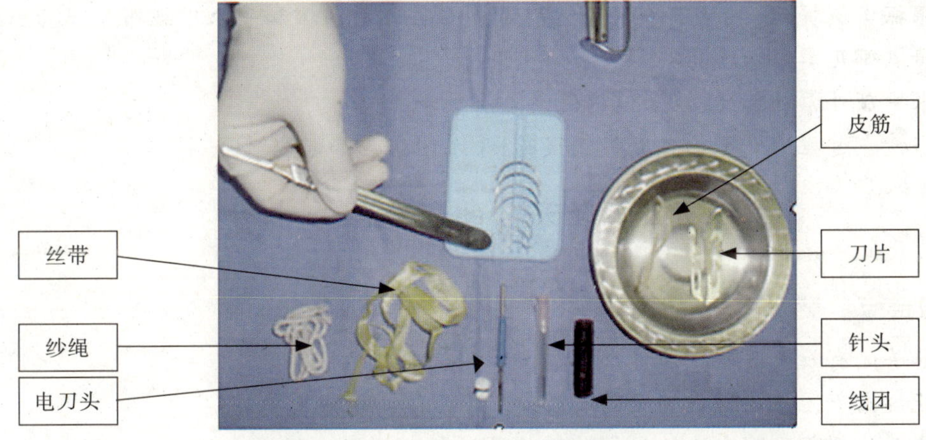

图7-3-16 术中所用小物品必须清点

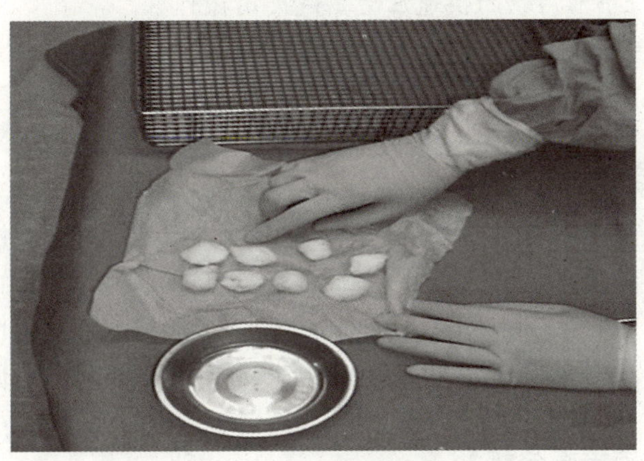

图7-3-17 术中所用棉球必须清点

3. 正确填写手术用物清点单 如实记录清点物品的名称、数量、清点的结果、参与清点的人员姓名、手术医生姓名、植入物名称等信息。

4. 发生术中用物清点数量前后不符 及时将情况汇报手术主刀医生，启动紧急应对预案。如果手术患者情况允许，先暂停手术操作，随后洗手护士和手术医生共同在手术区域进行搜寻，包括体腔切口、无菌区以及视力可及范围。巡回护士在手术区域外围进行搜寻，包括地面、纱布桶、一次性物品丢弃桶、生活垃圾桶等。遗失的物品找到后，手术室护士和手术医生必须重新清点确认，数量正确后手术方能继续进行。如遗失的物品未能找到，巡回护士应汇报护士长，同时请放射科执行术中摄片显影，专业放射学医师读片，确认手术患者体腔切口内无异物遗留后，手术医生签名认可。并在手术清点单上记录手术团队所采取的应急措施及结果。手术结束后记录事件经过，根据相关制度规定上报有关部门。

5. 引起物品清点错误的高危情况 ①急诊手术往往由于手术患者病情危急，导致手术室护士没有充足的时间进行术前清点，易造成术后清点错误；②术中手术方式意外改变，如腹腔镜手术更改为开放性手术，阴式子宫切除更改为腹式子宫切除，非体外循环辅助手术更改为体外循环辅助手术等，导致清点手术物品的时间紧急；③大型手术术中参与手术的人员交替进餐，手术人员频繁上下手术台；④手术室护士在执行物品清点时，还同时执行其他的操作；⑤术中添加的物品未及时记录等特殊情况都是引起物品清点错误的高危情况。

思考题

1. 进行该例手术时，手术室护士应在哪四个时刻进行两人清点物品？

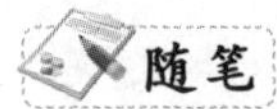

2. 根据案例提示，该案例手术除常规清点心脏外科器械和手术用纱布外，还应注意清点哪几类手术物品？
3. 术中额外添加物品，应如何确保清点有效和正确？
4. 当清点过程中发现物品数量错误时，手术团队应如何应对？

三、防止未经灭菌的器械上手术台

学习目标

1. 能陈述有效灭菌监测的各个环节。
2. 能说出不同包装材料的灭菌有效期。
3. 能正确判断灭菌方法的化学监测结果。
4. 能正确进行手术用物的快速压力蒸汽灭菌操作。
5. 能说出如何管理手术室植入物的灭菌流程。

【案例】

护士小周是手术室的带教老师，某日她带教一名实习护生担任一例大隐静脉剥脱手术的巡回工作。术前在小周的指导下，实习护生开始进行器械包和敷料包的有效期核对，在确认有效期后，实习护生准备开启无菌器械包。这时候，小周上前确认器械包的完整性，发现在器械包外层包装侧面有一道5cm左右的裂缝，随即重新更换器械包。术中手术医生不慎将直角拉钩掉落在地，小周如何正确地将掉落在地的直角拉钩进行快速压力蒸汽灭菌？

【护理安全防范措施分析】

1. 正确实施各环节的有效灭菌监测

（1）清洗质量监测：器械护士进行器械包装前，应目测或借助带光源放大镜检查器械清洗质量，如发现器械上存在血渍、污渍、水垢或锈斑等残留物质，则判定清洗无效不能进行灭菌，防止清洗不彻底造成消毒灭菌的失败（图7-3-18）。

（2）术前一日监测：器械护士发放次日手术器械、敷料包等高压蒸汽灭菌物品时，应仔细检查无菌包上灭菌有效期、器械追溯带以及包外化学指示胶带变色情况，同时检查外层包装的完整、干燥、清洁（图7-3-19）。值班护士必须再次核对次日手术器械、敷料包等高压蒸汽灭菌物品，发现错误及时更正。

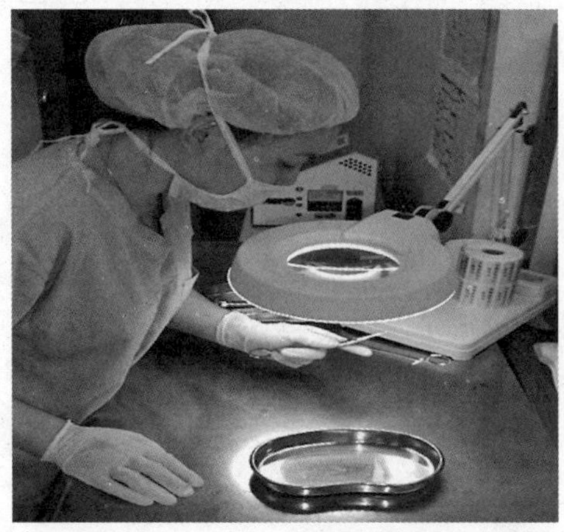

图7-3-18　供应室专职人员借助带光源放大镜检查器械清洗质量

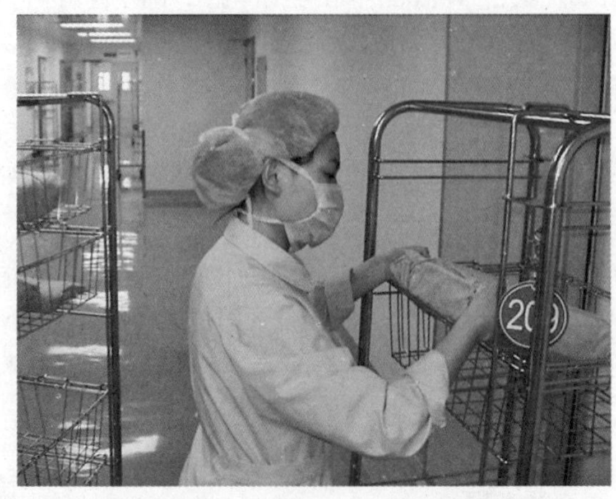

图7-3-19　器械护士仔细检查次日使用的无菌物品

（3）手术当日监测：手术当日巡回护士在启用无菌手术器械包和敷料包等高压蒸汽灭菌物品前，必须严格核对包上灭菌有效期及包外化学指示胶带变色情况，同时检查外层包装的完整性，外层包装是否干燥和清洁（图7-3-20）。开启无菌手术器械包和敷料包等高压蒸汽灭菌物品后，必须检查包内化学指示卡的变色情况（图7-3-21）。

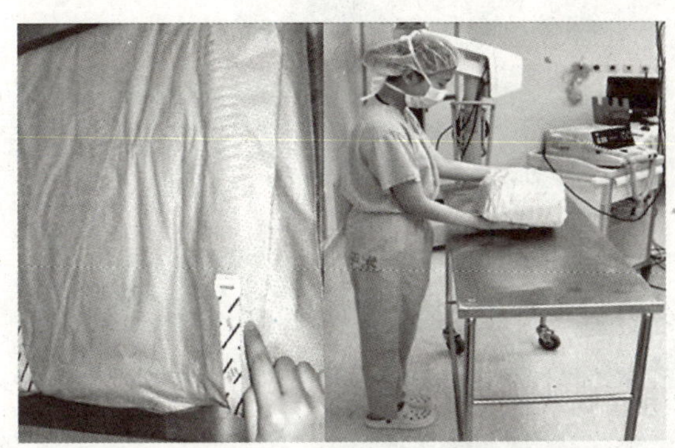
图7-3-20 开启无菌包之前仔细核对有效期和包外化学指示胶带变色情况，检查外层包装是否干燥、清洁及其完整性

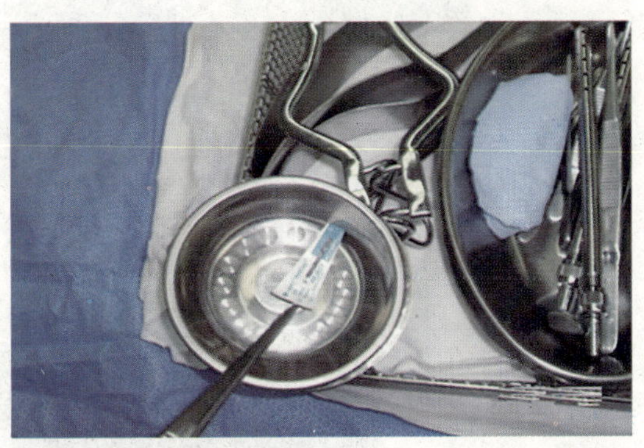
图7-3-21 开启无菌包后，检查包内化学指示卡变色情况

（4）纸塑材料包装物品的监测：当遇到经环氧乙烷或过氧化氢等离子灭菌的纸塑材料包装物品时，除了检查外包装上的灭菌有效期和外包装完整性外，还应在上述相应环节对其包外化学指示胶带和包内化学指示卡进行监测，观察颜色变化，判定其是否达到灭菌合格要求（图7-3-22）。

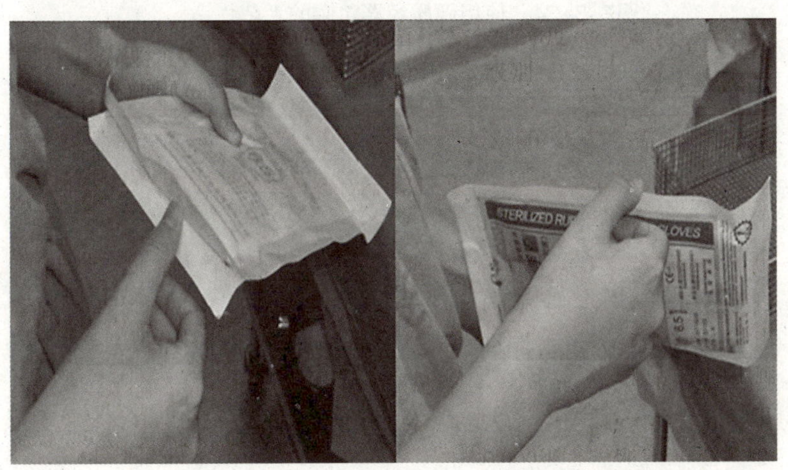
图7-3-22 开启无菌手套前，仔细检查外包装完整性

2. 严格监控无菌物品储存有效期 当环境温度低于24℃，相对湿度低于70%，换气次数达到4~10次/小时，使用纺织品材料包装的无菌物品有效期宜为14天；未达到环境标准时，有效期宜为7天。使用一次性医用皱纹纸、医用无纺布包装的无菌物品，有效期宜为6个月；使用一次性纸塑袋包装的无菌物品，有效期宜为6个月（图7-3-23）；硬质容器包装的无菌物品，有效期宜为6个月（图7-3-24）；快速压力蒸汽灭菌后的器械，有效期为4小时；无菌包一经开封，有效期为24小时。生理盐水一经打开有效期为2小时。

3. 正确判断常用灭菌方法的化学监测结果

（1）压力蒸汽灭菌：包外的化学指示胶带白色斜条纹图案全部变成黑色（图7-3-25）或包外纸塑袋上色块由蓝色变为黑色（图7-3-26）；包内爬行式化学指示卡由米白色变为黑色且移动条移至标准线及线以上，判断已达到灭菌合格要求（图7-3-27）。

随笔

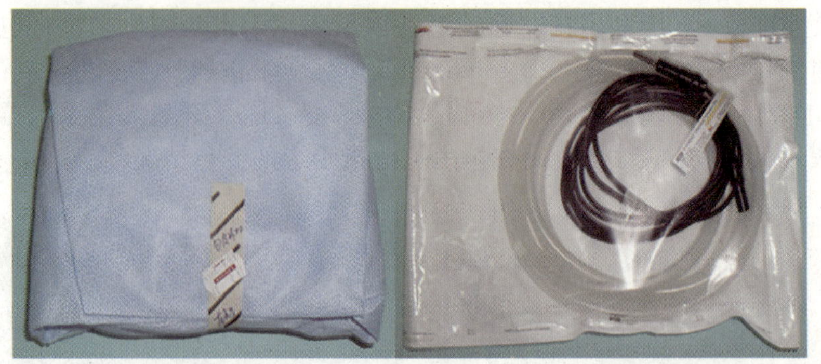

图7-3-23 使用医用无纺布和一次性纸塑袋包装的器械包和无菌物品

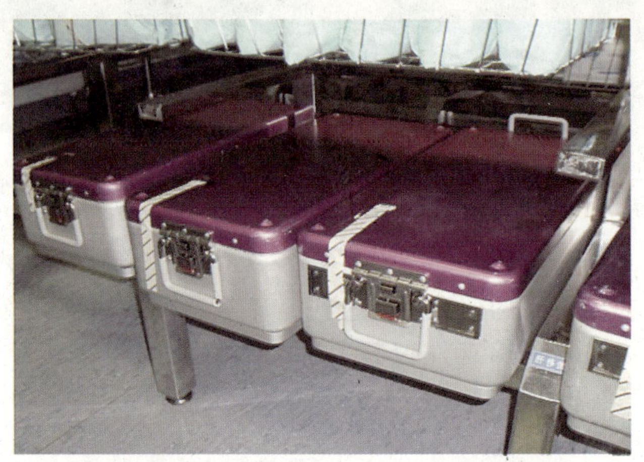

图7-3-24 使用硬质容器包装的无菌物品

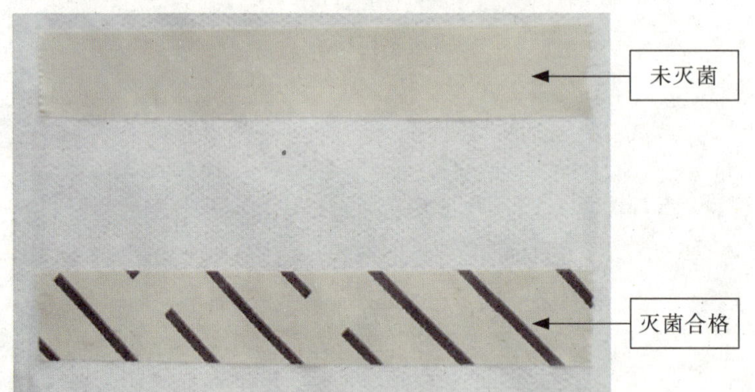

图7-3-25 灭菌前后压力蒸汽灭菌包外化学指示胶带的对比

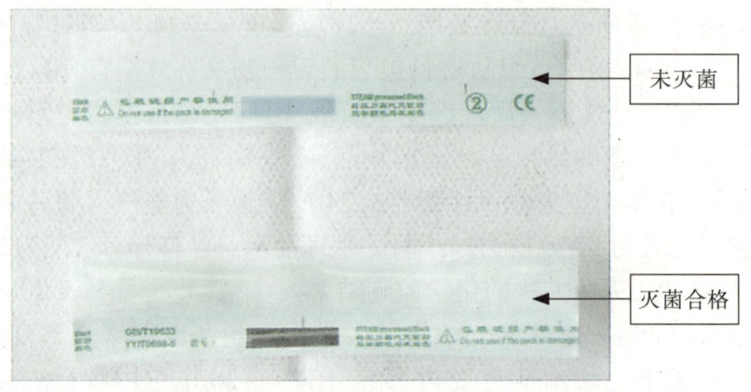

图7-3-26 灭菌前后压力蒸汽灭菌包外纸塑带色块的对比

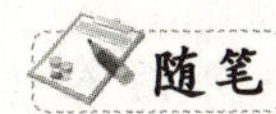

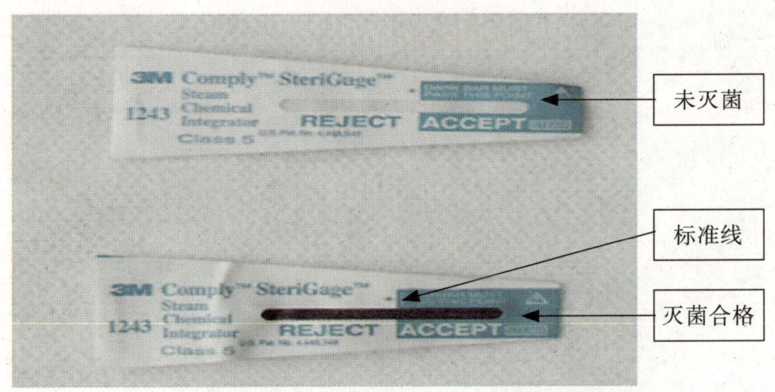

图7-3-27 灭菌前后压力蒸汽灭菌包内化学指示卡的对比

（2）环氧乙烷消毒灭菌：包外纸塑袋上化学指示胶带由粉红色变为橘黄色（图7-3-28）；包内指示卡由红褐色变为绿色，判断已达到灭菌合格要求（图7-3-29）。

（3）过氧化氢等离子消毒灭菌：包外纸塑袋上化学指示胶带由棕红色变为橘黄色（图7-3-30）；包内化学指示卡由玫瑰红色变为黄色，且黄色比下方的对比色块淡，判断已达到灭菌合格要求（图7-3-31）。

4. 规范使用快速压力蒸汽灭菌 快速压力蒸汽灭菌适用于手术过程中因不慎掉落地面的器械、被遗忘消毒灭菌的器械或意料之外所需要使用的器械紧急消毒灭菌。快速压力蒸汽灭菌，不能作为常规灭菌方法，也不应该作为节省时间或操作便捷的替代灭菌方法。

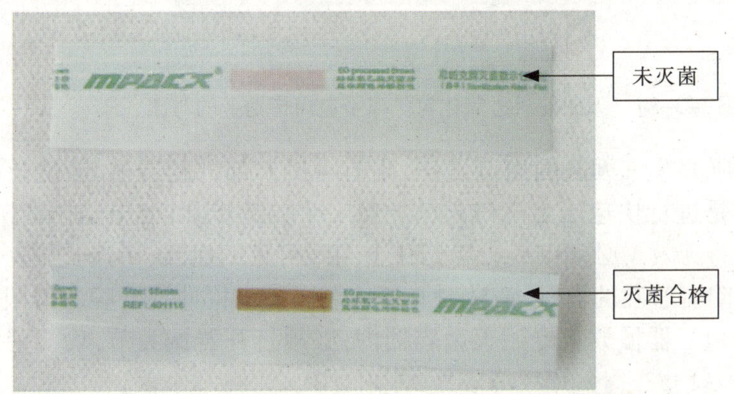

图7-3-28 灭菌前后环氧乙烷灭菌包外纸塑带上化学指示胶带的对比

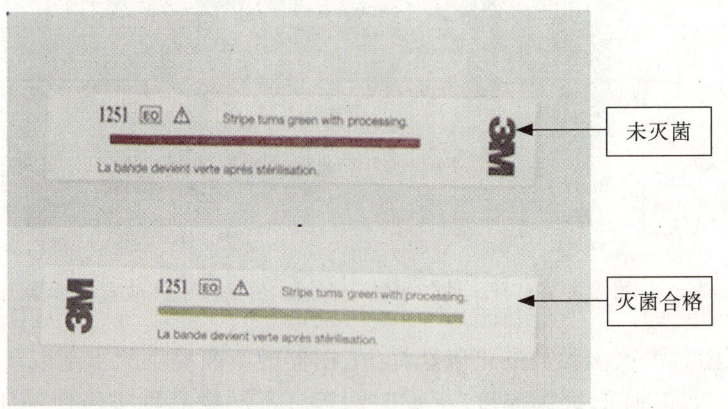

图7-3-29 灭菌前后环氧乙烷灭菌包内指示带的对比

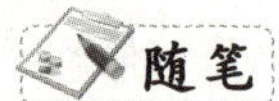

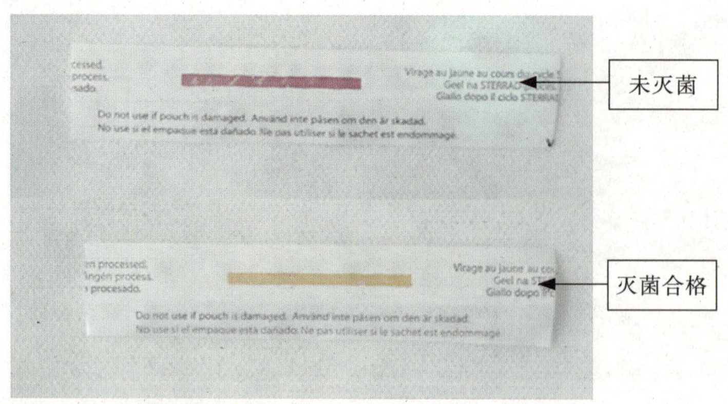

图7-3-30　灭菌前后过氧化氢等离子包外纸塑袋上化学指示胶带的对比

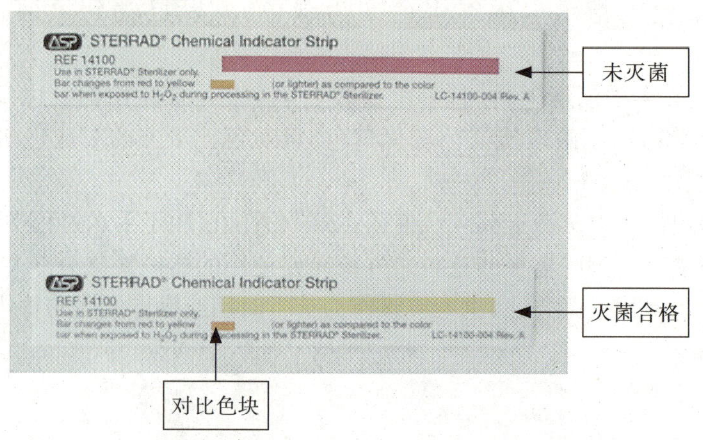

图7-3-31　灭菌前后过氧化氢等离子包内指示卡的对比

（1）快速压力蒸汽灭菌的规范操作：附有可拆卸部件的器械，清洗前必须将所有部件拆除。清洁是进行快速压力蒸汽灭菌的第一个关键步骤，如果器械清洗不彻底，快速压力蒸汽灭菌将无效。必须彻底去除器械上肉眼可见的血渍、污渍、锈迹、脂肪颗粒等其他物质。所有附有管腔的器械，清洗时必须使用高压水枪冲洗管腔。灭菌前必须再次仔细检查清洗质量。器械放入专用灭菌容器内，必须打开器械关节，均匀平铺于容器内的搁架上（图7-3-32）。

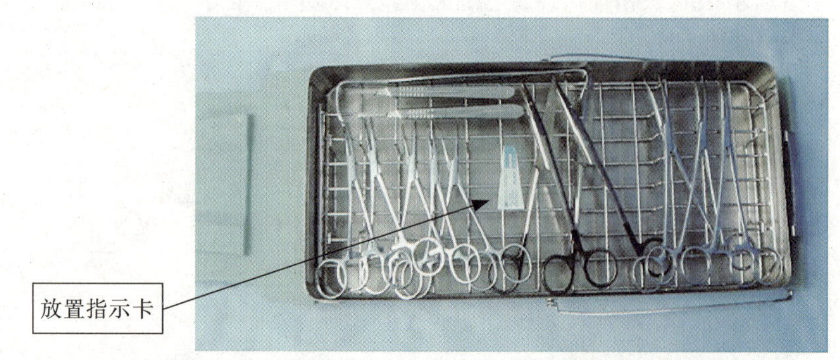

图7-3-32　将器械关节打开，均匀平铺于容器内的搁架上，放置化学指示卡

（2）快速压力蒸汽灭菌参数的正确选择：依据器械厂商提供的指南以及器械的种类，正确调节合适的灭菌时间、灭菌温度、干燥时间等。不同物品种类经快速压力蒸汽灭菌（132℃）所需最短时间，见表7-1。

随笔

表7-1　不同物品种类经快速压力蒸汽灭菌（132℃）所需最短时间

物品种类	灭菌时间	
	下排气	预真空
不带孔物品	3分钟	3分钟
带孔物品	10分钟	4分钟
不带孔+带孔物品	10分钟	4分钟

（3）其他注意事项：①灭菌容器内物品载装量不得超过内容量的90%，同时也不得小于内容量的10%，残留空气过多影响灭菌效果。②快速压力蒸汽灭菌后的器械在运输时注意避免污染。③经快速压力蒸汽灭菌后的器械必须在4小时内使用。④手术室植入物禁止使用快速压力蒸汽灭菌方式进行灭菌。

5. 有效规范手术室植入物的灭菌管理　植入物是指放置于外科操作造成的或生理存在的体腔中，留存时间为≥30天的可植入型物品。美国食品和药物管理机构（FDA）鉴于更严格的公共卫生要求，认为留存时间≤30天的物品也可认为是植入物，按照植入物进行全程管理。大部分植入物由生产厂商通过工业灭菌进行处理，如人工关节、心脏瓣膜等。但是有小部分植入物，主要为骨科的钢板、钢钉需手术室灭菌。植入物作为在手术后植入于体内的异物，不同于在操作中简单接触无菌组织的器械，需要严格规范的灭菌监测手段和体系。

（1）植入物的交接与清洗：手术供应室与器械厂商应共同保证植入物提前运送到使用医院，一般推荐手术前一天中午。每件植入物应附有物品的清单和简要描述，包括分拆、清洗、包装、灭菌的书面操作要求。供应室应严格按照厂商指导进行拆卸最小化、彻底清洗，并且严格进行清洗质量检测。

（2）植入物的包装：严格按照器械厂商的书面推荐和指导进行包装，常见的有普通包装、硬质容器包装。当遇到大型植入物时，应按说明分别拆卸，多层隔湿，进行多层包装。

（3）植入物的灭菌：植入物应首选压力蒸汽灭菌方法，且灭菌和干燥时间应由器械厂商提供。

（4）植入物的压力蒸汽灭菌效果监测及判定：进行压力蒸汽灭菌的植入物每批次必须进行生物监测，使用第五类化学指示剂和生物指示剂共同组成的综合性测试包的方法进行灭菌监测。第五类化学指示剂是一种专用于对各灭菌过程中规定范围内的所有参数起作用的指示剂，其设定值需达到灭活值。第五类化学指示剂结果得到是不需要培养的，灭菌循环结束后，打开综合测试包即可看到，这提供了紧急情况下植入物提前放行的快速通道，对于临床的使用和植入物管理都有决定性的作用。

1）灭菌效果传统监测方法及判定：传统方法是在标准生物监测包经过一个灭菌周期后，在无菌条件下取出标准监测包的指示菌片，投入溴甲酚紫葡萄糖蛋白胨水培养基中，经56℃ ±1℃培养7天，观察培养结果。结果判定：阳性对照组培养阳性，阴性对照组培养阴性，试验组培养阴性，判定为灭菌合格；阳性对照组培养阳性，阴性对照组培养阴性，试验组培养阳性，判定为灭菌不合格；同时应进一步鉴定试验组阳性的细菌是否为指示菌或是污染所致。

2）采用自动阅读器（Attest 290/290G自动阅读器）判定灭菌效果：Attest 290G自动阅读器通过专门荧光探测器检查特殊酶的活力，快速判断灭菌结果（图

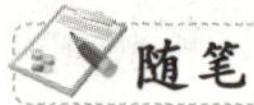

7-3-33）。当达到指定时间后，阅读器判定对照组生物指示剂为阳性，相应的消毒组生物指示剂为阴性时，判定为灭菌合格（图7-3-34）。

3）Attest 290G自动阅读器操作过程：①首先将快速生物指示剂帽端下压，将其关闭。②在培养器中央指定挤碎孔中，将内含培养液的玻璃细颈瓶压碎。③捏住快速生物指示剂的盖子，在桌面轻敲瓶子底部，直到培养基润湿瓶子底部的菌片。勿在设备上轻敲瓶子。④打开盖子，将快速生物指示剂放入培养阅读器孔中。⑤关闭自动阅读器上的盖子，等待红色或绿色指示灯亮发出信号（图7-3-35）。

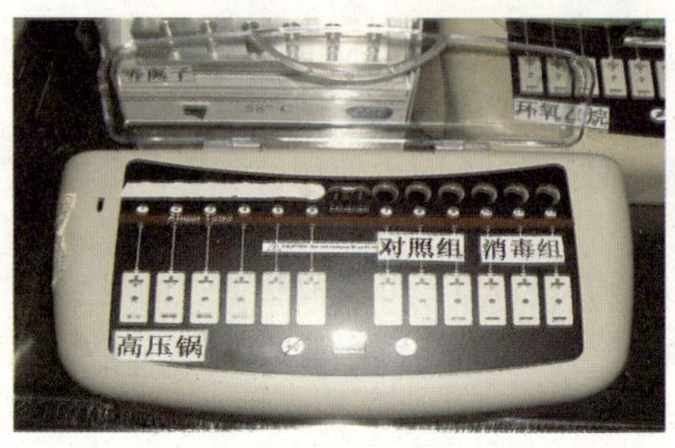

图7-3-33 Attest 290/290G自动阅读器

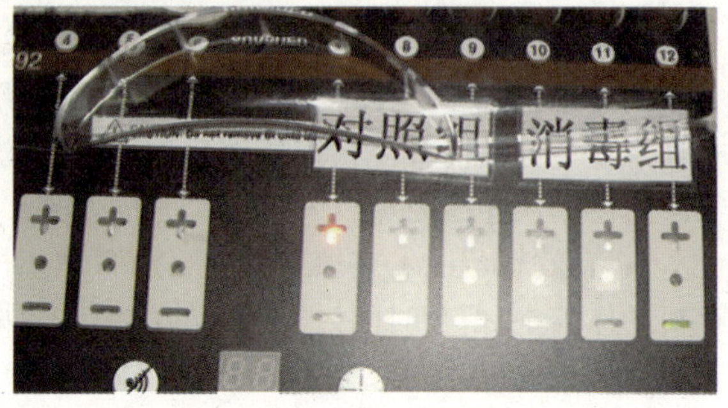

图7-3-34 Attest 290/290G自动阅读器在达到指定时间后，显示判定结果：对照组生物指示剂为阳性，相对应的消毒组生物指示剂为阴性，可判定灭菌合格

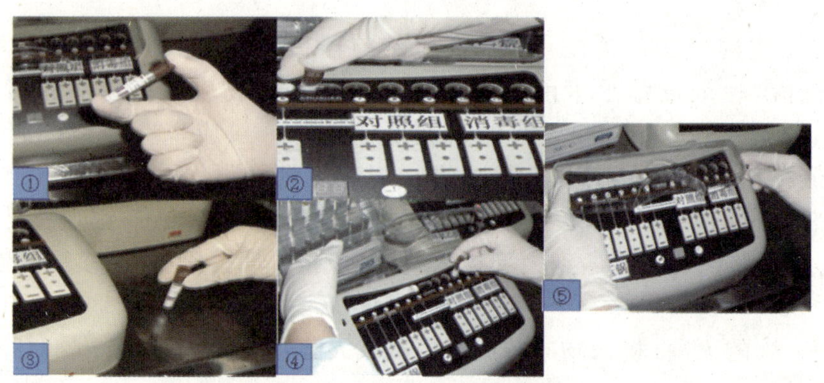

图7-3-35 Attest 290G自动阅读器操作示意图

（5）植入物的提前放行：当遇到急诊手术时，先根据第5类化学指示剂结果作为提前放行的标志，同时快速生物监测3~4小时结果出来后立即告知手术医生。

（6）植入物灭菌及放行的记录：在进行常规操作时，应记录灭菌日期、植入物的简单描述、放行部门、灭菌时间、灭菌锅号、锅次、生物指示物培养的时间、生物指示物的培养结果、是否为提前放行、放行时间和放行人签名等。在进行提前放行时，除了上述的信息需要记录，还应记录患者的姓名、手术医师的姓名、手术时间、需要进行提前放行的原因等。

思考题

1. 术前巡回护士应如何正确检查无菌手术器械包和敷料包？
2. 如何判断压力蒸汽消毒灭菌、环氧乙烷灭菌和过氧化氢等离子灭菌的化学监测结果？
3. 用无纺布包装的无菌器械包和敷料包的有效期限是多少时间？
4. 术中如何正确进行手术用物的快速压力蒸汽灭菌操作？

随笔

四、防止标本遗失

学习目标

1. 能列举对称性器官、组织及相关标本。
2. 能说出术中如何正确接取无菌区内的手术标本(洗手护士从手术医生处接取标本,巡回护士从洗手护士处接取标本)。
3. 能说出术后如何正确放置标本至标本柜内。
4. 能列举标本容器上的标签所包含的相关内容。

【案例】

某日进行一例右侧甲状腺次全切除术。术中手术医生取下一标本为“右侧甲状腺腺瘤”,要求送冰冻检验。冰冻结果为右侧甲状腺腺癌,手术医生根据冰冻报告结果行右侧残余甲状腺切除术 + 颈部淋巴结清扫术,取下的右侧残余甲状腺以及颈部淋巴结要求分别送病理检验。

【护理安全防范措施分析】

1. 熟悉临床常见须送检标本的手术及标本名称　手术室护士应加强专科知识学习,熟悉必须区分左右侧手术标本的手术,见表7-2。

表7-2　常见必须区分左右侧手术标本的手术

手术科室	手术名称
眼耳鼻喉五官科	眼科、耳科手术
妇产科	输卵管、卵巢手术
普外科	乳房、甲状腺手术
泌尿外科	肾及肾上腺手术、输尿管手术
胸外科	肺手术
其他	涉及四肢的手术

2. 准备用于放置或送检标本的合适物品(图7-3-36)

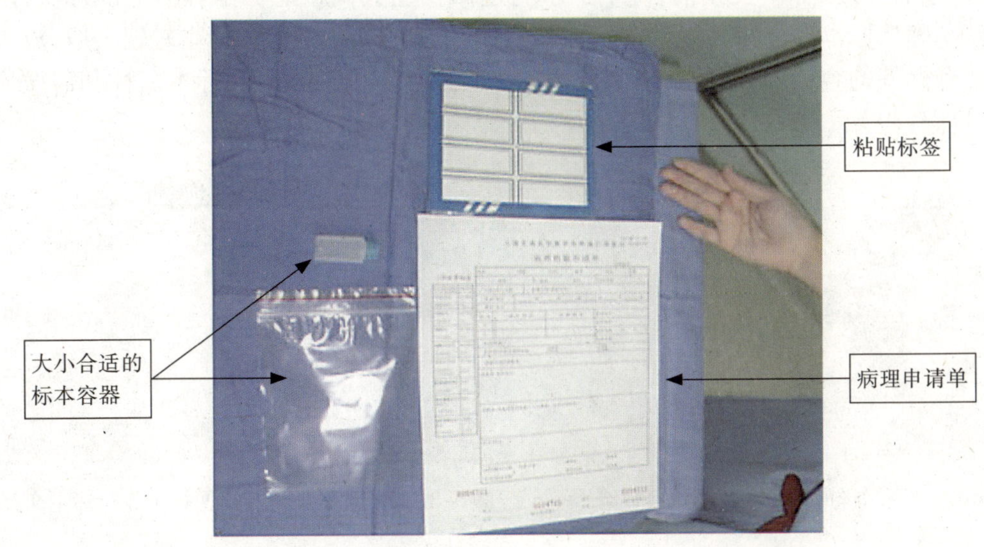

图7-3-36　准备放置或送检标本用物

（1）容器：放置或收集标本的容器必须是防渗漏、透明、可密封。手术室内应备有大小不一的容器，用于放置不同大小及类型的标本。案例中，由于需要放置颈部淋巴结，巡回护士应准备小型标本瓶。如果标本需无菌处理，则必须准备无菌的容器。

（2）标签：足够大小的标签便于巡回护士有效填写正确的手术患者与标本信息。

（3）病理申报单：若手术过程中须进行冰冻检验，巡回护士应于术前检查病理申报单是否已由手术医生填写完整。

（4）防腐剂或固定液：10%的甲醛溶液，置于通风情况良好的标本储藏室内。

3. 手术医生与洗手护士之间的标本交接　手术医生取下标本后，洗手护士及时用大小合适、未被污染的容器或纱布接取标本，动作应轻柔以维持标本的完整性，防止标本被压扁、撕裂或破裂（图7-3-37）。洗手护士与手术医生进行口头确认，核对标本的名称、标本部位以及须做何检测。

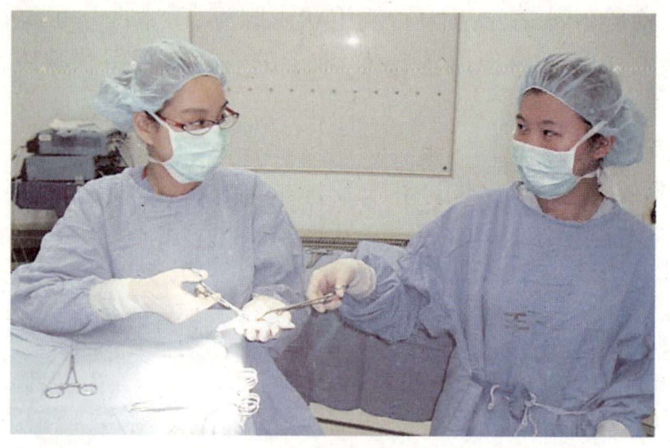

图7-3-37　术中手术医生将取下的标本传递给巡回护士

4. 洗手护士与巡回护士之间的标本交接

（1）及时告知：洗手护士接到标本后，立即告知巡回护士标本的名称、部位和检测方法。

（2）标签填写：巡回护士用遇水不褪色的圆珠笔完整填写标本标签，标签内容应该包括患者姓名、病室床号、住院号、标本部位、标本名称。巡回护士将完整填写的标签粘贴于适合的容器上。

（3）标本交接：标本交接前，洗手护士与巡回护士共同核对标本容器上的标签（图7-3-38）。确认标本部位和名称后，洗手护士用血管钳将所须送检的标本轻轻夹取，放入透明、贴有标签的容器内，巡回护士唱读手术患者的姓名、标本部位、标本名称和需做何检测（图7-3-39）。

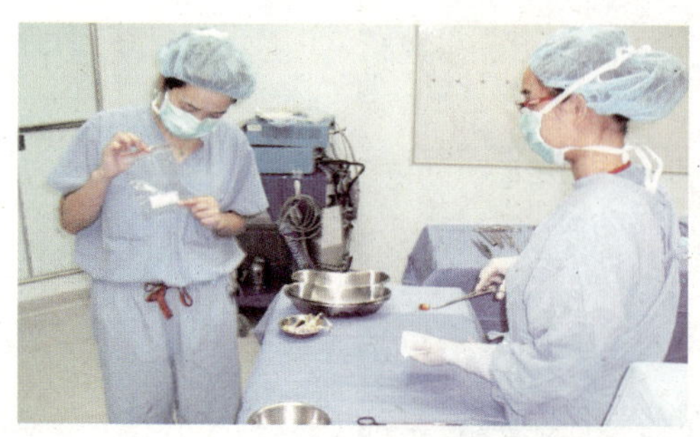

图7-3-38　标本交接前，两人共同核对标签

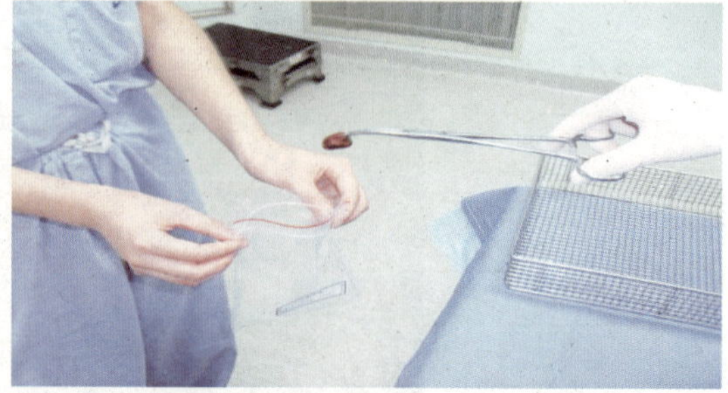

图7-3-39　洗手护士与巡回护士进行标本交接

5. 术中标本的冰冻送检　冰冻又称术中快速冰冻切片，指在手术过程中，手术医生

采取患者局部少量组织送病理科，病理医师在低温条件下将组织快速冷却后制成切片通过显微镜观察病变组织，在短时间内（一般为30~40分钟）给手术医生提供病理学信息和诊断意见。巡回护士应将术中需做冰冻的标本放于无固定液、大小合适的标本存放容器内，粘贴完整的标签，检查病理申请单是否填写完整正确，并在冰冻标本登记本上记录签名。然后将手术标本、病理申请单和冰冻送检登记本交予标本运送专职人员，送至病理科，由病理科专业人员负责签收、检验。

6. 术后标本的管理

（1）标本核对：手术结束后，巡回护士与洗手护士、手术医生，依据手术医生填好的病理申请单，共同核对标本名称和数量，并在病理申请单上签名（图7-3-40）。所有从手术患者身上取下的组织必须送往病理科，除非有特殊的表单填写说明其是可以被丢弃的。

（2）标本放置：巡回护士及时向存放标本的容器内注入适量的10%的甲醛溶液，使标本全部浸没，加盖、封闭容器，两人共同核对后放入标本柜内并上锁，同时在标本送检登记本上做好登记（图7-3-41）。值班人员对标本柜内当日未送病理科的手术标本的信息和数量与病理申请单、标本送检登记本进行仔细核对。

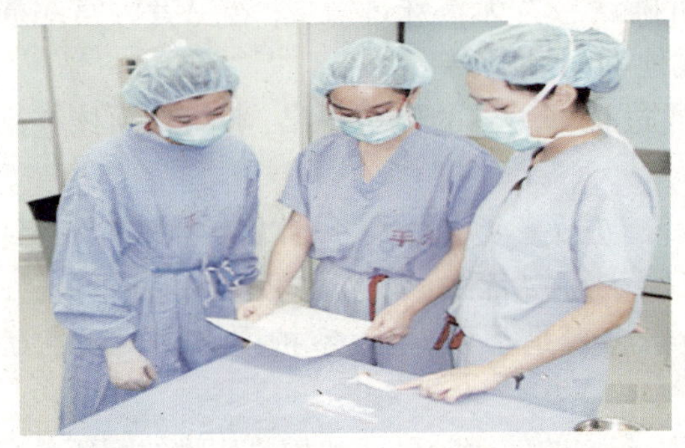

图7-3-40 巡回护士、洗手护士和手术医生术后共同核对标本

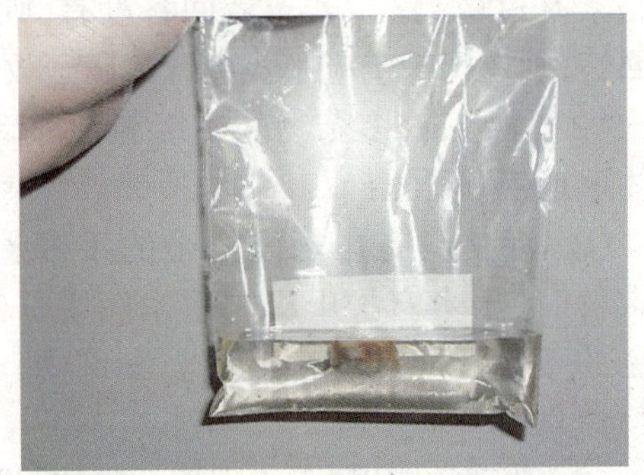

图7-3-41 确认10%的甲醛溶液浸没标本

思考题

1. 洗手护士应如何接取手术医生取下的标本？
2. 巡回护士应如何接取洗手护士所传递的标本？
3. 巡回护士应如何正确处理标本的冰冻送检以及如何存放待送病理检验的标本？

五、防止用错药

学习目标

1. 能说出如何通过正确核对患者的身份及药物过敏史防止用错药。
2. 能陈述手术室护士在抽药给药过程中的查对方法。
3. 能正确应对术中手术医生的口头医嘱。

【案例】

某日手术室护士小吴接待一例急诊剖宫产手术，与患者一同带入手术室的药物有4支10U的缩宫素以及2支1g的头孢替安抗生素。小吴与洗手护士一同核对医嘱："头孢替安2g+0.9%生理盐水250ml静脉滴注；缩宫素20U子宫肌壁注射"。小吴在核查患者后确认其无特殊过敏史，遂与洗手护士一同三查七对后，冲配抗生素，接着根据医嘱抽取20U的

缩宫素于无菌注射器内备用，注射器外贴有"缩宫素 20U"标识。洗手护士洗手准备完毕后，与小吴核对无误，用灭菌注射器抽取20U缩宫素，放在器械台上备用。术中胎儿取出后，手术医生执行子宫肌壁注射缩宫素20U，又因子宫出血较多，手术医生口头医嘱"追加缩宫素10U子宫肌壁注射"。小吴正确执行医嘱，洗手护士抽取药物递于主刀医生使用。

【护理安全防范措施分析】

1. 建立标准术前核对流程　患者入手术室后，巡回护士应至少使用两种身份识别标识对患者进行身份核对，如身份识别腕带、口头询问患者、床头卡。进行婴幼儿患者身份核对时，需核对并要与其家长核对出生日期。规范使用《手术安全核查表》，正确核对患者基本信息、过敏史、抗生素皮试结果等。

2. 有效获取与患者用药有关的各类关键信息

（1）过敏史：巡回护士在进行术前访视时应仔细查阅病历中有无过敏史记录，仔细检查病历、患者信息栏及床尾栏有无过敏史标识，检查患者身份识别手腕带上有无过敏史标识，开放性地询问患者及其家属过敏史。患者的过敏史应被所有手术团队成员所了解。案例中，巡回护士首先应仔细翻阅患者病历，查看有无过敏史，然后应询问患者，"某某患者，请问你有什么药物过敏吗？"，若患者回答没有，则应追问"你对头孢类抗生素和缩宫素有过敏吗？"，若患者回答没有，则可确认患者无特殊过敏史；若患者因宫缩痛无法回答，则巡回护士应寻找患者家属开放式地询问过敏史。

（2）体重：许多药物的使用剂量都是通过计算患者的体重得出，术前必须核查患者的体重是否测得正确。

（3）评估具有用药高风险的手术患者：包括老年人、婴幼儿以及孕妇，当遇到上述人群时，手术室护士应与手术医生仔细确认药物名称、剂量、浓度及用法，防止发生药物的不良反应和毒性反应。案例中，由于患者是孕妇，手术室护士必须要再次确认药物信息。

（4）药理学知识：手术室护士应掌握常用药物的使用禁忌证和相关药物的配伍禁忌。

3. 正确执行手术过程中的口头医嘱　手术过程中应尽量减少使用口头医嘱或电话医嘱。当必须使用口头医嘱时，巡回护士应正确、完整记录口头医嘱，并且将记录下的口头医嘱复述一遍，由手术医生确认后执行。术中巡回护士执行的口头医嘱应及时记录于护理记录单上，术毕立即督促手术医生及时补全医嘱。

4. 有效管理围手术期用药安全

（1）有效核对及摆放药物：术前巡回护士应仔细核对手术医嘱，确认带入手术室的药物名称及数量，确认无误后在《手术患者转运单》上签字。药物必须放置于手术房内的指定位置，外包装及读音相似的药物应安全分开放置(图7-3-42)。

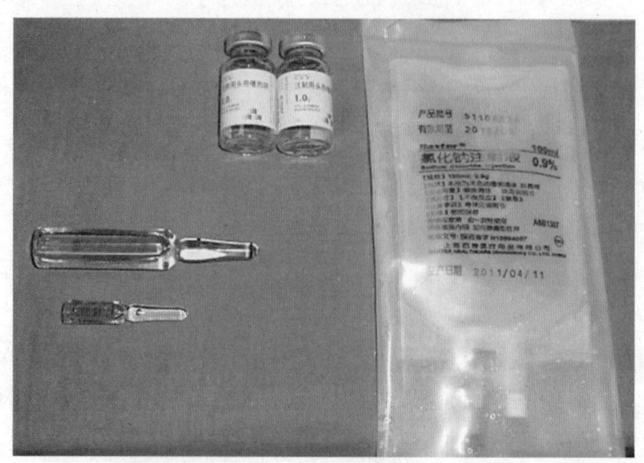

图7-3-42　手术用药定点区分放置

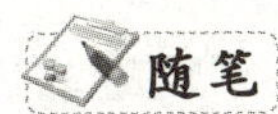

（2）正确配制药物：手术用药应尽量做到现配现用，防止药物受污染或错误使用。在进行药物冲配前，巡回护士和洗手护士仔细核对医嘱，执行“三查七对”，正确无误后，进行药物冲配（图7-3-43）。进行冲配药物前，若发现药物标签脱落或字迹不清时严禁继续冲配该药物。冲配好的药物必须贴上标签，标签内容应包括患者姓名、床号、药名、剂量、浓度、用法和两人核对签名（图7-3-44）。

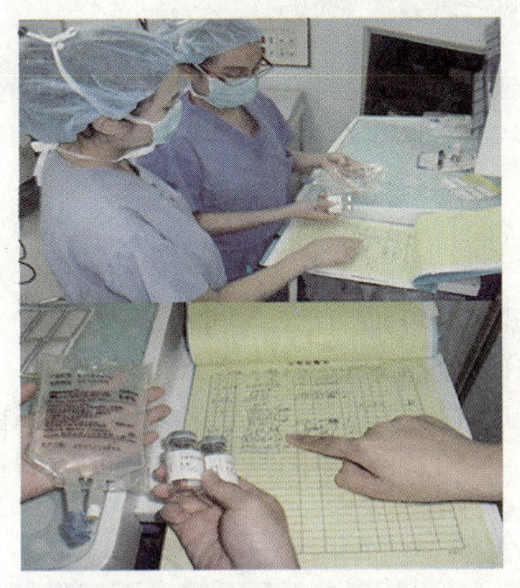

图7-3-43　仔细核对医嘱，执行“三查七对”

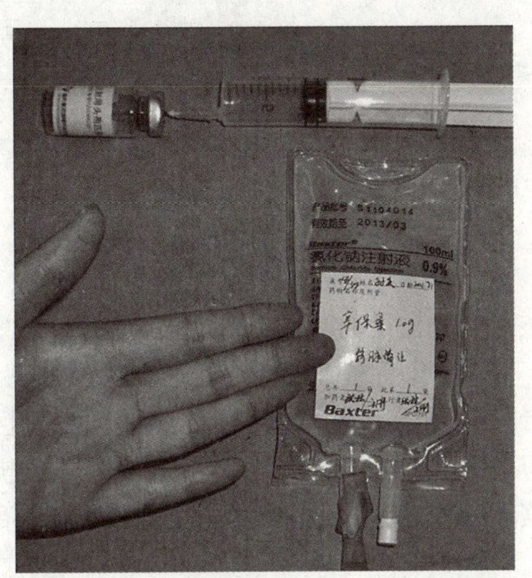

图7-3-44　冲配好的药物必须贴上标签

（3）术中用药核对：巡回护士先拆开无菌注射器外包装，让洗手护士拿取包装内的注射器。巡回护士将预先核对过的药瓶标签向上，与洗手护士共同核对药名、剂量、浓度、有效期（图7-3-45），然后巡回护士打开药瓶，让洗手护士抽取药液（图7-3-46），抽后两人再次核对空药瓶上的药物信息。如果手术台上没有洗手护士，则巡回护士应在传递药物的前后，分别将药瓶给手术医生查看，并与之共同核对药物的名称、剂量、浓度、用法、有效期。巡回护士一次只传递一种药物至无菌区域。当洗手护士将无菌药物传递给手术医生准备使用时，洗手护士必须再次口头与手术医生核对所用药物的名称、剂量、浓度、用法（图7-3-47）。

（4）术中用药标识：在有条件的情况下，传递药物至无菌区的装置如注射器以及无菌区内放置药物的容器、注射器等都应贴有无菌的药物信息标识，内容包括药名、剂量、浓度（图7-3-48）。

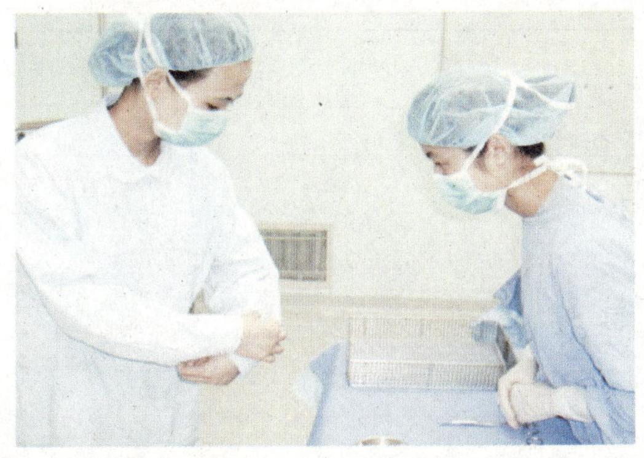

图7-3-45　传递前，巡回护士与洗手护士共同核对原始药瓶

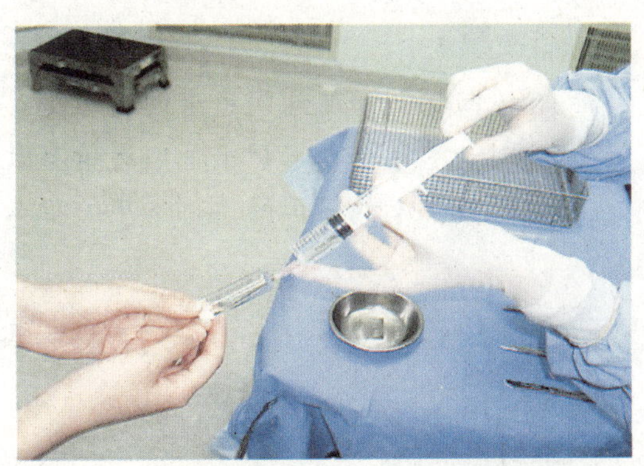

图7-3-46　药物标签向上，巡回护士有效将药物无菌地传递给洗手护士

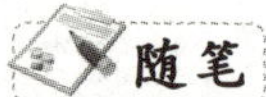

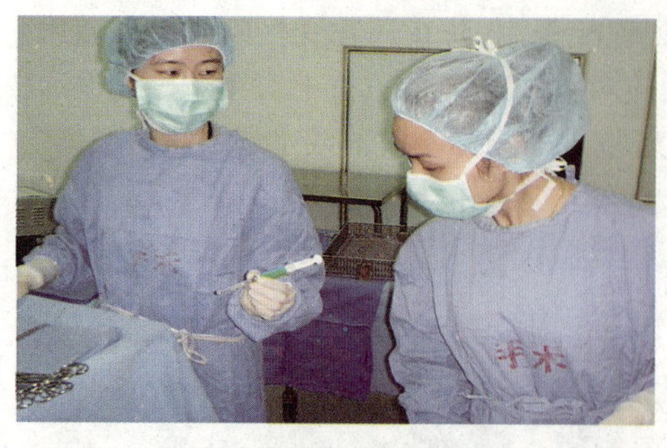

图7-3-47　术中洗手护士将药物传递给手术医生前，两人进行核对

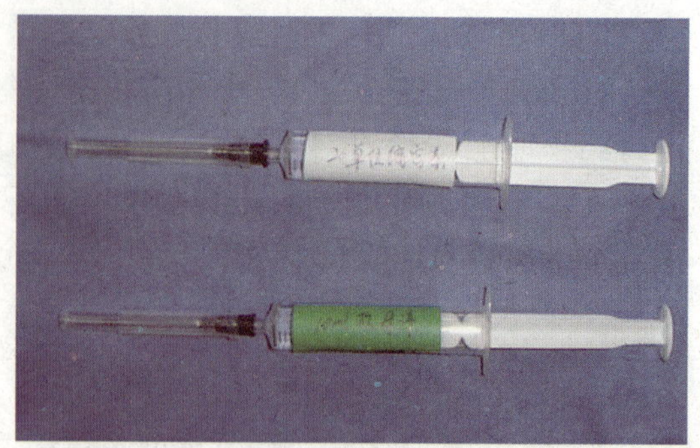

图7-3-48　无菌区内贴有标识的术中用药

（5）术中药品交班：当巡回护士、洗手护士替换时，药品也必须进行详细交班。共同核对药物的名称、剂量、浓度、用法、有效期等（图7-3-49）。

（6）原始药瓶保存：药物的原始药瓶和传递药物至无菌区的装置都应保存到手术患者离开手术室，不得随意丢弃，以便一旦发生与药物有关的错误或患者发生药物不良反应时，手术团队能及时找寻原因进行分析（图7-3-50）。案例中，所使用的头孢替安和缩宫素的药瓶以及抽取药物的针筒都应保存至患者离开手术室。

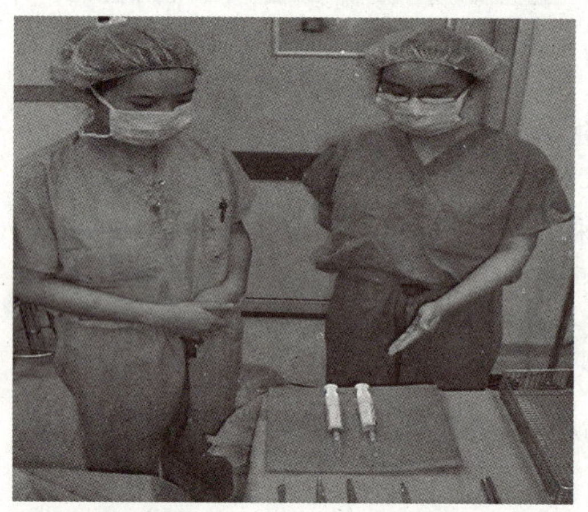

图7-3-49　术中巡回护士进行更替时，必须进行术中用药交接班

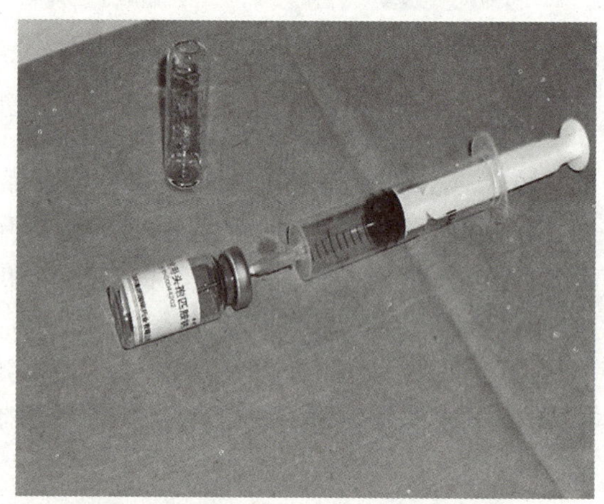

图7-3-50　保存原始药瓶和传递装置

思考题

1. 巡回护士如何询问患者的过敏史？
2. 围手术期手术室护士如何进行有效用药查对？
3. 巡回护士如何正确执行术中的口头医嘱？

六、防止手术患者坠床

学习目标

1. 能列举手术患者易发生坠床的危险因素。
2. 能陈述如何运用护理措施防止围手术期手术患者坠床。
3. 遇到手术患者发生坠床，能正确运用“手术患者坠床后应急流程”进行应对。

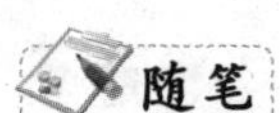

【案例】

某日手术室护士小王对第二天进行择期手术的患者进行例行的术前访视，患者徐某，女，82岁，拟在局麻下行乳房肿块切除术（若送检冰冻结果为恶性肿块，则转为全麻下行乳房癌根治术）。通过术前访视，小王发现徐某有高血压及糖尿病史，并曾患有忧郁症。术前访视后小王与当日手术室值班护士交班，提示该手术患者为坠床的高危人群，手术室应制订有效的干预措施，杜绝坠床意外的发生。

【护理安全防范措施分析】

1. 手术患者发生坠床的危险因素　有效防止围手术期患者坠床，应先从术前对手术患者进行易发生坠床的危险因素评估开始。本案例中患者易发生坠床的危险因素有：高龄（"82岁"）、慢性疾病史（"高血压"）、特殊药物服用史（"降糖药、降血压药等"）、精神状态异常（"忧郁症"）。

手术患者易发生坠床的危险因素见表7-3。

表7-3　手术患者易发生坠床的危险因素

有坠床史
长期服用特殊药物（镇静安眠药、抗高血压药、降血糖药、利尿药、抗凝治疗）
依从性差（吸毒、酗酒、药物滥用）
年龄≥65岁或小儿患者
精神状态异常（精神分裂症、忧郁症、癔症）
合并症或慢性疾病史（体位性低血压、骨质疏松症、近期有癫痫、产前子痫发作史等）
体质虚弱
定向力、平衡与协调能力障碍
肢体偏瘫、行动或移动受限
感觉障碍或退化（尤其是视力的退化）
意识障碍、记忆丧失、智力低下
沟通障碍（语言障碍）
相关实验室指标异常（如贫血、低蛋白血症、肌酐值的升高、INR和PTT延长等）

术前访视时，护士小王发现该手术患者具有多项坠床危险因素，属坠床的高危人群，故访视后特别向手术室值班护士交班，值班护士合理安排手术患者入手术间的时间，避免该患者独处手术间内，入手术室后必须由手术间护士陪伴看护；当患者躺于患者推车上，必须使用安全带约束并带有一名医生护送。

2. 护理干预措施预防坠床发生

（1）患者推车管理：手术患者推车必须定期上油保养。每日接送手术患者前，专职工勤人员进行车辆的安全检查，并在患者推车登记本上记录。如发现问题立即禁止使用，及时送检维修。公司定期进行检修。

（2）转运管理：患者推车与手术床转运手术患者时，必须使患者推车和手术床处于轮锁状态，高度降至最低，床与车呈同一高度（图7-3-51）。进行转运时需由3~4名医护人员共同协作，确保手术患者转运安全。

（3）安全装置使用：手术患者入手术房后，必须使用约束带固定下肢，由手术室护

士看护并与手术患者沟通解释使用约束带的意义和重要性，同时告知手术床的宽窄（图7-3-52）。

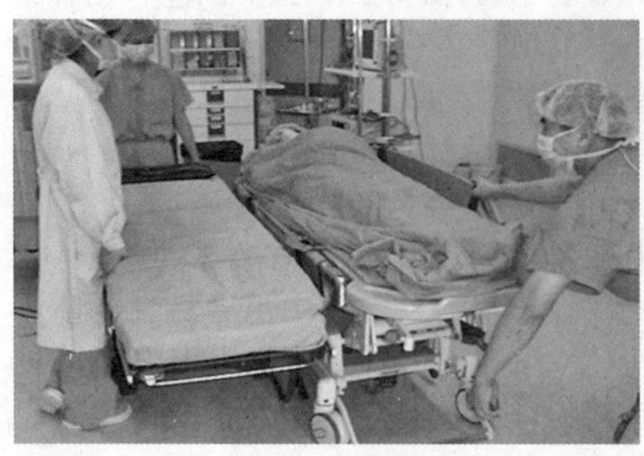

图7-3-51　进行手术患者转运时，应使接送车与手术床呈同一高度

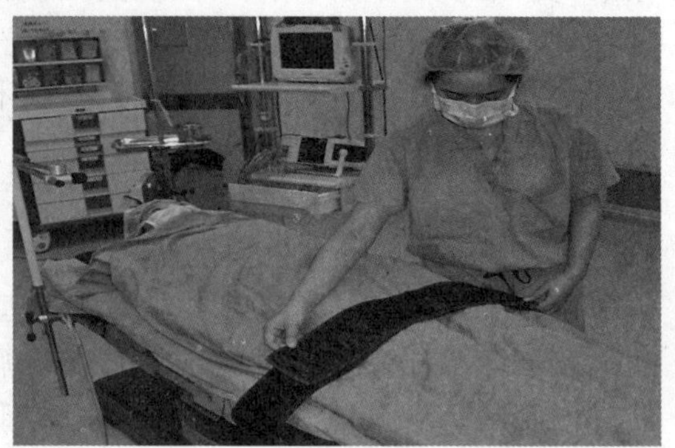

图7-3-52　患者入手术室后，巡回护士使用约束带固定患者下肢

（4）防止体位变化时发生坠床：术中进行体位变化时，往往是手术患者发生坠床的高危时刻，因此手术室护士遇到下列情况，应格外提高安全意识，保护患者。

1）放置半身麻醉体位：当患者进行半身麻醉体位放置时，巡回护士应站于患者身前，双手扶住患者肩部及髋部进行保护（图7-3-53）。

2）术中更换手术床角度或体位：当手术需要改变体位时，例如仰卧位翻转为侧卧位、仰卧位翻转为俯卧位时，巡回护士须参与体位放置并做好防坠床措施。特殊手术术中需较大幅度调节手术床角度时，巡回护士应密切关注，防止因手术床角度调整过大造成患者坠床（图7-3-54）。

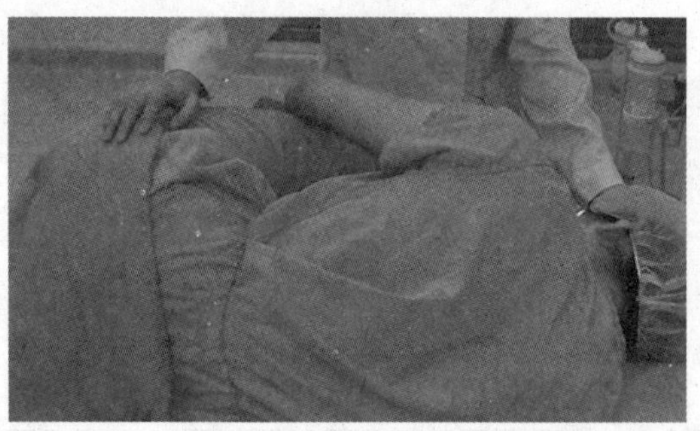

图7-3-53　患者进行半身麻醉时，巡回护士站于身前进行保护

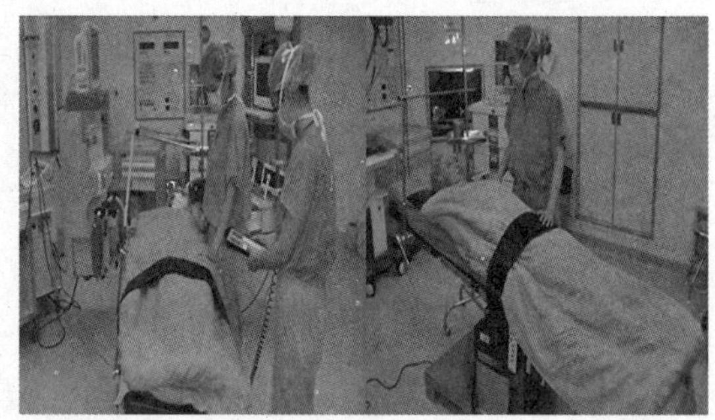

图7-3-54　调整手术床向左侧倾斜或头高脚低调整时，巡回护士应密切关注

3）举起或抬高患者的肢体时：案例中，若患者行乳房癌根治术，消毒时须举起患侧手臂，此时手术团队须提高警惕，防止该患者意外坠床的发生。此外当进行大隐静脉剥脱手术前消毒下肢时，须谨防过分抬高下肢引起患者坠床。

（5）密切关注手术患者：杜绝手术患者单独留于手术室内情况发生，尤其是手术患者于手术间内等待术中冰冻报告和全麻手术患者在手术间内经历麻醉诱导期和复苏期这两个时间点。该患者在等待术中冰冻报告时，手术室护士和手术医生必须看护，做好相应的心理护理（图7-3-55）。

3. 手术患者发生坠床应急处理流程　见图7-3-56。

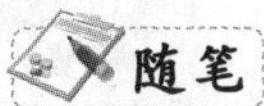

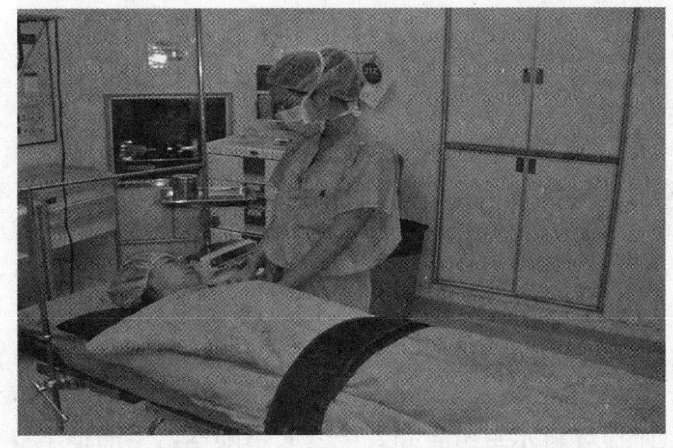

图7-3-55 巡回护士陪伴正在手术室内等待冰冻报告的患者

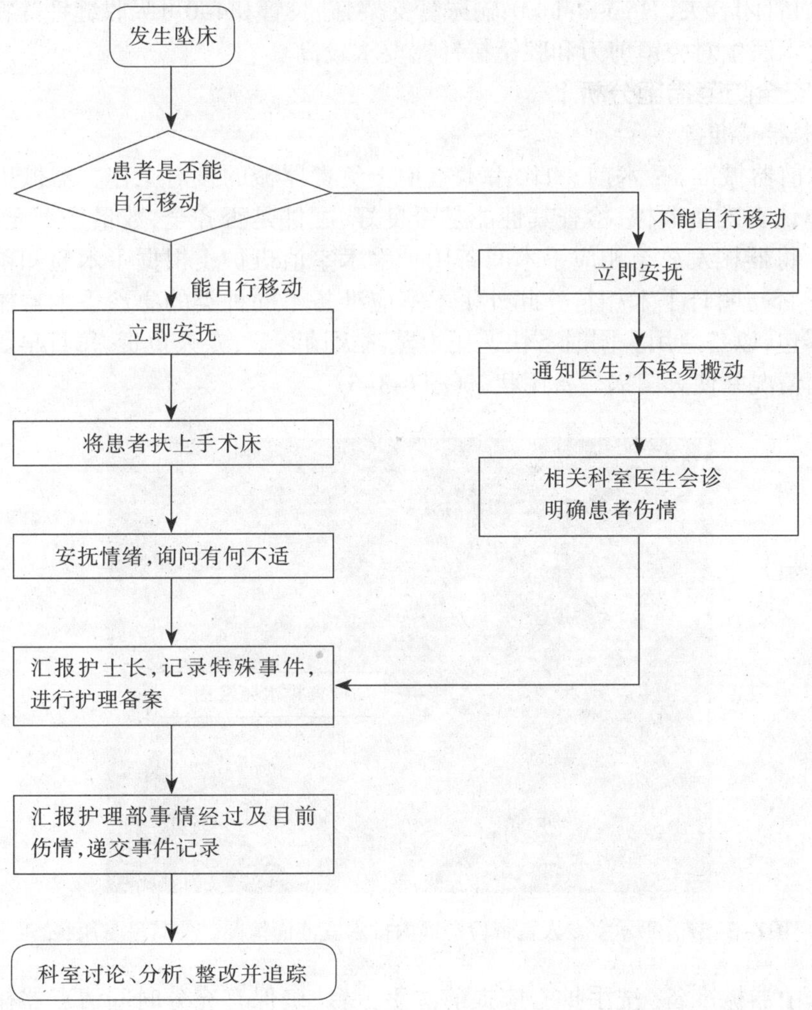

图7-3-56 手术患者发生坠床的应急处理流程图

思考题

1. 案例中的手术患者有哪些易发生坠床的危险因素？
2. 针对案例中的手术患者，巡回护士应该采取什么护理干预措施来预防坠床的发生？
3. 案例中患者一旦在手术室内发生坠床，巡回护士应该如何采取应急流程？

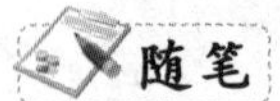

七、防止因器械不足、不良造成意外

学习目标

1. 能陈述通过哪些常规措施可以预防因手术器械不足或器械性能不良造成意外。
2. 能说出面对重大特殊、新型手术时，如何防止因器械不足造成意外事件发生。

【案例】

某日，手术室接到泌尿外科择期手术通知单，拟明日全麻下行一例后腹腔镜肾盂离断成形术。由于该手术是较新开展的一种腔镜手术，且对手术室护士专科配合要求较高，手术室护士长安排泌尿外科小组组长和有丰富腔镜配合经验的护士分别担任巡回护士和洗手护士。在术前访视与手术医生的沟通中获悉，手术时除需要常规的腔镜操作器械外，还需要血管闭合夹（Hem-o-lok）、输尿管支架、硅胶管和4-0可吸收缝针等特殊手术用物。此外手术医生对腔镜剪刀和腔镜持针器要求较高。

【护理安全防范措施分析】

1. 手术器械准备

（1）术前器械准备：术前一日，手术室护士负责器械的核对工作。器械护士应根据手术通知单认真准备器械，检查其性能是否良好，配件是否齐全，数量是否充足，待器械消毒灭菌后将器械发放至相应手术间备用。手术室值班护士根据手术通知单检查所发放的器械是否与明日手术相符。此外手术室应准备不同种类的急诊手术器械包和常用手术器械零包，以备急用。同时备快速压力蒸汽灭菌装置，专人负责，每日早晨检查锅内排水瓶液面情况并使灭菌锅呈备用状态（图7-3-57）。

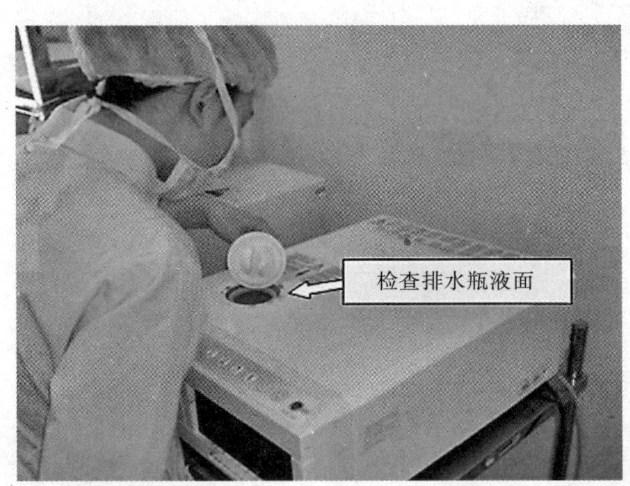

图7-3-57 手术室专人负责检查锅内排水瓶液面情况，使其呈备用状态

（2）术中器械准备：洗手护士应提前洗手上台，确保有充分时间清点器械数量是否正确、适用，检查器械是否完整、性能是否良好。若术中发现配件不足、器械损坏或手术医生评价器械性能不佳，需及时告知巡回护士更换或使用其他代用物品。巡回护士将更换下来的器械，做好标记送供应室处理。洗手护士如发现术中手术医生使用器械不正确应及时指出纠正。例如不同类型的持针器应夹持不同型号的缝针、超声刀使用过程中不可接触金属器械等。

（3）术后器械保养：术后洗手护士须及时进行器械预清洗并送供应室。特殊器械或贵重器械，洗手护士应与供应室器械护士进行当面仔细交接检查。供应室根据手术器械性能和制造商说明，选择正确合适的消毒灭菌方式。供应室定期进行器械大保养及检修。

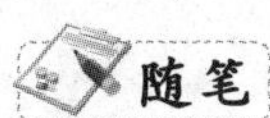

该案例中，术前一日器械护士根据手术通知单应及时准备腹腔镜操作器械，检查腔镜器械及配件（例如密封帽、螺丝等）的完整性。由于手术医生特殊要求，器械护士应重点检查腔镜剪刀的操作性能（包括腔镜剪刀的装配是否牢固，控制刀头张开和闭合是否便捷以及剪刀是否锐利）和腔镜持针器的操作性能（包括夹持缝针是否稳定，持针器关节的打开和锁紧是否便捷）（图7-3-58）。同时器械护士应提供单独包装的已灭菌的腔镜剪刀和持针器备用。

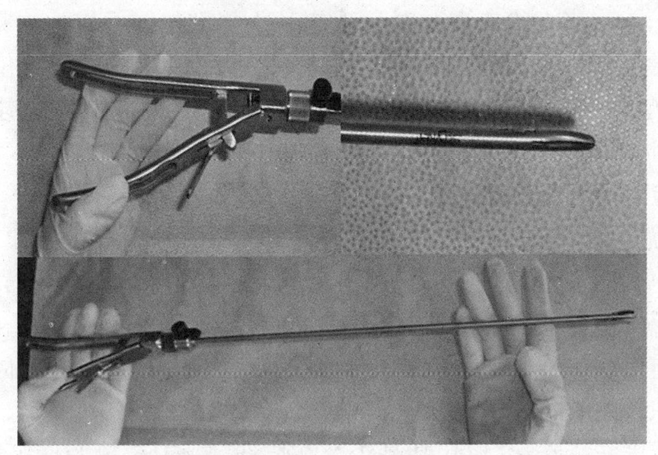

图7-3-58　供应室器械护士检查腔镜下持针器操作性能

手术当日，巡回护士应充分准备腹腔镜常规用物及该例手术所需特殊用物。洗手护士应提前上手术台，清点所有腔镜器械并检查完整性。术中洗手护士应密切关注手术进程，若腔镜器械性能不佳时，应立即提供备用腔镜器械。术中提醒手术医生正确合理使用器械。腔镜持针器不能夹持过大或过粗的缝针，否则会造成缝针的旋转，甚至造成持针器的断裂。术后洗手护士应预清洗后送供应室，与供应室器械护士交接。

2. 更新专业知识，建立专科手术配合手册　手术室应定期邀请手术医生为手术室护士进行最新手术技术与操作的介绍。手术室各专科建立专科手术配合手册，内容包括各科手术名称、用物准备、手术步骤和护理配合步骤等，配合手册由各科组长管理，及时更新添加内容。手术室建立手术医生档案，档案内包括各手术医生偏好的手术器械和仪器以及手术操作的特殊习惯等，档案由护士长管理，各科组长及时更新添加内容。

3. 重视术前医护沟通　实施重大特殊手术或新手术时，洗手护士与巡回护士有责任在术前访视过程中，主动与手术医生联系沟通，请手术者亲自到手术室挑选所需特殊器械并检查手术物品是否齐备和适用。

思考题

1. 根据手术通知单，器械护士应该如何进行器械准备，需要做哪些特殊准备和检查？
2. 该案例中，手术室护士可以通过哪些护理措施预防因手术器械不足或器械性能不良造成意外？
3. 当面对该案例中的新型手术，手术室护士应如何采取措施以使手术顺利完成？

八、防止电灼伤手术患者和手术人员

学习目标

1. 能列举电极板通常放置的身体部位。

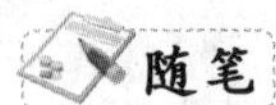

2. 能列举遇到哪些特殊情况，应另选部位放置电极板。

3. 能陈述如何在术中维护手术野的干燥。

4. 能正确应对术中可能出现的电刀功率调节和电刀更换状况。

【案例】

患者赵某，男，62岁，拟在全身麻醉下行直肠癌根治术。手术室护士小张担任该例手术的巡回护士。术前小张在检查皮肤时发现赵某小腿部位体毛较为浓密，左腿腓肠肌处有一较大面积瘢痕组织。在麻醉实施后，小张按照手术要求放置截石位，将电极板粘贴在无体毛的大腿上。手术过程中，由于手术操作部位较深，主刀医生要求更换长电刀头。在切割直肠韧带时，自觉切割凝血效果不佳，要求小张加大电刀功率。

【护理安全防范措施分析】

1. 评估手术患者的皮肤状况　在使用电刀前后，手术室护士必须评估并记录手术患者的皮肤状况。及时发现患者皮肤的特殊状况，能够及时预防和及时发现围手术期电灼伤的发生。该手术患者的特殊皮肤状况包括体毛较浓密和存在瘢痕组织。

(1)评估术前皮肤特殊状况：包括是否存在瘢痕组织、皮肤破损、体毛较多、湿疹、文身以及指状或蒂状等生长物。

(2)评估术后皮肤特殊状况：包括是否存在烧伤、电灼伤、撕脱伤等现象。

2. 术前检查电外科设备装置　接通电源，打开机器自检开关，机器通过自检方能使用。

3. 正确放置电极板，避免电灼伤发生

(1)选择合适的电极板：手术室护士根据手术患者年龄选择不同尺寸大小的电极板，包括新生儿电极板、婴儿电极板、儿童电极板、成人电极板。该手术患者为成人，体型无特殊，故可选用一次性的成人电极板。术前选用的一次性电极板不应发生过折叠或裁剪。

(2)电极板放置的合适、正确部位：电极板应紧贴手术患者干燥、清洁、肌肉丰富的部位，且靠近手术部位，通常选择的有大腿、臀部和小腿(图7-3-59)。该手术患者最合适放置电极板的位置应为近电刀主机一侧的大腿。

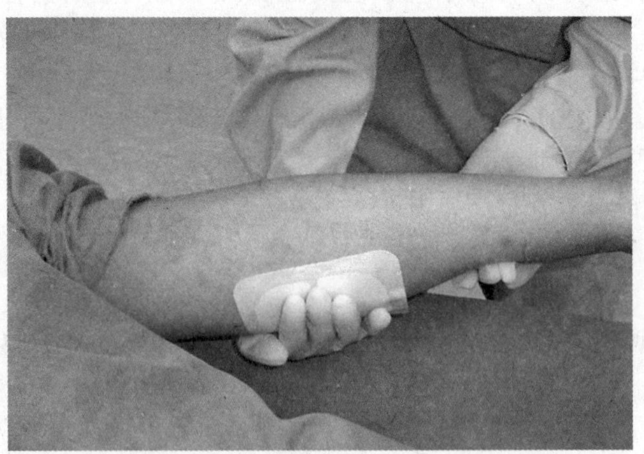

图7-3-59　巡回护士将电极板平坦地放置于手术患者小腿肌肉丰富处

(3)当遇到下列特殊状况时，应避开放置电极板，选择身体其他部位放置：包括术前皮肤存在特殊状况、骨隆突处、可能产生压力点的部位、金属饰品含身体穿孔处、含金属植入物的身体部位、含有假体的身体部位、使用止血带的肢体。

(4)当遇到下列情况时，巡回护士应再次检查电极板放置情况：手术患者在最终体位放置完毕后，必须检查电极板；任何外力作用于电极板后，必须检查电极板；重新放置

随笔

手术体位后，必须检查电极板。再次检查电极板时，检查内容应包括电极板的完整性、电极板是否依然和手术患者皮肤完全接触以及电极板和电刀车主机的连接情况。案例中的手术患者在放置好截石位，手术医生准备消毒前，巡回护士必须再次检查电极板是否与手术患者的大腿皮肤完全接触。

4. 正确实施护理干预措施，预防电灼伤发生

（1）术前访视：直肠手术术前必须确认已做好充分的肠道准备，因为人体内产生的气体也有助燃的危险，切忌使用甘露醇灌肠，以免爆炸。

（2）环境安全准备：勿在易燃气体（氢气、甲烷）、液体（乙醇擦拭后未干）或氧浓度高的环境中使用电刀，防止引起燃烧或爆炸而导致灼伤。

（3）手术患者身体部位的隔离保护：头发用帽子全部包裹，防止头发接触金属手术台及头架。肢体不能接触金属物如床沿、头架、截石位脚架、体位架、器械台、安全固定装置等。放置截石位完毕后，巡回护士必须检查该患者的大腿侧面是否与截石位脚架相接触。确认患者身体各部位皮肤不要互相接触，可用手术无菌巾或棉垫隔开，防止因各部位电位不同而发生自我短路导致灼伤。

（4）维持手术全程术野干燥：手术开始前彻底擦干患者躯体，尤其是凹陷部位，如阴道、脐孔处的积液，因为其中可能含有助燃成分。围手术期术中保持手术床单干燥、手术无菌巾及布垫平整、干燥。术中对直肠、胃等空腔脏器进行消毒后，必须待其完全干燥才能再次使用电刀。当手术医生打开肠腔进行消毒时，洗手护士应避免其使用含消毒液成分过多的消毒棉球或纱布。

（5）正确进行电刀的基本操作：使用电刀前，必须检查电刀连接线和电刀头是否存在损坏（如绝缘层破损）。术中确认电刀连接线不存在扭曲、打结等异常情况（图7-3-60、图7-3-61）。当术中不接触目标组织时，避免使用电刀，不应使电刀处于持续输出状态。术中暂时不用电刀时，应将其置于清洁、干燥、绝缘的保护套内（图7-3-62）。术中靠近电刀的纱布必须是浸湿的，电刀不应该用干燥的纱布进行清洁。及时使用湿纱布清洁电刀头上的有机物焦痂（图7-3-63）。

（6）正确调节电刀功率：手术过程中如出现电刀输出功率不够，无法正常工作时，应先检查电刀、电极连线、电极板等是否有问题，不可盲目加大功率。当选择电刀功率不能确定大小时，应由小到大逐渐调试。术中更换电刀头时，应先将电刀功率调至最小，待更换好电刀头后再调节功率至适当状态。案例中当手术医生要求更换长电刀头时，巡回护士应先将电刀的频率调至最小功率后，洗手护士拆下电刀头，装配长电刀头，随后巡回护士重新调节电刀功率至适合状态（图7-3-64）。

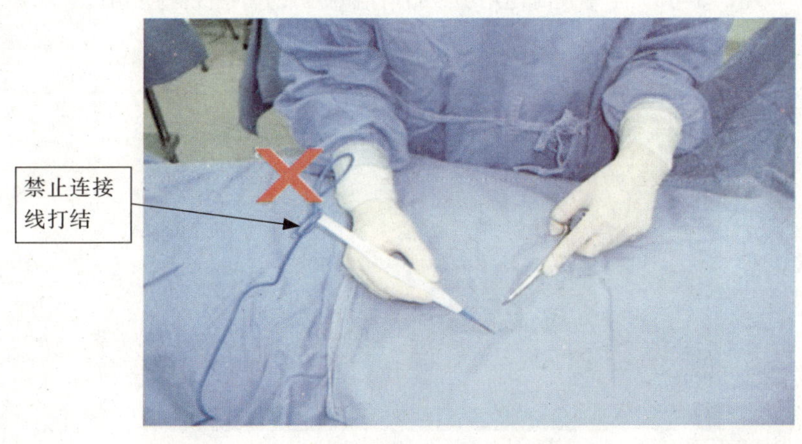

图7-3-60　术中使用电刀时，应避免电刀连接线发生打结

随笔

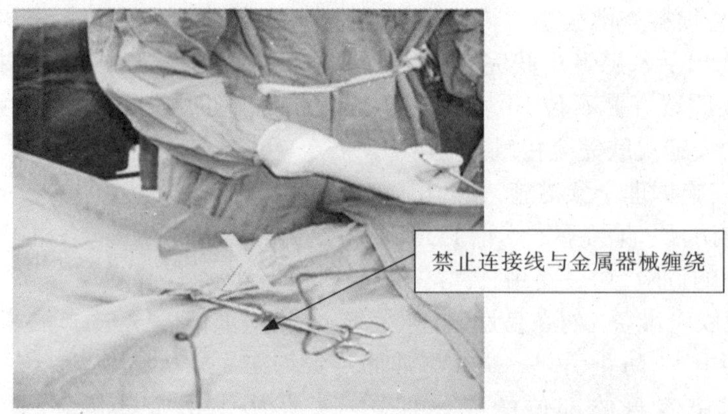

图7-3-61　术中固定电刀时，应避免电刀连接线与金属器械发生缠绕

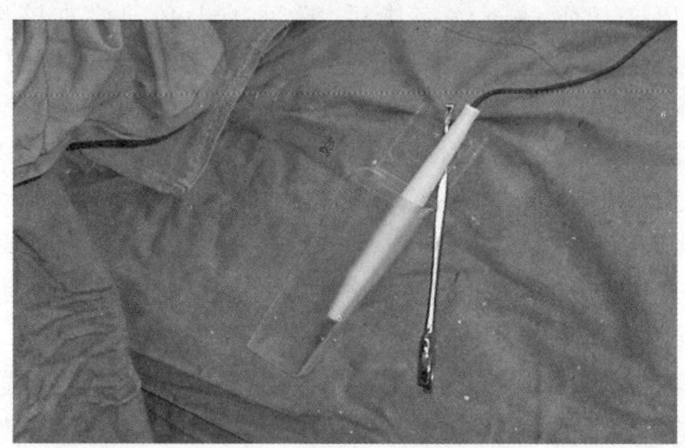

图7-3-62　将术中暂不用的电刀置于清洁、干燥、绝缘的保护套内

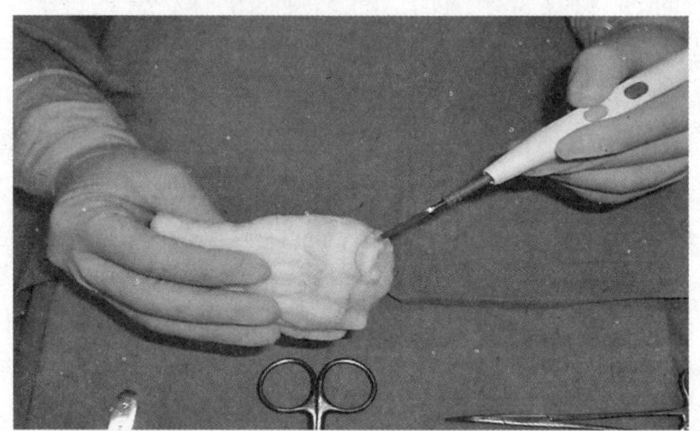

图7-3-63　术中及时使用湿纱布清洁电刀头上的有机物焦痂

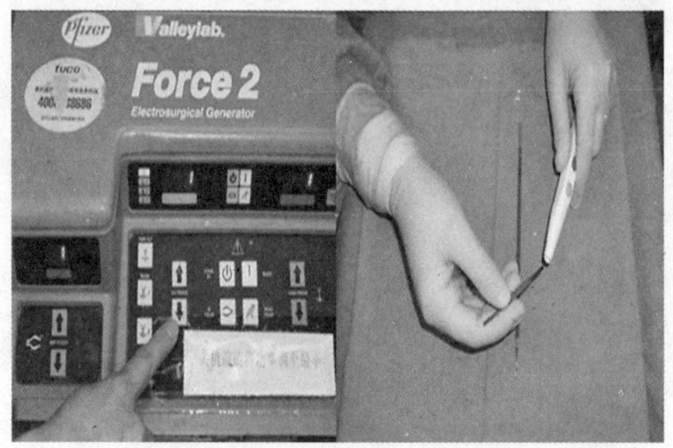

图7-3-64　更换电刀头前，应先将功率调至最低，然后进行更换

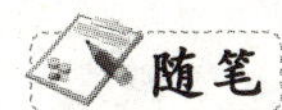

思考题

1. 案例中手术患者的皮肤有哪些特殊状况？应如何正确放置电极板？
2. 手术室护士应采取什么护理干预措施来预防电灼伤的发生？
3. 巡回护士在更换电刀头时应如何正确操作？
4. 巡回护士应如何正确调节高频电刀功率？

九、防 止 压 疮

学习目标

1. 能列举在检查手术患者皮肤状况时，哪些特殊的皮肤或组织状况应该引起手术室护士注意，从而采取积极的护理措施预防压疮发生。
2. 能列举术前及术中易引起压疮的危险因素。
3. 能列举常见手术体位放置过程中，压疮好发的部位。
4. 能说出围手术期过程中如何预防手术患者压疮的发生。

【案例】

患者李某，80岁，拟在全麻下行胃癌根治术。巡回护士小陈进行术前访视，在检查李某的皮肤时发现尾骶部潮湿，压红，经询问得知李某由于疾病原因长期卧床，活动减少，且自身怕热极易出汗。小陈翻阅其病史及报告，均无其他特殊情况。手术当天，患者李某在仰卧位下，于8：30开始手术，12：45手术结束，后送入麻醉复苏室，13：50离开复苏室回病房。

【护理安全防范措施分析】

1. 压疮的定义及分期　美国国家压疮专家组（NPUAP）于2007年给予压疮的新定义是皮肤或皮下组织由于压力，或复合有剪切力或摩擦力作用而发生在骨隆突处的局限性损伤，同时对压疮进行了重新的分期，具体为可疑的深部组织损伤、Ⅰ期、Ⅱ期、Ⅲ期、Ⅳ期和不明确分期（图7-3-65~图7-3-69）。

（1）可疑的深部组织损伤：是指由于压力或剪切力造成皮下软组织损伤引起的局部颜色的改变（如变红、变紫），但皮肤完整。

（2）压疮Ⅰ期：是指皮肤完整、发红，与周围皮肤界限清楚，压之不褪色，常局限于骨凸处。

（3）压疮Ⅱ期：是指部分表皮缺损，皮肤表浅溃疡，基底红，无结痂，也可为完整或破溃的血疱。

（4）压疮Ⅲ期：是指全层皮肤缺损，但肌肉、肌腱和骨骼尚未暴露，可有结痂、皮下隧道。

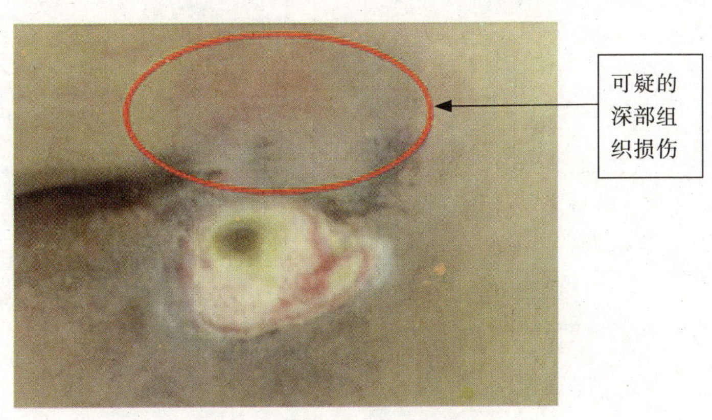

图7-3-65　可疑的深部组织损伤

随笔

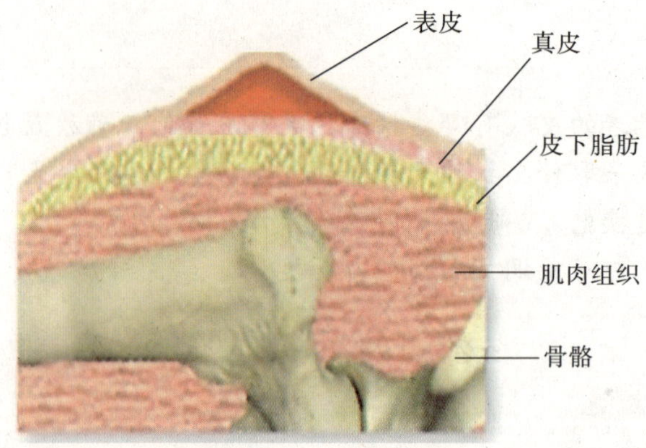

图7-3-66　压疮Ⅰ期

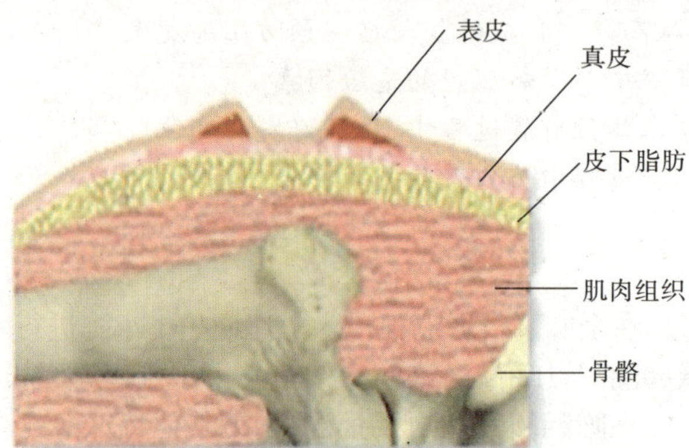

图7-3-67　压疮Ⅱ期

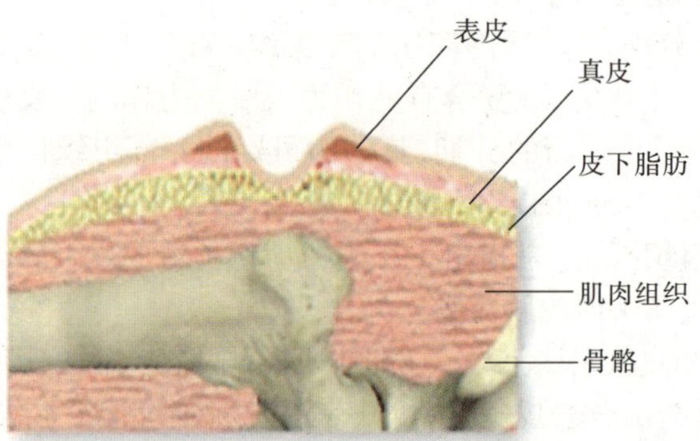

图7-3-68　压疮Ⅲ期

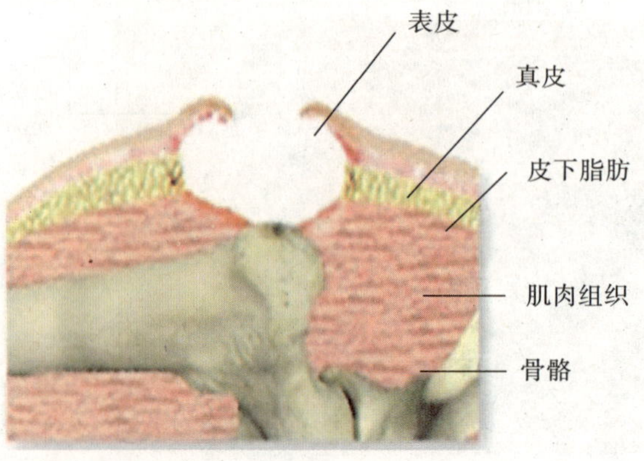

图7-3-69　压疮Ⅳ期

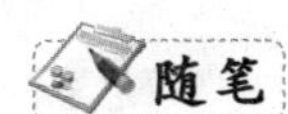

（5）压疮Ⅳ期：是指全层皮肤缺失伴有肌肉、肌腱和骨骼的暴露，常有结痂和皮下隧道。

2. 对手术患者皮肤状况进行评估　手术室护士应在术前对手术患者的皮肤进行检查和评估。进行术前皮肤评估，不仅能及时发现发生压疮的隐患，及时制订干预措施，而且有助于术后发现皮肤状况的改变，从而第一时间实施护理干预。

（1）术前进行皮肤状况评估：手术室护士应在术前访视、手术当日患者入手术室后立即进行术前皮肤状况的评估。

（2）皮肤的异常状况包括：与皮肤相关的并发症，如皮疹、软化、皮炎、感染、淋巴水肿、破溃等；各种原因引起的皮肤潮湿，如大小便失禁、出汗等；皮肤容易发生过敏现象，如易发红，发疹等；浅表静脉功能不全，尤指腿部的酸胀、疼痛、抽筋、感觉异常等。

3. 识别、评估围手术期过程中容易引起压疮的高危因素

（1）术前评估压疮的高危因素：包括老年人；肥胖患者或严重消瘦患者；吸烟；营养不良、低蛋白血症；血细胞比容、血红蛋白指标低于正常值；合并某些慢些疾病，如恶性癌症、心血管疾病、外周静脉功能不全、糖尿病等；服用某些特殊药物，如类固醇类；长期卧床、制动。

（2）借助压疮评估量表进行术前压疮的风险评估：术前手术室护士可以借助压疮评估量表评估哪些手术患者已经存在压疮易发的高危因素，从而引起重视并进行护理干预。常用的压疮评估量表包括Norton 量表和Braden 量表，当使用Norton 量表和Braden 量表进行评估时，评估所得分数越低，患者发生压疮风险可能性越高（表7-4、表7-5）。

表7-4　Norton 量表

参数	身体状况				精神状况				活动能力				灵活程度				失禁情况			
结果	好	一般	不好	极差	思维敏捷	无动于衷，冷淡	不合逻辑，糊涂	昏迷	可以走动	帮助下可以走动	坐轮椅	卧床	行动自如	轻微受限	非常受限	不能活动	无失禁	偶有失禁	经常失禁	完全大小便失禁
分数	4	3	2	1	4	3	2	1	4	3	2	1	4	3	2	1	4	3	2	1

（注：分数小于14分表示较易发生压迫性溃疡，而少于12分 表示压疮易发十分高危）

表7-5　Braden 量表

感觉	完全受损1分	非常受损2分	轻微受损3分	无受损4分
（对压力导致的不适感觉的能力）	由于知觉减退或服用镇静剂而对疼痛刺激无反应或者是大部分接触床的表面只有很小感觉疼痛的能力	仅仅对疼痛有反应，除了呻吟或烦躁外不能表达不适，或者是身体的1/2由于感觉障碍而限制了感觉疼痛或不适的能力	对言语指挥有反应，但不是总能表达不适或需要翻身或者1~2个肢体有些感觉障碍从而感觉疼痛或不适的能力受限	对言语指挥反应良好，无感觉障碍，感觉或表达疼痛不适的能力没有受限

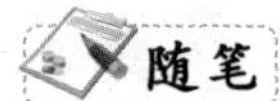

续表

湿度	持续潮湿1分	经常潮湿2分	偶尔潮湿3分	很少潮湿4分
皮肤潮湿的程度	皮肤持续暴露在汗液或尿液等制造的潮湿中，患者每次翻身或移动时都能发现潮湿	皮肤经常但不是始终潮湿，至少每次移动时必须换床单	皮肤偶尔潮湿，每天需额外更换一次床单	皮肤一般是干爽的，只需常规换床单
运动量	卧床1分	坐位2分	偶尔行走3分	经常行走4分
身体的活动程度	限制卧床	行走能力严重受限或不存在，不能负荷自身重量和(或)必须依赖椅子或轮椅	白天可短距离行走伴或不伴辅助，每次在床上或椅子上移动需耗费大半力气	醒着的时候每天至少可以在室外行走两次，室内每两小时活动一次
控制力	完全不自主1分	非常受限2分	轻微受限3分	不受限4分
改变和控制身体姿势的能力	没有辅助身体或肢体甚至不能够轻微地改变位置	可以偶尔轻微改变身体或肢体位置，但不能独立、经常或明显改变	可以独立、经常、轻微改变身体或肢体位置	没有辅助可以经常进行大的改变
营养	非常缺乏1分	可能缺乏2分	充足3分	营养丰富4分
日常进食方式	从未吃过完整的一餐，每餐很少吃完1/3的食物，每天吃两餐，而且缺少蛋白质(肉或奶制品)摄入液体量少，没有补充每日规定量以外的液体；或者是肠外营养和(或)主要进流食或超过5天静脉输液	很少吃完一餐，通常每餐只能吃完1/2的食物，蛋白质摄入仅仅是每日三餐中的肉或奶制品，偶尔进行每日规定量外的补充；或者少于最适量的液体食物或管饲	能吃完半数餐次以上，每日吃四餐含肉或奶制品的食物，偶尔会拒吃一餐，但通常会接受补充食物；或者管饲或胃肠外营养提供大多数的营养需要	吃完每餐食物，从不拒吃任一餐，通常每日吃四餐或更多次含肉或奶制品的食物，偶尔在两餐之间吃点食物，不需要额外补充营养
摩擦力和剪力	有问题1分	潜在的问题2分	无明显问题3分	无任何问题
	移动时需要中等到大量的辅助，不能抬起身体避免在床单上滑动，常常需要人帮助才能复位。大脑麻痹，挛缩，激动不安导致不断的摩擦	可以虚弱地移动或需要小的辅助，移动时皮肤在某种程度上与床单、椅子、约束物或其他物品发生滑动，大部分时间可以在床上椅子上保持相对较好的姿势，但偶尔也会滑下来	可以独自在床上或椅子上移动，肌肉的力量足以在移动时可以完全抬起身体，在任何时候都可在床上或椅子上保持良好姿势	

（注：15~18分表示压疮易发轻度危机；13~14分表示压疮易发中度危机；10~12分表示压疮易发高度危机；小于9分表示压疮易发严重危机）

随笔

(3)术中评估容易引起压疮的高危因素：包括手术时间，尤其是手术时间大于4小时；全身麻醉；出血量；术中建立体外循环；加温毯的使用；排泄物、血液、汗渍、冲洗液引起的手术区域潮湿；手术特殊体位引起的特殊部位的受压。

4. 正确放置手术体位　合理、正确地放置手术体位对于防止围手术期压疮的发生有着至关重要的作用。

(1)防压疮体位装置的使用：放置手术体位时，必须在患者的骨隆突处及易受压部位放置防压疮体位装置，常用的有泡沫垫(圈)、气垫(圈)以及新型的凝胶垫(圈)(图7-3-70~图7-3-73)。

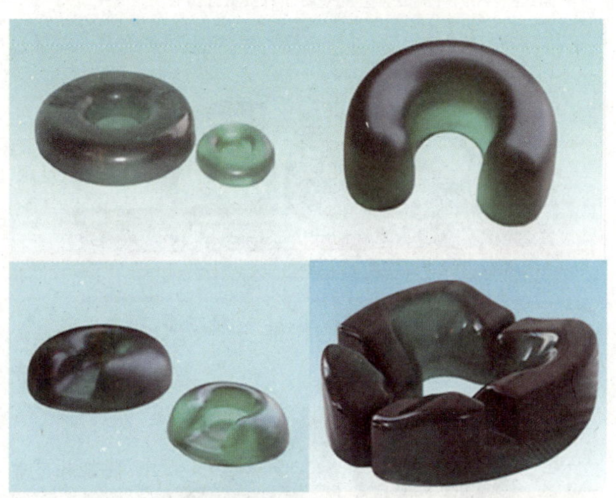

图7-3-70　各式凝胶头圈，适用于仰卧位、侧卧位和俯卧位

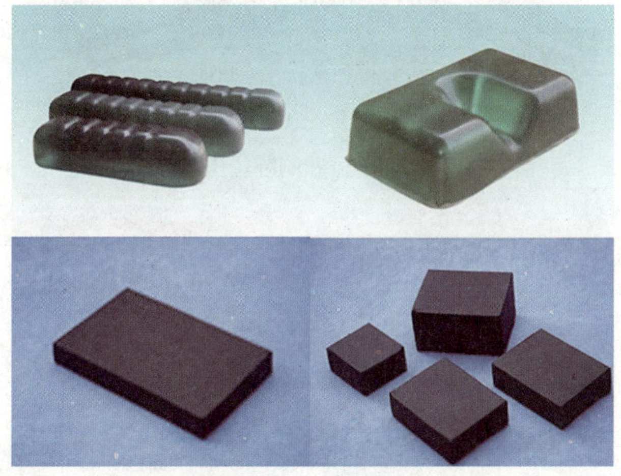

图7-3-71　凝胶胸腹支撑枕、凝胶脚跟保护垫、长方形加垫、小方垫

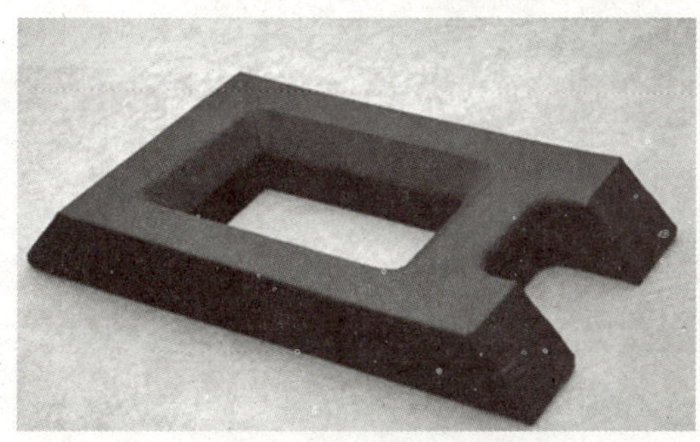

图7-3-72　俯卧位垫

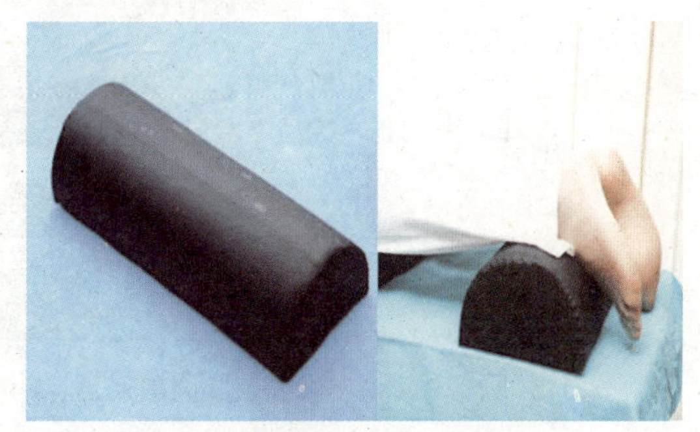

图7-3-73　半圆形体位垫

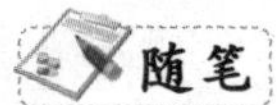

（2）防止放置体位过程中产生的作用力引起压疮：手术团队在放置手术体位过程中避免拖、拉等动作，防止损伤患者皮肤。巡回护士应确保放置体位后的手术床单及手术巾必须平整、干燥，避免因摩擦力引起压疮，同时避免患者与手术床上的金属附件等异物直接接触，防止监护仪导线、各种导管等压于患者身下。

（3）常见手术体位的压疮好发部位：该案例中患者呈仰卧位，巡回护士小陈在放置体位时，应使患者整个躯体成一直线，双腿平行。根据患者腰前凸的深度安放不同厚度的软垫，使之保持腰部的正常生理弧度。放置搁手板时，注意外展不能超过90°；在固定手时，腕部应包上纱垫。可在患者的足跟部放置脚圈，减少足跟部受压或放置软垫使足跟部不接触手术床。常见手术体位压疮好发部位见图7-3-74、图7-3-75。

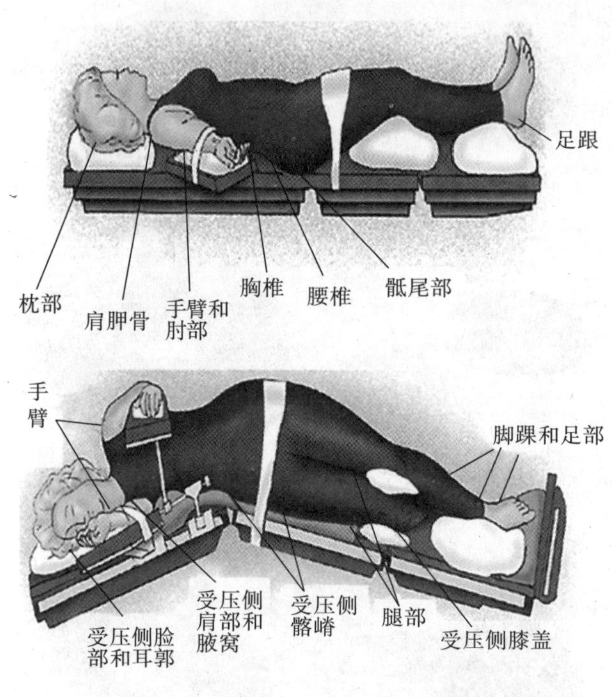

图7-3-74　仰卧位和侧卧位压疮好发部位

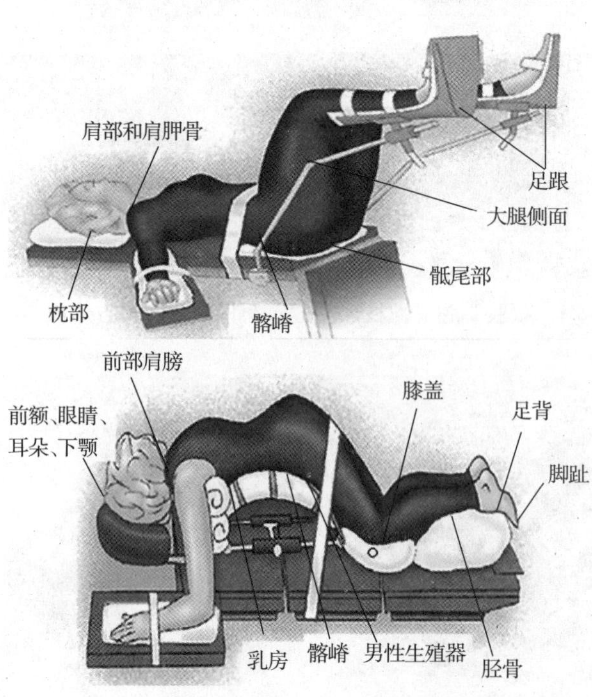

图7-3-75　截石位和俯卧位压疮好发部位

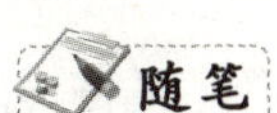

5. 实施综合护理干预措施，防止压疮发生

（1）采取措施主动缓解手术患者局部受压

1）仰卧位手术患者：巡回护士可略微抬动患者下肢，使其足跟部完全离开手术床，并轻屈膝盖放松（图7-3-76）。

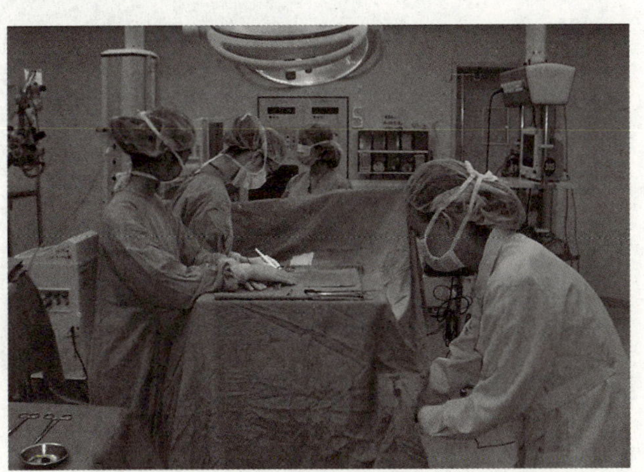

图7-3-76 巡回护士术中抬动患者足跟部

2）侧卧位手术患者：巡回护士可略微抬起患者头部，缓解脸部、耳郭、眼睛等局部受压；亦可适度抬高腿部，缓解足部、膝盖、腿部等处的受压（图7-3-77）。

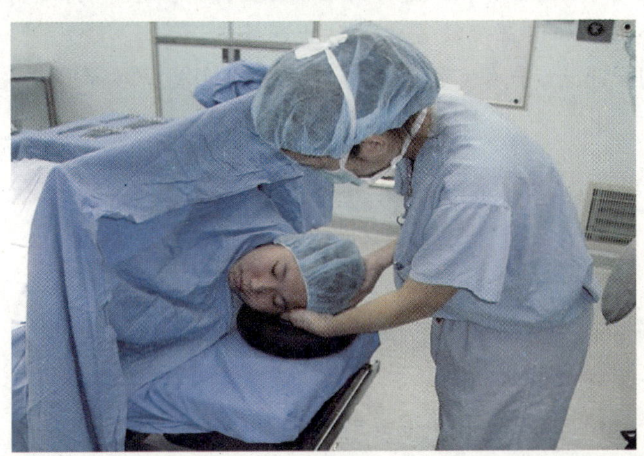

图7-3-77 巡回护士术中检查侧卧位患者受压侧的耳郭是否在头圈的空隙处，并适当抬起头部缓解受压侧脸部和眼睛

3）俯卧位手术患者：巡回护士可略微抬动患者头部，缓解其前额、眼部等局部受压，同时可轻抬腿部或足背，减缓受压处（图7-3-78）。

（2）术中定时检查：对于手术时间较长的患者，巡回护士应每30~60分钟检查患者体位及体位垫的放置情况。术中若需临时改变或调整患者体位，巡回护士应及时观察体位调节对患者的影响，避免局部组织的非正常受压。例如放置侧卧位手术的过程中出现手术床的调节，巡回护士必须检查头圈的位置是否合适，患者的眼睛、耳郭是否仍处于头圈的空隙之中。

（3）术中及术后保持手术区域干燥：手术过程中，洗手护士应及时提醒手术医生吸去无菌区内的积血和积液，保持干燥，防止液体渗入至患者皮肤，造成皮肤潮湿引起压疮发生。手术后巡回护士彻底清理患者切口周围的血迹、污迹，保持干燥。

（4）术后压疮管理：手术结束后巡回护士应仔细检查患者全身皮肤，与术前皮肤状

随笔

况相比较，如发现有红肿、水疱等异常情况，应及时填写压疮预报单，并做好相关记录。如术后患者皮肤出现异常情况或患者合并压疮易发高危因素，巡回护士必须向恢复室护士或病房护士特殊交班，并于患者推车和恢复室床上填加软垫或果冻垫。

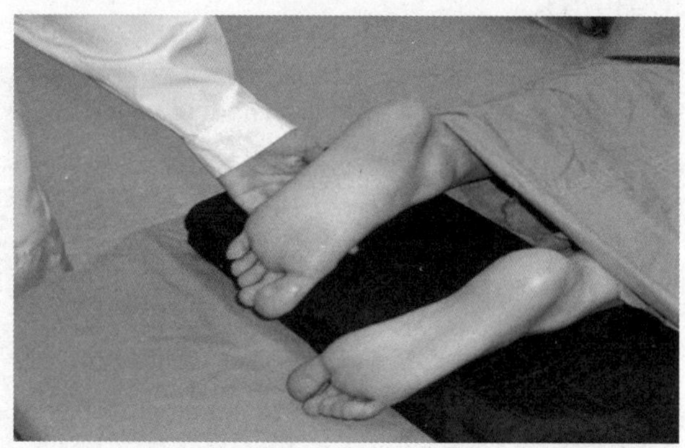

图7-3-78 巡回护士术中抬动俯卧位手术患者的足背

思考题

1. 案例中患者的皮肤存在哪些特殊状况易引起术中压疮的发生？在围手术期还存在哪些易引起压疮的危险因素？
2. 案例中患者所放置的体位是仰卧位，放置仰卧位容易引起身体哪些部位压疮的发生？小陈应如何正确放置体位防止压疮？
3. 针对案例中患者，手术室护士小陈应该采取哪些护理干预措施预防压疮发生？

十、防止损坏和遗失精密器械

学习目标

1. 能说出如何通过登记精密器械使用情况防止其损坏和遗失。
2. 能列举术中如何防止精密器械受损的方法。
3. 能陈述术后精密器械清洁、消毒的规范管理。

【案例】

由于手术需要，手术室购买了一套肝移植专用器械，包括下腔静脉阻断钳、无损伤镊、显微持针器等，由于器械精密、做工精细且价格昂贵，归属于手术室精密器械。手术室护士长将器械交予移植专科组组长小李进行管理，小李与供应室取得沟通，相继建立了该套器械的档案与使用登记本，并组织所有组内成员进行器械知识的学习培训。由于小李管理规范，同时组内所有护士在手术过程中正确操作保护器械，术后规范清洁与保养，使肝移植手术中每把器械的作用得到充分发挥，配合质量得到很好提升。经过数月使用，无一件器械发生损坏和遗失。

【护理安全防范措施分析】

1. 重视精密器械使用培训　随着显微外科、移植外科、心血管外科等专科及亚专科的发展，精密器械的应用领域日趋广泛，主要涉及以下几个领域：①神经系统的显微外科手术；②心脏外科手术；③器官移植手术；④眼科手术；⑤男科手术及小儿泌尿外科手术；⑥吻合小管道的显微外科手术等。

随笔

为了充分发挥器械性能，防止器械意外损坏，所有手术室护士必须接受相关器械知识的授课与培训，掌握每一件器械的性能特点、使用方法以及清洗、保养、包装、灭菌流程后方能参与涉及该件器械的手术。

2. 建立精密器械专人负责制　各科精密器械应由各专科组组长负责管理，护士长督查。专科组长对专科组组内成员进行精密器械使用、清洗、保养知识的考核。

（1）建立精密器械档案：档案内应包括器械种类、品牌、型号、尺寸、数量、图片及放置位置（图7-3-79），精密器械按照专科专柜放置，标签醒目。各专科组及供应室各备一份精密器械档案。

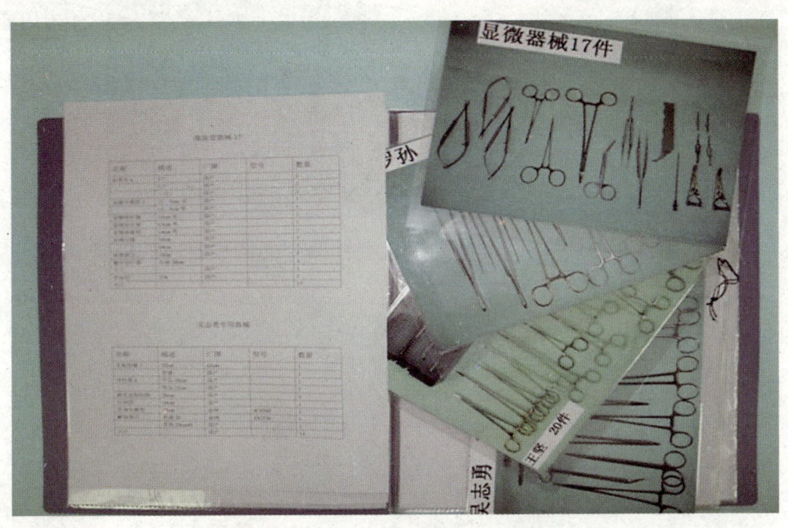

图7-3-79　精密器械档案的建立

（2）建立精密器械使用登记本，规范器械使用登记：各专科组及供应室各备一份。使用登记本内容应包括手术日期、患者姓名、住院号、手术名称、器械名称、器械编号、灭菌者、灭菌方法、清洗者、器械护士、巡回护士、手术医生。术前及术后分别核对器械数量，检查器械性能及完整性，及时登记使用情况；专科组组长定期检查登记本记录情况。

3. 规范术中精密器械的正确使用与操作　精密器械必须轻拿轻放，不得投掷，防止器械受损。手术区域内精密器械须妥善放置，避免与其他器械尤其是硬物、尖锐物品相接触（图7-3-80）。术中须及时收回精密器械，防止器械意外落地造成受损。手术室护士应提醒手术医生合理使用精密器械，防止因操作不当引起损坏，例如精细笔式持针器只能夹持与其相对应大小的无损伤缝针（图7-3-81）；门静脉、下腔静脉、主动脉等各式阻断钳不可夹持其他组织或物品；各类显微剪刀不可用作剪线（图7-3-82）。

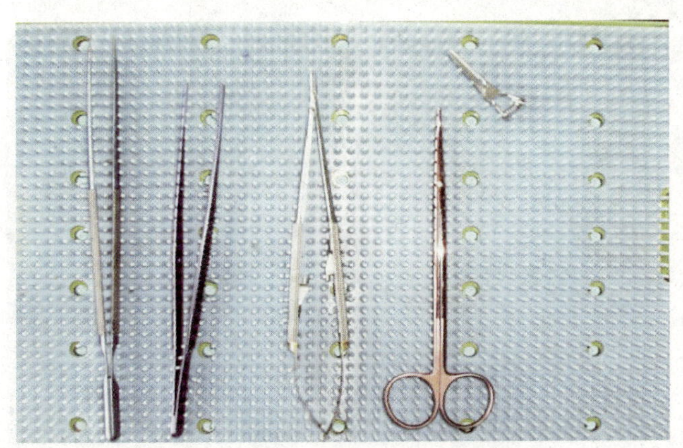

图7-3-80　术中精密器械妥善放置

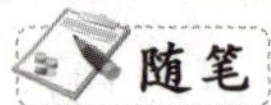

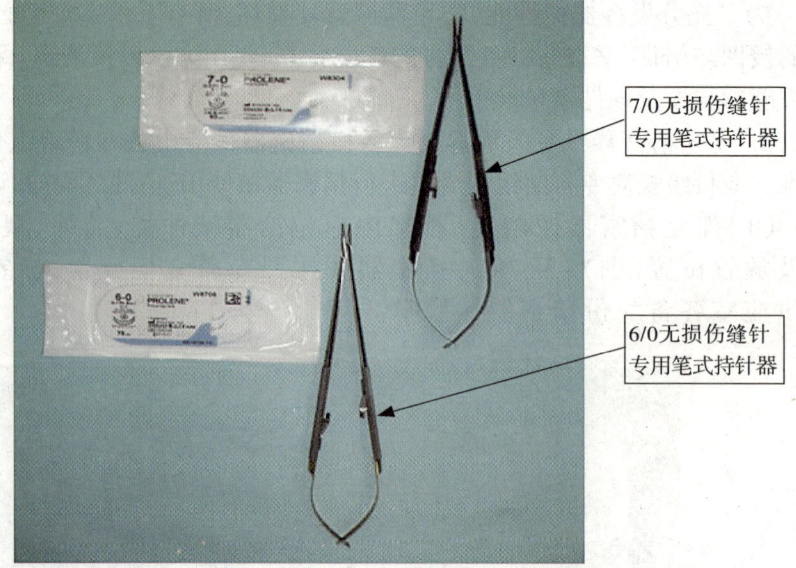

图7-3-81 不同类型的笔式持针器应夹持相对应的缝针

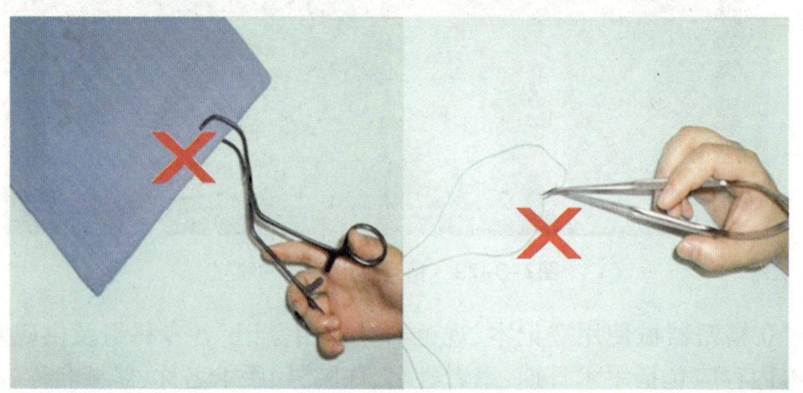

图7-3-82 禁止使用贵重器械夹持手术治疗巾，禁止使用显微剪刀做剪线使用

4. 规范精密器械术后的清洁、灭菌管理 手术室精密器械往往材质特殊、构造复杂且精密度较高，给术后器械的处理带来一系列挑战。因此实施规范清洗、消毒、运送管理，不仅能延长精密器械使用年限，而且能有效预防院内感染。

（1）分类：手术结束后，洗手护士应将精密器械与普通器械分开进行清洗处理。

（2）预处理：用柔软的湿纱布擦拭器械表面血渍、油渍及污物（图7-3-83），打开器械各轴节，将器械浸没于多酶溶液中进行预清洗，时间超过2分钟，之后使用流动水或灭菌注射用水将器械冲洗干净。

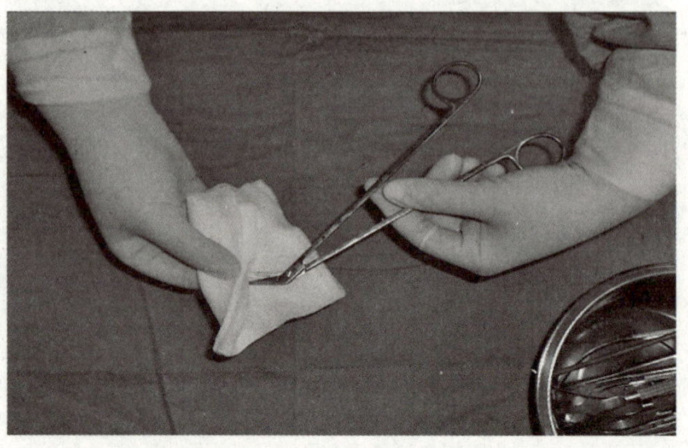

图7-3-83 用湿纱布擦拭表面血渍等

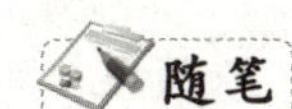

（3）超声清洗：超声清洗前，必须将精密器械分别摆放至专用器械盘内，且锐利器械与其他器械分开放置，防止超声清洗过程中器械之间意外碰撞及遗失（图7-3-84）；将精密器械置于超声清洗机内进行清洗3~5分钟，并进行干燥程序（图7-3-85）。当小型精密器械须超声清洗时，如血管阻断夹，必须将其放于小碗内进行超声清洗，防止遗失。

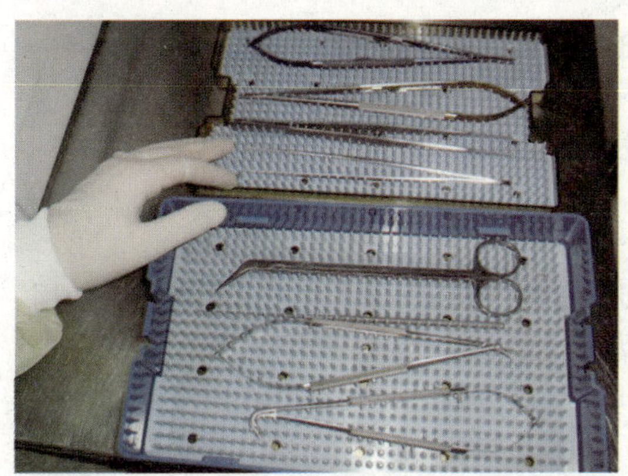
图7-3-84　超声清洗前将精密器械摆放至专用器械盘内

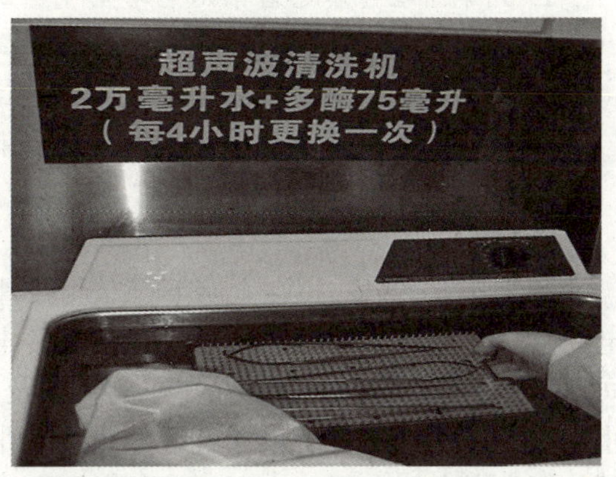

图7-3-85　将精密器械置于超声清洗机内进行超声清洗

（4）润滑：使用水溶性润滑剂进行保护。

（5）检查与核对：精密器械进行清洗前后，器械护士应仔细核对器械的数量与完整性（图7-3-86）。清洗后，器械护士应在带光源的放大镜下仔细检查器械的清洁度与完整性，例如带齿器械的咬合面、剪刀的刀锋等。发现精密器械损坏或遗失，须及时报告手术室护士长及专科主任。及时请专业人员维修或补充，保证手术正常开展。

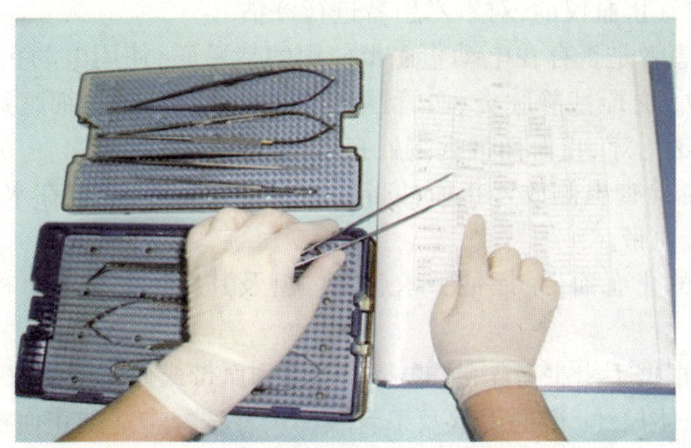
图7-3-86　与原始器械档案进行精密器械数量的核对

（6）灭菌：精密器械应放置在专用器械盒内以备灭菌，器械之间应有弹性橡胶分割保护；若无弹性橡胶保护，则应套上保护套，以免损伤利刃部分及精细器械的头端。精密器械严格按照供货商提供的器械材料性能与灭菌方法来选择不同的方法进行灭菌。

思考题

1. 案例中专科组组长小李如何有效进行精密器械的专人负责制管理？
2. 手术室护士在手术配合中如何保护精密器械？
3. 精密器械在术后应如何规范清洗和保养？

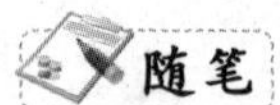

十一、防止电动空气止血仪使用不当造成损伤

学习目标

1. 能陈述术前如何正确检查电动空气止血仪及其附件。
2. 列举哪些手术患者禁用电动空气止血仪。
3. 能说出如何选择大小尺寸合适的止血袖带。
4. 能说出气囊止血袖带放置的正确部位。
5. 能说出如何正确调节合适的止血袖带充气压力值。

【案例】

患者王某，29岁，拟在全麻下行左侧胫骨切开复位内固定术，手术医生要求术中使用电动空气止血仪。巡回护士小张术前准备电动空气止血仪、棉纸等用物，待患者入手术间后，小张对王某的一般状况和左侧下肢及皮肤进行护理评估，确定可以使用电动空气止血仪并且选择了大小尺寸合适的止血袖带。手术开始前，小张将棉纸、止血袖带依次环扎于患者左侧大腿上1/3处，协助手术医生进行肢体驱血。术中小张通过测量收缩压，调节止血袖带充气压力值，并与手术医生确认后开始止血袖带充气。手术历时1小时30分钟，顺利结束。

【护理安全防范措施分析】

1. 操作之前必须彻底检查电动空气止血仪及其附件　术前检查气囊止血袖带及连接管道是否与电动空气止血仪型号相匹配。打开仪器，进行仪器自检，检查主机面板的显示屏、功能键、报警键性能是否完好。检查气囊止血袖带及连接管道是否有裂缝或漏气。

2. 使用电动空气止血仪前，对手术患者进行评估

（1）评估手术患者是否存在电动止血带使用的禁忌证：使用电动止血带的禁忌证包括感染、开放性骨折、血栓性静脉炎、血管性疼痛、静脉栓塞、镰状细胞贫血、患侧肢体曾做过血管重建和血透治疗、止血袖带远端处有恶性肿瘤。

（2）评估皮肤：检查患侧放置止血袖带处皮肤是否完整，若存在水肿、压疮、破损等异常情况，则禁用止血带。

（3）选择合适的止血袖带：评估手术患者体型及其肢体的最大直径，选择大小尺寸合适的止血袖带。

1）评估年龄：根据手术患者年龄，选择成人用止血带或儿童用止血带。

2）评估患者肢体尺寸：根据手术及患者肢体尺寸选择合适的止血袖带。通常，止血袖带的宽度应大于患者肢体最大直径的一半，同时止血袖带的长度应考虑环扎肢体后，袖带能够重叠至少超过7.62cm（3英寸）但不超过15.24cm（7英寸）。袖带过长引起的重叠可能会增加额外的压力，造成皮下软组织的损伤，而袖带过短可能导致有效充气的减少或袖带意外放松。止血袖带常用规格及适用范围见表7-6。

表7-6　止血袖带常用规格及使用范围

规格	长度（mm）	宽度（mm）	适用范围
大号	1100	68	成人下肢
中号	800	68	成人上肢、小孩下肢
小号	500	43	小孩上肢

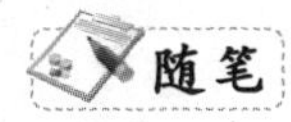

3）评估体型：肥胖的手术患者或四肢肌肉特别发达的手术患者适合选择较宽的弧形止血带（图7–3–87）。

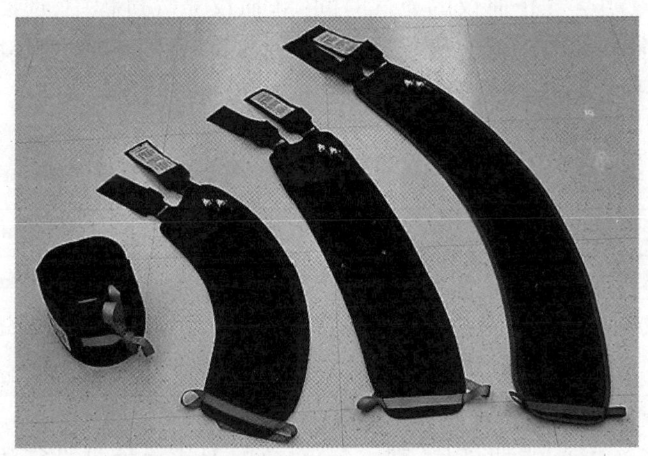

图7–3–87 适合于肥胖患者或四肢肌肉特别发达患者的弧形止血带

3. 手术过程中，正确使用电动空气止血仪

（1）根据手术要求合理选择气囊止血袖带放置部位：通常便于无菌操作，止血袖带应置于手术部位上端且远离手术野至少10~15cm处；止血袖带的连接口应朝上方，避免污染手术野。一般不宜选择前臂和小腿，由于四肢主要血管均位于尺–桡骨和胫–腓骨之间，止血袖带较难阻断血管。

1）上肢袖带放置部位选择：上肢一般选择上臂近心端1/3处，避免在上臂中1/3处，此处可能会压迫桡神经。

2）下肢袖带放置部位选择：下肢一般选择大腿上1/3处，若选择小腿，应选择腓肠肌周长最大处的近段边缘。

（2）正确环扎止血袖带：环扎气囊止血袖带之前，选用合适的棉纸，平整无皱地环形包裹肢体作为衬垫保护皮肤，棉纸宽度应超过袖带2~4cm。于棉纸上平整地环扎止血袖带，无皱褶，松紧度以插入一指为宜，系好固定带。

（3）正确驱除手术肢体血管床的血液：用弹力绷带或抬高肢体来驱除肢体血液。当存在开放性损伤或石膏固定时，橡胶弹力驱血带应慎用，防止血栓的形成及进入循环；当患者发生感染或恶性肿瘤，应禁止驱血，改为单纯抬高肢体驱血。

（4）正确调节合适的止血袖带充气压力值：手术过程中，正确调节充气压力值，可减少袖带压力值过高或过低造成的不良反应及并发症。以下为几组常见的止血仪袖带充气压力值选择方式：

1）美国手术室协会建议充气压力值：充气压力值的选择应依据肢体阻断压（LOP）进行选择。肢体阻断压（LOP）即肢体闭塞压（limb occlusion presure），是指使用特定的止血袖带仪，施加最小的压力阻断肢体动脉血流入肢体末端，该最小压力值即为LOP值。具体操作为用多普勒听诊器置于袖带远端动脉，通常上肢可选择桡动脉，下肢可选择胫后动脉和足背动脉，缓慢增加袖带压直至远端动脉搏动消失，且消失持续伴随心跳数下，记录该袖带压，即是LOP值。

当LOP值小于130mmHg时，LOP值+40mmHg；当LOP值在131~190mmHg时，LOP值+60mmHg；当LOP值大于190mmHg时，LOP值+80mmHg；当手术患者为儿童时，普遍推荐LOP值+50mmHg。

2）国内常用充气压力值：上肢充气压力值为收缩压×1.5或收缩压+70~90mmHg，下肢充气压力值为收缩压×2。

随笔

3）国内常用充气压力值：上肢充气压力值为收缩压+75mmHg，下肢充气压力值为收缩压+150mmHg。

（5）严格控制电动空气止血仪的充气时间：止血仪充气过程中，巡回护士必须及时、定时地向手术医生告知充气时间。充气时间应该依照患者的年龄、身体状况和肢体的血管供应而定。美国手术室协会建议电动空气止血仪充气时间见表7-7。

表7-7 美国手术室协会建议电动空气止血仪充气时间

人群及部位	充气时间
成年人上肢	不超过60分钟
成年人下肢	不超过90分钟
儿童下肢	不超过75分钟

此外，当充气止血时间需要延长，则应每隔1小时对止血袖带进行放气，重新灌注肢体血流，重新灌注间隔时间为15分钟。

重视止血袖带充气过程中及放气后的监测与评估：

（1）袖带充气中的监测：密切关注手术患者心率和血压上升的变化。神志清醒的手术患者，充气过程中应评估和关注患者可能因止血带压迫引起的疼痛，尤其是充气后的30~60分钟。对于儿童患者，充气过程中应密切监测患者的核心体温是否上升过高。

（2）袖带放气后的监测：在止血袖带放气后的15分钟内，手术团队应持续监测以下内容：

1）血压：手术患者的血压由于放气后血液分流向肢体，可能引起血压的下降。

2）氧饱和度：由于放气后厌氧代谢物质入循环，造成短暂性的混合型酸中毒，可能引起氧饱和度的下降。

3）肺栓塞：栓塞的释放，当放气后，可能造成患侧肢体内的栓塞释放入循环导致致死性的肺栓塞。

思考题

1. 巡回护士术前应如何正确检查电动空气止血仪？
2. 应如何选择大小尺寸合适的止血袖带？
3. 下肢小腿手术如何正确放置止血袖带的位置？
4. 巡回护士如何通过测量收缩压，正确选择止血袖带充气压力值？
5. 对于止血袖带充气超过1小时的手术，巡回护士应如何提醒医生防止止血袖带充气时间过长造成损伤？

（陈哲颖　胡文娟　赵爱平　黄一乐）

第八章

常见外科手术案例及护理配合

随笔

第一节　普外科手术的护理配合

普通外科是外科领域中历史最长、发展较全面的学科。该学科内容广泛，是外科其他各专业学科的基础；其范围较大，除了各个专业学科，如颅脑外科、骨科、整形外科，泌尿外科等之外，其余未能包括在专科范围内的内容均属于普通外科的范畴。普通外科手术以腹部外科为基础，还包括了甲状腺疾病、乳腺疾病，周围血管疾病等。在实际工作中，普通外科又可分出一些学科，如胃肠外科、肛肠外科、肝胆外科、胰腺外科、周围血管外科等。下面以几个经典的普通外科手术为例，介绍手术的护理配合。

一、急性肠梗阻手术的护理配合

小肠分为十二指肠、空肠和回肠三部分，十二指肠起自胃幽门，与空肠交接处为十二指肠悬韧带（Treitz韧带）所固定。回肠末端连接盲肠，并具回盲瓣。空肠和回肠全部位于腹腔内，仅通过小肠系膜附着于腹后壁。肠梗阻是指肠内容物不能正常运行、顺利通过肠道，是外科常见急腹症之一常为物理性或功能性阻塞，发病部位主要为小肠。正常的肠道解剖及肠梗阻常见发生部位，见图8-1-1、图8-1-2。小肠梗阻是指小肠肠腔发生机械性阻塞或小肠正常生理位置发生不可逆变化，如肠套叠、肠嵌闭和肠扭转等。绝大多数机械性肠梗阻需作外科手术治疗，缺血性肠梗阻和绞窄性肠梗阻更需及时急诊手术处理。

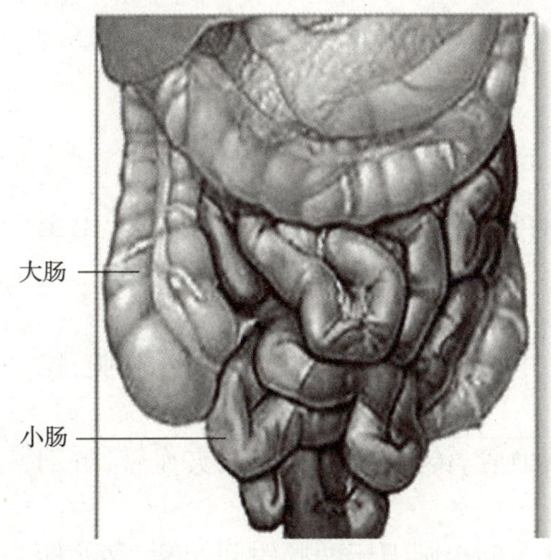

图8-1-1　小肠、大肠解剖图

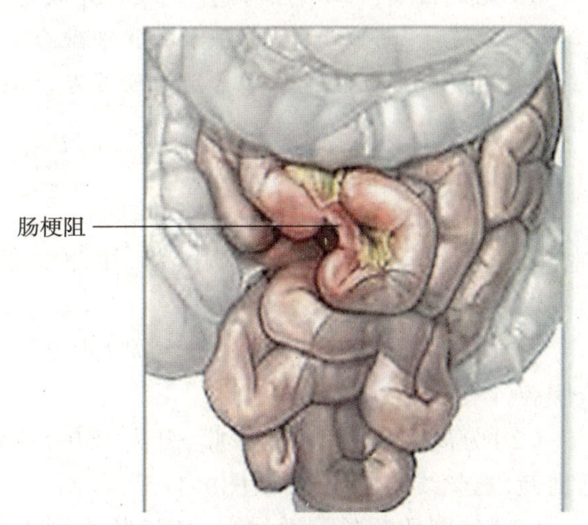

图8-1-2　肠梗阻发生部位

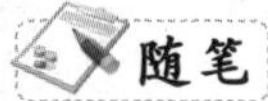
随笔

知识链接

机械性肠梗阻：机械性肠梗阻是由于各种原因引起肠腔变狭小，使肠内容物通过障碍。常见原因包括粪块、异物的堵塞、肠扭转、腹部疝嵌顿、肿瘤压迫、先天性肠道闭锁、炎症性狭窄等。机械性肠梗阻可出现腹痛、呕吐、腹胀、肛门停止排便排气等症状。梗阻早期可以通过胃肠减压纠正水、电解质和酸碱紊乱，控制感染和毒血症等进行基础治疗。各种类型的绞窄性肠梗阻、肿瘤及先天性肠道畸形引起的肠梗阻以及非手术治疗无效的患者，适应手术治疗。

【肠部分切除吻合手术配合案例】

马某，男，45岁，昨晚腹部出现持续性钝痛，并呕吐胃内容物，腹胀、无排便排气，来医院就诊。查体：腹部膨胀，肠鸣音消失，腹部有压痛、肌紧张、反跳痛，X线检查可见腹部多个气液平面及胀气肠袢，诊断为肠梗阻。给予禁食、胃肠减压，静脉输液纠正水、电解质失衡后症状无缓解。医嘱下达即刻急诊手术。2011年5月20日晚上8点，手术室收到急诊手术通知单，当时手术室无手术进行，手术室值班护士两名。

急诊手术通知单

手术日期：2011.5.20

手术时间	手术房间	科室	姓名	床号	年龄	性别	住院号	诊断	手术名称	主刀医生	第一助手	麻醉方式	备注
即刻	201	普外科	马某	E612	45	男	189010	肠梗阻	剖腹探查，备肠部分切除吻合术	李红	王敏	全麻	无

学习目标

1. 能说出如何正确应对急诊手术，并做好标准预防。
2. 能陈述如何完成腹部手术的护理配合。
3. 能说出腹部肠道手术常用的仪器及器械。

（一）主要手术步骤及护理配合

1. 手术前准备　手术患者取仰卧位，行全身麻醉。切口周围皮肤消毒范围为：上至剑突、下至大腿上1/3，两侧至腋中线。按照腹部正中切口手术铺巾法建立无菌区域。

2. 主要手术步骤

（1）经腹正中切口开腹：22#大圆刀切开皮肤，电刀切开皮下组织、腹白线、腹膜，探查腹腔（图8-1-3、图8-1-4）。

（2）分离：切开相应肠系膜，分离、切断肠系膜血管，传递血管钳2把钳夹血管，解剖剪剪断，慕丝线结扎或缝扎（图8-1-5）。

（3）分别切断肠管近远端：传递肠钳钳夹肠管，15#小圆刀于两肠钳间切断，移除标本，传递碘附棉球擦拭残端（图8-1-6）。

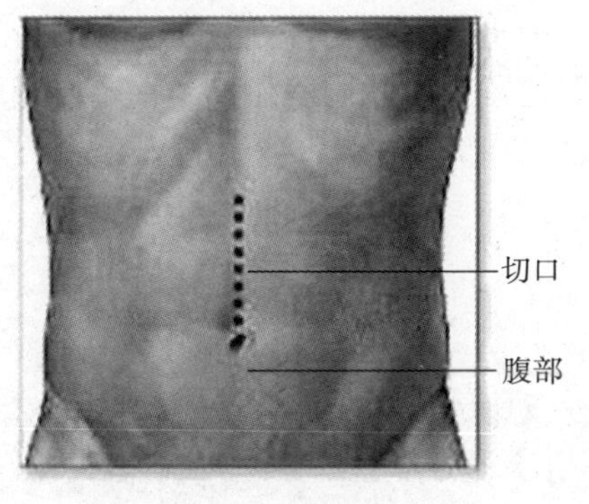

图8-1-3　腹正中切口

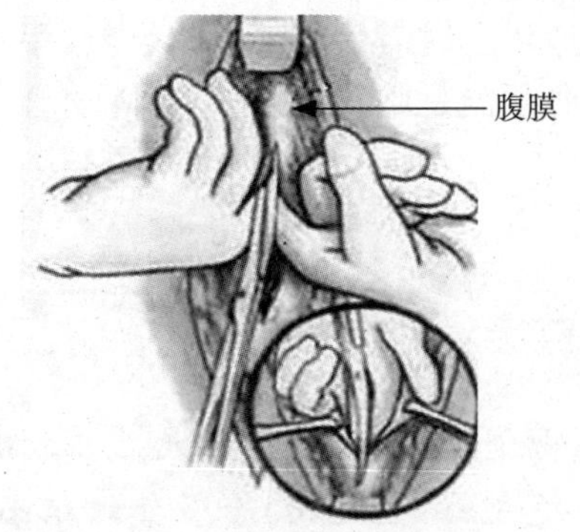

图8-1-4　切口腹膜

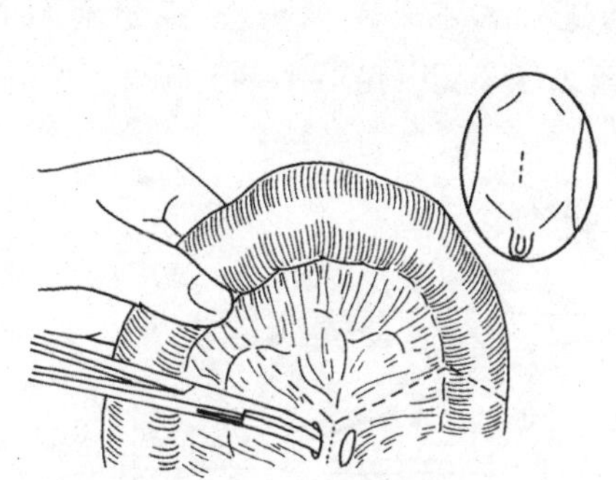
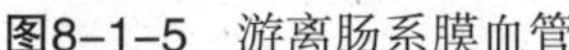

图8-1-5　游离肠系膜血管

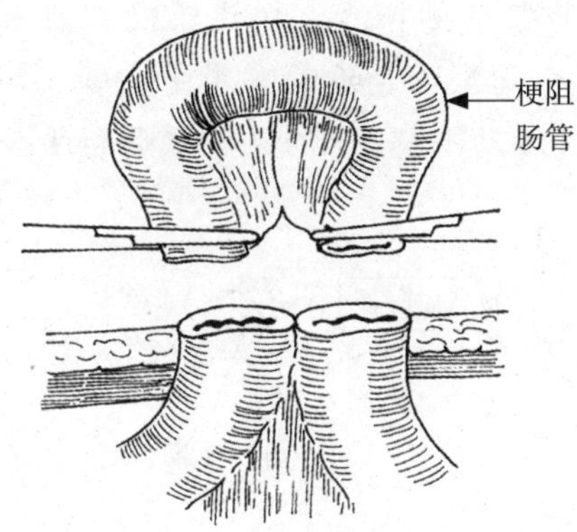

图8-1-6　切断肠管

（4）行肠肠吻合：对拢肠两断端，传递圆针慕丝线连续缝合或传递管型吻合器吻合（图8-1-7）。

（5）关闭肠系膜裂隙：传递圆针慕丝线或可吸收缝线间断缝合（图8-1-8）。

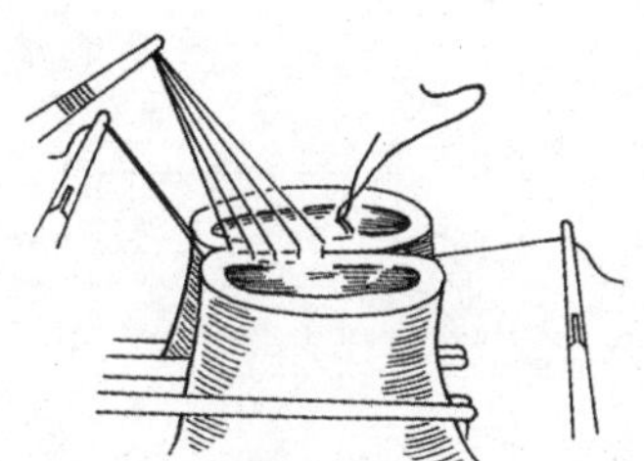

图8-1-7　肠肠吻合

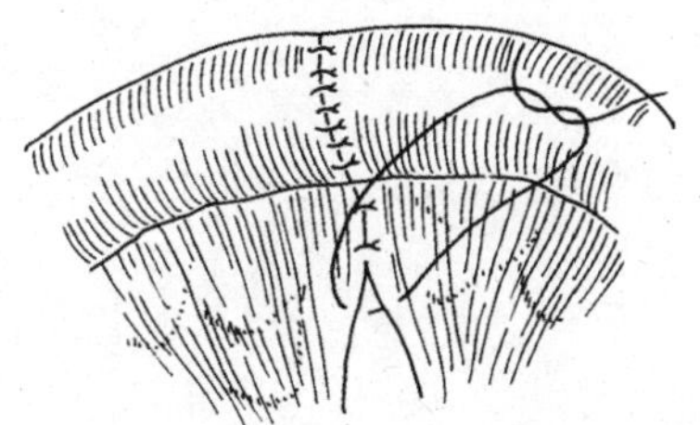

图8-1-8　关闭肠系膜裂隙

（6）关闭腹腔：传递温生理盐水冲洗腹腔；放置引流管，三角针慕丝线固定；传递可吸收缝线或圆针慕丝线关腹。

（二）围手术期特殊情况及处理

1. 该手术患者为急诊手术，病情危急，如何在最短时间内展开手术？

手术室值班护士接到急诊手术通知单，立即安排手术间，联系相关病房做好术前准备，安排人员转运患者（病情危重的手术患者必须由手术医生陪同送至手术室）。

手术室护士按照手术要求，备齐手术器械及仪器等设备，如高频电刀、超声刀、负压吸引装置，检查仪器功能，并调试至备用状态。同时应预计可能出现的突发事件和可能需要的物品，以备不时之需。如这位患者为剖腹探查手术，除了肠道切除和吻合外，可能存在肠道破裂、腹腔污染的可能，因此必须备齐大量冲洗液体。

同时应通知手术医生及麻醉师及时到位，三方进行手术患者手术安全核查，保证在最短时间内开始手术。

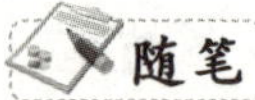

2. 肠道吻合时需使用外科吻合器，手术室护士如何正确配合？

肠道吻合器是临床常用的外科吻合装置之一，在手术使用时，主要做好以下护理配合。

知识链接

肠道吻合器：肠道吻合器是应用双排交叉排列的缝合钉进行吻合，吻合同时由环形刀在缝合钉内切缘切除多余组织而使吻合口径大小一致，黏膜对合整齐，吻合牢度可靠，止血及血运良好。与手工缝合相比，吻合器操作具有操作迅速、不易出血、吻合口不易狭窄等优点。肠道吻合器包括管型吻合器、线型缝合器和直线切割吻合器等，其中管型吻合器最常用于食管、胃肠道作端端或端侧吻合，通常由抵钉座组件、钉仓盖、活动手柄、手柄调节螺母和吻合器器身组成（图8-1-9）。

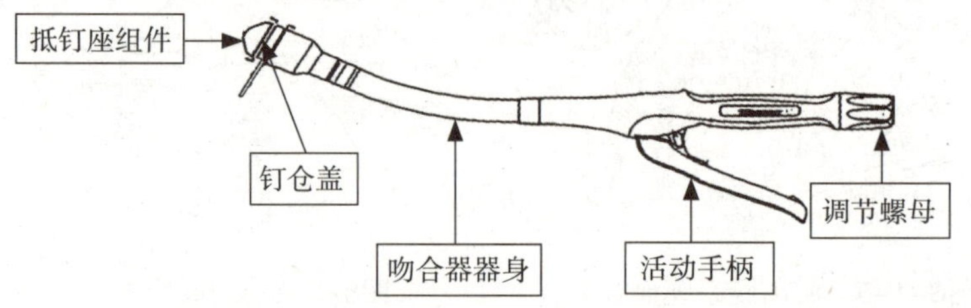

图8-1-9　管型吻合器结构图

（1）型号选择：应按照医生要求，根据肠腔直径和吻合位置，目测或利用测量器，选择不同型号的吻合器，目前常用的肠道吻合器型号有25~34号，并分直线和弯型吻合器（图8-1-10）。

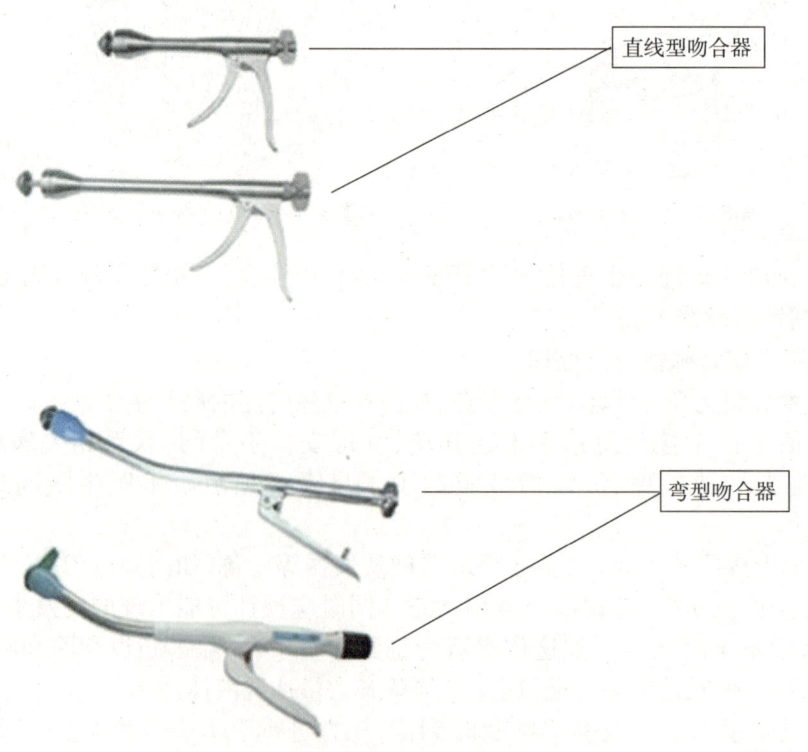

图8-1-10　各种型号规格的外科肠道吻合器

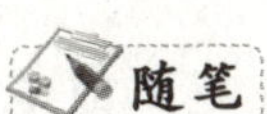

（2）严格核对：手术医生要求使用32号直线型管型吻合器吻合肠腔，由于吻合器价格较为昂贵，为一次性高值耗材，巡回护士在打开吻合器外包装之前必须再次与手术医生认真确认吻合器的型号、规格，检查有效期及外包装完整性，均符合要求方可打开使用。

（3）配合使用：洗手护士将抵钉座组件取下交予手术医生，手术医生将抵钉座与吻合器头部分别放入将欲吻合的消化管两端（图8-1-11、图8-1-12），旋转吻合器手柄末端调节螺母，通过弹簧管及吻合器头部伸出的芯轴，将抵钉座连接固定于吻合器头部。医生进行击发，完成肠管钉合并切除消化管腔内多余的组织。

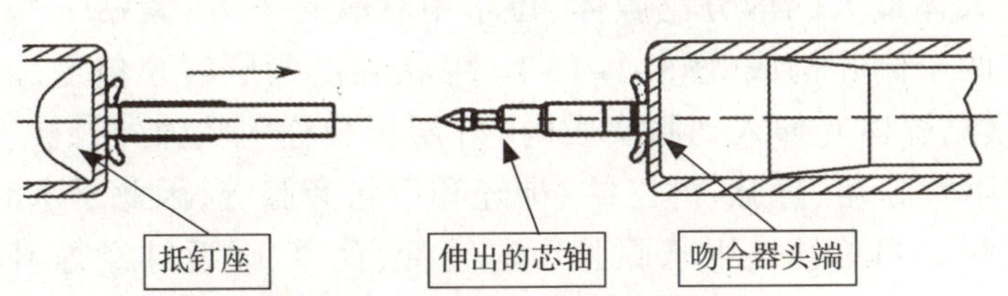

图8-1-11　管型吻合器操作原理

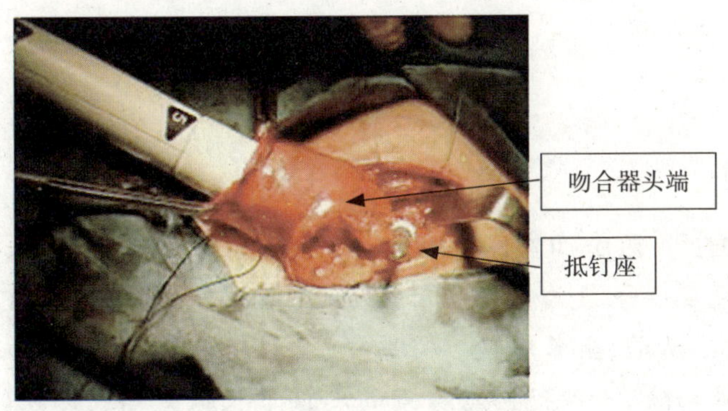

图8-1-12　已装入预吻合的两端消化道的吻合器头端与抵钉座

（4）使用后处置：吻合完成后，配合医生共同检查切下的组织切缘是否完整成环，以保证不出现吻合口瘘。吻合器使用后，按照一次性医疗废弃物标准处理，严禁任何人员将使用过的吻合器带出手术室。

3. 手术患者为急诊手术，基础病情和相关化验指标结果不明，手术室护士应如何做好职业标准预防，以避免职业危害？当发生针刺伤时，现场处理方法是什么？

知识链接

职业标准预防：是指认定患者的血液、体液、分泌物、排泄物均具有传染性，根据传染性疾病的传播途径采取隔离措施，有接触隔离，飞沫隔离，空气隔离，是预防医院感染成功而有效的措施，并强调双向防护，即防止疾病从患者传至医务人员，又防止疾病从医务人员传至患者。

由于手术患者是急诊手术，各项检查尚未完成，对于可能存在的生物传染性疾病不甚明了。因此，不论是否有明显的血迹、体液污染或是否接触非完整的皮肤与黏膜，都必须采取预防措施，及时洗手，接触患者时戴手套，手术配合过程中戴口罩、护目镜或面罩。

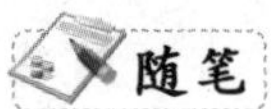
随笔

如果洗手护士的手指在进行手术配合时不慎发生针刺伤，应立即采取以下处理方法：脱掉手套，在伤口旁轻轻推挤，尽可能挤出受伤处的血液，再用皂液和流动水冲洗。伤口冲洗后，用75%乙醇或0.5%碘附消毒，包扎伤口。

手术结束之后，填写锐器伤登记表，报告医院预防保健科，注射相应免疫制剂，并跟踪手术患者的血液检查结果，一旦确定相关传染性疾病，再采取针对性措施，如注射相关疫苗等，最大限度降低损害。

二、甲状腺手术的护理配合

甲状腺是人体最大的内分泌腺体，位于甲状软骨下方，紧贴于气管两旁，由中央的峡部和左右两个侧叶构成（图8-1-13）。甲状腺由两层被膜包裹，内层被膜称甲状腺固有被膜，紧贴腺体并伸入到腺实质内；外层被膜称甲状腺外科被膜，易于剥离，两层被膜之间有甲状腺动、静脉、淋巴结、神经和甲状旁腺等，因此手术时分离甲状腺应在此两膜间进行。当单纯性甲状腺肿压迫气管、食道、喉返神经等引起临床症状，或巨大单纯甲状腺肿物影响患者生活工作，或结节性甲状腺肿有甲状腺功能亢进或恶变，或甲状腺良性肿瘤都应行甲状腺大部或部分（腺瘤小）切除，其中甲状腺腺瘤是最常见的甲状腺良性肿瘤。

知识链接

甲状腺腺瘤：多见于40岁以下妇女，大部分患者无任何症状，肿块往往在无意中或体检中被发现。一般为单发结节，多位于近甲状腺峡部，质较硬、表面光滑、无压痛、随吞咽上下活动，生长缓慢。当恶变、囊性变和出血后，瘤体可迅速增大。原则上应及早手术切除，一般行包括腺瘤的患侧甲状腺大部或部分（腺瘤小）切除。

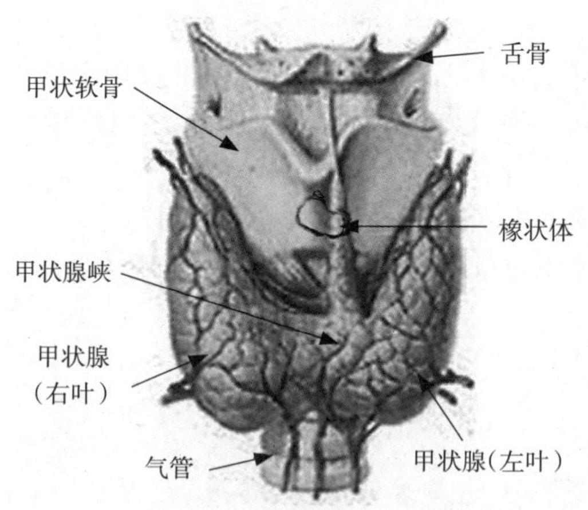

图8-1-13 甲状腺解剖图

【甲状腺次全切除手术配合案例】

王某，女，35岁，两周前体检发现颈前有多发性圆形结节，表面光滑、质韧，随吞咽活动，无其他自觉症状，诊断为甲状腺腺瘤，拟定2011年5月24日在全麻下择期行甲状腺次全切除术。

2011年5月23日，手术室收到择期手术通知单，并安排手术间。

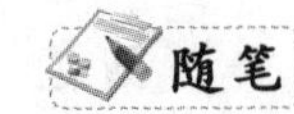

择期手术通知单

手术日期：2011.5.24

手术时间	手术房间	科室	患者姓名	床号	年龄	性别	住院号	诊断	手术名称	主刀医生	第一助手	麻醉方式	备注
8：00	205	普外科	王某	E102	35	女	189001	甲状腺腺瘤	甲状腺次全切除术	李月	王红	全麻	无

学习目标

1. 能正确地完成垂头仰卧位的体位放置。
2. 能正确处理手术过程术中高频电刀可能发生的故障。
3. 能陈述如何完成甲状腺手术的护理配合。

（一）主要手术步骤及护理配合

1. 手术前准备　手术患者取垂头仰卧位，行全身麻醉。切口周围皮肤消毒范围为：上至下唇，下至乳头连线，两侧至斜方肌前缘。

2. 主要手术步骤

（1）切开皮肤、皮下组织及肌肉：传递22#大圆刀在胸骨切迹上两横指处切开皮下组织及颈阔肌（图8–1–14）。

（2）分离皮瓣：传递纱布，缝合在上下皮瓣处，牵引和保护皮肤；传递组织钳提起皮肤，电刀游离上、下皮瓣。

（3）暴露甲状腺：纵形打开颈白线，传递甲状腺拉钩牵开两侧颈前带状肌群，暴露甲状腺。

（4）处理甲状腺血管：传递圆针慕丝线缝扎甲状腺上动脉和上静脉、甲状腺下动脉和下静脉（图8–1–15）。

（5）处理峡部：传递血管钳或直角钳分离并钳夹峡部，传递15#小圆刀或解剖剪切除峡部（图8–1–16）。

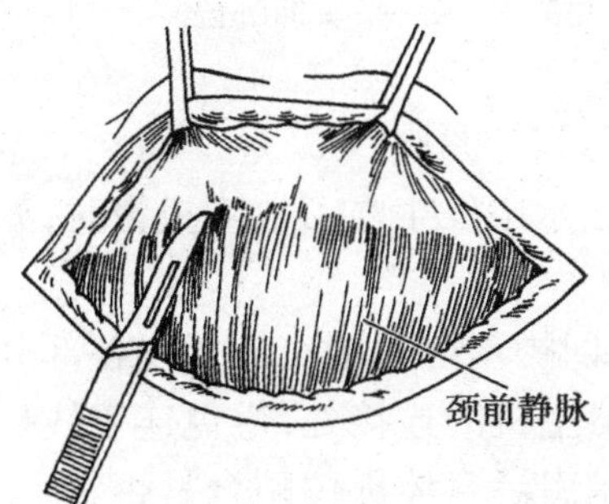

图8–1–14　切开皮肤、皮下组织

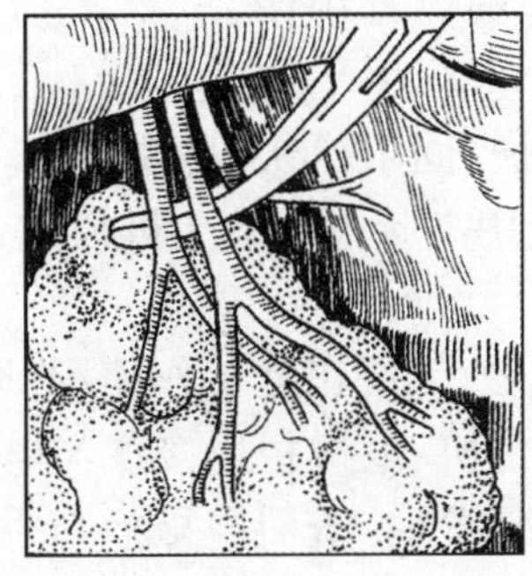
图8–1–15　处理甲状腺血管

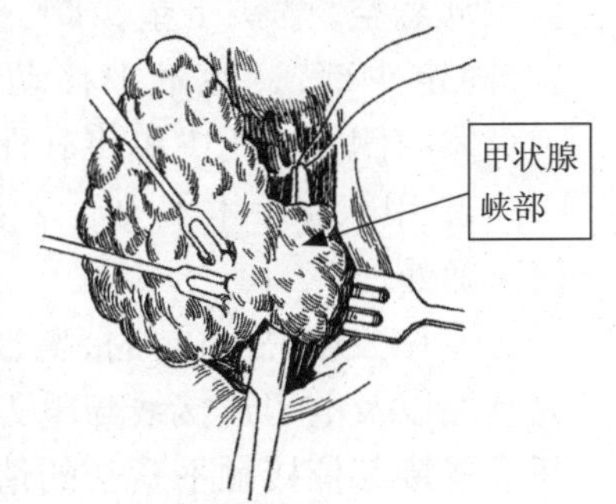

图8–1–16　处理峡部

（6）切下甲状腺组织：传递血管钳或蚊氏钳，沿预定切线依次钳夹，传递15#小圆刀切除，取下标本，切除时避免损伤喉返神经。传递慕丝线结扎残留甲状腺腺体，传递圆针慕丝线间断缝合甲状腺被膜（图8–1–17、图8–1–18）。

随笔

知识链接

喉返神经：位于环甲关节后方进入喉部，由于靠近甲状腺，术中可能切断、缝扎、钳夹或牵拉喉返神经而使喉返神经损伤，单侧损伤大都引起声音嘶哑，双侧损伤可因双侧声带麻痹致失声、严重者发生呼吸困难，甚至窒息。

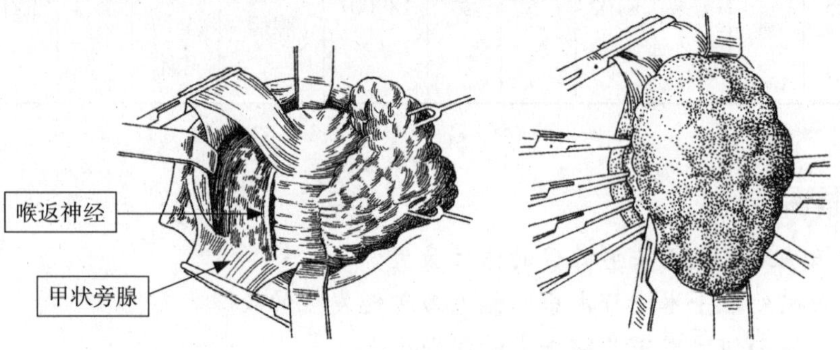

图8-1-17　显露喉返神经和甲状旁腺　　图8-1-18　切除甲状腺组织

（7）冲洗切口，置引流管，关切口：生理盐水冲洗，传递吸引器吸尽冲洗液并检查有无活动性出血；放置负压引流管置于甲状腺床，传递三角针慕丝线固定；传递圆针慕丝线依次缝合颈阔肌、皮下组织，三角针慕丝线缝合皮肤，或使用无损伤缝线进行皮内缝合，或使用专用皮肤吻合皮钉吻合皮肤。

（二）围手术期特殊情况及处理

1. 甲状腺次全切除术手术患者应放置什么体位？巡回护士如何与手术医生、麻醉师一同放置手术体位？

甲状腺次全切除术的手术患者应放置垂头仰卧位，该体位适用于头面部及颈部手术。在手术患者全麻后，巡回护士与手术医生、麻醉师一同放置体位。放置垂头仰卧位时除了遵循体位放置一般原则外，还需注意：①在仰卧位的基础上，双肩下垫一肩垫平肩峰，抬高肩部20°，使头后仰颈部向前突出，充分暴露手术野；②颈下垫颈枕，防止颈部悬空；③头下垫头圈，头两侧置小沙袋，固定头部，避免术中移动；④双手平放于身体两侧并使用中单将其保护、固定；⑤双膝用约束带固定（图8-1-19）。

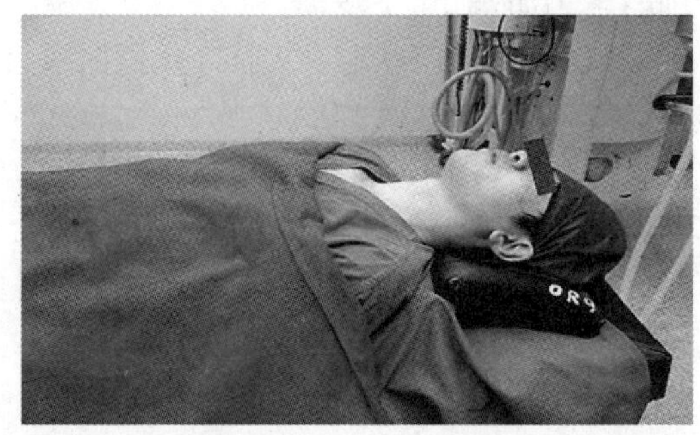

图8-1-19　垂头仰卧位

2. 甲状腺手术术中通常使用高频电刀的单极模式，当术中发生电刀故障报警时，如何正确处理？

术中发生高频电刀报警，电刀无法正常工作使用，巡回护士应先检查连接线各部分完整性以及电刀连接线与电刀主机、电极板连接线与电刀主机的连接处，避免连接线折断或连接部位接触不紧密的情况发生；查看电极板与手术患者身体部位贴合是否紧密，是否放置在合适部位，当进行以上处理后问题仍未解除，应更换电刀头，如仍无法正常使用，更换高频电刀主机，及时联系厂家维修。此外，当手术医生反映电刀输出功率不够，要求加大功率时，巡回护士不可盲目加大功率，造成手术患者发生电灼伤隐患；应积极寻找原因，检查电刀各连接线连接是否紧密的同时，提醒洗手护士及时清除电刀头端的焦痂，保持良好传导性能。

随笔

3. 手术患者在拔管后突然自觉呛咳、胸闷、心悸、呼吸困难、氧饱和度下降，作为一名手术室护士，你将如何处理？

手术患者出现以上情况，说明很可能由于手术止血不彻底，形成了切口内血肿。应立即通知手术医生及麻醉师进行抢救，并查看手术患者情况：若伤口敷料有渗血、颈部肿胀、负压引流内有大量新鲜血液，则可初步判断为切口内出血所致，应立即备好手术器械，准备二次手术止血。手术室护士首先应配合麻醉师再次气管插管，保持呼吸道通畅；传递线剪或拆钉器，协助手术医生打开切口，清除血肿，解除对气管的压迫，寻找并结扎出血的血管或组织，如手术患者情况仍无改善，则立即行气管切开。

知识链接

甲状腺术后患者最危急的并发症及常见原因：呼吸困难和窒息是甲状腺术后患者最危急的并发症，多发生于术后48小时内。常见原因为：切口内出血，形成血肿，压迫气管；气管塌陷；喉头水肿；双侧喉返神经损伤。术后出血量>100ml即可直接压迫气管导致窒息。气管塌陷常因巨大甲状腺肿压迫气管使之变软，当切除腺肿后，气管内失去支持而塌陷。双侧喉返神经损伤会发生两侧声带麻痹而引起严重呼吸困难。

三、肝移植手术的护理配合

移植术是指将一个体的细胞、组织或器官用手术或其他方法，移植到自体或另一个体的某一部位。人体移植学科的发展是20世纪医学最杰出的成就之一。从最早开展的输全血，到肾、肝、心、胰腺和胰岛、肺、甲状旁腺等器官组织的移植，一直发展到心肺、心肝、胰肾联合移植和腹内多器官联合移植，移植手术的操作技术和移植效果都取得了巨大成就。

近15年来，伴随外科技术、器官保存水平、免疫抑制剂运用等各医疗领域技术发展，作为移植手术中难度较高的肝移植也取得了飞速发展，成为治疗末期肝病的首选方法。目前，全世界肝移植中心已超过30个，每年平均以8000例次为基数持续上升。 标准的肝移植术式为原位肝移植，近年来创新多种术式，包括减体积性肝移植、活体部分肝移植、劈离式肝移植、背驼式原位肝移植等，其中活体肝移植是指从健康捐肝人体上切取部分肝脏作为供肝移植给患者的手术方式，其已成为众多先天性胆道闭锁患儿治疗的唯一选择（图8-1-20）。

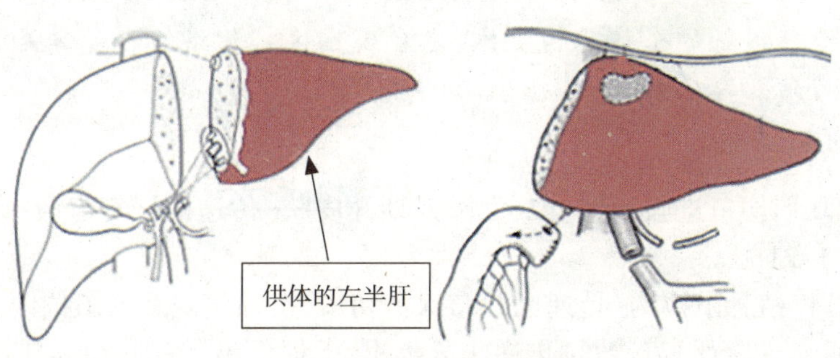

图8-1-20 活体肝移植

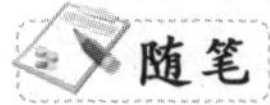

【活体肝移植手术配合案例】

王某，男，7个月，出生后7天出现皮肤黄染。出生后2个月余到医院就诊，确诊为“先天性胆道闭锁”。2周前患儿无明显诱因下出现发热，最高39℃，有轻微咳嗽、气促。患儿精神可，大便色淡，小便色偏黄，皮肤重度黄染。2011年6月2日，手术室收到择期手术通知单，并安排手术房间。

手术通知单

手术日期：2011年6月3日

手术时间	手术房间	科室	姓名	床号	年龄	性别	住院号	诊断	手术名称	主刀医生	第一助手	麻醉方式	备注
9：00	309	移植外科	王某	E606	7个月	男	142560	先天性胆道闭锁	活体肝移植术	张英	孙礼	全麻	无

学习目标

1. 能说出如何完成活体肝移植手术的护理配合。
2. 能正确进行术中变温毯的操作使用。
3. 能陈述如何使用氩气刀及术中注意情况。
4. 能安全应对术中患者大量输血。

（一）主要手术步骤及护理配合

1. 手术前准备

（1）物品准备：准备肝移植器械、肝移植双支点自动拉钩、肝移植显微器械及常用敷料包。准备高频电刀、负压吸引装置、氩气刀、变温毯、保温箱、DSA-C臂机、各种止血物品。

（2）患者准备：患者放置仰卧位，行全身麻醉。手术医生进行切口周围皮肤消毒，范围为上至颈，下至大腿中上1/3，包括会阴部，两侧至腋中线。

（3）核对：手术划皮前巡回护士、手术医生和麻醉师三方进行Time Out核对患者身份、手术方式、术前备血情况等。

2. 供体手术主要手术步骤　活体肝移植包括供体手术和受体手术两部分，供体手术通常为左半肝切除，具体操作如下：

知识链接

受体与供体：移植的细胞、组织或器官称为移植物，提供移植物的个体称为供体或供者，接受移植物的个体称为受体、受者或宿主。按供体和受体是否为同一个体，分为自体移植和异体移植。

（1）上腹部L形切口进腹：传递22#大圆刀划开皮肤；传递两把有齿镊、高频电刀配合常规进腹（图8-1-21）。

（2）安装肝移植悬吊拉钩：传递大纱布保护切口，按顺序安装悬吊拉钩（图8-1-22）。

（3）切除胆囊，进行胆道造影：传递小分离钳、无损伤镊、解剖剪游离胆囊和胆囊管，丝线结扎。传递硅胶管和抽有造影剂的20ml针筒配合术中造影（图8-1-23、图8-1-24）。

随笔

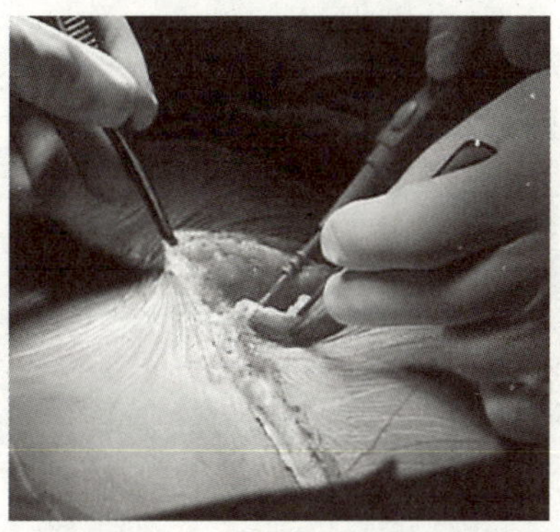
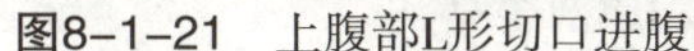

图8-1-21　上腹部L形切口进腹

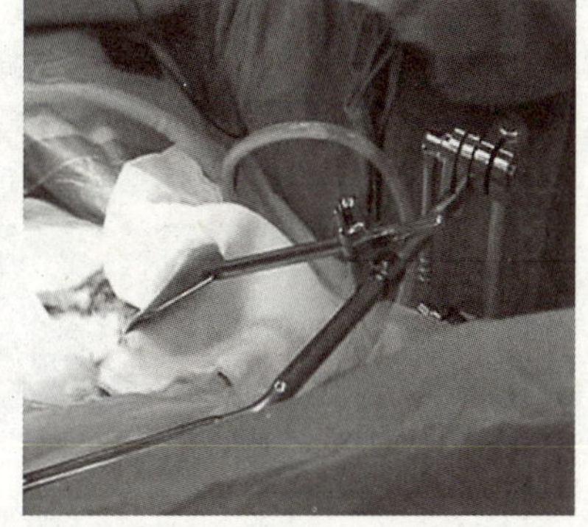

图8-1-22　安装肝移植悬吊拉钩

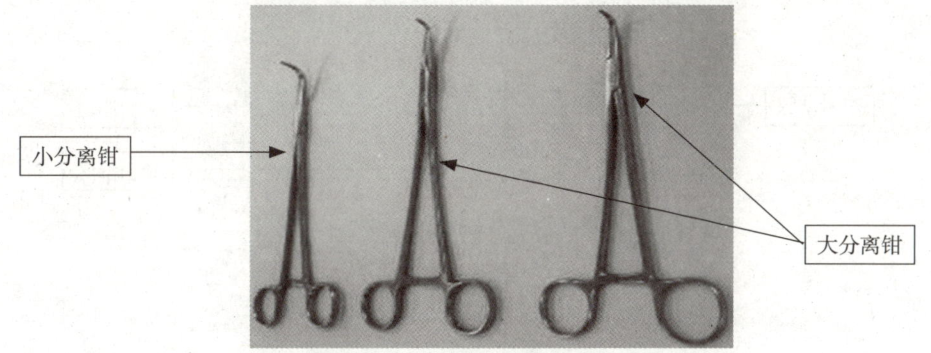

图8-1-23　肝移植专用分离钳

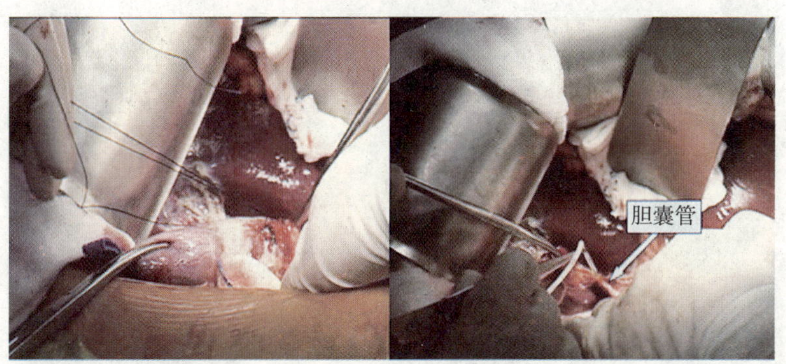

图8-1-24　游离、切除胆囊，胆囊管内放置硅胶管，通过造影确定肝内胆管解剖有无变异

知识链接

第一肝门：肝脏脏面由两个纵沟和一个横沟构成"H"形。横沟连接两纵沟之间，为第一肝门，门静脉、肝动脉和肝总管在此各自分出左、右侧支进入肝实质(图8-1-25)。右纵沟的后上端为肝静脉系统汇入下腔静脉处，称为第二肝门。

(4)解剖第一肝门：传递小分离钳、解剖剪进行游离；传递橡皮悬吊带牵引左肝动脉、门静脉左支(图8-1-26、图8-1-27)。

(5)阻断左肝动脉、门静脉左支：传递无损伤镊、血管阻断夹进行阻断(图8-1-28)。

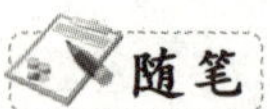

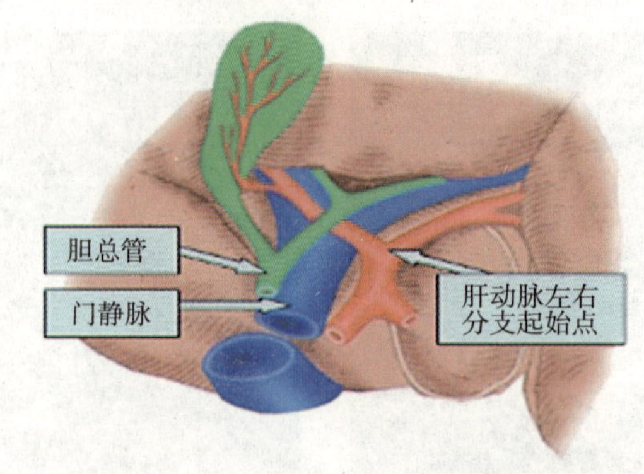

图8-1-25　第一肝门解剖结构

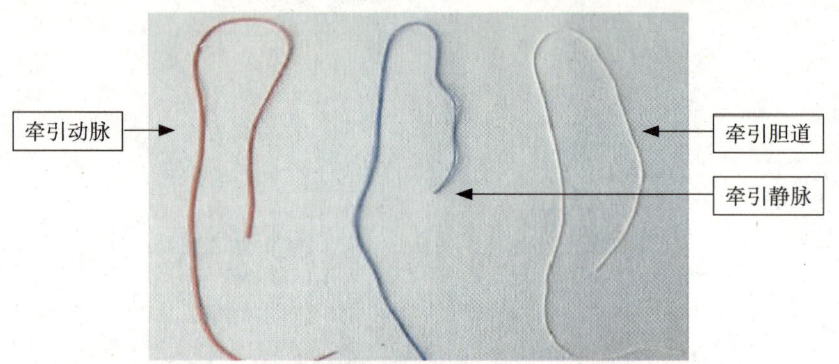

图8-1-26　手术医生习惯依据橡皮带的颜色进行牵引不同的管道

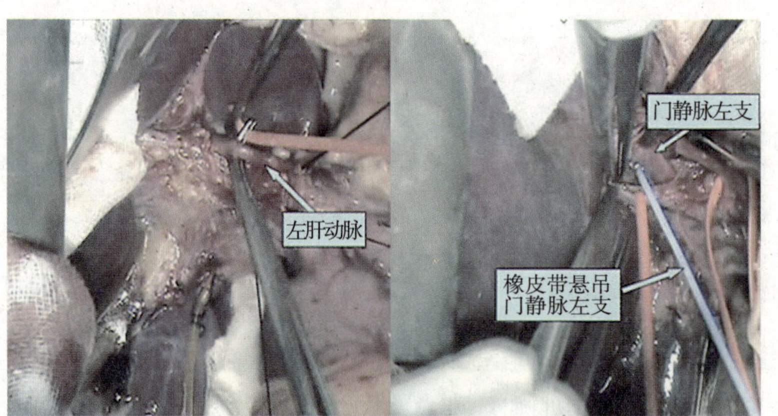

图8-1-27　游离左肝动脉及门静脉左支，并进行悬吊

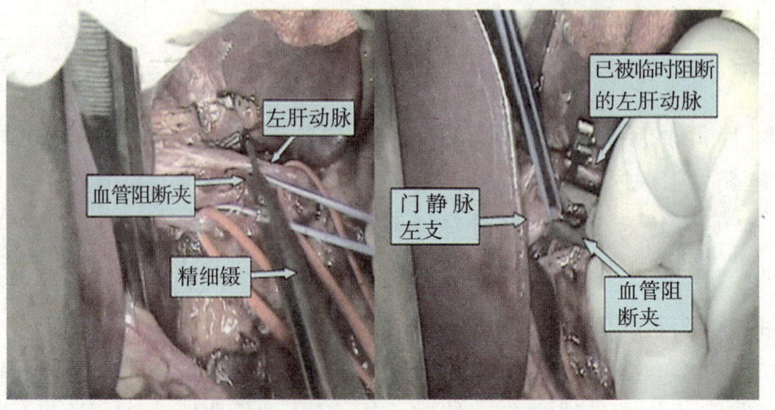

图8-1-28　使用血管阻断夹阻断左肝动脉及门静脉左支

（6）切除肝脏实质：传递氩气刀或CUSA刀配合，遇到所有肝内管道结构，传递小分离钳、无损伤镊、解剖剪进行游离、钳夹、剪断，传递丝线进行结扎、缝扎或钛夹夹闭（图8-1-29）。

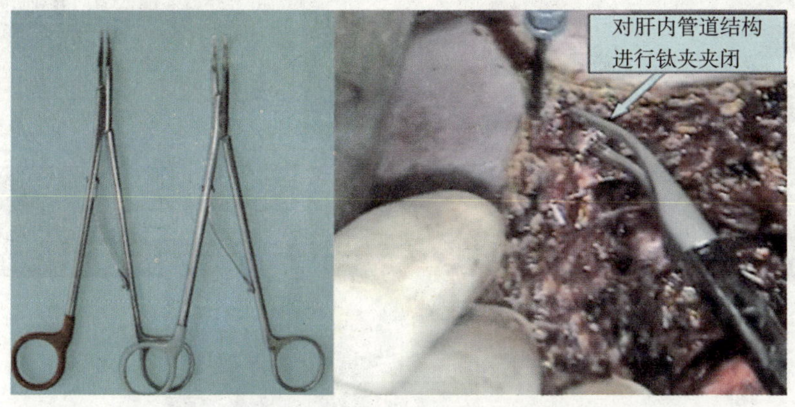

图8-1-29　肝内较细小的管道结构，用钛夹夹闭

（7）处理左肝管：传递小分离钳进行游离；传递橡皮悬吊带牵引左肝管，穿刺造影确认左肝管位置后，传递解剖剪剪断并缝扎（图8-1-30）。

（8）游离左肝静脉：传递小分离钳、解剖剪，游离左肝静脉；传递橡皮悬吊带牵引（图8-1-31）。

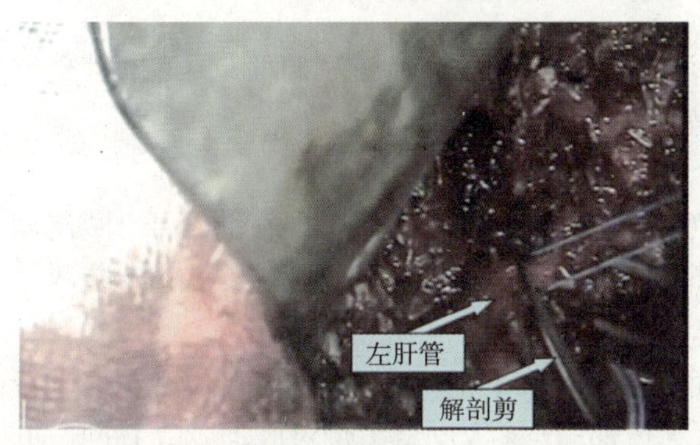

图8-1-30　使用解剖剪将已游离并牵引的左肝管切断

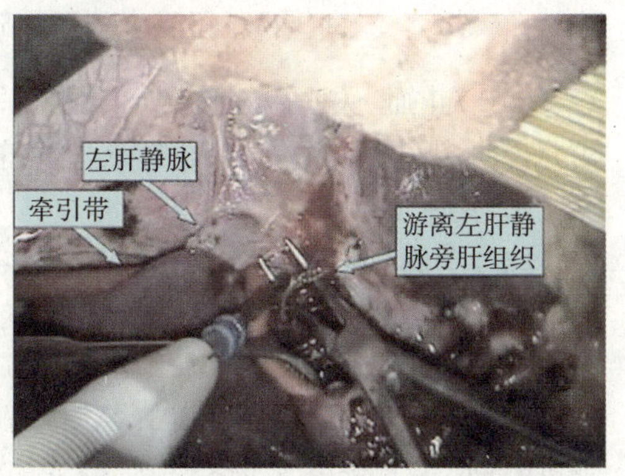

图8-1-31　完全游离左肝静脉

（9）供肝血管离断、切除供肝：传递小分离钳、解剖剪剪断左肝动脉；传递2把门静脉阻断钳、解剖剪断门静脉左支；传递肝静脉阻断钳、解剖剪剪断左肝静脉（图8-1-32、图8-1-33）。

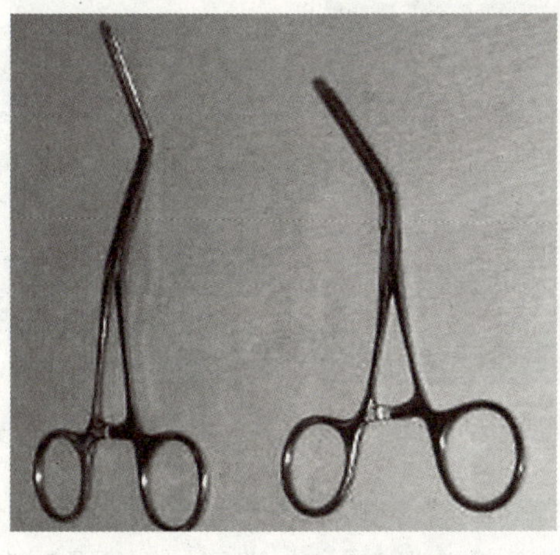

图8-1-32　门静脉阻断钳

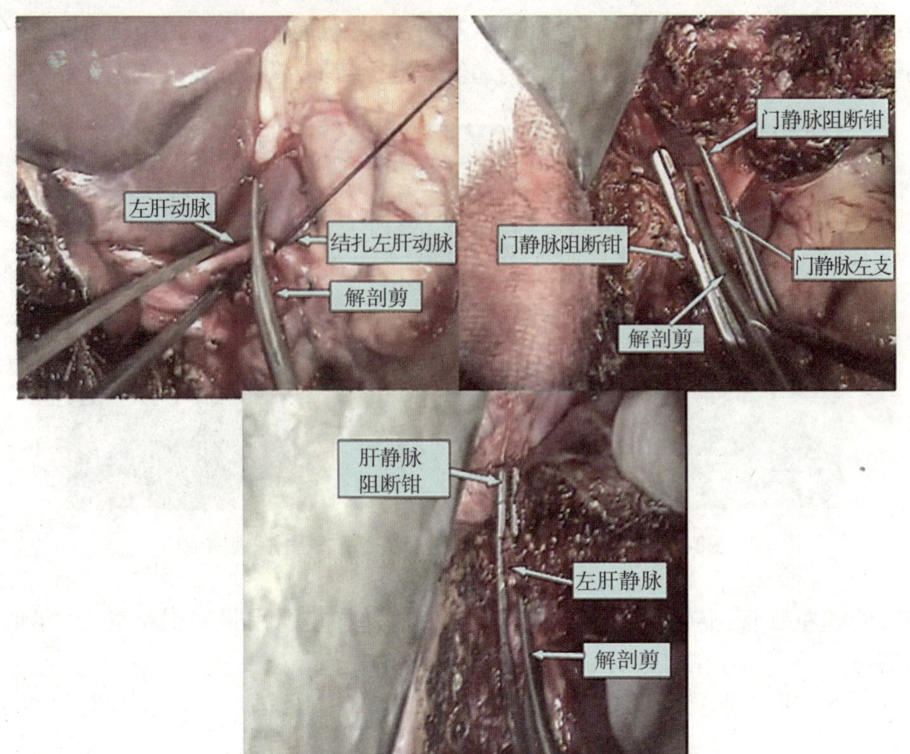

图8-1-33 依次离断左肝动脉、门静脉左支和左肝静脉

（10）止血、关腹：传递无损伤缝针关闭血管及胆道残端；传递引流管；传递圆针慕丝线缝合肌肉和皮下组织，三角针慕丝线缝皮。

3. 受体手术主要手术步骤

（1）上腹部Mercede 切口（Mercede切口又称“人字形”切口，先在肋缘下2横指做弧形切口，再做一纵形切口向上至剑突下）进腹：传递22#大圆刀划开皮肤；传递两把有齿镊、电刀配合常规进腹（图8-1-34）。

（2）肝周韧带及第一肝门、第二肝门的游离解剖：传递小分离钳、解剖剪、电刀进行游离解剖；遇血管分支准备结扎、缝扎或钛夹传递；传递橡皮悬吊带对肝动脉、门静脉、肝静脉进行牵引。

（3）切除病肝、准备供肝植入：传递阻断钳和血管阻断夹进行血管阻断（图8-1-35）。

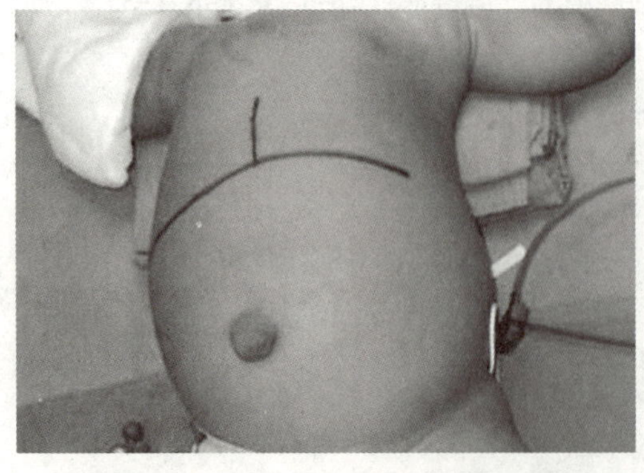

图8-1-34 上腹部人字形切口进腹

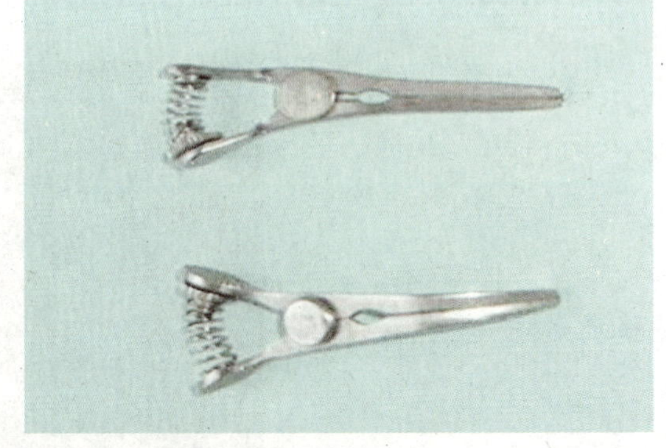

图8-1-35 血管阻断夹

（4）依次行供受体肝静脉、门静脉、肝动脉及胆道的吻合：传递无损伤镊、笔式持针器和无损伤缝针进行配合；在吻合肝动脉时，巡回护士须及时准备术中用显微镜；洗手护

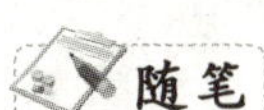

士传递显微镊、显微剪刀配合动脉吻合(图8-1-36、图8-1-37)。

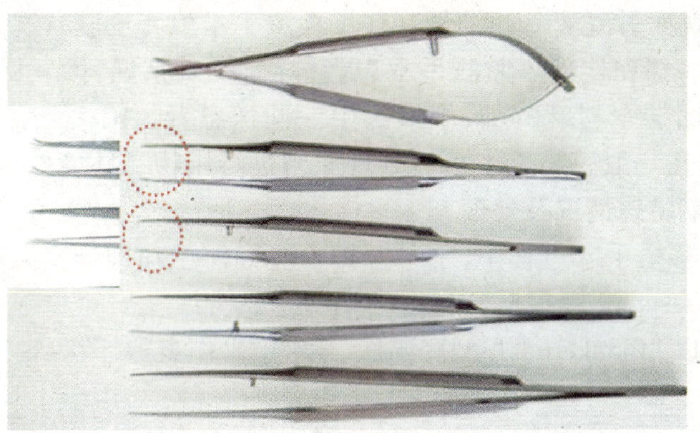

图8-1-36　用于肝动脉吻合的显微镊与显微剪刀

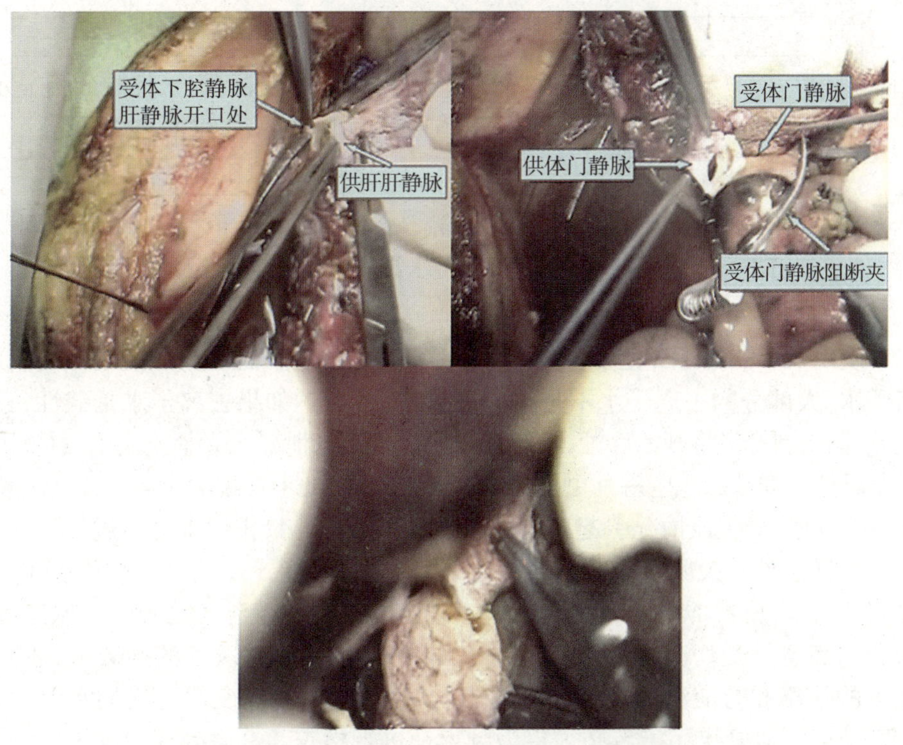

图8-1-37　依次行肝静脉、门静脉和肝动脉吻合

(5)止血,放置引流管,关腹:准备各类止血用物,传递引流管进行放置;传递碘附与生理盐水1∶10配制的冲洗溶液及大量灭菌注射用水进行腹腔及伤口冲洗;传递圆针慕丝线关腹(图8-1-38)。

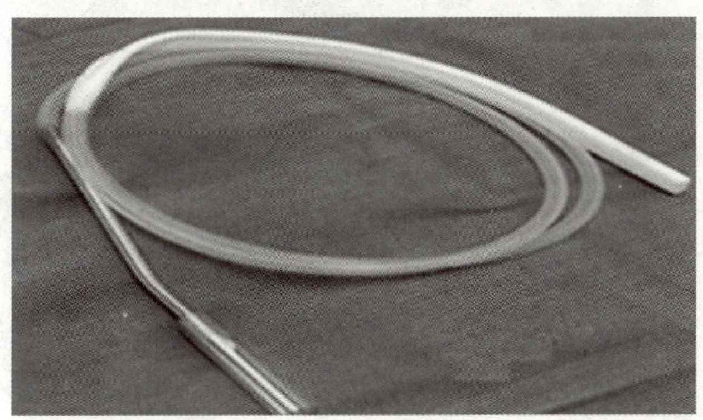

图8-1-38　肝移植使用引流管

4. 术后处置　巡回护士协助麻醉师妥善固定气管导管；连接腹腔引流管与集尿袋，并妥善固定，观察引流液色、质、量。仔细检查手术患者皮肤状况，尤其是骶尾部、足跟、肩胛骨、手臂肘部和枕部。监测手术患者体温，控制室温，做好保暖措施，预防术后低体温发生。巡回护士与麻醉师、手术医生一同送患者入ICU。若手术患者为肝炎病毒携带者，则术后按一般感染手术术后处理原则进行用物和环境处理。

（二）围手术期特殊情况及处理

1. 在进行肝移植手术过程中，手术室护士应如何正确操作变温毯防止患者发生低体温？

（1）变温毯（以“Blanketrol Ⅱ型变温毯”为例）操作步骤（图8-1-39、图8-1-40）：

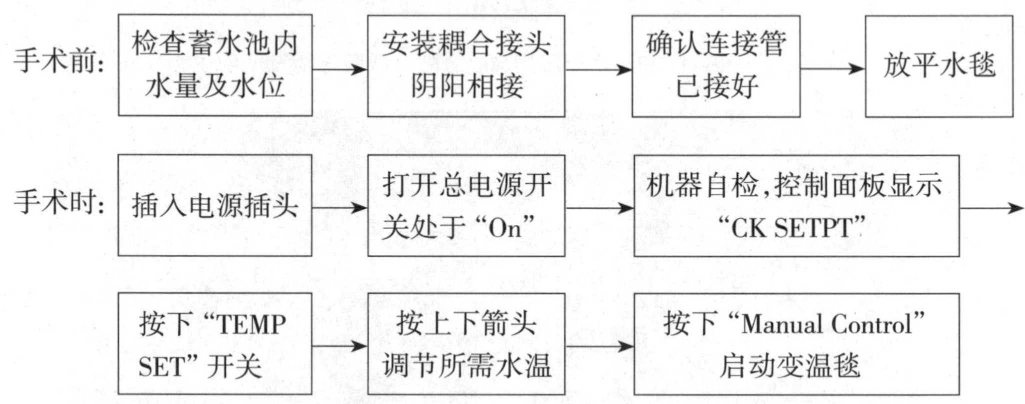

（2）使用“Blanketrol Ⅱ型变温毯”的注意事项：①蓄水池内只能使用蒸馏水，禁止使用去离子水，大部分的去离子水不是pH等于7的中性水。如果去离子水是酸性，它将导致电池效应，铜质制冷机将开始腐蚀，最终导致制冷机系统泄漏。②禁止使用酒精，因为酒精会腐蚀变温毯。③蓄水池应每月更换蒸馏水，保护蓄水池不受细菌污染。④变温毯禁止在无水条件下操作，避免该情况引起对内部组件的破坏。⑤禁止蓄水池内过分充水，当变温毯里的水流回进处于关闭状态的系统当中，过分充水可能导致溢出。⑥禁止在患者和变温毯之间放置额外的加热设备，引起皮肤损伤。⑦患者和变温毯之间的区域应该保持干燥以避免患者意外受伤。⑧使用变温毯每隔20分钟，或者在医师的指导下，巡回护士应检查患者的体温和与变温毯接触区域的皮肤状况，同时检查变温毯里的水温，对小儿患者、温度敏感者、血管疾病患者必须更为频繁地进行检查。⑨关闭变温毯电源开关时，应待水毯内的水回流到蓄水器内（让管子和变温毯连接10分钟以上）再拔出电源线。

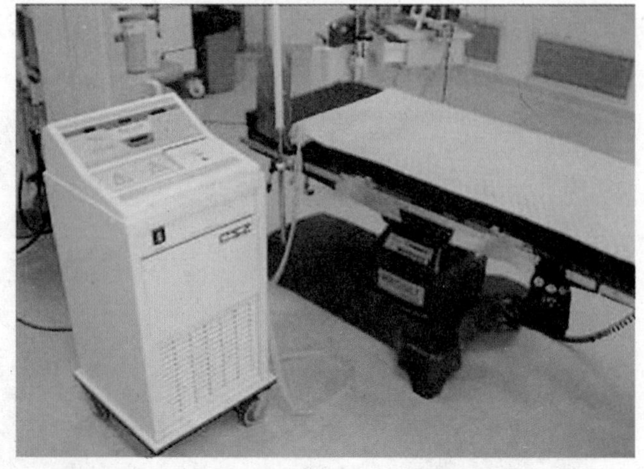

图8-1-39　“Blanketrol Ⅱ”型变温毯

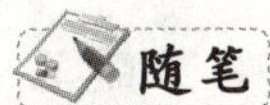

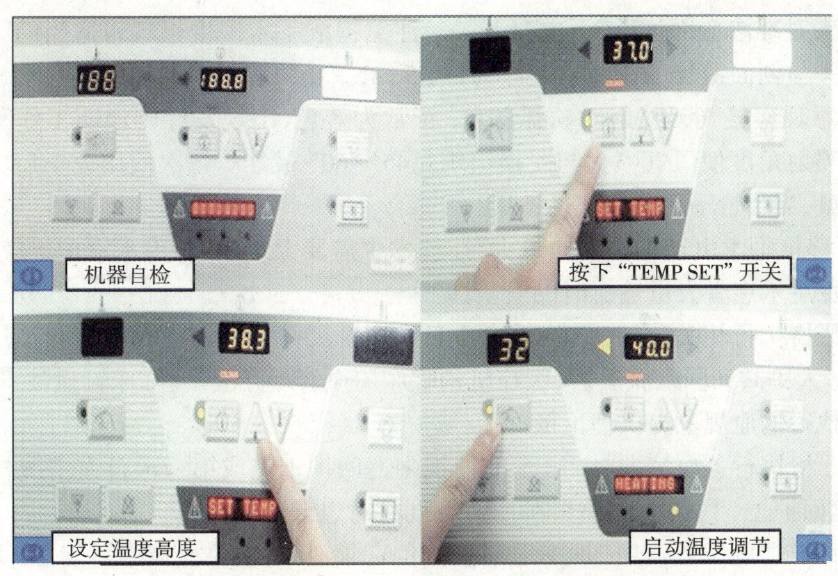

图8-1-40 “Blanketrol Ⅱ”型变温毯操作顺序

2. 肝移植手术过程中,进行肝实质切除时如果需要使用氩气刀,手术室护士应该如何正确连接及使用?

知识链接

氩气刀:是一类在通过高频高压电流作用,使氩气通过喷气口内的钨钢针尖电极时被充分电离,形成导电性能极佳的氩离子,均匀传递高频电流,从而达到处理大面积弥散性渗血的电外科设备。氩气刀通过氩气流将积血吹走让电弧直接作用在“干净”的组织出血创面上,提高凝血效果。氩气刀能有效控制创面温度,减轻组织损伤,形成极薄的焦痂。

(1)氩气刀操作步骤

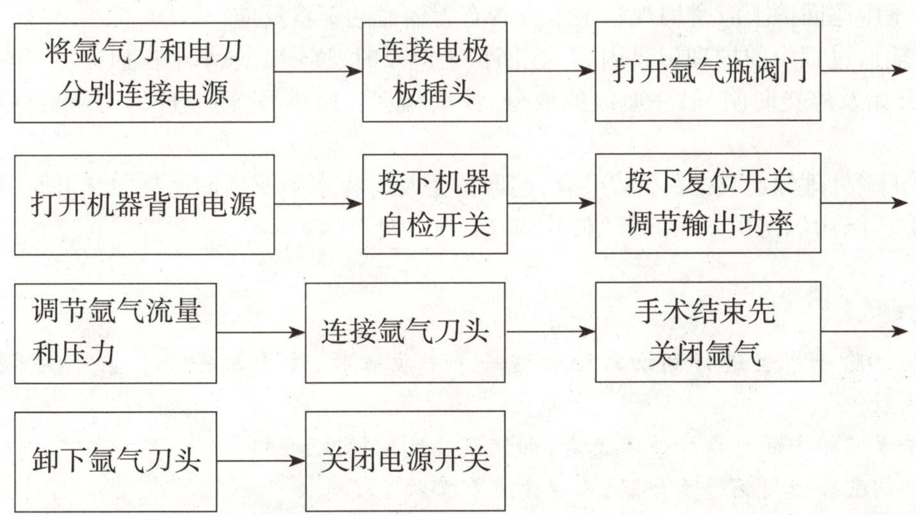

(2)手术过程中使用氩气刀的注意事项: 每次使用前,先检查钢瓶内氩气余量。操作时一定要先开氩气再开机,先关氩气再关机。术中使用时将电刀头缩回并打开氩气,

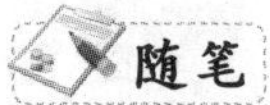
随笔

将氩气喷头对准渗血部位，按下电凝开关。注意提醒手术医生氩气刀适当的工作距离，氩气刀刀头与创面最佳工作距离一般为1~1.5cm，禁止将氩气刀刀头直接接触创面工作。使用时注意观察氩气刀喷射时氩弧颜色：正常为蓝色，出现发红则说明工作距离太近。选择合适喷射角度使氩气喷头与受损组织呈45°~60°最佳。每次使用完毕后，检查钢瓶内氩气余量，当余量不足时应充足备用。

3. 肝移植手术由于术中出血量大，往往术中需要大量输血，手术室护士应如何进行管理以确保手术患者大量输血时的安全性？

（1）严格执行相关政策法规：手术室日常应开展与输血治疗相关的政策法规培训，包括《中华人民共和国献血法》、《医疗机构临床用血管理办法》、《临床输血技术规范》，为术中严格执行输血规范提供理论依据。

（2）严格执行备血情况核对：术前访视中巡回护士完成第一次备血情况核对；麻醉诱导前，巡回护士、手术医生、麻醉师三方共同核对患者备血情况。

（3）术中领血注意事项：术中巡回护士负责领血，每次只能携带一名手术患者的病历，申领该名患者的血液。领血过程中避免血袋剧烈震荡，应备有专用领血箱。

（4）严格执行输血各环节的核对：①手术室巡回护士至血库领血时，与血库责任人员共同核对血型单、病史首页和交叉配血单，核对交叉配血单和血袋，核查内容包含"三查十对二观察"，确认后签名。②手术患者输血前，巡回护士与麻醉师共同核对血型单、病史首页和交叉配血单，核对交叉配血单和血袋，核查内容包含"三查十对二观察"。核查时必须遵守一袋一签名确认制度，不得一次核对多份血。

知识链接

输血查对：输血前必须严格进行"三查十对二观察"，"三查"指查血液有效期、血液质量和输血装置是否完好；"十对"指核对患者姓名、床号、性别、年龄、诊断、住院号、血型（受血者、供血者）、交配试验结果、供血者编号、有效期；"二观察"指观察血液质量、观察有无反应。

（5）术中巡回护士应密切观察手术患者有无输血的不良反应。

（6）输血过程中的护理记录内容：巡回护士应及时、逐项记录术中输血内容，包括输血日期、开始及停止时间、输注血液的成分、数量、血型、血袋号、输血过程中是否存在不良反应。

（7）正确处理储血袋：手术结束后，巡回护士及时将术中所用储血袋收集并记录，与相关病房交接，由病房送入血库保留24小时后，统一处理。

思考题

1. 肠切除手术当进行到切断肠管这一手术步骤时，洗手护士须准备哪些器械和用物？
2. 手术室护士面对急诊手术患者，如何正确做到标准预防？
3. 如何配合使用肠道吻合器，其注意点有哪些？
4. 甲状腺次全切除术的手术配合步骤有哪些？
5. 如何正确放置垂头仰卧位？
6. 术中使用的高频电刀单极模式报警，可能存在哪些原因，分别该如何处理？

7. 第一肝门和第二肝门分别有哪些重要的解剖结构?

8. 如何正确操作变温毯,预防术中手术患者发生低体温?

9. 手术患者大量输血时,如何确保患者的输血安全?

第二节　妇产科手术的护理配合

妇产科是临床医学四大主要学科之一,主要研究女性生殖器官疾病的病因、病理、诊断及防治,妊娠、分娩的生理和病理变化,妇科手术主要包括治疗女性生殖系统的疾病即为妇科疾病,如外阴疾病、阴道疾病、子宫疾病、输卵管疾病、卵巢疾病等;产科包括高危妊娠及难产的预防和诊治,女性生殖内分泌,计划生育及妇女保健等。下面以几个经典的手术为例,介绍手术的护理配合。

一、剖宫产手术的护理配合

剖宫产是指妊娠28周后切开腹壁及子宫,取出胎儿及胎盘的手术。剖宫产术式有子宫下段剖宫产(横切口)、子宫体部剖宫产(纵切口)(图8-2-1)。由于某种原因,绝对不可能从阴道分娩时,如头盆不称、宫缩乏力、胎位异常、瘢痕子宫、胎儿窘迫等,应及时施行剖宫产手术以挽救母婴生命。如果施行选择性剖宫产,于宫缩尚未开始前就已施行手术,可以免去母亲遭受阵痛之苦。剖宫产是一种手术,有相应的危险性,如出血、膀胱损伤、损伤胎儿、宫腔感染、腹壁切开感染等,故施术前必须慎重考虑。

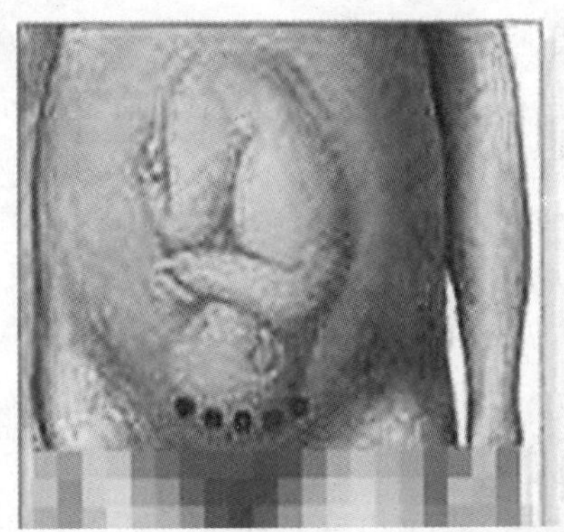
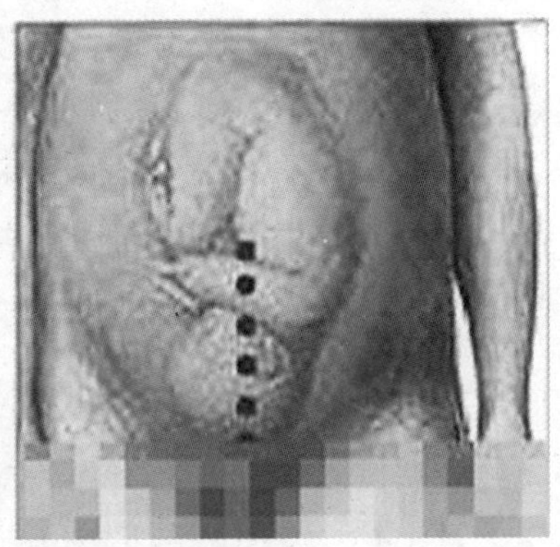

图8-2-1　剖宫产术横切口与纵切口比较

【剖宫产手术配合案例】

张某,女,28岁,妊娠38周,初产妇,2011年6月5日晚,胎心监护时发现胎儿心率>160次/分,胎动每小时<3次,B超示胎儿脐带绕颈一圈,医生诊断为胎儿宫内窘迫,医嘱下达即刻急诊手术。2011年6月5日晚上10点,手术室收到急诊通知单,当时手术室无手术进行,手术室值班护士两名。

知识链接

胎儿宫内窘迫:造成胎儿窘迫的原因很多,例如脐带绕颈、胎盘功能不良、吸入胎便,或是产妇本身有高血压、糖尿病、子痫先兆等并发症。大部分的胎儿窘迫可通过胎儿监视器看到胎儿心跳不好,或是在超声波下显示胎儿血流有不良变化,如果经过医生紧急处理后仍未改善,则应该施行剖宫产迅速将胎儿取出,防止发生生命危险。

急诊手术通知单

手术时间：2011.6.5

手术时间	手术房间	科室	姓名	床号	年龄	性别	住院号	诊断	手术名称	主刀医生	第一助手	麻醉方式	备注
即刻	206	产科	张某	E512	28	女	189002	孕38周，胎窘	剖宫产	杨洁	王洁	腰麻	无

学习目标

1. 能陈述剖宫产手术的护理配合。
2. 能应对剖宫产手术中出血的突发事件。
3. 能正确评估剖宫产术中出血量。

（一）主要手术步骤及护理配合

1. 手术前准备

（1）手术患者接入手术室后，护士应在第一时间给予心理护理支持，缓解其紧张情绪以及可能因宫缩导致的疼痛。

（2）协助手术患者转移至手术床，并固定扎脚带予以解释，防止坠床意外的发生。

（3）核对缩宫素等子宫兴奋类药物以及剖宫产特殊用物，如产包、婴儿吸痰管等是否携带齐全。

（4）手术患者取侧卧位行腰麻即蛛网膜下腔麻醉或持续硬膜外腔阻滞麻醉，手术室护士站于患者身前，防止其坠床的同时，指导其正确放置麻醉体位。麻醉完毕起效后，患者改体位为仰卧位，巡回护士置导尿管并固定。

（5）手术切口周围皮肤消毒范围为：上至剑突、下至大腿上1/3，两侧至腋中线。按照腹部正中切口手术铺巾法建立无菌区域。

2. 主要手术步骤

（1）经下腹横切口开腹：传递22#大圆刀切开皮肤及皮下组织，传递中弯血管钳、组织剪剪开筋膜，钝性分离腹直肌，遇有血管应避开或用慕丝线做结扎。

（2）暴露子宫下段：传递解剖剪剪开腹膜，同时传递长平镊，配合剪开一小口，然后术者将左手中指或示指伸入切口，在左手的引导下剪开腹膜至适当长度；传递双头腹腔拉钩牵开，暴露子宫（图8-2-2）。

（3）切开子宫：传递新的一把22#大圆刀，于子宫下段切开一小口，递中弯血管钳刺破胎膜，吸引器吸净羊水，钝性撕开或传递子宫剪剪开切口10~12cm（图8-2-3）。

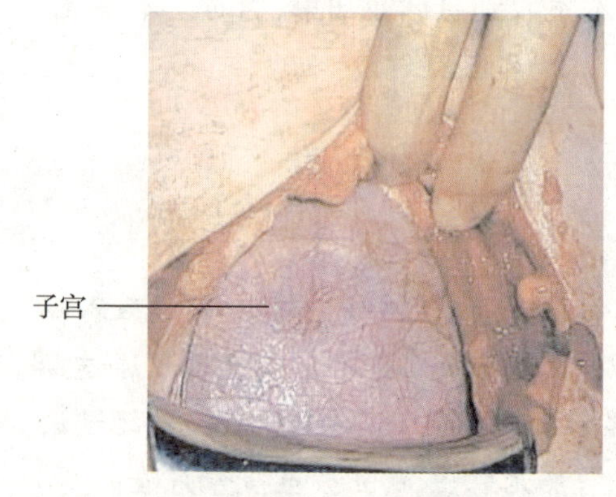

图8-2-2　暴露子宫

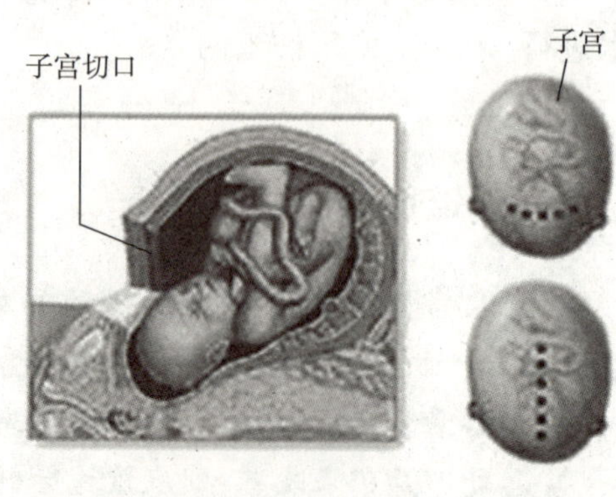

图8-2-3　子宫切口

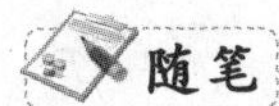

（4）娩出胎儿：移除切口周围的金属器械及电刀，防止意外损伤娩出的胎儿。手术医生一人手压宫底，一人手伸入宫腔将胎儿娩出。如胎儿过大无法娩出时，传递产钳协助娩出胎儿（图8-2-4、图8-2-5）。

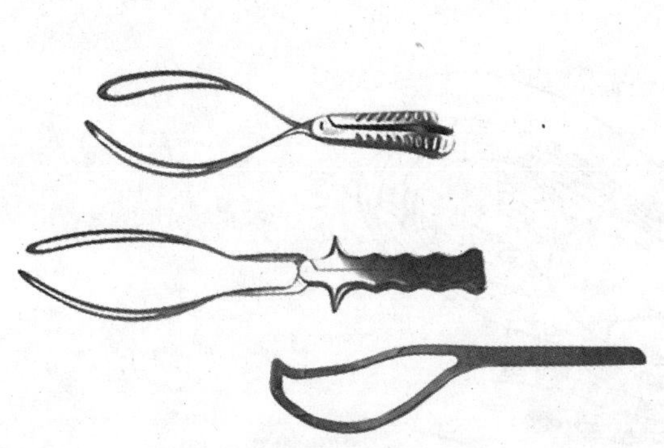

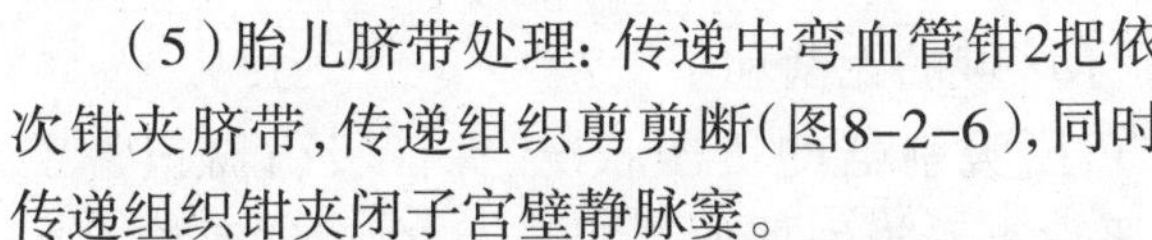

图8-2-4 各式产钳，从上到下依次为剖宫产产钳、接生用产钳和单叶产钳

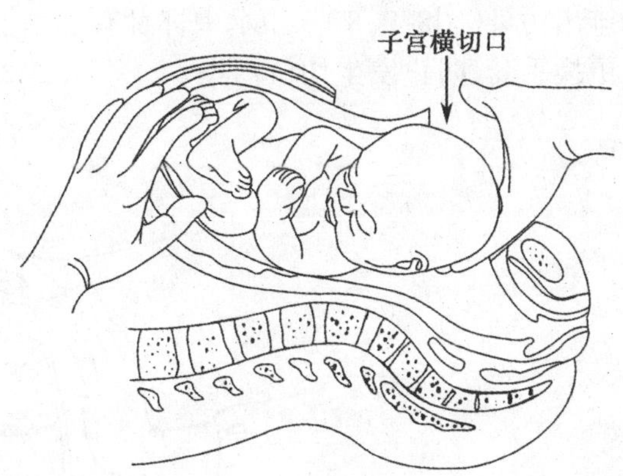

图8-2-5 胎儿娩出

（5）胎儿脐带处理：传递中弯血管钳2把依次钳夹脐带，传递组织剪剪断（图8-2-6），同时传递组织钳夹闭子宫壁静脉窦。

（6）胎盘娩出：传递抽配有20单位缩宫素的10ml注射针筒，注射于子宫壁肌层；娩出胎盘，传递弯盘接取；传递纱垫清理宫腔。将置有胎盘的弯盘放于无菌桌，防止污染，以备手术医生检查胎盘的完整性。

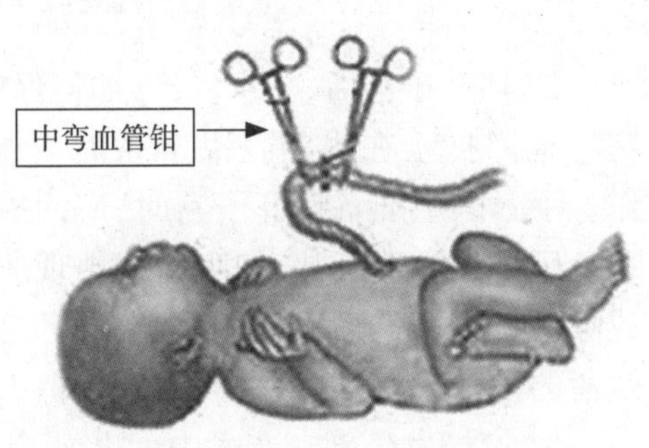

图8-2-6 断脐带

知识链接

胎盘娩出：分娩过程包括胎儿娩出及其附属物娩出，附属物中主要包括胎盘。如果胎盘没有完全排出，会出现宫缩乏力，即使产后经过10天，术后仍会出现恶露或出血持续不止等异常症状，因此手术医生要检查娩出的胎盘是否完整，防止胎盘残留。

（7）缝合子宫：子宫进行两层缝合，传递可吸收缝线，第一次全层连续缝合，第二次缝合浆膜肌层包埋缝合。

（8）缝合切口：首先缝合腹膜，间断缝合筋膜及肌肉（图8-2-7），间断缝合皮下组织，最后用皮内缝线缝皮肤，缝皮肤时要将创缘内翻，否则会影响创口愈合，使疗程延长。

3. 术后处置　术后注意保护患者的隐私，更换潮湿的床单位，同时做好保暖工作。待手术患者情况稳定后，送入病房，对未使用的子宫兴奋类药物进行交接。

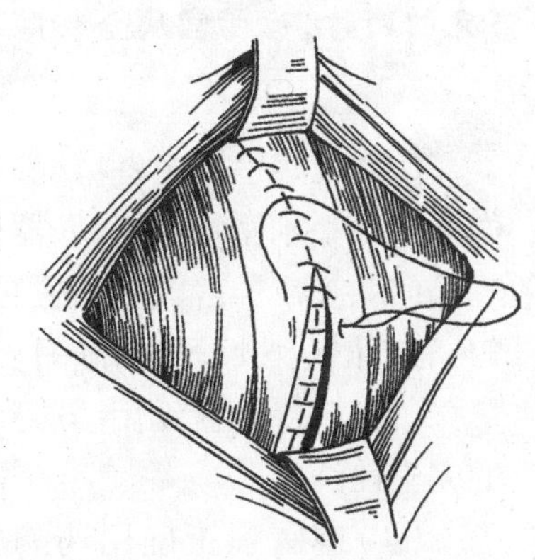

图8-2-7 缝合肌肉

（二）围手术期中特殊情况及处理

1. 术前B超检查，诊断为臀位，胎儿在娩出时洗手护士为防止子宫切口污染应注意什么？

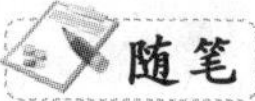
随笔

胎儿如术前发生宫内窘迫，则会由于缺氧引起迷走神经兴奋，肠蠕动亢进，肛门括约肌松弛，导致娩出时会有胎粪排出。因此在切开子宫、吸净羊水、暴露胎儿后，洗手护士应准备一块无菌大布垫给手术医生备用，在胎儿娩出前将布垫覆盖胎儿臀部，防止胎粪排出污染（图8-2-8）。如术中怀疑有手术器械、纱布或无菌巾沾染到胎粪应立即更换，并更换手套，防止发生切口污染。

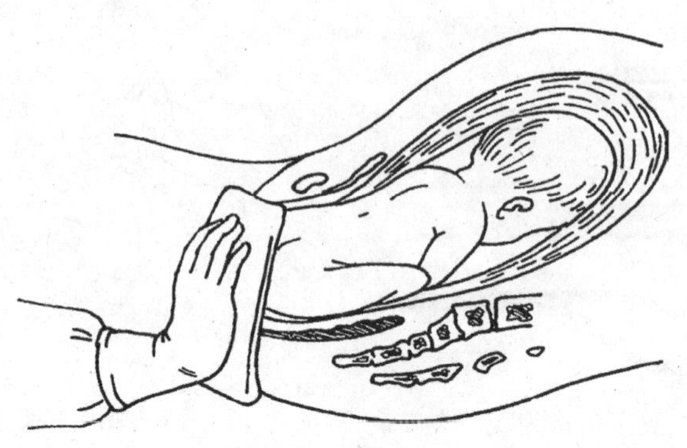

图8-2-8　布垫覆盖胎儿臀部

2. 切开子宫后，羊水溢出，如何保持手术区域的无菌和干燥？

巡回护士在术前物品准备时要检查负压吸引器的负压状况，保证吸引器正常工作。手术医生准备切开子宫时，巡回护士再次查看吸引器的连接是否良好，洗手护士查看负压吸引是否正常，如吸引器出现故障，应立即告知医生，暂缓切开子宫，并马上处理故障。切开子宫后，应尽量先将羊水吸净后再娩出胎儿，胎儿娩出时，洗手护士配合将残留的羊水吸净，如手术区域上无菌巾潮湿应加铺无菌巾，保证手术区域无菌和干燥。

3. 产妇发生剖宫产术中大出血，手术室护士应如何应对？

在剖宫产术中，产妇出现头晕，乏力，畏寒等症状时，极有可能是因为术中子宫大量出血所致。巡回护士应及时发现产妇体征，准确配合手术医生处理出血症状，具体步骤如下：

知识链接

剖宫产术中大出血：临床表现为子宫出血急而量多，或持续小量出血，同时可伴有头晕、乏力、嗜睡、浮肿、畏寒等，重者可发生休克。剖宫产术中出血多由于子宫壁静脉窦出血或子宫收缩不佳、凝血功能障碍、胎盘剥离不全及剥离后胎盘滞留宫腔所致。止血方法：按摩子宫、子宫兴奋药物使用、缝合止血，有胎盘滞留或胎盘胎膜残留者尽快徒手剥离胎盘等方法控制出血；出血未能控制的，在输血、抗休克的同时，行子宫次全切除术或全子宫切除术。

（1）观察手术患者情况：做好心理护理，注意保暖，室温应保持在26~28℃，巡回护士做好各类手术用物如药品、器械、血制品的协调与供给。

（2）按摩子宫、进行热敷：备热盐水纱布（水温60~70℃），覆盖在宫体上，手术医生均匀、有节律地按摩子宫，随时更换热盐水纱布，保持有效热敷。

（3）保持胎盘无菌：洗手护士将胎盘放于无菌手术台的弯盘内，以备医生检查胎盘的完整性。

（4）遵医嘱正确用药：巡回护士备好子宫兴奋药物如缩宫素、卡孕栓等，缩宫素为子宫壁肌层注射或静脉点滴，卡孕栓为舌下含服，巡回护士应指导手术患者正确服

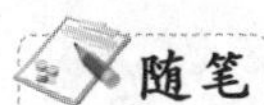

用卡孕栓。术中执行口头医嘱时，巡回护士应复述一遍，包括药名、浓度、剂量和用法，确认后执行，执行完后应告手术医生，以便查看疗效。

（5）及时提供所需手术物品：手术医生迅速缝合子宫切口，恢复子宫的完整性，有利于子宫收缩止血，护士必须积极主动地提供所需物品，保证吸引器的正常使用，吸引瓶满及时更换。

（6）积极配合抢救：对于难以控制并危及产妇生命的术中大出血，在积极输血，补充血容量同时施行子宫切除术或子宫次全切除术，巡回护士需及时准备各类抢救器械及物品。

（7）评估出血量：巡回护士必须准确评估出血量，及时告知医生。

（8）做好护理记录：认真清点物品，术中添加纱布、器械等须及时清点记录；术中输血应按流程核对并签名，同时记录在手术护理记录单上；术中遇口头医嘱，巡回护士应于术后第一时间要求手术医生补全医嘱。

4. 剖宫产手术过程中，巡回护士应如何评估手术患者出血量？

通常，手术过程中出血量包括负压吸引瓶内的血量及纱布所含血量，吸引瓶内的血量 = 吸引瓶内总量-冲洗液量-其他液体量。剖宫产胎儿娩出时，大量的羊水被吸引器吸至吸引瓶内，而术中子宫出血多在胎儿娩出后，因此巡回护士应在胎儿娩出后开始计算负压吸引瓶内液体量。术中计算出血量时，应尽量使用干纱布，纱布所含血量 = 使用后纱布的重量-干纱布的重量，重量单位为g，1ml血液约以1g计算。

二、全子宫切除术的护理配合

子宫是女性生殖器中的一个重要器官，其产生月经和孕育胎儿。子宫位于骨盆腔中央，在膀胱与直肠之间，宫腔呈倒置三角形，深约6cm，上方两角为“子宫角”，通向输卵管和卵巢（图8-2-9）。全子宫切除术多用于子宫肌瘤、子宫恶性肿瘤及某些子宫出血和附件病变等（图8-2-10）。

知识链接

子宫肌瘤：是女性生殖器最常见的一种良性肿瘤，多无症状，少数表现为阴道出血及发生癌变。根据肌瘤所在子宫的不同部位，分为肌壁间肌瘤、浆膜下肌瘤、黏膜下肌瘤、子宫颈肌瘤。在期待疗法、药物疗法尚不能改善患者症状时需手术治疗，宜行子宫切除术。

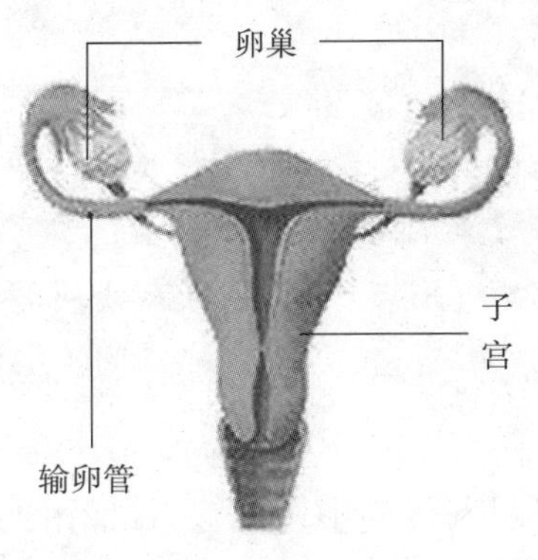

图8-2-9　子宫及附件

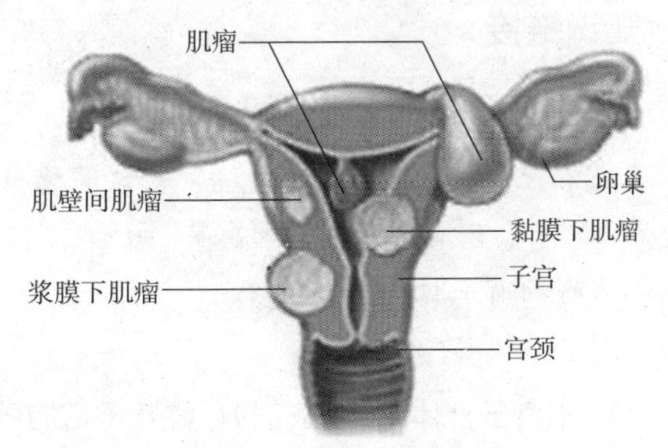

图8-2-10　子宫肌瘤分类

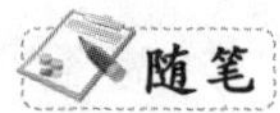

【全子宫切除手术配合案例】

金某，女，48岁，近半年来月经量增多，经期延长，并有不规则阴道流血，妇科B超显示子宫不规则多发肌瘤；查血红蛋白量为10g/dl。诊断为子宫肌瘤收治入院，拟定2011年5月21日在全麻下择期行全子宫切除术。

2011年5月20日，手术室收到择期手术通知单，并安排手术间。

择期手术通知单

手术日期：2011.5.21

手术时间	手术房间	科室	姓名	床号	年龄	性别	住院号	诊断	手术名称	主刀医生	第一助手	麻醉方式	备注
8：00	209	妇科	金某	E725	48	女	149500	子宫肌瘤	全子宫切除术	杨芳	王倩	全麻	无

学习目标

1. 能陈述全子宫切除术的护理配合。
2. 能与麻醉师、手术医生一起完成截石位的放置。
3. 能配合医生完成全子宫切除术的铺巾。

（一）主要手术步骤及护理配合

1. 手术前准备　患者行全身麻醉，取膀胱截石位。切口周围皮肤消毒范围为：上至剑突、下至大腿上1/3，两侧至腋中线。手术铺巾，建立无菌区。

2. 主要手术步骤

（1）切口：传递22#大圆刀，取下腹正中切口，从脐下至耻骨联合上缘。

（2）暴露子宫：传递两把中弯血管钳夹持宫角，上提子宫（图8-2-11）。

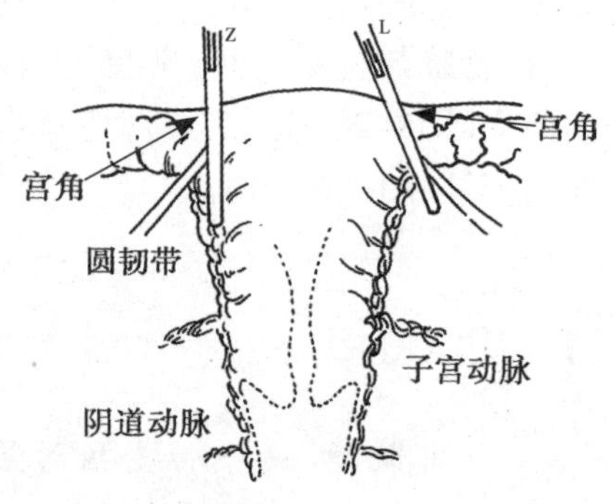

图8-2-11　暴露子宫

（3）切断子宫韧带及子宫动静脉：传递中弯血管钳2把钳夹，组织剪剪断，常规传递7号慕丝线缝扎或结扎子宫阔韧带及圆韧带（图8-2-12、图8-2-13）。

知识链接

子宫韧带：是子宫附件的一部分，共包括4条韧带，分别是：子宫主韧带，固定宫颈正常位置，防止其向下脱垂；子宫阔韧带，维持子宫于盆腔正中位置；子宫圆韧带，维持子宫前倾位；宫骶韧带，向后上牵引子宫颈，并与子宫圆韧带共同维持子宫的前倾前屈位。

（4）游离子宫体：传递解剖剪，剪开子宫膀胱腹膜反折，传递中弯血管钳2把钳夹，主韧带组织剪剪断，7号慕丝线缝扎（图8-2-14）。

（5）环切阴道，移除子宫：传递条形纱布围绕子宫颈切口下方，传递22#大圆刀片切

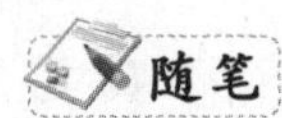

开阴道前壁(图8-2-15),传递组织剪将阴道穹隆剪开,切除子宫。

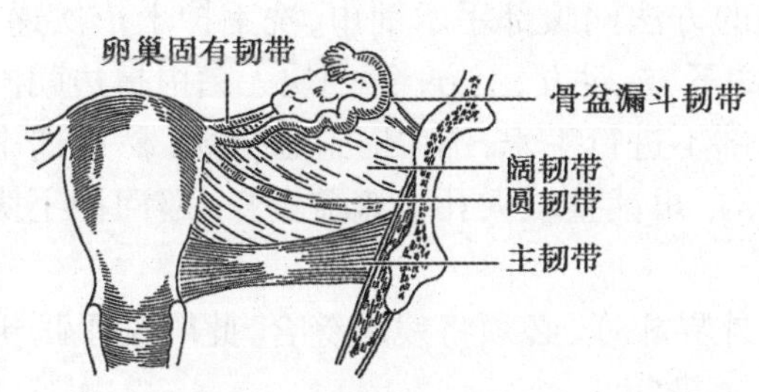

图8-2-12　子宫韧带

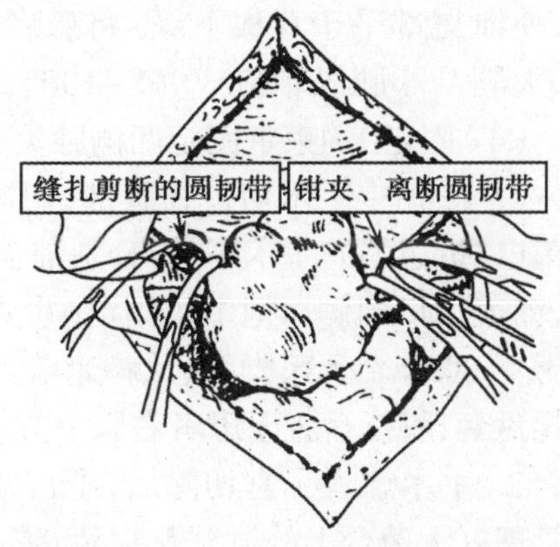

图8-2-13　钳夹、剪断并缝扎圆韧带

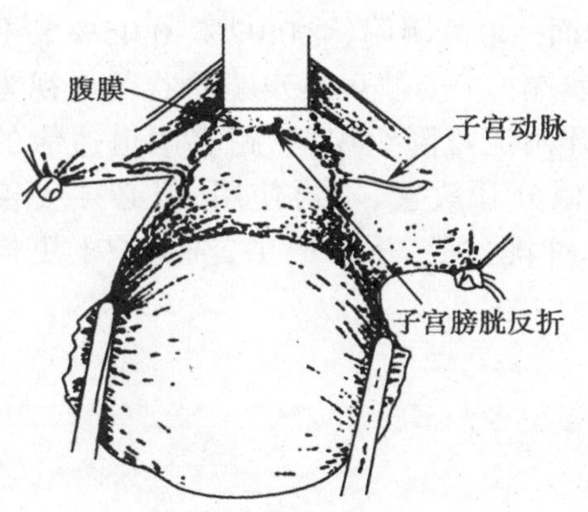

图8-2-14　游离子宫

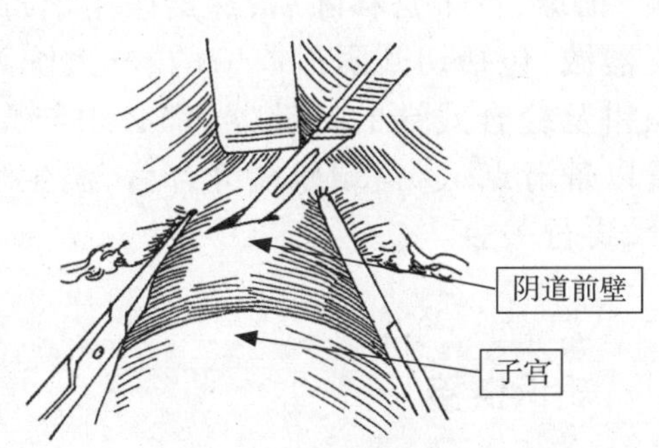

图8-2-15　切开阴道前壁

(6)消毒阴道残端并缝合:递碘附棉球消毒阴道残端,传递组织钳钳夹阴道边缘,传递可吸收缝线连续缝合阴道残端(图8-2-16)。

(7)关腹:递生理盐水冲洗盆腔,止血,关腹。

3. 术后处置　手术结束巡回护士检查手术患者皮肤,待患者情况稳定后,送入病房,进行交接;处理术后器械及物品。

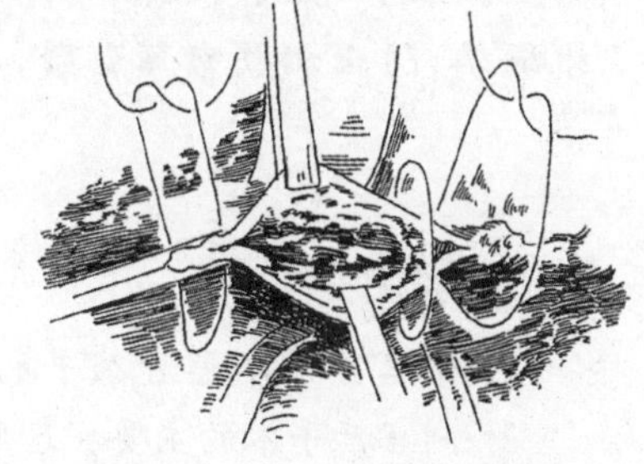

图8-2-16　缝合阴道残端

(二)围手术期特殊情况及处理

1. 为了术中手术野暴露更清楚,手术医生可能会要求放置截石位,巡回护士如何配合手术团队成员一同放置截石位?

护士在术前协助医生,麻醉师摆放患者体位时,不仅需注意摆放的体位要利于手术区域的充分暴露,同时,也应注意保护患者的隐私及舒适度。具体操作步骤如下:

(1)术前手术患者准备:手术患者平卧于手术床,巡回护士协助脱去长裤,穿上腿套。向手术患者说明由于手术需要需放置截石位,为了保护皮肤及神经、关节,要脱去长裤,穿上腿套。同时护士应注意保护患者的隐私,及时为其盖好被子。

(2)放置搁脚架:在近髋关节平面放置搁脚架,支架高低角度调节关节和腿托倾斜角度调节关节要确保固定。

(3)放置体位:待手术患者麻醉后将其双手交叉放于胸前,注意不要压迫或牵拉

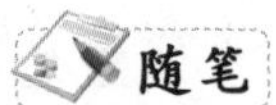

输液皮条，麻醉医生保护好患者的头、颈部，固定好气管导管，防止移动时气管插管与氧气管脱离，手术医生站手术患者臀部位置，护士站床尾，一起将手术患者抬起并下移，使骶尾部平于背板下缘；将患者两腿曲髋、膝放在搁脚架上；要求腿托应托在小腿处，大腿与小腿纵轴应成90°~100°，两腿外展，放置成60°~90°。

（4）固定：约束带固定两侧膝关节，保持约束带平整，松紧适宜。

（5）铺巾：手术切口在腹部，切口铺巾的方法同腹部手术铺巾，洗手护士依次递3块无菌巾，折边朝向手术医生，分别铺盖切口的下方、对方、上方；第四块无菌巾折边朝向自己，铺盖切口同侧，4把巾钳固定；患者会阴部不进行手术，铺巾时遮盖会阴；然后递中单垫臀下，双脚套无菌脚套，从脚遮盖到腹股沟；再铺整块大孔巾遮盖全身；巡回护士协助套托盘套，将托盘置于患者右膝上方。

2. 手术患者子宫切除后，子宫残端与外界相通，必须将残端缝合，此时洗手护士如何管理好无菌台上的器械及物品，防止术中感染？

子宫残端与外界相通，视为污染区域。因此，洗手护士应配合手术医生做好管理工作，防止污染播散：①在切开阴道前壁前，先递条形纱布给手术医生，将其围绕子宫颈切口下方，以防止阴道分泌物污染创面；②备碘附（含0.02%~0.05%聚维酮碘）棉球，待子宫移除后，递给医生消毒宫颈残端；③接触宫颈残端的器械均视为污染器械，包括切开阴道前壁的22#大圆刀、剪开阴道穹隆组织剪、钳夹阴道边缘的组织钳及缝合残端的持针器，都必须与无菌器械分开放置、不再使用，但必须妥善放置以备清点；④宫颈残端缝合后，温生理盐水冲洗盆腔，手术医生、洗手护士更换手套，再行关腹。

知识链接

碘附：分为含0.2%~0.5%聚维酮碘和含0.02%~0.05%聚维酮碘两种，其中0.2%~0.5%聚维酮碘杀菌力强，但不能杀灭芽胞，用于皮肤消毒。0.02%~0.05%聚维酮碘，杀菌力较弱，腐蚀性小，可杀灭大肠杆菌，葡萄球菌等，对皮肤无刺激，适用于皮肤、黏膜、外阴消毒。宫颈残端组织为黏膜，消毒时必须用0.02%~0.05%聚维酮碘，防止损伤宫颈黏膜。

思考题

1. 剖宫产手术患者入手术室后，巡回护士应做好哪些准备工作？
2. 剖宫产手术的主要护理配合有哪些，尤其是从暴露子宫下端至胎盘娩出这一阶段？
3. 剖宫产手术过程中如何保持手术区域的无菌和干燥？
4. 如何通过观察负压吸引瓶内吸出量和纱布计算手术患者的出血量？
5. 全子宫切除术中切断子宫韧带和子宫血管时，洗手护士应如何配合？
6. 子宫切除后缝合阴道残端时，洗手护士如何管理好无菌台上的器械及物品，防止术中感染？

第三节 神经外科手术的护理配合

神经外科作为一门独立的学科是在19世纪末神经病学、麻醉术、无菌术发展的基

础上诞生的。神经外科是医学中最年轻、最复杂而又发展最快的一门学科。神经外科是外科学的分支，包括颅脑损伤、脑肿瘤、脑血管畸形、脊髓病变。神经外科又可分出颅底外科、脑内镜、功能神经外科等。下面以几个经典神经外科手术为例，介绍手术的护理配合。

一、颅内动脉瘤夹闭术的护理配合

颅内动脉瘤是当今人类致死、致残最常见的脑血管病。颅内动脉瘤是脑动脉上的异常膨出部分，指血管壁上浆果样的或先天性的突起，可能是血管先天性的缺陷或血管壁变性引起，通常发生在脑底动脉环的大血管分叉处。颅内动脉瘤分类：颈内动脉瘤（30%~40%）（图8-3-1）、前交通动脉瘤（30%）（图8-3-2）、大脑中动脉瘤（20%）、大脑后动脉瘤（1%）、椎基底动脉瘤（10%）。颅内动脉瘤夹闭术手术治疗的原则是将动脉瘤排除于血循环之外，使之免于再破裂，同时保持载瘤动脉的通畅，防止发生脑缺血。

知识链接

颅内动脉瘤的临床表现：前驱症状有头痛、单侧眼眶或球后痛伴动眼神经麻痹、恶心、呕吐、头晕等。典型表现为动脉瘤破裂出血引起蛛网膜下腔出血的症状，包括：①头痛：见于大多数患者，表现为骤发劈裂般剧痛，可向肩、颈、腰背和下肢延伸；②恶心、呕吐：可伴面色苍白、出冷汗；③意识障碍：见于半数以上患者，可短暂意识模糊至深度昏迷；少数患者无意识改变、畏光、淡漠等；④癫痫：见于20%患者，多为大发作。

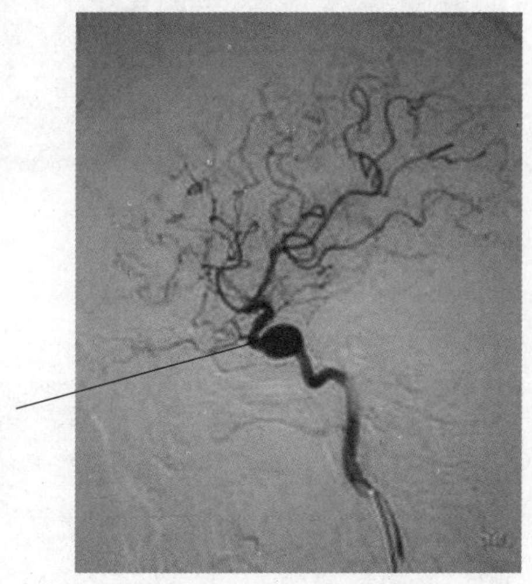

图8-3-1　左颈内动脉瘤

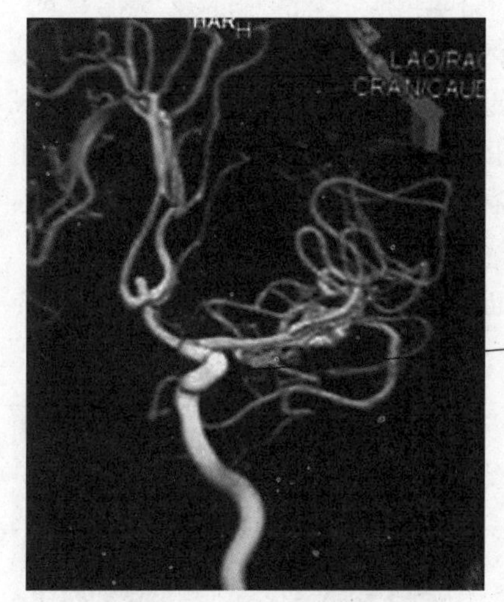

图8-3-2　前交通动脉瘤

【颅内动脉瘤夹闭术配合案例】

卢某，女，60岁，入院前一天突发剧烈头痛，格拉斯哥昏迷评分15分，神清，颈抵抗，克氏征（+），CT发现蛛网膜下腔出血，DSA发现左前交通动脉瘤。2011年7月14日晚上5点，手术室接到急诊手术通知单，当时手术室无手术进行，手术室值班护士两名。

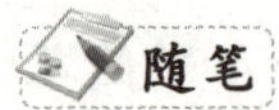

随笔

急诊手术通知单

手术日期：2011.7.14

手术时间	手术房间	科室	姓名	床号	年龄	性别	住院号	诊断	手术名称	主刀医生	第一助手	麻醉方式	备注
即刻	305	神经外科	卢某	E456	60	女	153356	左前交通动脉瘤	左前交通动脉瘤夹闭术，备动脉瘤夹	李兴	李雷	全麻	无

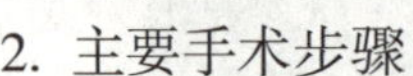

学习目标

1. 能说出如何正确应对动脉瘤手术，并做好术前准备工作。
2. 能陈述如何配合手术医生完成动脉瘤手术护理配合。
3. 学会有腰穿留置时患者手术体位的摆放。
4. 能正确说出动脉瘤手术过程中的药物管理。
5. 能应对手术中可能出现的颅内动脉瘤过早破裂止血方法。
6. 能正确地使用脑棉和进行脑棉的清点。

（一）主要手术步骤及护理配合

1. 手术前准备　手术患者行全身麻醉，手术体位为仰卧位，患侧肩下垫一小枕，头向右倾斜30°~45°，上半身略抬高，脑外科头架固定（图8-3-3）。双眼涂金霉素眼药膏并用眼贴膜覆盖保护，双耳塞干棉球保护，以免消毒液流入眼和耳内。头部手术皮肤消毒时，应由手术区中心部向四周涂擦，包括头部及前额。消毒范围包括手术切口周围15~20cm的区域（图8-3-4）。按照神经外科手术铺巾法建立无菌区域。

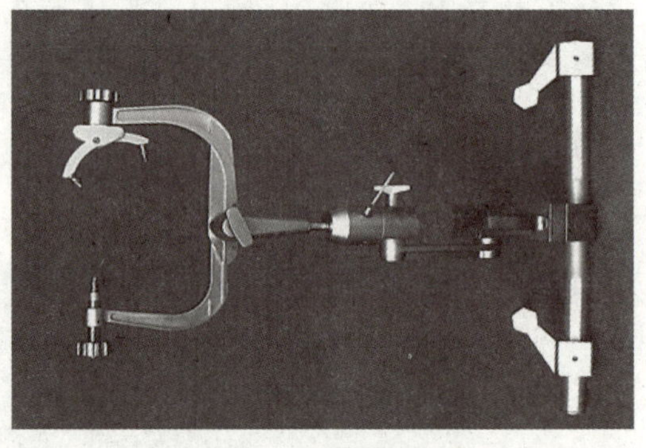

图8-3-3　脑外科头架

2. 主要手术步骤

（1）铺巾：按常规皮肤消毒铺巾（图8-3-5）。

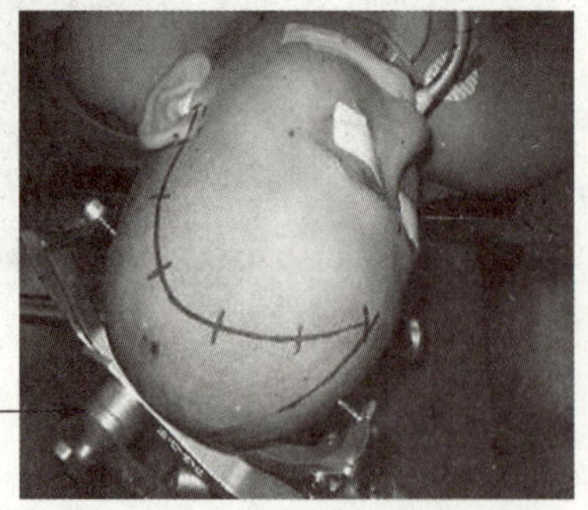

图8-3-4　左翼点入路切口

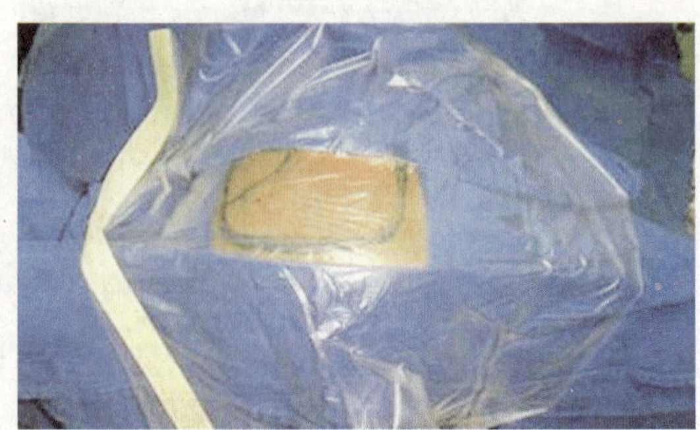

图8-3-5　左翼点入路切口消毒铺巾

（2）切开头皮：传递22#大圆刀切开皮肤，传递头皮夹，夹住皮肤切口止血（图8-3-6）。

随笔

知识链接

头皮解剖：头皮覆盖于颅骨之外的软组织，在解剖学上可分为5层：①皮肤层：厚而致密，含有大量毛囊、皮脂腺和汗腺，含有丰富的血管和淋巴管。②皮下层：由结缔组织和脂肪组织构成，其内有神经和血管穿行。③帽状腱膜层：为覆盖于颅顶上部的大片白色腱膜结构，前连于额肌，后连于枕肌，两侧与颞浅筋膜融合。④腱膜下层：由纤细而疏松的结缔组织构成，内含导静脉，是头皮血肿好发部位。⑤骨膜层：为致密的结缔组织，紧贴颅骨外板，可自颅骨表面剥离。

（3）皮瓣形成：以锐性分离法将皮瓣沿帽状腱膜下游离，并向后翻开皮瓣（图8-3-7）。

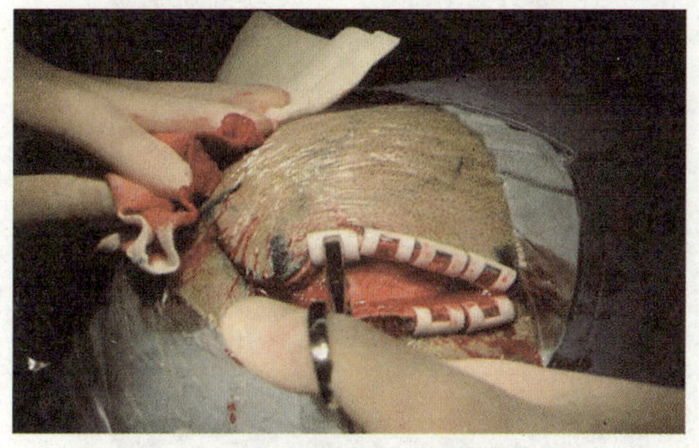

图8-3-6　切开头皮

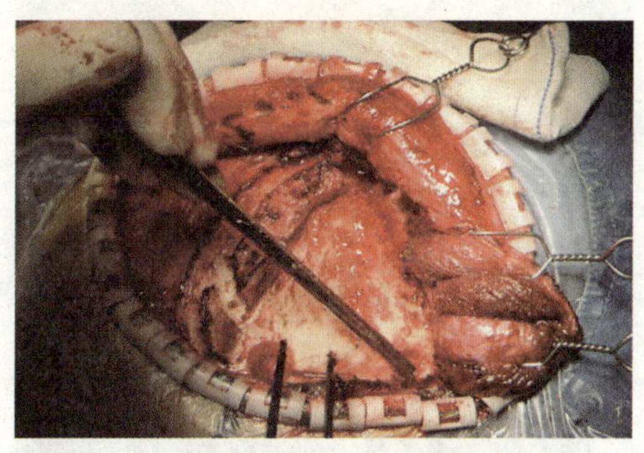

图8-3-7　皮瓣形成

（4）骨瓣形成：传递骨膜剥离器剥离骨膜，暴露颅骨，选择合适的钻孔部位，安装并传递气钻或电钻进行钻孔，并用铣刀铣开骨瓣（图8-3-8）。

（5）切开硬脑膜：打开硬脑膜前传递腰穿针行脑脊液引流；传递蚊氏钳提夹，11#尖刀切开硬脑膜一小口，传递解剖剪（又称“脑膜剪”）扩大切口，圆针0#慕丝线悬吊（图8-3-9）。

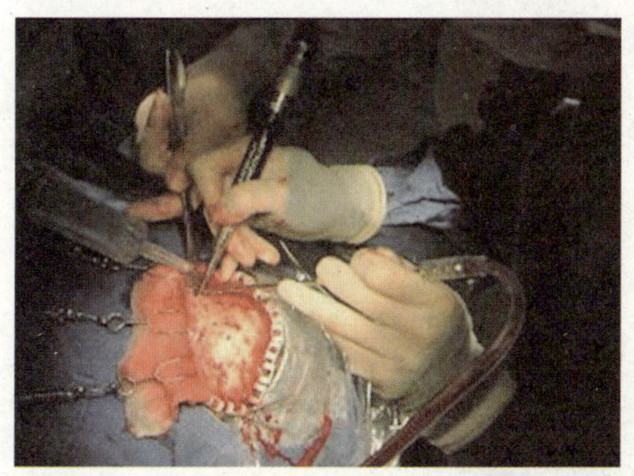

图8-3-8　骨瓣形成

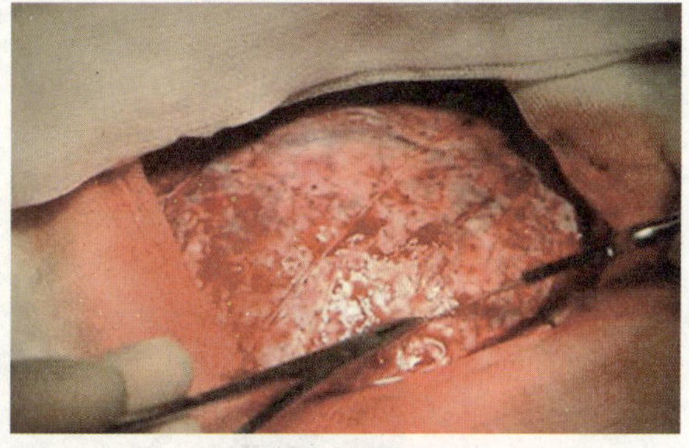

图8-3-9　切开硬脑膜

（6）游离载瘤动脉：传递显微弹簧剪刀切开蛛网膜，神经剥离子协助轻轻剥开；传递脑压板，其下垫脑棉牵开并保护脑组织；传递小号显微吸引器、双极电凝暴露肿瘤邻近的血管及神经组织，逐步游离载瘤动脉的近端和远端、瘤颈直至整个瘤体（图8-3-10）。

（7）确认和夹闭动脉瘤：夹闭动脉瘤，根据情况选择合适长短及角度的动脉瘤夹蘸水后，与施夹钳一同传递（图8-3-11、图8-3-12）。

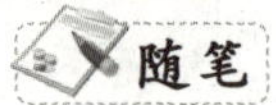

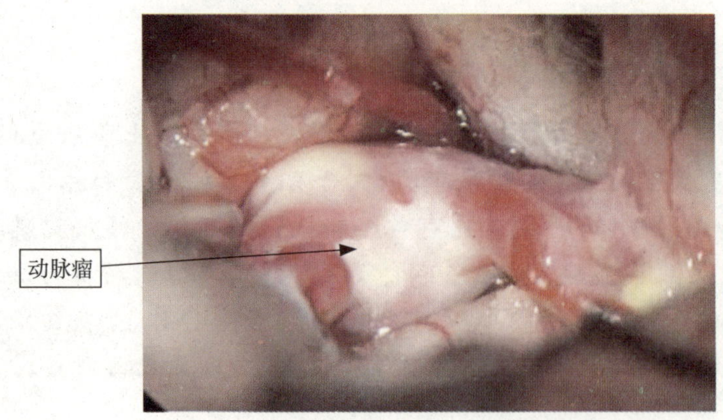

图8-3-10 游离载瘤动脉

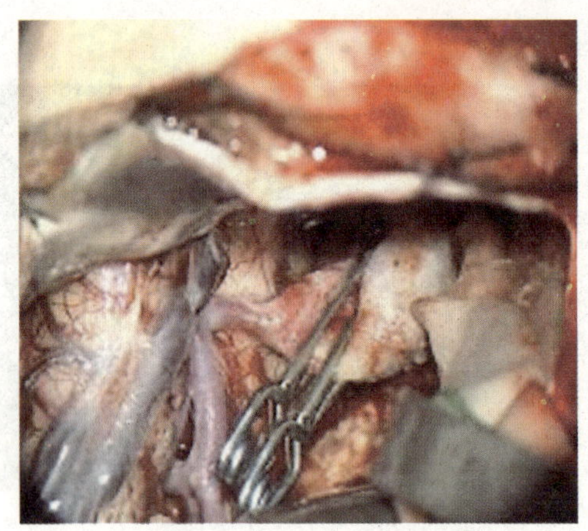

图8-3-11 夹闭动脉瘤

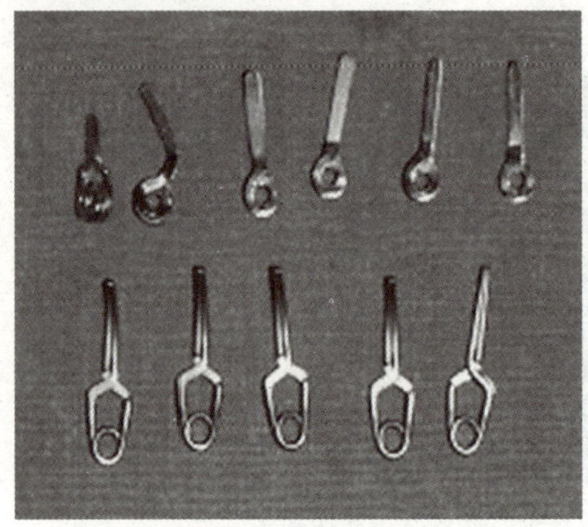

图8-3-12 动脉瘤夹

（8）切口缝合：逐层关闭切口，放置引流，骨瓣覆盖原处并使用连接片和螺钉固定，传递圆针慕丝线依次缝合颞肌筋膜、帽状腱膜，缝合皮下组织，角针慕丝线缝合皮肤（图8-3-13）。

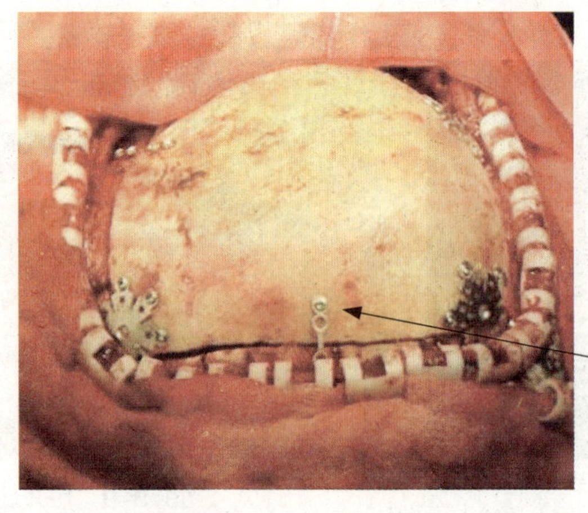

图8-3-13 切口缝合

3. 术后处置 为手术患者包扎伤口，戴上弹力帽，注意保护耳郭避免受压。检查受压部位皮肤，固定引流管，护送手术患者入神经外科监护室进行交接。

（二）围手术期特殊情况及处理

1.该手术患者为急诊手术，病情危急，如何在最短时间内做好术前准备工作？

随笔

接到急诊手术通知单，立即选择安排特别洁净或标准洁净手术室，联系急诊室或者病房做好术前准备，安排人员转运患者（病情危重的手术患者必须由手术医生陪同送至手术室）。

（1）环境准备：手术室温度保持在23~25℃，湿度保持在40%~60%。严格根据手术间面积控制参观人员，1台手术不得超过3名。

（2）特殊器械准备：显微持针器、显微弹簧剪刀、显微枪形镊、各种型号的显微吸引器、神经剥离子、各种型号动脉瘤夹及施夹钳、可调节吸引器、多普勒探头、多普勒血流测定仪。

（3）特殊物品准备：7~9“0”的血管缝线、“纤丝速即纱”止血材料和3%罂粟碱溶液。

（4）辅助物品准备：准备带有腰穿针留置孔的手术床及两套负压吸引装置。

同时通知手术医生及麻醉医生及时到位，三方进行手术患者安全核查，保证在最短时间内开始手术。

2. 手术患者行全身麻醉后，巡回护士如何与手术医生、麻醉师共同为患者留置腰穿引流管，并摆放手术体位（图8-3-14）。

知识链接

腰穿：指从腰椎管的蛛网膜下腔穿刺，穿刺部位在患者腰第3~4或第4~5椎体间穿刺。目的是释放脑脊液后，降低颅内压，便于术中牵拉脑叶，暴露动脉瘤。术中必须在硬膜剪开时，遵医嘱拔出针芯后放出脑脊液，巡回护士记录拔出针芯的时间，同时应观察脑脊液色泽、滴速等情况，切忌过早放出脑脊液。

术前腰穿留置针的操作应在全麻后进行，避免刺激患者诱发动脉瘤的破裂出血。具体配合方法如下：

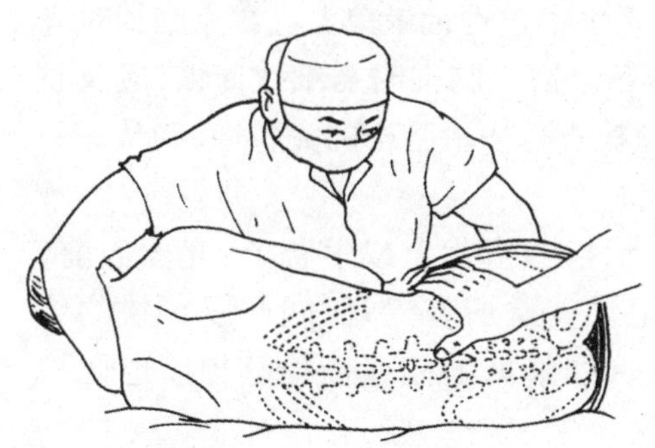

图8-3-14 腰椎穿刺术

（1）调整体位：手术患者行全身麻醉后，巡回护士与手术医生、麻醉师一同缓慢地将手术患者翻转呈侧卧位，背齐床沿，头部和两膝尽量向胸部屈膝，腰背部向后弓起，使棘突间的椎间隙变宽，利于腰穿针进入鞘膜囊内，巡回护士站立于手术患者前面，帮助固定体位并保护手术患者以防坠床，配合麻醉师行腰穿。

（2）保护腰穿针头：完成腰穿留置引流后，立即用无菌小纱布保护腰穿针头，胶布固定，避免针芯脱落。

（3）确认腰穿留置针位置：手术医生、麻醉师共同将手术患者向床中央稍稍移动，其中一人用手轻扶腰穿针，巡回护士负责观察、确认腰穿留置针与手术床中央留置孔的位置相吻合后，共同将手术患者安置成仰卧位。

（4）术中监测：地面与手术床上留置孔的相应部位放置药碗（当腰穿针开放时可存取脑脊液）。加强巡视和检查，并按照要求进行相应特殊检查。

3. 手术室护士如何正确掌握动脉瘤手术过程中的药物管理？

对于手术台上使用的各种药物，巡回护士必须与洗手护士严格核对；无菌台上的术中用药，洗手护士必须加强管理，以防混淆或错用。

（1）药物标识规范：手术台上所有的药物以及盛放药物的容器（包括注射器、药杯、

药碗）必须有明确的标识，其上注明药物名称、浓度、剂量。

（2）杜绝混淆：无菌台上第一种药物未做好标识前，不可传递第二种药物至无菌台。

（3）特殊药物的配合：当需解除血管痉挛时，递显微枪形镊夹持含有3%罂粟碱溶液的小脑棉湿敷载瘤动脉5分钟。

（4）严格区分放置：注射药、静脉输液、消毒液必须严格区分放置，标识清晰。外观相似或读音相近的药物必须严格区分放置。

4. 手术室护士如何应对手术中可能出现的颅内动脉瘤过早破裂止血方法？

颅内动脉瘤破裂是手术中的危急情况，必须及时、恰当处理，主要方法包括以下几种：

（1）指压法：巡回护士或台下医生协助压迫颈动脉，手术医生在颅内暂时阻断载瘤动脉，制止出血，同时处理颅内动脉瘤。洗手护士传递两只大号吸引器，手术医生迅速清除手术视野内的血液，找到动脉瘤破口，立即用其中一只吸引器对准出血点，迅速游离和处理动脉瘤。

（2）吸引器游离法：洗手护士传递大号显微吸引器，手术医生将动脉瘤吸住后，迅速夹闭瘤颈，该法适用于瘤颈完全游离，如使用不当可引起动脉瘤破口再次扩大。

（3）压迫止血法：洗手护士根据要求传递比破口小的锥形明胶海绵，手术医生将起头端插入动脉瘤破口处，并传递小型脑棉，在其外覆盖，同时传递小型显微吸引器轻压片刻后，迅速游离动脉瘤。

（4）双极电凝法：仅适用于颅内动脉瘤破口小且边缘整齐的情况下。洗手护士准确快速传递双极电凝镊，手术医生用其夹住出血部位，启动电凝，帮助止血。

5. 手术室护士如何正确地使用脑棉和进行脑棉的清点？

神经外科手术风险大、难度高、手术时间长，脑棉的清点工作是神经外科手术护理的重点和难点，应按照以下方法进行：

（1）术前清点：术前洗手护士应提前洗手，保证充分的时间进行脑棉的清点和整理。由洗手护士和巡回护士两人共同清点脑棉，并记录于手术护理记录单上。清点脑棉时应特别注意，脑棉以10块1包装，每台手术以50块为基数。清点脑棉时需细致谨慎，应及时发现是否存在两块脑棉重叠放置的现象。此外必须检查每一块脑棉的完整性，确认每一块脑棉上带有牵引线（图8-3-15）。

（2）术中管理：传递脑棉时，需将脑棉平放于示指的指背上或手背上，光面向前，牵引线向后。术中添加脑棉也必须及时清点并记录。添加脑棉时，同样以10块的倍数进行添加。术中严禁手术医生破坏脑棉的形状，如修剪脑棉或撕扯脑棉。巡回护士应及时捡起手术中掉落的脑棉并放至指定位置。

（3）关闭脑膜前清点：必须确认脑棉的数量准确无误方可关闭并记录。关闭脑膜后必须再次确认脑棉的数量准确无误并记录（图8-3-16）。

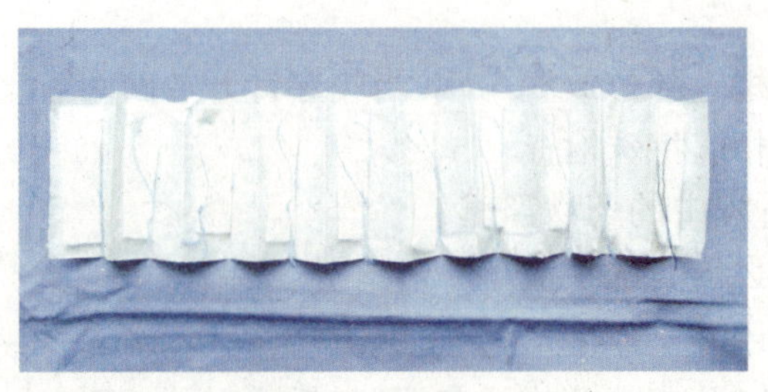

图8-3-15　脑棉

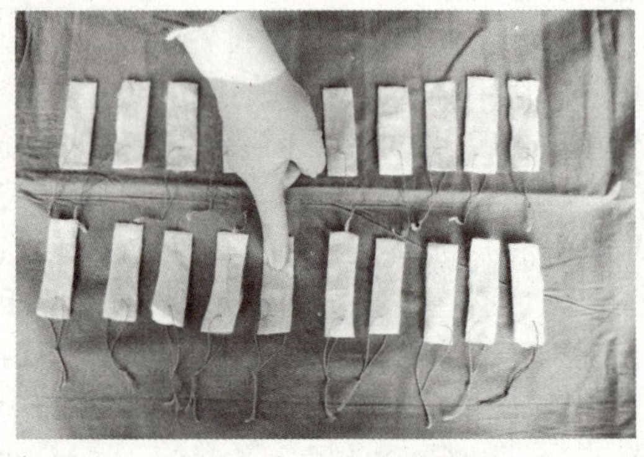

图8-3-16　清点脑棉

随笔

二、后颅肿瘤切除手术的护理配合

后颅肿瘤是指小脑幕下的颅后窝肿瘤，常见有小脑、脑桥小脑角区、第四脑室、斜坡、脑干、枕大孔区肿瘤等(图8-3-17，图8-3-18)。经临床和影像学检查证实的后颅肿瘤，除非有严重器质性病变不宜开颅者，一般均应手术治疗，根据手术部位常采用正中线直切口、钩状切口、倒钩形切口(图8-3-17、图8-3-18)。此节以最典型和最常用的枕下正中切口后颅窝开颅术为例说明手术入路及手术配合。

知识链接

小脑：小脑具有维持身体平衡、调节肌张力、协调肌群运动的功能。小脑位于颅后窝内，延髓和脑桥的后方。小脑主要由小脑半球、小脑蚓部、小脑扁桃体等结构组成。小脑扁桃体位于小脑的下面，邻近枕骨大孔。当颅内压升高时，可挤向枕骨大孔压迫延髓，形成小脑扁桃体疝而危及生命。

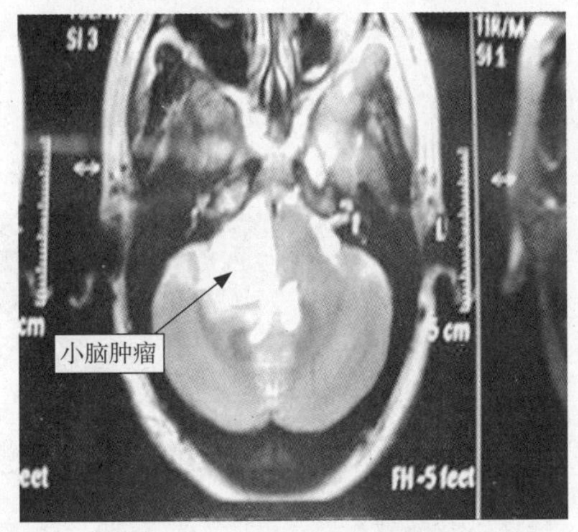

图8-3-17　右脑小脑肿瘤

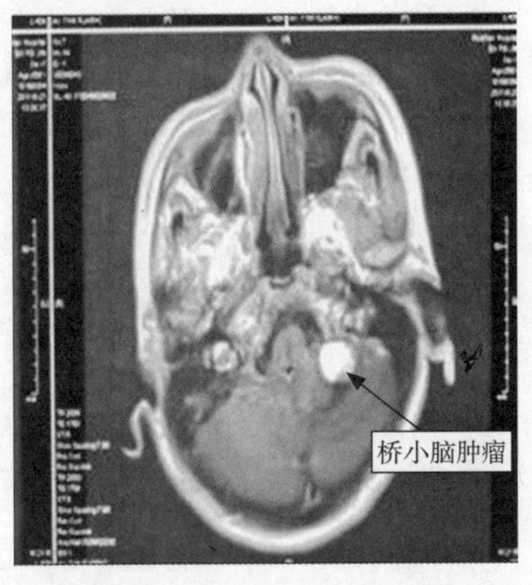

图8-3-18　左脑桥小脑肿瘤

【左小脑肿瘤切除手术案例】

赵某，女，60岁，头晕、行走不稳2个月余，查体GCS评分15分，左侧小脑性共济失调，外院查头颅增强MRI示左小脑肿瘤。拟定2011年7月16日，在全麻下择期行左小脑肿瘤切除术。

2011年7月15日，手术室收到择期手术通知单，并安排手术房间。

择期手术通知单

手术日期：2011.7.16

手术时间	手术房间	科室	姓名	床号	年龄	性别	住院号	诊断	手术名称	主刀医生	第一助手	麻醉方式	备注
9：00	209	神经外科	赵某	E655	60	女	156456	左小脑肿瘤	左小脑肿瘤切除术	张林	黄庆	全麻	超声刀

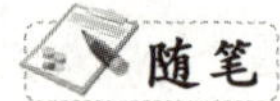

学习目标

1. 能正确应对小脑肿瘤切除手术，并做好术前准备工作。
2. 能陈述如何配合手术医生完成小脑肿瘤切除手术的护理配合。
3. 学会患者后颅手术时手术体位（俯卧位）的摆放。
4. 能列举神经外科后颅手术常用的仪器和设备。

（一）主要手术步骤及护理配合

1. 术前准备　手术患者行全身麻醉，手术体位为俯卧位，上半身略抬高，头架固定（图8-3-19）。双眼涂金霉素眼药膏并用眼贴膜覆盖保护，双耳塞棉花球保护，以免消毒液流入眼和耳内。头部手术皮肤消毒时，应由手术区中心部向四周涂擦。消毒范围要包括手术切口周围15~20cm的区域。按照神经外科手术铺巾法建立无菌区域。

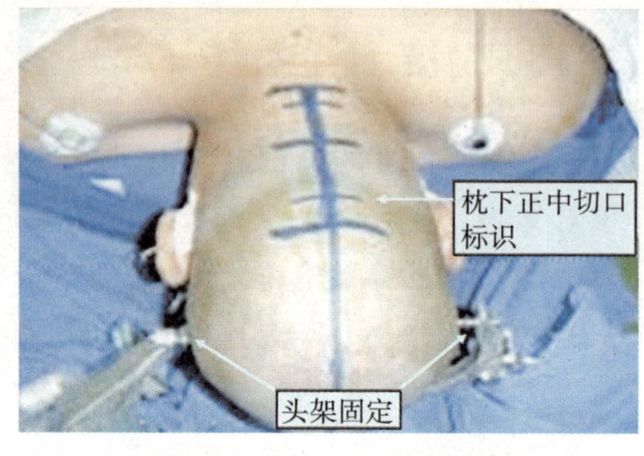

图8-3-19　枕下正中切口

2. 手术步骤

（1）常规皮肤消毒铺巾（图8-3-20）。

（2）切开头皮：传递22#大圆刀切开皮肤，传递头皮夹，夹住皮肤切口止血（图8-3-21）。

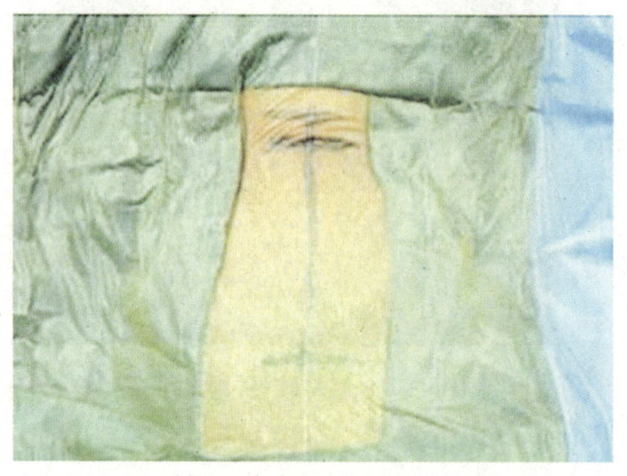

图8-3-20　消毒铺巾

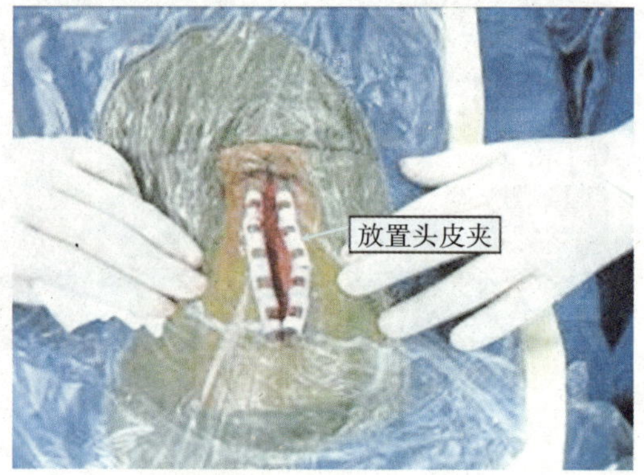

图8-3-21　切开头皮

（3）牵开肌层：传递骨膜剥离器分离两侧附着于枕骨的肌肉及肌腱，显露寰椎后结节和枢椎棘突，传递乳突拉钩或梳式拉钩用于牵开肌层（图8-3-22）。

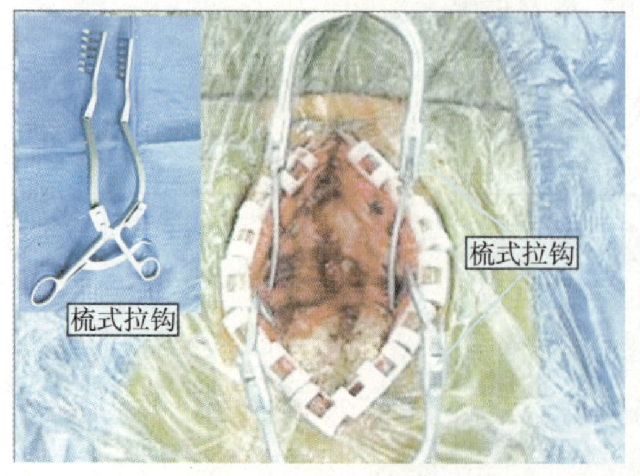

图8-3-22　牵开肌层

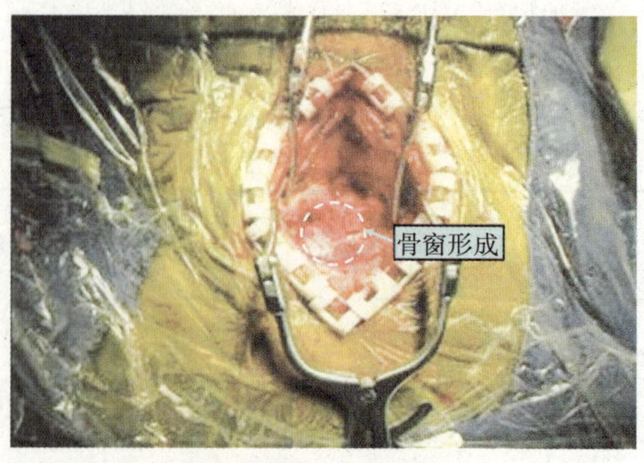

图8-3-23　骨窗形成

（4）骨窗形成：传递气钻或电钻在枕骨鳞部钻一孔，并传递鼻甲咬骨钳扩大骨窗，向上至横窦，向下咬开枕骨大孔，必要时咬开寰椎后弓（图8-3-23）。

（5）切开并悬吊硬脑膜：传递蚊氏钳提夹，11#尖刀切开硬脑膜一小口，传递解剖剪扩大切口，圆针0#慕丝线悬吊（图8-3-24）。

（6）肿瘤切除并止血：传递取瘤钳分块切取肿瘤，传递止血纱布进行止血（图8-3-25~图8-3-27）。

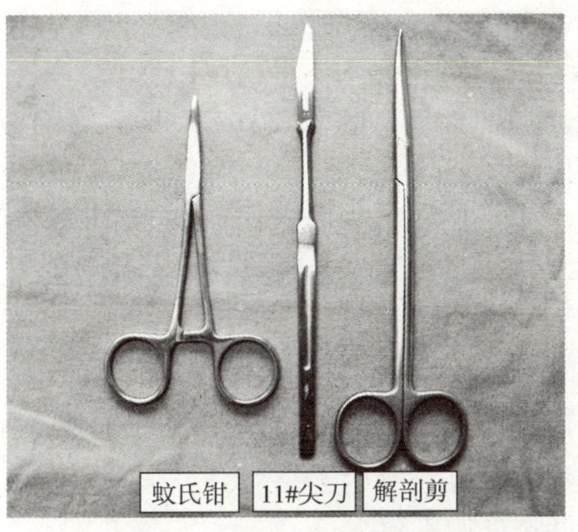

图8-3-24　剪脑膜器械

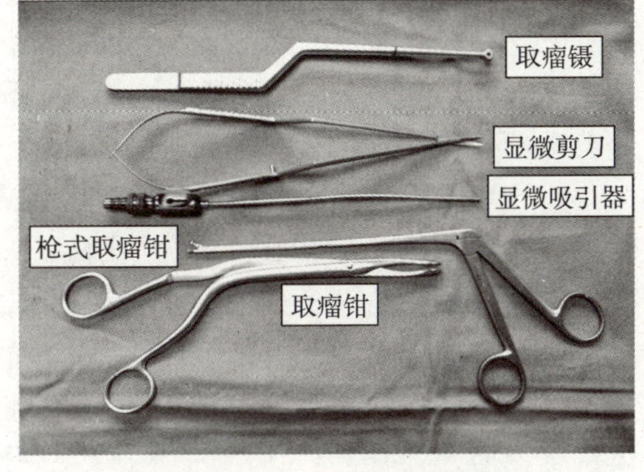

图8-3-25　取肿瘤器械

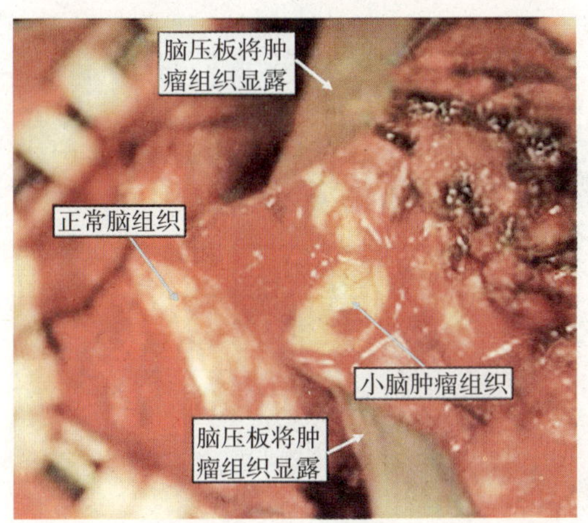

图8-3-26　显露肿瘤

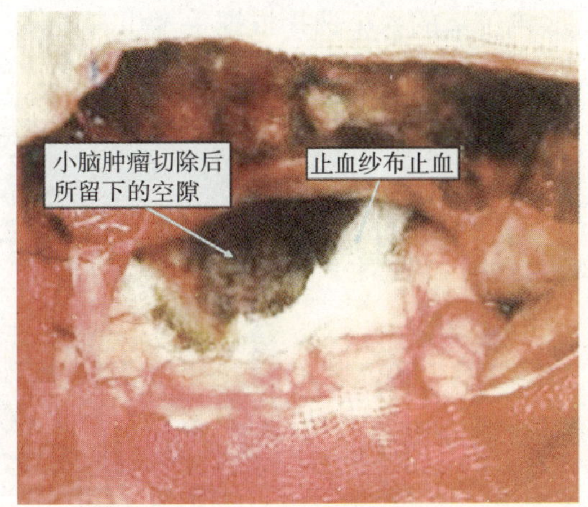

图8-3-27　止血纱布填塞止血

（7）清点脑棉，缝合硬脑膜（图8-3-28）。

（8）切口缝合：逐层关闭切口，放置引流，严密缝合枕下肌肉、筋膜，缝合皮下组织和皮肤（图8-3-29）。

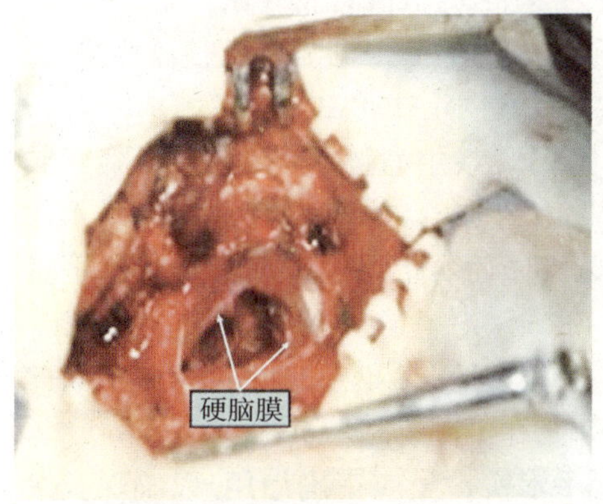

图8-3-28　缝合硬脑膜

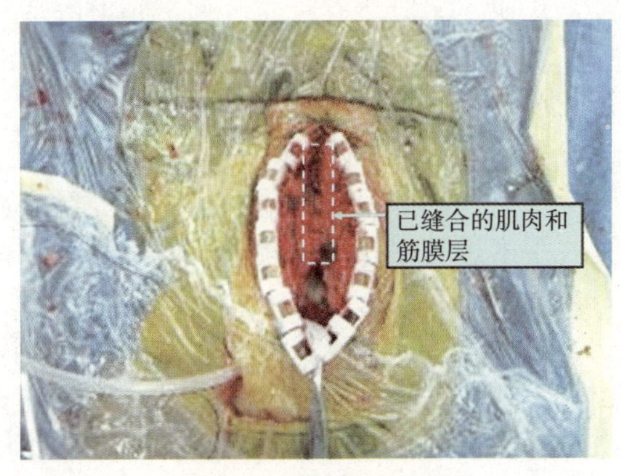

图8-3-29　切口缝合

3. 术后处置 为手术患者包扎伤口，戴上弹力帽，注意保护耳郭，检查受压部位皮肤，固定引流管，护送患者入复苏室进行交接。处理术后器械及物品。

（二）围手术期特殊情况及处理

1. 手术室护士接到小脑肿瘤切除手术通知单后，应如何行术前准备？

小脑手术部位深，手术复杂，对护理的配合要求高，因此，手术室护士应尽最大可能做好充分的手术准备。具体包括：

（1）环境准备：安排入特别洁净或标准洁净手术室，手术室温度保持在23~25℃，湿度保持在40%~60%。严格根据手术间面积控制参观人员，1台手术不得超过3名。

（2）特殊器械及物品准备：头架、气钻、显微镜、一次性显微镜套、超声刀、明胶海绵、骨蜡、电刀、“纤丝速即纱”、双极电凝、负压球、医用化学胶水、脑棉、显微弹簧剪、显微枪形剪、枪形息肉钳等。

（3）常规用品准备：术前了解手术患者病情、手术部位，根据手术患者的体型、手术体位等实际情况准备手术所需常规用品。

（4）抢救用品准备：充分估计术中可能发生的意外，提前准备好各种抢救用品。对出血比较多的手术如巨大脑膜瘤等，应事先准备两路吸引器。

2. 手术患者行全身麻醉后，无自主翻身的能力，为尽可能使手术患者舒适，避免肢体挤压受损，巡回护士如何与手术医生、麻醉师共同摆放俯卧位？

摆放体位之前，巡回护士应做好充分的准备；将体位垫4~5个呈三角形放于手术床上，体位垫的大小选择根据手术患者的体型确定，体位垫上的布单应保持平整，无皱褶、无潮湿（图8-3-30）。

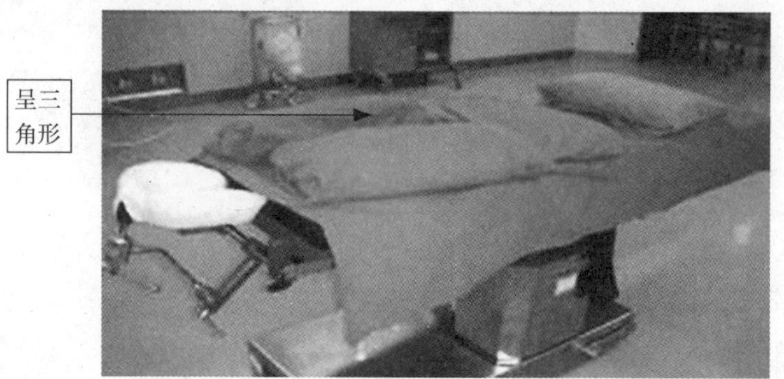

图8-3-30 俯卧位体位垫

手术患者在患者推床上接受全身麻醉后，巡回护士脱去患者衣服，双臂放于身体两旁，用中单加以固定，防止在翻身时肩关节、肘关节扭曲受伤。然后巡回护士与手术医生、麻醉师同时将患者抬起缓慢翻转到手术床上呈俯卧位；注意其中手术医生托住患者颈肩部和腰部，巡回护士托住患者臀部和腘窝部，麻醉师注意避免气管插管、输液管及导尿管脱落；同时应注意保持头、颈、胸椎在同一水平上旋转。翻转成功后巡回护士根据需要调整体位垫，保证胸腹悬空不受压，四肢处于功能位，全身各个部位得到妥善固定（图8-3-31）。

3. 术中观察哪些内容？术中还应巡逻护士要密切观察生命体征的变化，观察四肢有无受压、静脉回流是否畅通等。注意保持静脉通路和导尿管的通畅，特别是应手术需要在手术进行中挪动患者体位或疑似患者体位有变动时必须立即检查。常规状态下每1~2小时观察一次。

4. 神经外科手术中若医生要求使用脑外科专用超声刀（图8-3-32、图8-3-33），而此时超声刀处于备用状态，巡回护士应如何正确连接和使用？

脑外科专用超声刀设备较为昂贵，使用要求高，手术室护士应正确使用，以确保其发挥最大的效能。

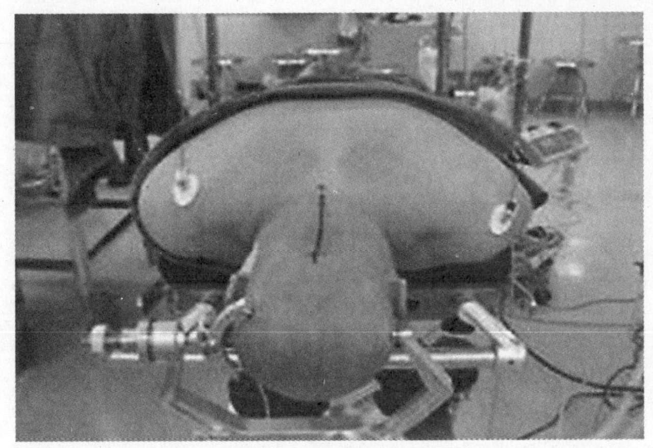

图8-3-31 俯卧位

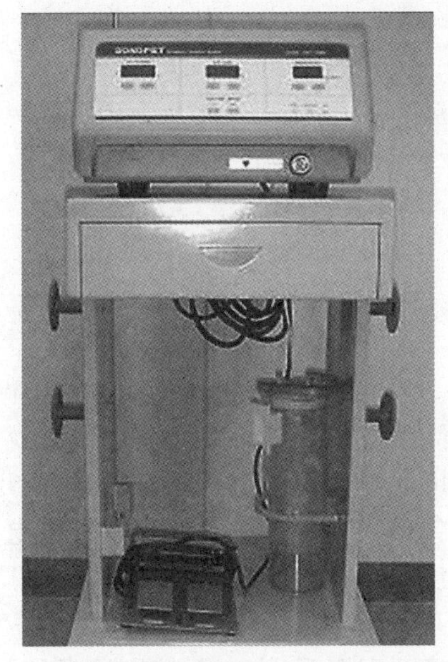

图8-3-32 脑外科专用超声刀仪

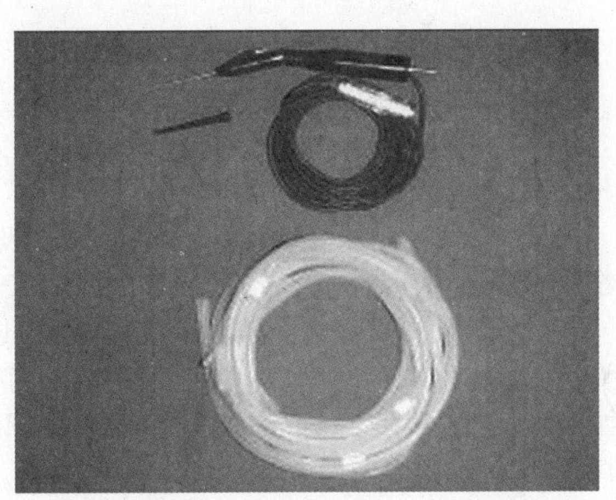

图8-3-33 脑外科专用超声刀头和软管

（1）超声刀使用流程（图8-3-34）。

（2）脑外科专用超声刀使用前的操作要点包括：①先插上电源，连接踏脚和机器，打开机器开关。检查仪器是否完好。②吸引瓶内采用一次性带止逆阀吸引袋，并连接机器。③洗手护士正确无误地衔接好超声刀手柄电线、吸引管、冲洗管并将三者合一，妥善固定，将其远端传递给辅助护士。巡回护士分别将超声刀插头、吸引管、冲洗管与机器相应插口及冲洗液连接。④巡回护士根据需要调节吸引力、超声频率、冲洗液流量至最合适的范围。

（3）脑外科专用超声刀仪使用时的注意事项：①超声刀头置于安全稳妥的地方，刀头不可触及任何物品。②及时擦净超声刀头上的血迹并吸取生理盐水保持吸引头通畅。③当仪器处于工作状态时，手远离转轴。

（4）脑外科专用超声刀使用后的注意事项：①脚踩踏脚开关，用超声刀头吸生理盐水200ml冲洗超声刀头中的管腔，然后关闭电源开关。②超声刀头用湿纱布擦拭干净，禁止放在含酶的消毒液中，应送环氧乙烷灭菌。③收好电源电线、踏脚开关等物件，吸引袋按一次性医疗废弃物处理。④登记使用情况。

5. 神经外科手术中如果需要使用显微镜，术前如何检测显微镜功能？术中配合的注意事项是什么？术后显微镜如何清洁与保养？

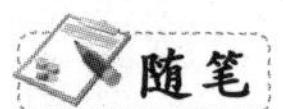

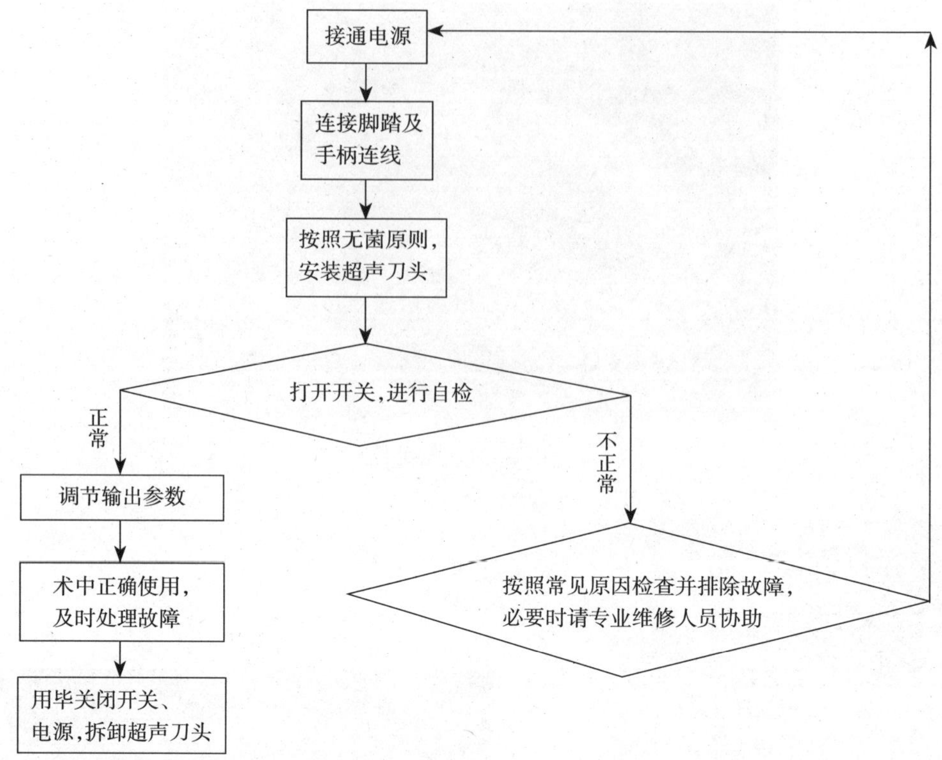

图8-3-34　超声刀使用流程图

显微镜是神经外科手术最为常用的仪器设备之一，护士应掌握正确的使用和维护保养方法，从而为患者提供安全的治疗，同时延长物品的使用寿命。

（1）使用前的注意事项：①接通电源，连接视频线至彩色监视器，打开电源开关。②根据手术部位调整好助手镜的位置，打开显微镜开关。检查显微镜的各项功能，如聚焦、调整平衡等。目镜的屈光度数，使图像清晰度与助手镜和监视器一样。③拉直显微镜臂，用无菌显微镜套将显微镜套好。

（2）使用中的注意事项：①洗手护士在手术显微镜下配合手术时，要特别注意显示屏上显示的手术操作及进展，主动与主刀医师配合。②传递器械动作幅度要小，做到轻、稳、准。做到一手递，一手接，保证医生在接后即能用。③传递脑棉时，根据需要将不同大小的脑棉传递到医师的视野内。④做各种操作时绝对不可倚靠及碰撞手术床及显微镜底座，以免影响手术区域及操作。

（3）使用后的注意事项：①关闭手术显微镜光源，打开固定器，将显微镜推离手术区。②将手术显微镜镜臂收起，缩至最短距离，注意保护镜头。③关闭总电源，收好电源线和视频线，将手术显微镜放置原位，固定底座开关。④取下手术显微镜套后，应检查手术显微镜上有无血迹，清洁擦拭干净。⑤按要求在专用登记本上记录显微镜使用状况。

（4）保养的注意事项：①手术显微镜的镜头是整个机器的心脏，非常娇贵，所以每次使用后，要用镜头专用纸清洁镜头，禁用粗糙的物品擦拭，防止出现划痕，影响镜头的清晰程度。②勿用乙醇、乙醚等有机溶剂擦拭镜身，可用软布蘸水擦拭；各个螺丝和旋钮不要拧得过紧或过松。③关闭显微镜时，要先将调节光源旋钮旋至最小，再将光源电源关闭，最后关闭显微镜电源开关，以延长灯泡的使用寿命。④随时记录手术显微镜的使用情况、性能、故障及解决方法。⑤手术显微镜应放置于干净、干燥通风的地方，注意避免碰撞。⑥显微镜通常处于平衡状态，无特殊要求，不要轻易调节。⑦专人负责检查，设专用登记本，每次使用后需登记情况并签名。⑧每3个月由专业人员做一次预防性维修和保养，每年进行1次安全性检查。

随笔

思考题

1. 遇颅内动脉瘤夹闭急诊手术，手术室护士如何在最短时间内做好准备工作？
2. 从切开头皮至打开硬脑膜这一阶段，洗手护士的护理配合有哪些？
3. 夹闭动脉瘤时，洗手护士应如何配合，若遇颅内动脉瘤过早破裂，应如何配合协助手术医生进行止血处理？
4. 神经外科手术中如何正确使用和清点脑棉？
5. 神经外科俯卧位应如何正确放置手术体位，需要哪些特殊的体位垫和体位架？
6. 神经外科显微镜如何正确操作，术中操作过程中的注意点是什么？术后如何进行保养？

第四节　心胸外科常见手术案例

心胸外科专业开创于20世纪初期，起步较晚但几十年来却是发展最快的外科学分支之一。胸心外科通常可分为普通胸外科和心脏外科，普通胸外科治疗包括肺、食道、纵隔等疾病；心脏外科则是治疗心脏的先天性或后天性疾病。常见的先天性心脏病手术包括房室间隔缺损修补，肺动脉狭窄拓宽、法洛四联症矫治术和动脉导管未闭结扎术等；后天性心脏病手术包括瓣膜置换术、瓣膜成形术、冠状动脉搭桥术、带瓣管道置换术等；下面以几个经典的胸心外科手术为例，介绍手术的护理配合。

知识链接

心脏基本解剖结构（图8-4-1）：心脏是中空肌性器官。主要结构有四腔、二间隔和四个瓣膜。四个腔分别为左、右心室和左、右心房，左右心室之间为室间隔，左右心房之间为房间隔。心脏通过两侧房室瓣和两大动脉瓣的作用，产生单向前进血流，推动血液循环，位于左心房和左心室之间的为二尖瓣；左心室与主动脉之间的为主动脉瓣；右心房与右心室之间的为三尖瓣；右心室与肺动脉之间的为肺动脉瓣。

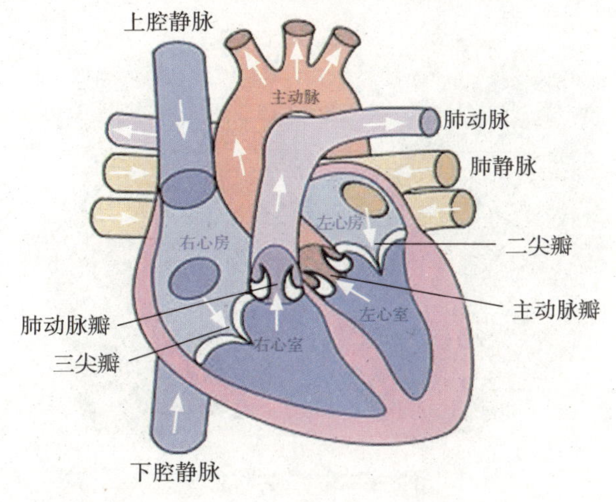

图8-4-1　心脏解剖示意图

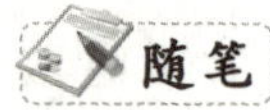

一、瓣膜病置换手术的护理配合

心脏瓣膜病是指心脏瓣膜结构（瓣叶、瓣环、腱索、乳头肌）的功能或结构异常导致瓣口狭窄及（或）关闭不全（图8-4-2、图8-4-3）。常见的致病因素包括炎症、黏液样变性、退行性改变、先天性畸形、缺血性坏死、创伤、梅毒、钙化、发育异常等。心脏瓣膜置换术是指在低体温麻醉下，通过外科手术切除病变瓣膜，使用人工心脏瓣膜替换的一种治疗方法。以下以二尖瓣置换术为例作手术配合介绍。

知识链接

人工心脏瓣膜：人工心脏瓣膜的种类可根据使用部位不同分为主动脉瓣和二尖瓣；根据形状不同可分为单叶瓣和双叶瓣；根据材料的不同可分为生物瓣和机械瓣，其中机械瓣使用寿命长，但需要终生抗凝治疗，容易产生并发症；而生物瓣不需终生抗凝，但寿命较短。人工生物瓣从固定液中取出后应以生理盐水反复冲洗至少3遍，且不能用手直接接触瓣膜，在缝合瓣膜整个过程中要常以生理盐水湿润，防止瓣叶干燥。

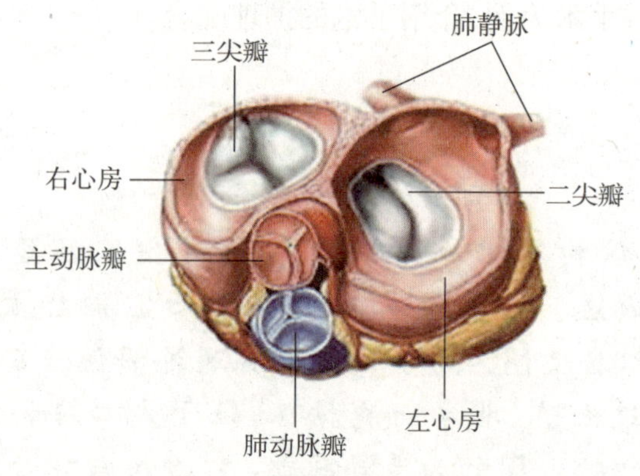

图8-4-2 心脏瓣膜示意图

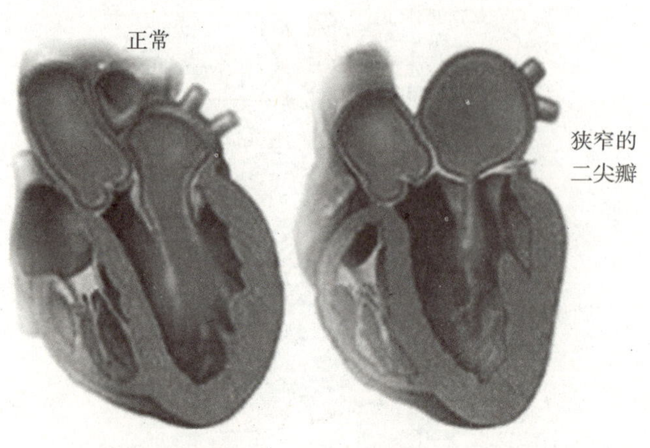

图8-4-3 二尖瓣狭窄

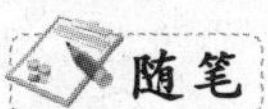

【二尖瓣置换手术配合案例】

章某，女，65岁，20年前无明显诱因感觉乏力，心慌，气急，休息后缓解，近期自觉上述症状有所加重来院就诊。无发热、咳嗽、咳痰，无恶心、呕吐，无夜间阵发性呼吸困难，无心前区疼痛。心尖区听诊可闻及3/6级舒张期隆隆样杂音。诊断：风湿性心脏病，二尖瓣狭窄伴关闭不全，心功能Ⅱ级。拟定2011年5月21日在全麻下择期行二尖瓣置换术。

2011年5月20日，手术室收到择期手术通知单，并安排手术间。

择期手术通知单

手术日期：2011.5.21

手术时间	手术房间	科室	姓名	床号	年龄	性别	住院号	诊断	手术名称	主刀医生	第一助手	麻醉方式	备注
8：00	307	心脏外科	章某	E138	65	女	189000	二尖瓣狭窄	二尖瓣置换术	徐亮	陆林	全麻	无

学习目标

1. 能陈述如何完成二尖瓣置换术的护理配合。
2. 能说出体外循环的概念以及体外循环需要降温的目的。
3. 能正确应用手术室的降温及保温设备，确保手术所需。
4. 能积极应对并处理手术中可能出现的意外状况。

（一）主要手术步骤及护理配合

1. 手术前准备　手术患者入室前，巡回护士应先将凝胶体位垫和变温水毯放置于手术床上，其有防止压疮和体外循环恢复后升温的作用。手术患者取仰卧位，双手平放于身体两侧并使用中单将其保护固定。手术患者行全身麻醉，巡回护士配合麻醉师进行动静脉穿刺；留置导尿管，并连接精密集尿袋。留置肛温探头进行术中核心体温的监测；巡回护士合理粘贴电极板，通常将电极板与患者轴线垂直地粘贴于臀部侧方肌肉丰富处，不宜粘贴于大腿处，以防术中进行股动脉、股静脉的紧急插管。切口周围皮肤消毒范围为：上至肩，下至髂嵴连线，两侧至腋中线。按照胸部正中切口手术铺巾法建立无菌区域。

2. 主要手术步骤

（1）经胸骨正中切口开胸：传递22#大圆刀切开皮肤，电刀切开皮下组织及肌层，切开骨膜；传递电锯锯开胸骨，并传递骨蜡进行骨创面止血（图8-4-4、图8-4-5）。

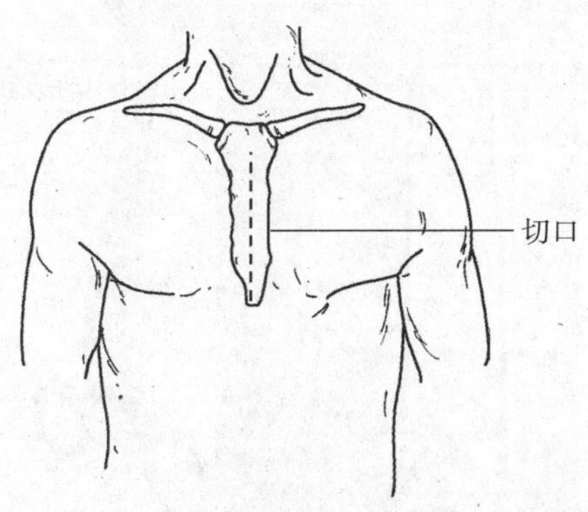

图8-4-4　胸正中切口

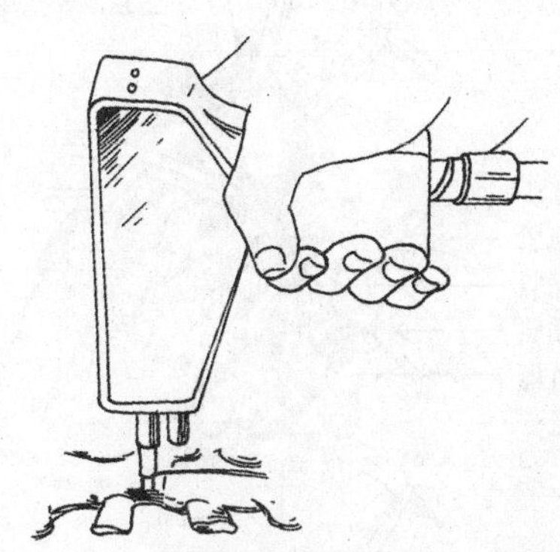

图8-4-5　使用电锯将胸骨纵形锯开

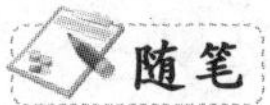

（2）撑开胸骨：利用胸腔撑开器撑开胸骨显露胸腺、前纵隔及心包；传递无损伤镊夹持心包，配合解剖剪剪开，传递圆针7#慕丝线进行心包悬吊，显露心脏（图8-4-6）。

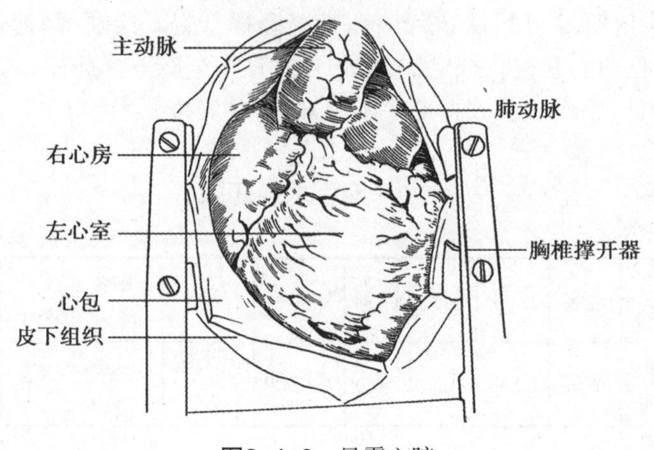

图8-4-6 显露心脏

（3）建立体外循环：传递25公分解剖剪、无损伤镊、血管游离钳等游离上下腔静脉及升主动脉，配合插管荷包的制作以及上下腔静脉和升主动脉插管，放置心脏冷停搏液灌注管，传递阻断钳阻断上、下腔静脉和主动脉（图8-4-7、图8-4-8），灌注停跳液（原理为含高浓度钾，导致心脏停跳），外膜敷冰泥保护心肌，直至心脏停止。

知识链接

体外循环（EEC）：是指使用特殊装置将人体静脉血引出体外，进行人工气体交换、温度调节和过滤等处理，再泵入人体动脉内的一项生命支持技术，又称心肺转流术。其目的是暂时性取代人体的心、肺功能，维持全身重要器官的血液供应和气体交换。体外循环是心脏外科和一些特殊手术的必要条件。体外循环的基本装置包括血泵（人工心）、氧合器（人工肺）、变温器、滤器以及各类插管、管道等附属装置。

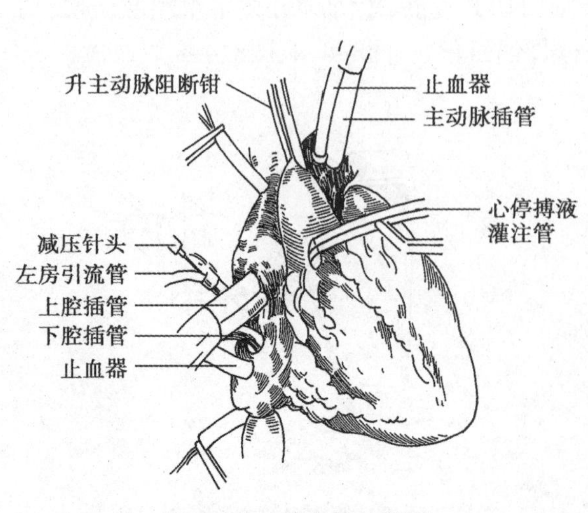

图8-4-7 建立体外循环

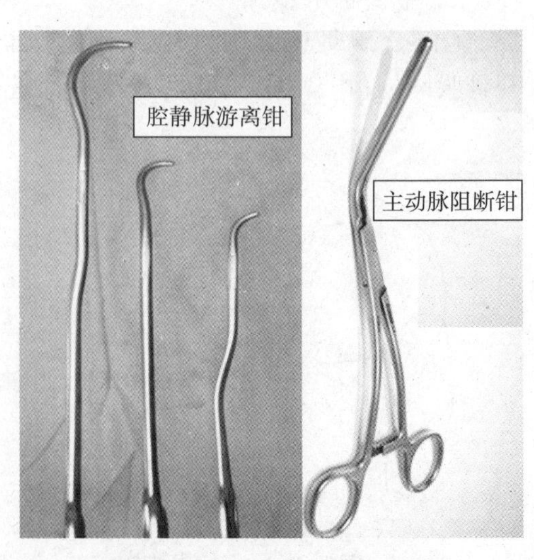

图8-4-8 体外循环特殊器械

（4）显露二尖瓣：传递11#尖刀经房间沟切开左心房壁，心房拉钩牵开心房，显露二尖瓣（图8-4-9、图8-4-10）。

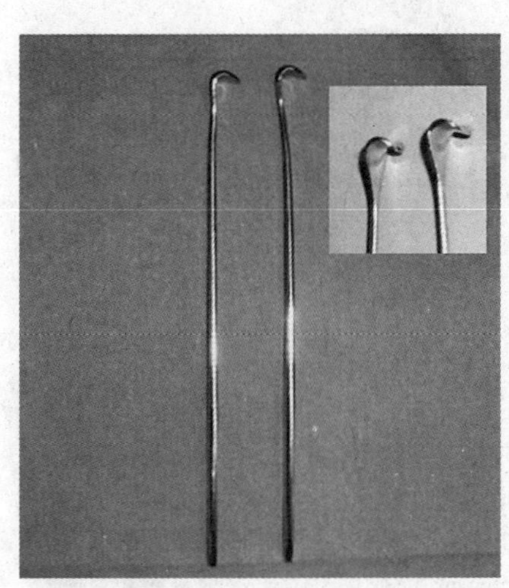
图8-4-9　心房拉钩

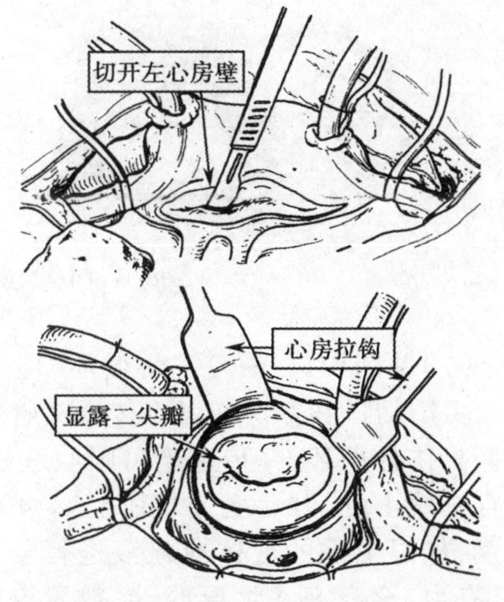

图8-4-10　切开左心房，显露二尖瓣

（5）剪除二尖瓣及腱索：传递25公分解剖剪沿瓣环剪除二尖瓣及腱索，无损伤镊配合操作，同时准备湿纱布，及时擦拭解剖剪及无损伤镊上残留腱索和组织（图8-4-11）。

（6）换人工瓣膜：传递测瓣器测定瓣环大小，选择大小合适的人工瓣膜，传递瓣膜缝合线缝合人工瓣膜（图8-4-12~图8-4-14）。

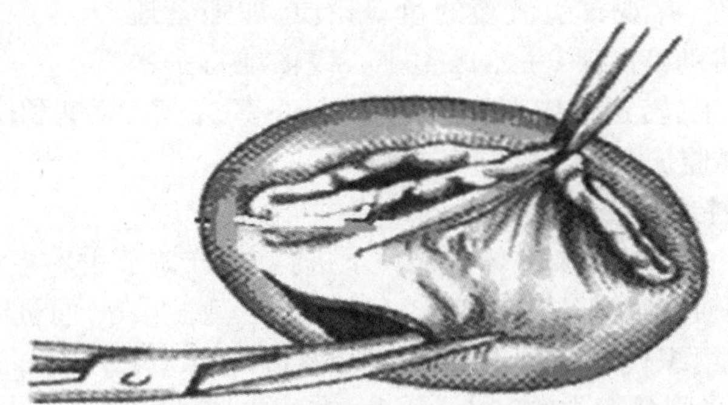
图8-4-11　剪除二尖瓣及腱索

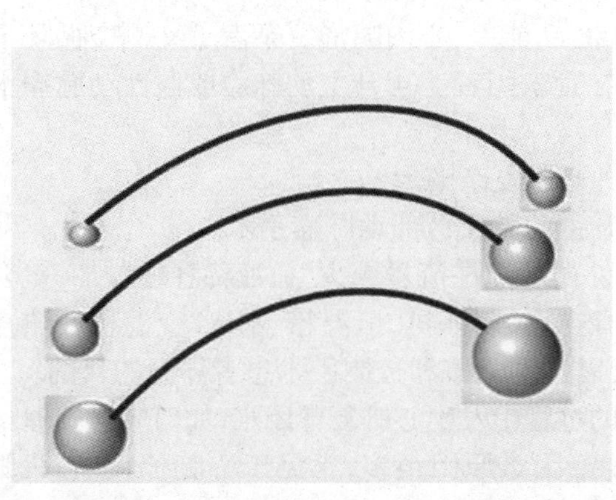
图8-4-12　不同大小型号的测瓣器

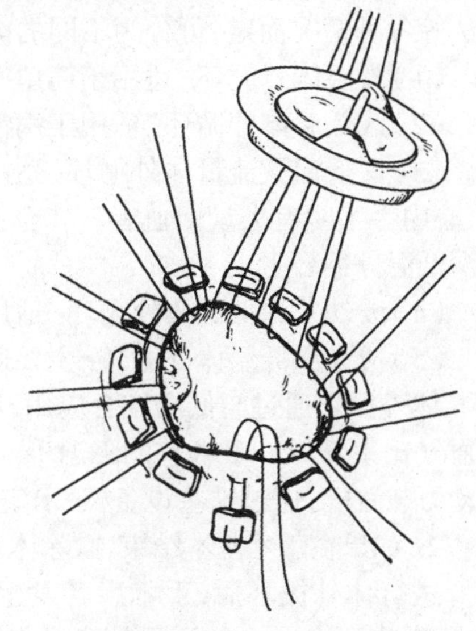
图8-4-13　上人工瓣膜

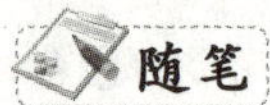

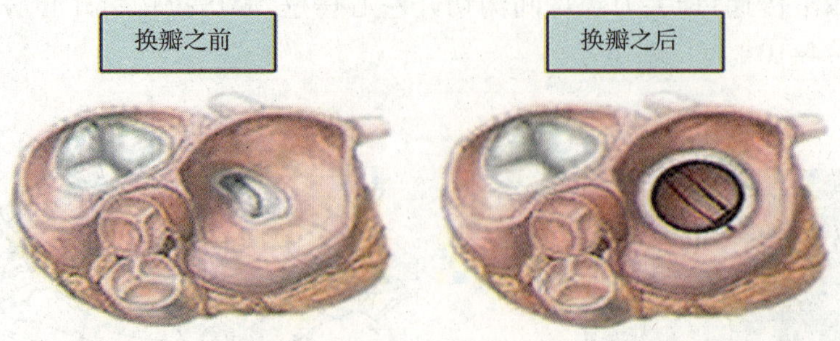

图8-4-14　换瓣前后效果图

（7）关闭切口，恢复正常循环：传递不可吸收缝线关闭二尖瓣切口和左房切口。传递夹管钳（图8-4-15），配合撤离体外循环，并传递不可吸收缝线或各种止血用品配合有效止血；开启变温水毯至38~40℃，调高手术间内温度，加温输注的液体或血液进行复温，待心脏跳动恢复、有力，全身灌注情况改善，放置胸腔闭式引流管，传递无损伤缝线缝合并关闭心包，传递胸骨钢丝关胸及慕丝线缝合切口。

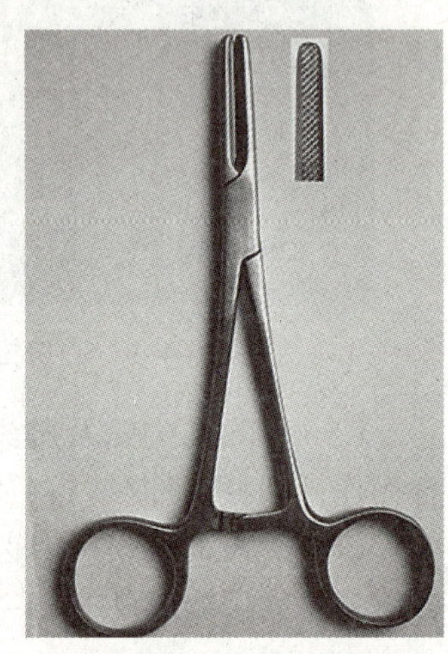

图8-4-15　夹管钳

3. 术后处置　为手术患者包扎伤口，及时加盖棉被进行保温。检查手术患者骶尾部、足跟等易发生压疮的皮肤，及时发现皮肤发红、破损等异常情况。固定胸腔引流管、导尿管，保持引流通畅，并观察引流液的色、量、质，加强管道护理，防止滑脱。协助麻醉师、手术医生小心谨慎地将手术患者转移至监护床上，转运途中严密监测血压、心率、心律、氧饱和度等生命体征。保障患者安全，与心外科监护室护士做好交接班。

（二）围手术期特殊情况及处理

1. 心脏外科手术多数需要在体外循环下进行，怎样调节手术患者体温？

正常机体需高血流量灌注重要脏器，包括肾、心、脑、肝等，而机体代谢与体温直接有关，体温每下降7℃组织代谢率可下降50%，如体温降至30℃，则氧需要量减少50%，体温降至23℃时氧需要量则是正常的25%。因此，在建立体外循环过程中需要降温，以减低需氧量，预防重要脏器缺血缺氧，提高灌注的安全性。降温程度根据病情、手术目的和手术方法等各种情况而定，可分为不同的类型。

（1）常温体外循环：适用于简单心脏畸形能在短时间内完成手术者。

（2）浅低温体外循环：适用于病情中等者，心内畸形不太复杂者。

（3）深低温微流量体外循环：适用于：①心功能差，心内畸形复杂者。②侧支循环丰富，心内手术时有大量回血者。③合并动脉导管未闭者。④升主动脉瘤或假性动脉瘤手术深低温停循环者。

（4）婴幼儿深低温体外循环：适用于各种心脏复杂畸形。

（5）成人深低温体外循环：主要适用于升主动脉及弓部动脉瘤手术。

体外循环通过与低温结合应用，可使体外循环灌注流量减少，血液稀释度增加，氧合器血气比率降低。手术室的降温/保温设备有空调、制冰机、恒温箱、水床、变温毯及热空气动力装置等，通过这些设备，手术室护士可以达到调节和控制手术患者体温的目的。

2. 如果在手术基本结束、撤除体外循环的过程中发生心脏复苏困难，如何应对处理？

进行体外循环后，手术患者发生心脏复苏困难原因很多，常见于心脏扩大、心肌肥厚、心功能不全及电解质平衡紊乱等。案例中手术患者为二尖瓣狭窄患者，由于长时间的容量及压力负荷加重，且心功能基础较差，长时间的升主动脉阻断更加重了心肌的缺血缺氧损害，因此可能发生心脏复苏困难。

对于这位手术患者，首先应给予积极处理措施，如实施电击除颤等，如果效果不佳则立即再次阻断主动脉，在主动脉根部灌注单纯温氧合血5~10分钟，由于血液不但能为受损的心脏提供充足的氧，还能避免或减轻心肌的再灌注损伤。而后再次开放主动脉，一般即可自动复跳或经电击除颤后复跳。如多次除颤后仍不复跳则需再次阻断主动脉，灌注停搏液使心电机械活动完全停止，让心脏得以充分的休息，降低氧耗，为再次复跳做好准备。

3. 手术患者在心跳复跳后因高血钾发生心跳骤停，如何进行处理？

心脏复跳后发生高钾血症的可能原因包括：肾排钾减少、血液破坏、酸中毒、摄入过多等，如心脏停跳液（含钾）灌注次数和容量过多，大量的血液预充等。高钾血症可使静息电位接近阈电位水平，细胞膜处于去极化阻滞状态，钠通道失活，动作电位的形成和传导发生障碍，心肌兴奋性降低或消失，兴奋－收缩耦联减弱，心肌收缩降低，从而发生心跳骤停。

（1）胸内心脏按压：第一时间内迅速给予。

胸内心脏按压方法可分为单手或双手心脏按压术，一般用单手按压时，拇指和大鱼际紧贴右心室的表面，其余4指紧贴左心室后面，均匀用力，有节奏地进行按压和放松，频率为80~100次/分钟。双手胸内心脏按压，用于心脏扩大、心室肥厚者，术者左手放在右室面，右手放在左室面，双手掌向心脏做对合按压，余同单手法。切勿用手指尖按压心脏，以防止心肌和冠状血管损伤（图8-4-16）。

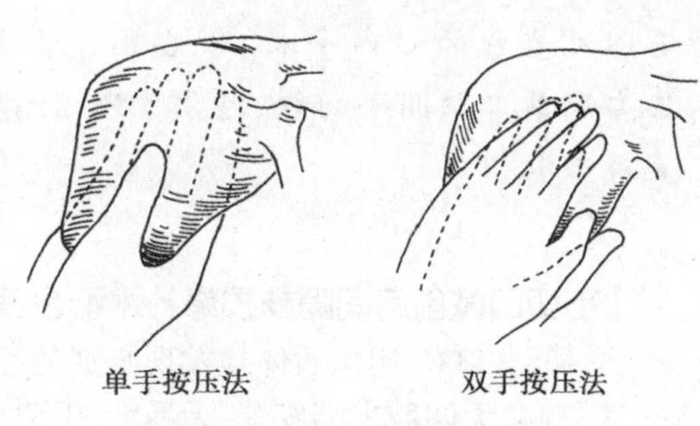

图8-4-16　心内按压示意图

（2）胸内电除颤：巡回护士立即准备除颤仪及无菌除颤极板配合手术医生进行胸内除颤（图8-4-17、图8-4-18）。首先打开除颤器电源，选择非同步除颤方式，继而选择电能进行充电；手术医生将胸内除颤电极板分别置于心脏的两侧或前后并夹紧，电击能量成人为10~40J，小儿为5~20J。

（3）复苏成功后，应配合麻醉师使用药物纠正低血压及电解质紊乱等，同时给予冰袋施行头部物理降温，同时用冰袋置于颈部、腋窝、腹股沟等大血管流经处进行体表降温，预防脑水肿等。心跳恢复后，有可能再度停搏或发生心室纤维性颤动，巡回护士应严密观察患者生命体征。

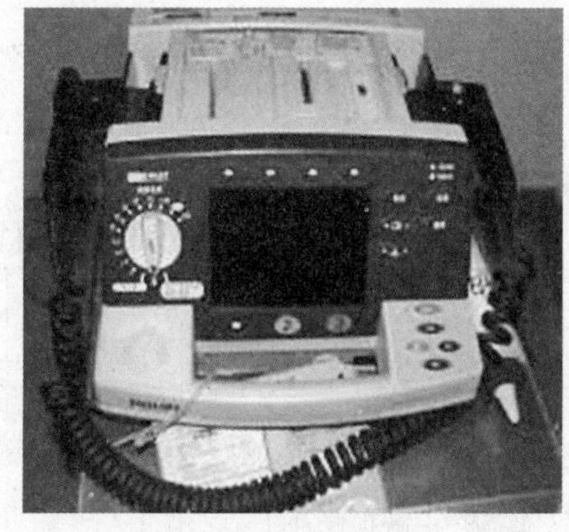
图8-4-17　除颤仪

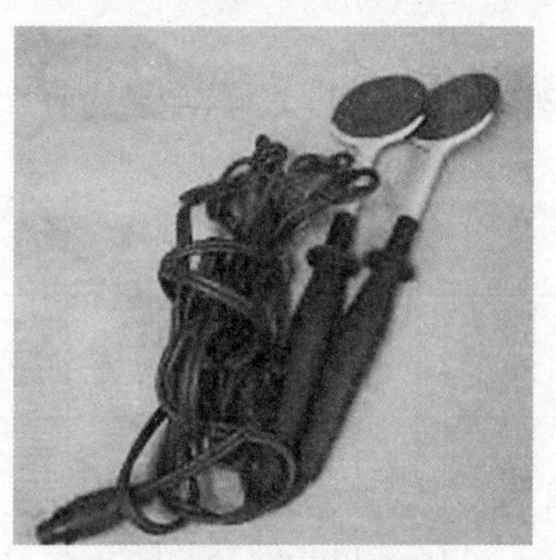
图8-4-18　胸内除颤极板

二、小切口微创心脏手术的护理配合

传统心脏外科手术，多采用胸骨正中切口，部分采用左胸后外侧切口，但往往痛苦大、手术切口长。随着近年来心血管手术安全性的不断提高，小切口心脏手术渐趋盛行。小切口心脏手术的特点是切口美观、隐蔽、创伤小、出血少、恢复快、愈合好、畸形少、费用少等。但由于切口小，术中术野显露较差，术前应明确诊断，严格掌握手术指征，同时对外科医生的手术操作技能也提出较高要求。本文以右腋下小切口微创房间隔缺损修补术为例介绍手术护理配合。

知识链接

小切口心脏手术的切口分类：

小切口心脏手术的常用切口目前可分为以下几种：①胸骨上段小切口，适用于主动脉瓣、肺动脉瓣手术；②胸骨下部小切口，可完成大部分心内直视手术可较好显露升主动脉、右心房、右心室和左心房；③右胸前外侧小切口，适用于经右心可直视的心内手术；④右胸骨旁小切口，适用于经右心可直视的心内手术；⑤左胸第二肋间小切口，适用于PDA结扎术；⑥右腋下横/纵小切口，可完成右心直视手术。

【小切口微创房间隔缺损修补术配合案例】

徐某，女，3岁，出生后体检发现心脏杂音，平素易感冒，生长发育与活动耐量较同龄儿童差。无气喘，无四肢末端发紫，无晕厥、黑蒙史等。听诊：于胸骨左缘第2~4肋间可闻及3/6级喷射样收缩全期杂音。心脏彩超提示：继发孔型，缺损间距为1.0cm。拟定2011年5月21日，在全麻下行小切口微创房间隔缺损修补术。

知识链接

心脏杂音及分级：心脏杂音是指在心音与额外心音之外，在心脏收缩或舒张时血液在心脏或血管内产生湍流所致的室壁、瓣膜或血管振动所产生的异常声音。临床一般将心脏杂音分为6级，心脏杂音被判定为3级（中度，有明显杂音，易于听到，可能有震颤）以上一般有临床意义。

2011年5月20日，手术室收到择期手术通知单，并安排手术房间。

择期手术通知单

手术日期：2011.5.21

手术时间	手术房间	科室	姓名	床号	年龄	性别	住院号	诊断	手术名称	主刀医生	第一助手	麻醉方式	备注
8：00	308	心脏外科	徐某	E121	3	女	189230	房间隔缺损	小切口微创房间隔缺损修补	关武	袁浩	全麻	无

随笔

学习目标

1. 能陈述小儿手术患者围手术期护理的工作流程。

2. 能说出小切口手术的术前准备工作的要点，能在术中临时调整手术方案时正确处理应对。

3. 能配合外科医生完成小切口房间隔缺损修补术的护理配合。

(一)主要手术步骤及护理配合

1. 手术前准备　患者静脉复合麻醉伴行气管插管，体位在仰卧位的基础上右胸垫高，呈左侧60° 半侧卧位，下半身尽量平卧，显露股动脉。右上肢屈肘悬吊于手术台支架上(图8-4-19)。摆放体位后，协助医师正确粘贴体外除颤板。切口周围皮肤消毒范围为：前后过中线，上至锁骨及上臂1/3处，下过肋缘。按照胸部侧卧位切口手术铺巾法建立无菌区域。

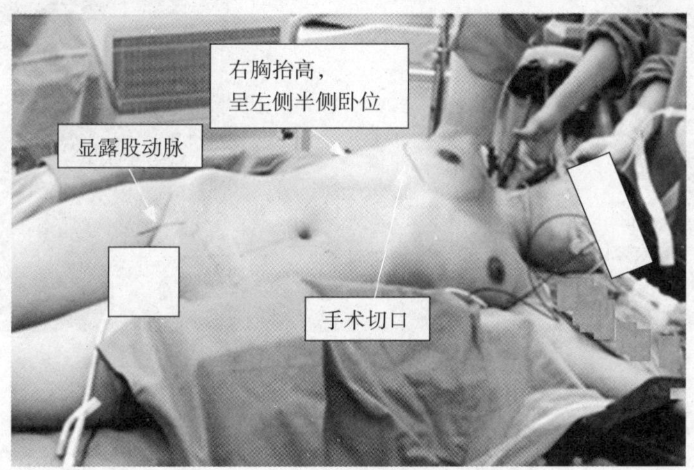

图8-4-19　小切口心脏外科手术体位摆放

2. 主要手术步骤

(1)右前胸切口：即取右侧腋中线第二肋交点与腋前线第五肋间交点连线行约5cm切口，于腋前线第四肋进胸(图8-4-20)。传递22#大圆刀切开皮肤，电刀切开皮下组织及肌层，传递侧胸撑开器暴露切口(图8-4-21)。

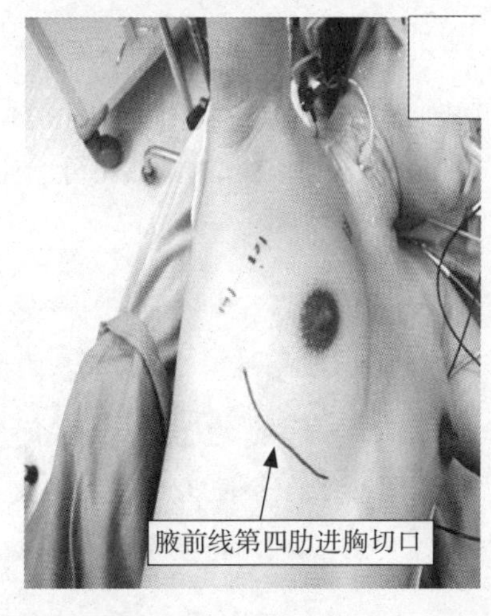

图8-4-20　小切口心脏外科手术切口

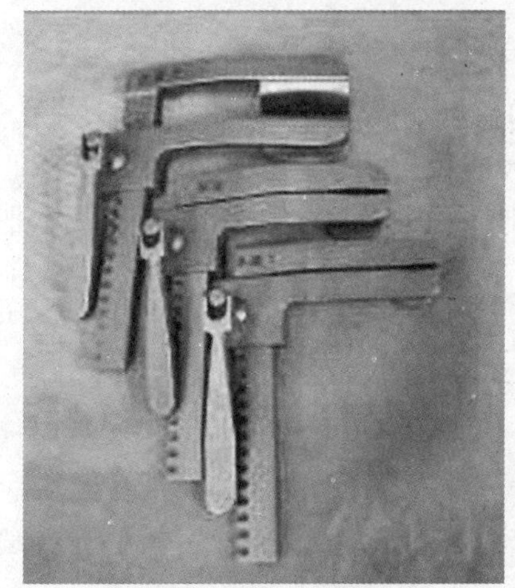

图8-4-21　侧胸撑开器

(2)建立体外循环：传递无损伤镊、25公分解剖剪剪开心包并传递圆针慕丝线固定心包。传递血管游离钳游离上、下腔静脉和主动脉并在主动脉根部作荷包缝合，插特定

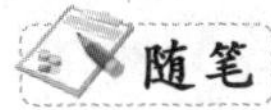

制作的长形带导芯的主动脉供血管（图8-4-22）。于右心耳部作荷包，并切开心耳插上腔静脉引流管；于右房壁作荷包缝线，切开后插下腔静脉引流管。体外循环开始后，阻断升主动脉并于主动脉根部注入冷停搏液。

（3）暴露房间隔缺损：传递无损伤镊及无损伤剪，切开右心房，暴露房间隔缺损（图8-4-23、图8-4-24）

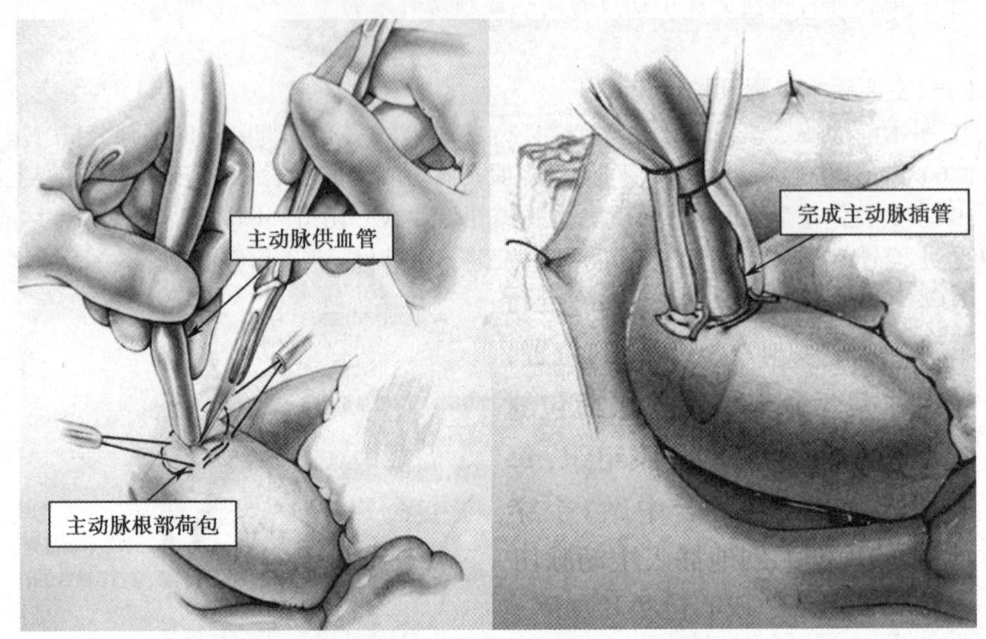

图8-4-22　主动脉插管

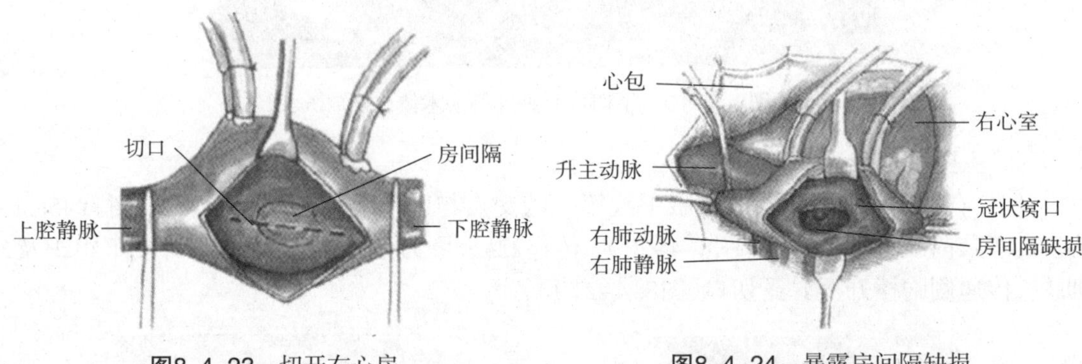

图8-4-23　切开右心房　　图8-4-24　暴露房间隔缺损

（4）修补房间隔缺损：如缺损较小，传递不可吸收缝线予以直接缝合（图8-4-25）；如缺损较大或位置比较特殊也可使用自体心包片或涤纶补片修补缺损。在缝合心房切口的同时排除右房内气体，主动脉开放后心脏复跳。

知识链接

房间隔缺损（ASD）：是心房间隔先天性发育不全所致的左右心房间异常交通。房间隔缺损可分为原发孔未闭型和继发孔未闭型，后者较为常见，继发孔未闭型缺损又可依据解剖位置分为中央卵圆孔型（最常见）、低位缺损型、静脉窦缺损型和混合型。房间隔缺损直径一般为2~4cm。

（5）关闭切口：放置胸腔闭式引流管，传递三角针慕丝线固定，传递无损伤缝线缝合并关闭心包，传递慕丝线缝合切口。

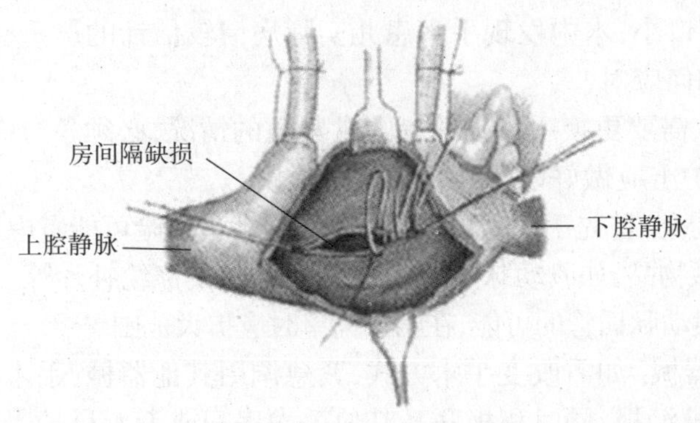

图8-4-25 使用直接缝合的方式修补房间隔缺损

3. 术后处置 为手术患儿包扎伤口，及时加盖棉被进行保温。检查手术患儿受压侧眼睛、耳朵、各处骨突部位以及悬吊的上肢，及时发现皮肤发红、破损等异常情况。固定胸腔引流管、导尿管，保持引流通畅，并观察引流液的色、量、质，加强管道护理，防止滑脱。协助麻醉师、手术医生小心谨慎地将手术患者转移至监护床上，转运途中严密监测血压、心率、心律、氧饱和度等生命体征。保障患者安全，与心外科监护室护士做好交接班。

（二）围手术期特殊情况及护理

1. 该手术患者为3岁的儿童，考虑到年龄小，自主配合和理解能力差，手术室护士应如何进行术前准备？

多数先天性心脏病患者需在儿时接受手术，因此必须加强以下几个方面的护理工作：

（1）做好心理护理，完善术前访视：对手术患儿关心爱护、态度和蔼，对家长解释病情和检查治疗过程，建立良好的护患关系，消除家长和手术患儿的紧张，取得理解和配合。全面了解手术患儿的基本情况，包括基础生命体征、皮肤准备情况、备血、配血和手术方案等。做好护理计划，儿童术前禁食10小时，婴幼儿禁食2小时。

（2）手术间及物品准备：手术间温度要保持恒定，对于10kg以下以及术中需要深低温降温的手术患儿，术前应在手术床上铺好变温毯，以便降温或复温时使用。10kg以下的手术患儿应用输液泵严格控制液体入量。准备好摆放体位时所需的适合患儿身高体重的体位摆放辅助用品。准备好适合小儿皮肤的消毒液，一般用碘附进行消毒。

（3）器械准备：根据手术患儿的身高和体重，准备合适的小儿心脏外科器械，如小儿使用阻断钳等，同时由于从侧胸入路手术，术前需要准备侧胸撑开器及加长的心脏外科器械，如25公分解剖剪、长柄15#小圆刀等，方便术中使用（图8-4-26）。

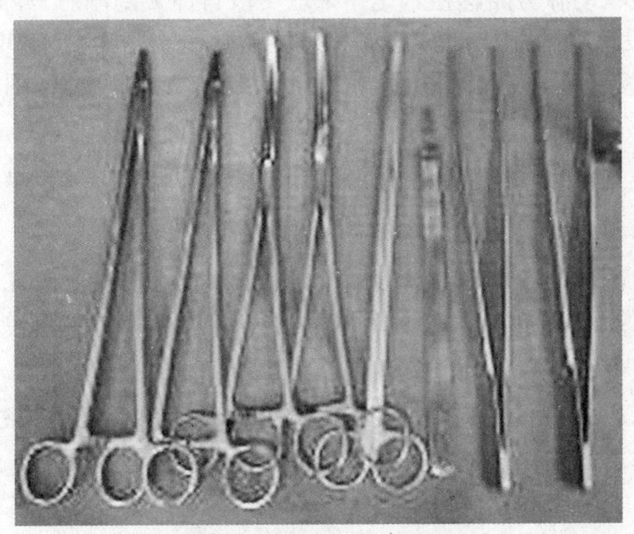

图8-4-26 侧胸加长器械

2. 由于手术切口小，术中发现手术患儿实际病情较估计的严重，需要临时改变手术方式，手术室护士如何应对？

术中病情突变、需要更换手术方式是非常紧急的情况，必须争分夺秒，以挽救手术患者的生命。手术室护士应做好以下几个方面的工作：

（1）术前准备周全：首先手术室护士应在术前将各种风险可能考虑周全，并事先准备好各种可能使用的器械物品，如股动脉插管管道、各种规格的涤纶补片等。手术医生也应考虑到手术方式改变或股动脉插管的可能，在消毒铺单时应扩大范围。

（2）及时供应器械：如需改变手术方式，紧急调用其他器械，手术室巡回护士应立即将情况向值班护士长汇报，同时积极联系其他手术房间或者专科护士寻找合适的器械或替代物品，并及时提供到手术台上供医生使用，尽量减少耗费时间，保证患儿安全。

3. 由于临时进行手术调整，导致手术时间意外延长，手术室护士要进行哪些处理措施？

手术时间意外延长可能导致非预期事件的发生，手术室护士必须及时调整和处理，以最大限度保护手术患儿及其家属。

（1）做好护理配合：手术室护士在整个手术过程应沉着冷静、全神贯注，预见性准备好下一步骤所需物品，配合手术医生尽量减少操作时间，降低手术对其他脏器损伤，减少手术并发症。

（2）预防性使用抗生素：常用的头孢菌素血清半衰期为1~2小时，为了保证药物有效浓度能覆盖手术全过程，当手术延长到3~4小时或失血量>1500ml时，应追加一个剂量，预防术后感染。

（3）无菌区域的保证：手术时间意外延长如超过4小时，应在无菌区域内加盖无菌巾，手术人员更换隔离衣及手套等。

（4）加强体位管理：术中每隔30分钟检查手术患儿体位情况，对于容易受压部位应定时进行减压，保证整个手术过程手术患儿皮肤的完整性，肢体功能不受损。

（5）联系并告知相关部门：联系病房告知患儿家属手术情况，安抚紧张情绪。告知护理排班人员，以便其做好工作安排。

三、冠状动脉旁路移植手术的护理配合

冠状动脉粥样硬化性心脏病简称冠心病，是一种最常见的心脏病，是指因冠状动脉狭窄、供血不足而引起的心肌功能障碍和（或）心脏器质性病变（图8-4-27）。目前冠心病的治疗可分为内科药物治疗、介入治疗和外科治疗，其中外科治疗主要以冠状动脉旁路移植术为主。冠状动脉旁路移植术是指采取一段自体大隐静脉，经静脉的近心端和远心端分别与狭窄段远端的冠状动脉分支和升主动脉作端侧吻合术，增加心肌血液供应量，此外还常用胸廓内动脉与狭窄段远端的冠状动脉分支端侧吻合（图8-4-28）。

知识链接

冠心病的分类：可分为无症状性心肌缺血、心绞痛、心肌梗塞、缺血性心肌病和猝死。心绞痛表现为胸骨后的压榨感、闷胀感，伴随明显的焦虑，持续3~5分钟，常发散到左侧臂部、肩部、下颌、咽喉部、背部，也可放射到右臂。心肌梗塞时表现为持续性剧烈压迫感、闷塞感，甚至刀割样疼痛，位于胸骨后，常波及整个前胸，以左侧为重。部分患者可沿左臂尺侧向下放射，疼痛较心绞痛持续更久、更重，休息和含化硝酸甘油不能缓解。

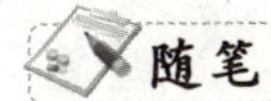

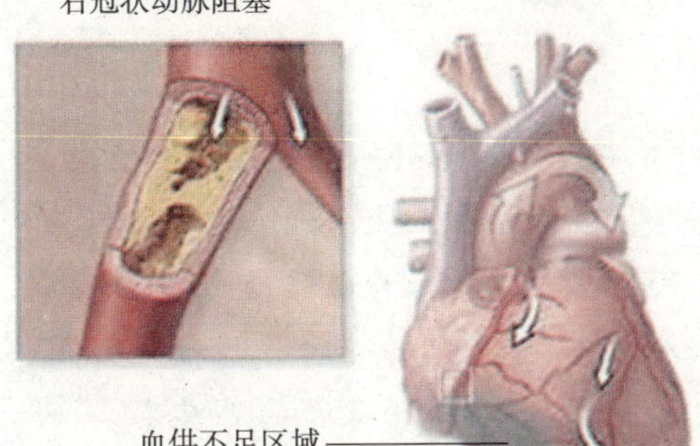

图8-4-27　冠状动脉狭窄示意图

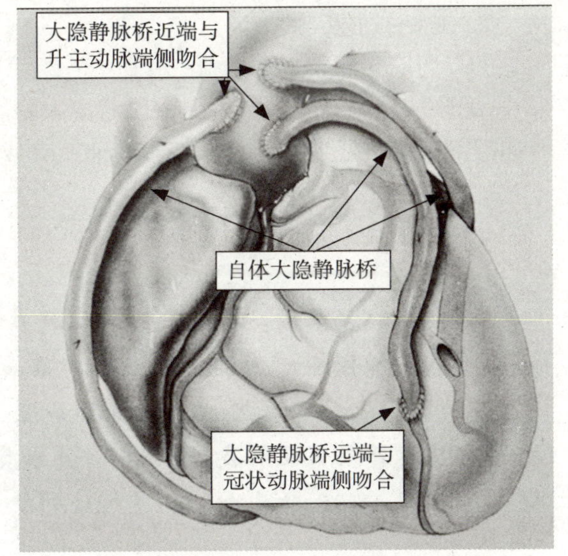

图8-4-28　冠状动脉搭桥示意图

【冠状动脉旁路移植术配合案例】

关某，男，70岁，6天前无明显诱因突发胸闷不适，约5分钟后开始出现胸骨后绞榨不适，无其他部位放散，伴有大汗，恶心，呕吐，伴濒死感，休息后不能缓解，急诊入院治疗。有高血压病史10余年，最高达180/100mmHg。心电图提示：急性心肌梗死；冠状动脉造影提示：左右冠状动脉钙化严重，前降支近中段广泛狭窄，达70%~80%，第一对角支开口处狭窄，达60%。拟定2011年5月21日，在全麻下行冠状动脉搭桥术。

2011年5月20日，手术室收到择期手术通知单，并安排手术房间。

择期手术通知单

手术日期：2011.5.21

手术时间	手术房间	科室	姓名	床号	年龄	性别	住院号	诊断	手术名称	主刀医生	第一助手	麻醉方式	备注
8：00	308	心脏外科	关某	E345	70	男	755234	冠心病、急性心肌梗塞	冠状动脉搭桥术	周焕	吴天	全麻	无

学习目标

1. 能陈述冠状动脉搭桥术的配合要点。
2. 能掌握胸腔闭式引流管的日常护理及正确处理突发的意外状况。
3. 能做好术中取大隐静脉的一系列配合工作。
4. 能做好术中精细器械及微小物品的管理工作。

（一）主要手术步骤及护理配合

1. 手术前准备　手术患者取仰卧位，行全身麻醉。切口周围皮肤消毒范围为：上至肩，下至双足，两侧至腋中线。按照胸部正中切口+双下肢切口手术铺巾法建立无菌区域。

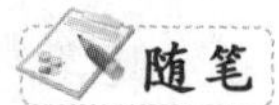

2. 主要手术步骤

（1）切取并修整大隐静脉：由其中一组手术医生负责该项工作，护士应配合传递小圆刀片，配合从左侧腹股沟至大腿中段游离大隐静脉，传递肝素液和罂粟碱注射液扩张静脉，传递解剖剪修整残端，遇分支血管，传递钛夹或结扎线进行离断（图8-4-29、图8-4-30）。

知识链接

肝素液和罂粟碱：①肝素钠是抗凝药物，可用于防治血栓形成或栓塞性疾病以及由各种原因引起的弥漫性血管内凝血，此外还可用于血液透析、体外循环、介入治疗、微血管手术等操作中的抗凝处理。肝素钠的拮抗药为硫酸鱼精蛋白注射液。②盐酸罂粟碱注射液对血管、心脏或其他平滑肌有直接的非特异性松弛作用，适用于治疗心、脑、外周血管痉挛所致的缺血以及肾、胆或胃肠道等内脏痉挛。

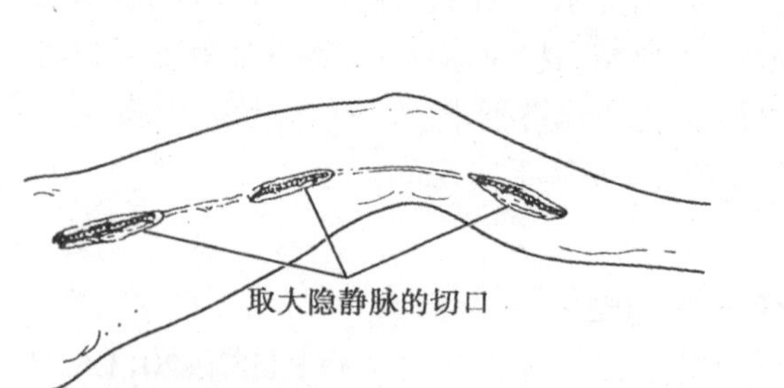

图8-4-29　采取大隐静脉的手术切口

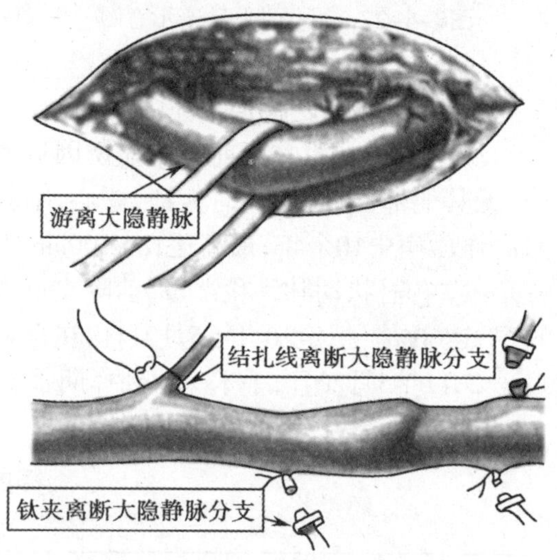

图8-4-30　游离、切取并修整大隐静脉

（2）胸骨正中开胸，显露心脏，建立体外循环：由另一组手术人员负责，护士配合工作同二尖瓣置换术（图8-4-31）。

（3）显露冠状动脉：传递精细解剖剪及精细镊，显露冠状动脉后降支（图8-4-32）。

知识链接

冠状动脉的解剖：正常情况下冠状动脉有左、右两支，分别开口于升主动脉的左、右冠状动脉窦。左冠状动脉在肺动脉总干和左心耳之间沿左侧房室沟向前向下分为前降支和旋支。右冠状动脉自右冠状动脉窦发出后贴近右心耳底部，沿右房室沟向外向下行。冠状动脉粥样硬化的好发部位以前降支最常见，其余依次为右主干、左主干或左旋支、后降支。

（4）切开冠状动脉：依次传递15#小圆刀、冠状动脉尖刀、角度冠状动脉剪刀，配合医生在冠状动脉拟吻合部位做纵形切开至所需长度（图8-4-33、图8-4-34）。

（5）动静脉桥远端与冠状动脉端侧吻合：传递冠脉探针探查搭桥部位冠状动脉远端是否通畅，传递7-0聚丙烯线连续缝合（图8-4-35、图8-4-36）。

（6）升主动脉壁打孔：心脏复跳后，传递无创侧壁钳夹升主动脉前方，传递解剖剪修剪升主动脉壁拟打孔处，依次传递11#小尖刀、打孔器在主动脉壁上打孔（图8-4-37）。

（7）动静脉桥近端与升主动脉端侧吻合：传递6-0聚丙烯线连续吻合，开放主动脉测试，如有渗漏进行及时缝合（图8-4-38）。

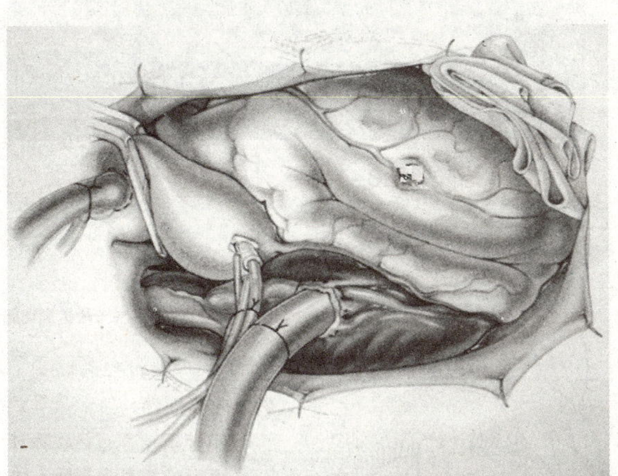

图8-4-31　显露心脏

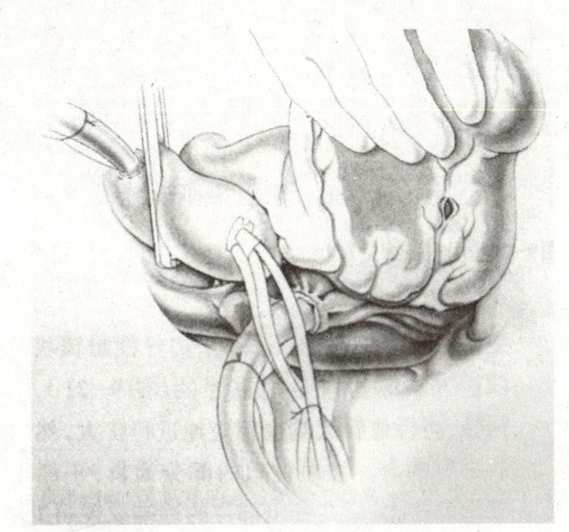

图8-4-32　显露冠状动脉后降支

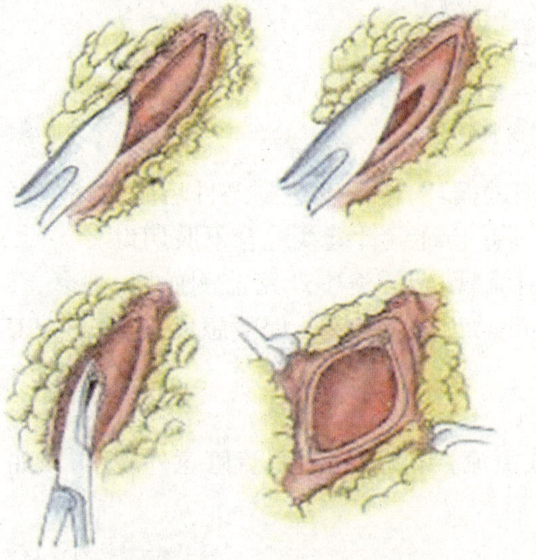

图8-4-33　切开冠状动脉

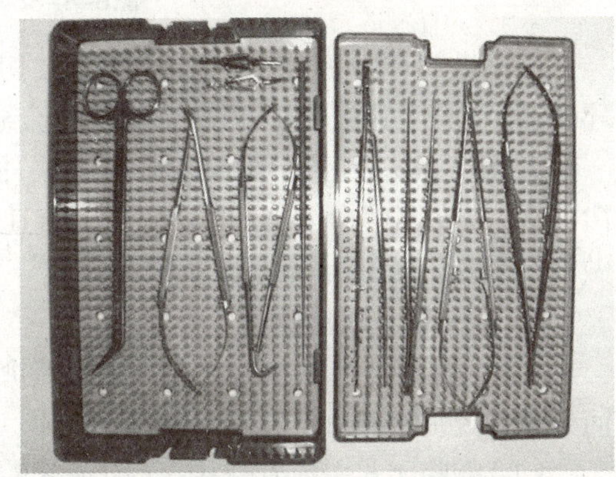

图8-4-34　冠脉搭桥特殊器械

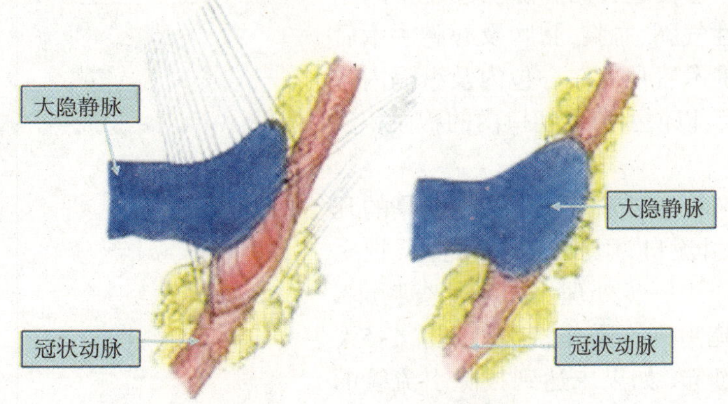

图8-4-35　远端血管吻合

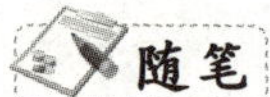

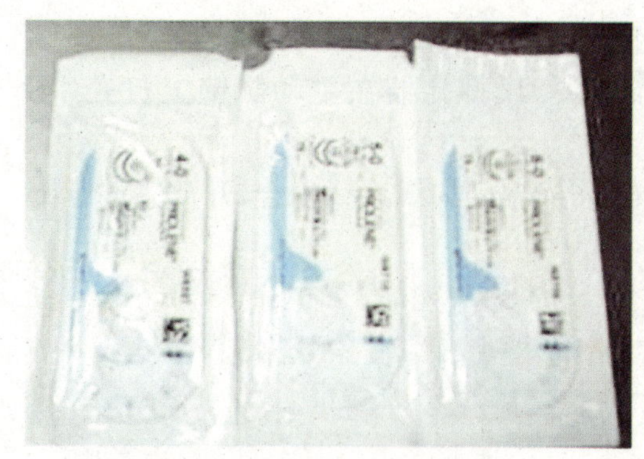

图8-4-36　聚丙烯血管缝线

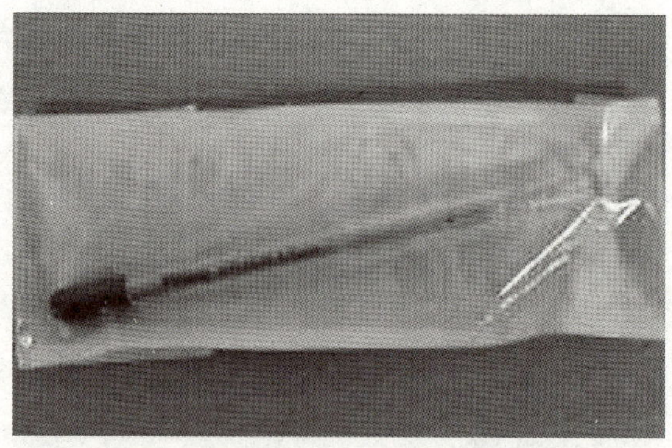

图8-4-37　打孔器

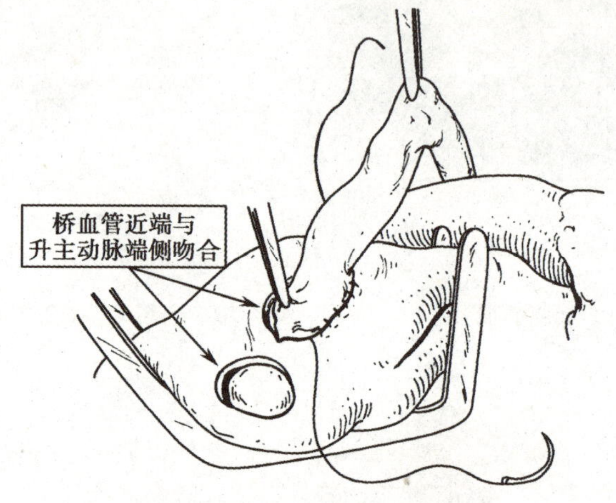

图8-4-38　近端血管吻合

（8）撤离体外循环，关胸，缝合下肢切口：辅助循环，待温度达到条件后脱离体外循环，放置胸腔闭式引流管；传递胸骨钢丝、缝线关胸；传递缝针缝线缝合下肢切口。

3. 术后处置　包扎伤口，检查皮肤，固定引流管，转运途中严密监测血压、心率、心律、氧饱和度等生命体征，观察胸液引流速度及量，加强管道护理，保障患者安全，与ICU做好交接班。处理术后器械及物品。

（二）围手术期特殊情况及护理

1. 心胸外科手术术后大多要使用胸腔闭式引流，当胸腔闭式引流管意外脱出，该如何处理？

（1）胸腔闭式引流管作用：①引流胸腔内渗液、血液及气体。②重建胸膜腔内负压，维持纵隔的正常位置。③促进肺的膨胀。④现常用于外伤性或自发性气胸、血胸、脓胸及心胸手术后的引流等。心脏术后常规在心包内及纵隔内各放置一根引流管，以便引流出切口内的积血积液（图8-4-39）。

（2）一旦胸管意外脱出时，立即用厚的凡士林纱布封堵引流口，用胶布牢固封闭，视手术患者病情再作进一步处理。如果复查胸部X线片显示基本痊愈则不需作特殊处理。4~5天后取下凡士林纱布；如果未达到拔除引流管的指征，先用凡士林纱布封堵引流口，再重新选择原引流口邻近的肋间隙作胸腔闭式引流术。

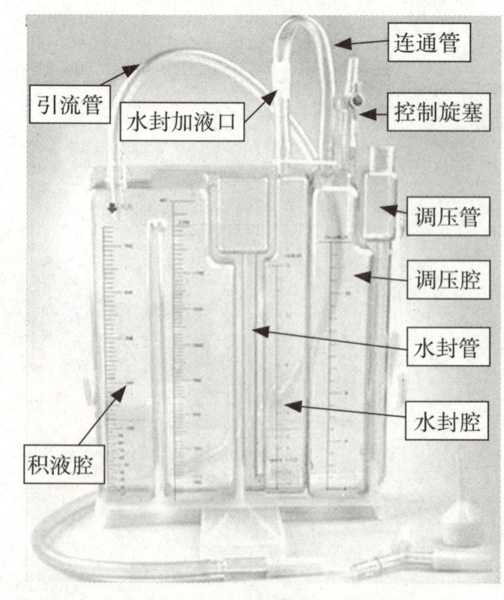

图8-4-39　TFR三腔型胸腔闭式引流装置

2. 冠状动脉搭桥所用的动脉或静脉均来自手术患者自身，其中大隐静脉最为常用，术中在取大隐静脉时有哪些注意要点？

（1）大隐静脉是体内最长的静脉，其管径及走向相对恒定，体表定位容易，手术取材简单，伤口易愈合，对下肢功能无影响。术中所取大隐静脉的长度根据搭桥的部位及数量而定，所取的大隐静脉口径不应小于3.5mm。

（2）术中操作应仔细轻柔。切口处的大隐静脉用湿纱布保护，防止大隐静脉长时间暴露引起干燥。分离大隐静脉主干及分支时应精细轻柔，防止牵拉及暴力，不可钳夹大隐静脉。要等体外循环建立后再离断大隐静脉，防止离断时间过长，缺血引起静脉血管内皮细胞损伤，影响桥血管的通畅。

（3）取下的大隐静脉放预先配制好的肝素盐水中。仔细检查静脉的完整性，防止术后桥血管出血引起心包填塞。检查静脉壁有无破口时，注射器压力不应过高，防止引起静脉内皮细胞损害。

3. 冠状动脉搭桥手术术中用物较多且较精细，手术室护士如何妥善管理术中用物？

（1）特殊缝线及小物品：手术时所用血管缝针较多且小，血管阻断夹、针头、血管分流器等小型手术物品较多，洗手护士应及时收回，注意保管，严格做到两人四遍清点法，确保所有手术用物数目准确无误。

（2）术中所用的聚丙烯缝针线，具有针小、线细，且容易打结等特点。洗手护士应用笔式持针器夹针，用套有橡皮管的蚊式钳夹住缝线尾端。在手术医生进行打结的过程中，洗手护士应用肝素水冲洗湿润其双手，防止缝线粘手。洗手护士应使用吸针板对缝针进行妥善放置。

（3）冠脉搭桥手术中使用的器械大多比较精细，应专人专管。护士在术中应做好保护工作，精细器械放于弯盘上传递。使用和清洗消毒时应特别注意保护前端，防止损伤。术后使用专用器械浸泡保养液，以延长精细器械的使用寿命。

四、肺叶切除手术的护理配合

肺是呼吸器官，左右各一。左肺分为上下两叶，右肺分为上、中、下三叶。分开肺叶的间隙称为叶间裂。气管在主动脉弓下缘约平胸骨角的部位分为左、右支气管，左、右支气管属于一级支气管，肺叶支气管属于二级支气管。肺的内侧面中央有一椭圆形的凹陷称为肺门，支气管、肺动脉、肺静脉以及支气管动脉、静脉、淋巴管和神经由此进出（图8-4-40）。

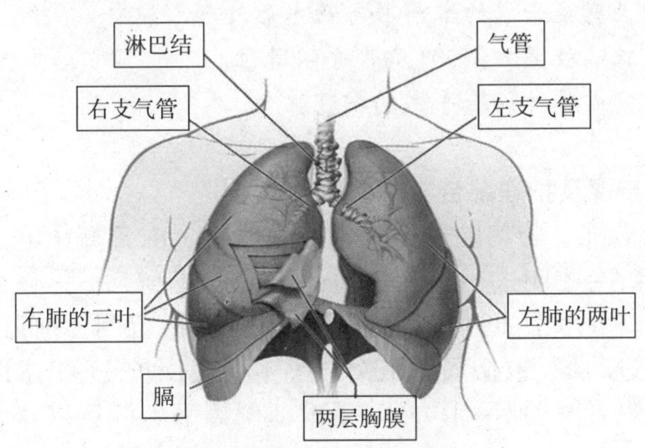

图8-4-40 肺的解剖图

外科手术治疗的常见肺部疾病包括肺部良性疾病和肺部肿瘤，前者常见肺结核、支气管扩张及肺大疱；后者主要见于肺癌。治疗肺结核的基本手术方式以肺叶切除术和胸廓成形术为主；支气管扩张的手术治疗一般作肺叶或肺段切除，少数患者须做全肺切除；肺癌的手

术治疗取决于病变的部位和大小，彻底切除肺部原发癌肿病灶和局部及纵隔淋巴结。

知识链接

肺癌的辅助检查：胸部X线检查，在肺部可见块状阴影，边缘不清，常呈分叶状或切迹状，边缘模糊毛糙，常显示细短毛刺影。CT检查分辨率高，可发现X线检查容易遗漏的较早期的肺癌。痰细胞学检查肺癌，尤其起源于较大支气管的中央型肺癌，表面脱落的癌细胞随痰咳出，若痰中找到癌细胞即可明确诊断。支气管镜检查，可在支气管腔内直接看到肿瘤大小、部位及范围。

【肺叶切除手术配合案例】

蒋某，男，50岁，体检发现左上肺占位一年余。患者于一年前行心血管造影检查时影像学报告提示：左上肺占位。患者否认平时有咳嗽咳痰，否认痰中带血，无胸闷气急、头痛骨痛等不适，否认消瘦病史及其他不适。患者既往有肺结核、支气管扩张病史。术前MRI再次提示：左上肺占位；胸部CT平扫提示：左上肺团块灶伴点状钙化。拟定2011年4月13日，在全麻下行左肺上叶切除术。

2011年4月12日，手术室收到择期手术通知单，并安排手术间。

择期手术通知单

手术日期：2011.4.13

手术时间	手术房间	科室	姓名	床号	年龄	性别	住院号	诊断	手术名称	主刀医生	第一助手	麻醉方式	备注
8：00	311	胸外科	蒋某	E316	50	男	145900	左上肺肿块	左肺上叶切除术	赵飞	孙礼	全麻	无

学习目标

1. 能陈述一般性感染手术的术前准备及术后处理。
2. 能说出如何正确放置右侧90°胸部手术卧位。
3. 能陈述如何完成肺叶切除手术的护理配合。

（一）主要手术步骤及护理配合

1. 手术前准备　准备肺切除器械及常用敷料包。准备高频电刀、负压吸引装置、支气管残端闭合器、胸腔闭式引流瓶。待患者全身麻醉后，手术团队共同放置右侧90°胸部手术卧位。手术医生进行切口周围皮肤消毒，范围为前后过腋中线，上至肩及上臂上1/3，下边过肋缘，包括同侧腋窝。手术前巡回护士、手术医生和麻醉师三方进行Time Out核对患者身份、手术方式、手术部位等手术信息以及手术部位标识是否正确。

2. 主要手术步骤

（1）经后外侧第5肋切口切开皮肤：22#大圆刀切开皮肤；电刀切开皮下组织，逐层切开各肌群，传递中弯血管钳配合（图8-4-41）。

（2）肋间进胸探查病变，暴露胸腔：传递25公分解剖剪和无损伤镊，游离粘连的胸膜；

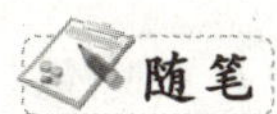

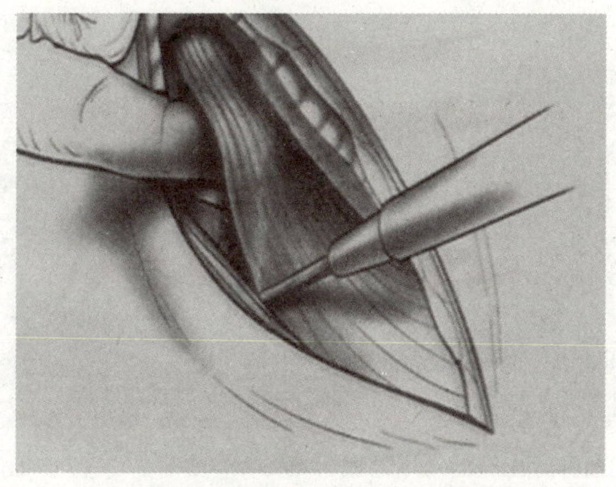

图8-4-41　经后外侧切口切开皮肤，逐层切开各肌群

递生理盐水给手术医生湿双手进行探查。根据切口大小传递胸腔撑开器暴露胸腔(可同时利用两个胸腔撑开器进行暴露)。传递肺钳牵拉肺组织(图8-4-42)。

(3)游离、切断左肺上叶血管：传递直角钳、25公分解剖剪进行游离；传递直角钳、常用7号慕丝线套扎血管两道；传递2把22公分微弯分离钳，夹持血管，25公分解剖剪剪断，常用7号慕丝线缝扎。进行肺叶血管切断时也可使用血管闭合器(图8-4-43、图8-4-44)。

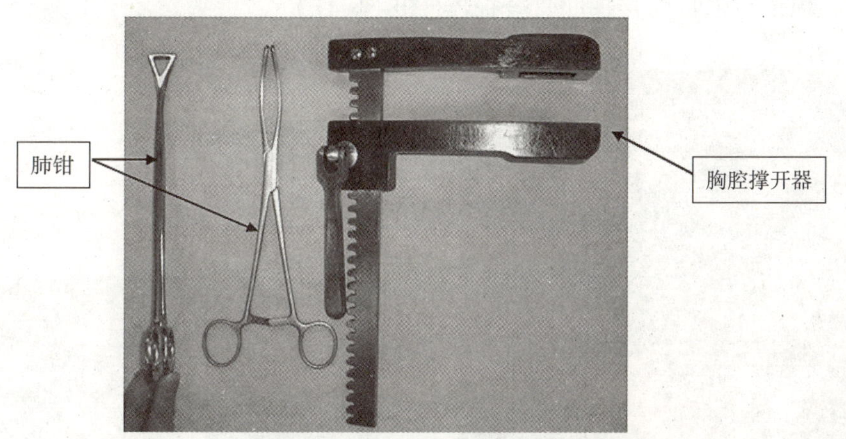

图8-4-42　肺钳和胸腔撑开器

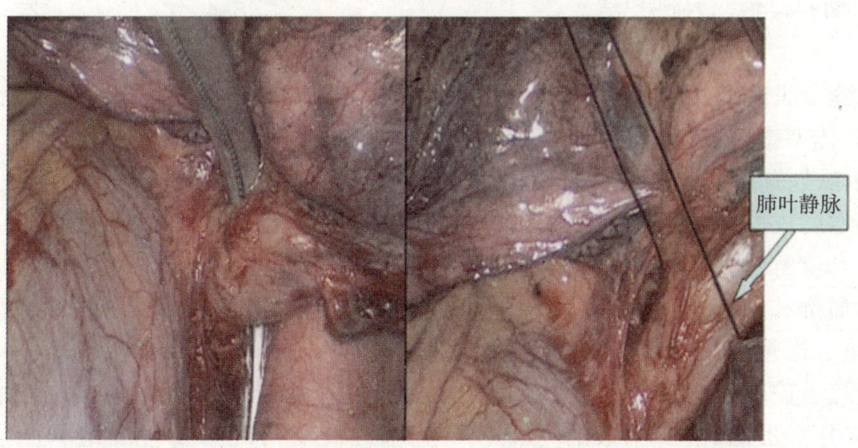

图8-4-43　胸腔镜直视下游离肺叶静脉血管，并用7号丝线套扎

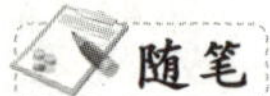

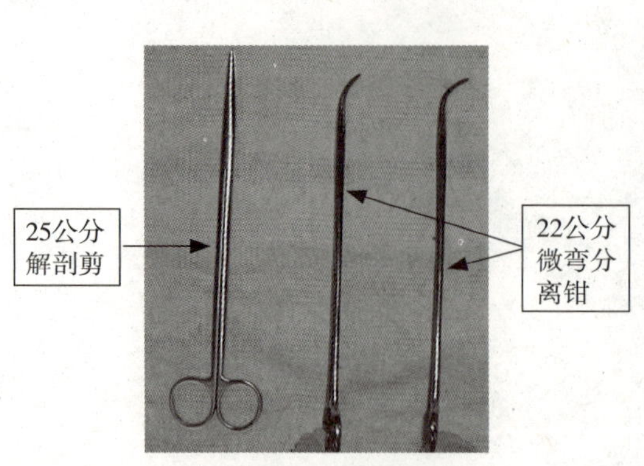

图8-4-44　进行游离、切断肺叶血管的常用器械

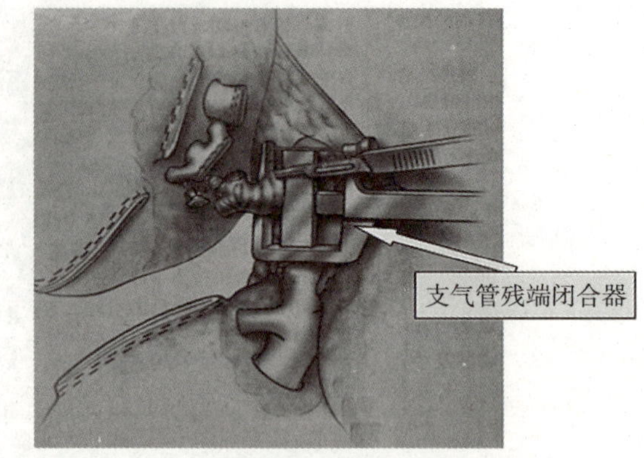

图8-4-45　支气管残端闭合器闭合支气管

（4）切断肺支气管，移除标本：传递支气管残端闭合器闭合支气管；传递15#小圆刀，紧贴闭合器切断支气管，递碘附棉球擦拭支气管残端，用弯盘接取标本（图8-4-45）。

（5）清扫淋巴结：传递22公分微弯分离钳、25公分解剖剪清扫淋巴结，圆针慕丝线缝扎或结扎（图8-4-46）。

（6）检查有无漏气和出血：传递碘附与生理盐水1∶10配制的冲洗液和生理盐水依次冲洗胸腔，检查是否漏气及出血，漏气或出血处用丝线缝扎。

（7）放置引流管，关闭胸腔：传递胸腔引流管，三角针慕丝线固定；大圆针双股10号慕丝线5针关闭胸腔，同时传递肋骨合拢器（图8-4-47）。

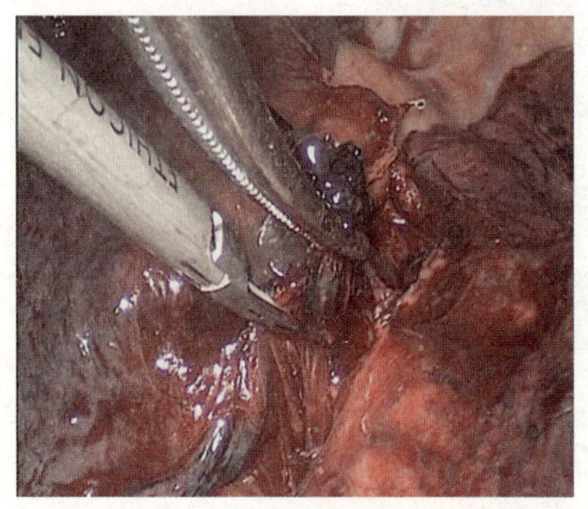

图8-4-46　清扫淋巴结

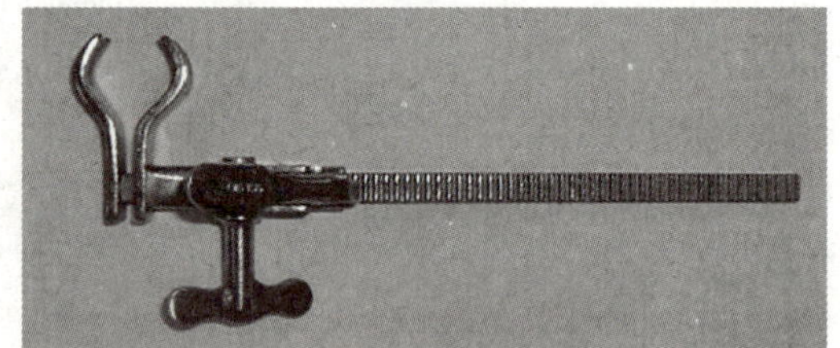

图8-4-47　肋骨合拢器

（8）缝合肌肉，关闭切口：圆针慕丝线依次缝合各层肌肉及皮下组织，三角针慕丝线缝合皮肤，传递伤口敷料。

3. 术后处置

（1）术后皮肤评估：放置胸外科90°右侧卧位的手术患者，术后巡回护士应及时与手术医生和麻醉师一同将患者由侧卧位安全翻转至仰卧位，重点检查受压侧的眼部和耳郭、手臂、肩部和腋窝、髂嵴、膝盖以及脚踝和足部的皮肤情况，由于案例中手术患者是男性，还应重点检查其外生殖器有无被压迫或损伤。

（2）管道护理：协助麻醉师妥善固定气管导管。协助手术医生连接胸腔引流管和胸腔闭式引流瓶，观察引流液的色、质、量和水柱波动情况。妥善固定胸腔引流管和导尿管，防止管路意外脱落和受压迫。

随笔

知识链接

胸腔闭式引流：原理是利用胸膜腔内因积液或积气形成高压时，胸膜腔内的液体或气体可排至引流瓶内；当胸膜腔内恢复负压时，水封瓶内的液体被吸至引流管下端形成负压水柱，阻止空气进入胸膜腔。胸腔闭式引流的目的是排除胸腔内的积气和积液；恢复和保持胸膜腔负压，维持纵隔正常位置，促使术侧肺迅速膨胀；及时发现胸膜腔内活动性出血，支气管残端瘘等。

（3）其他护理措施：根据医嘱运送患者入麻醉复苏室或监护室，并进行特殊交接；放置清扫的淋巴结及肺标本；完成一般感染性手术的术后处理。

（二）围手术期特殊情况及处理

1. 如何正确放置胸外科90° 右侧卧位，防止压疮发生以及神经损伤？

胸外科90° 侧卧位适用于肺叶切除术、食管癌手术等胸外科手术。待手术患者麻醉后，手术团队将患者身体呈一直线转成右侧90° 卧位，使左侧朝上。放置凝胶头圈于手术患者头下，避免眼睛、耳朵受压。将左侧上肢放于搁手架上层，右侧上肢放于下层，使胸廓自然伸展，不受两侧上肢挤压，维持正常呼吸。同时于胸部下方第4、5肋放置胸枕，防止臂丛神经受到损伤。然后分别用安全带固定两侧上肢，松紧适宜，露出手指。于下腹部和臀部分别放置髂托固定。将手术患者上方的左下肢适当屈曲，下方的右下肢自然伸直，并于两下肢之间放置软垫，同时在膝部和踝部放置软垫垫高，固定下肢。最后放置面架，调节灯光（图8-4-48）。

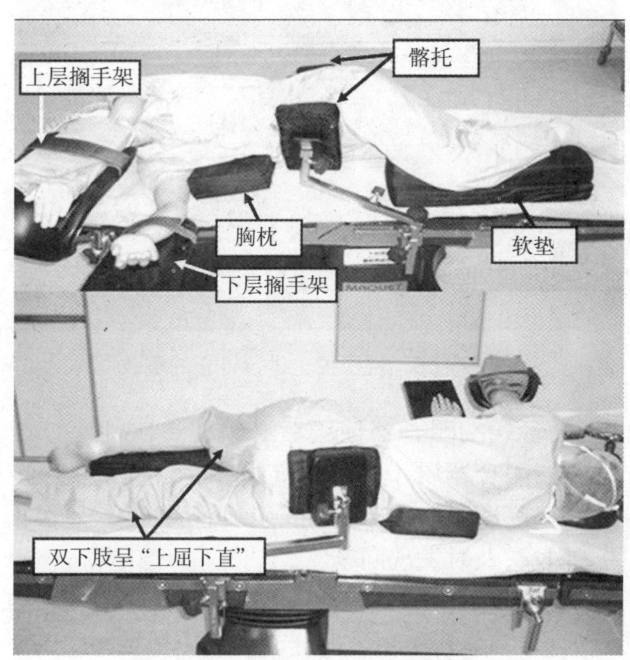

图8-4-48　胸外科90° 右侧卧位演示

2. 支气管残端闭合器是肺叶切除手术中常用的外科吻合装置，手术室护士应如何正确进行配合与操作？

（1）正确选择合适的吻合装置：根据组织厚度，选择钉仓尺寸合适的闭合器，常用的支气管残端闭合器TA型的钉仓尺寸有30mm、45mm、60mm和90mm。

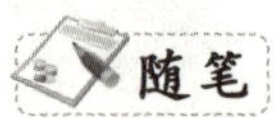

（2）有效核对：巡回护士拆开闭合器前必须与手术医生做好型号和规格的核对以及有效期核对、包装完整性的检查（图8-4-49）。

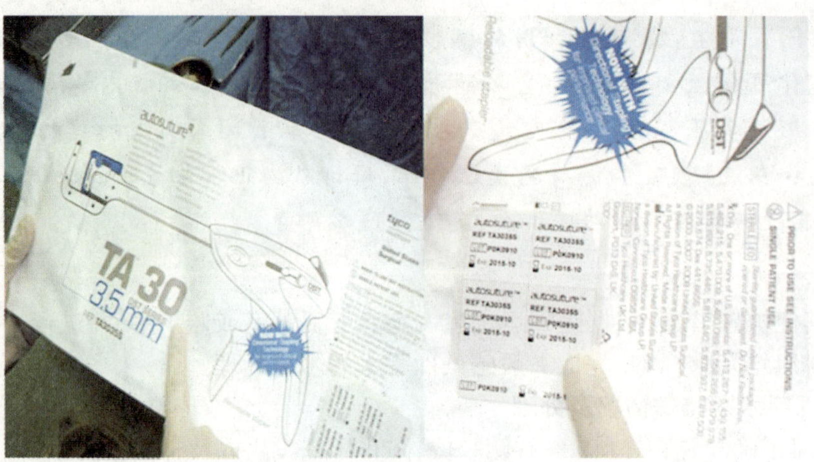

图8-4-49 巡回护士拆开闭合器前核对型号、规格和有效期

（3）术中正确操作闭合器：巡回护士以无菌方式提供闭合器，洗手护士将闭合器的夹爪呈打开备用状态。若须重载钉仓，洗手护士应确保夹爪完全打开，拆下已使用过的钉仓，清除砧表面所有组织或残留缝钉后重新安装一次性钉仓（图8-4-50）。

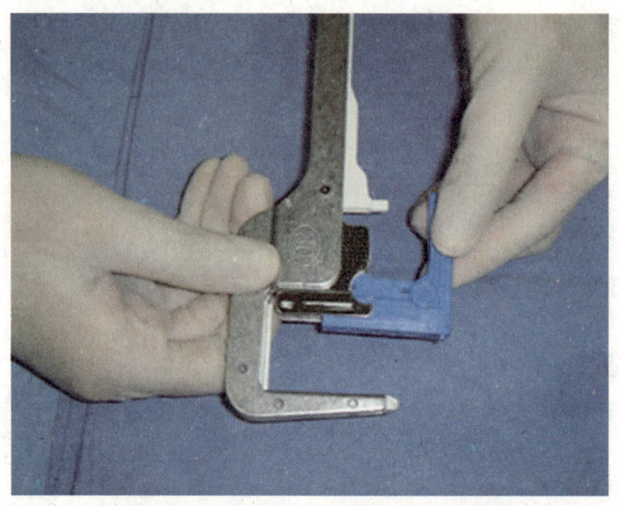

图8-4-50 洗手护士进行钉仓的重载

（4）术后处理：支气管残端闭合器使用后必须按一次性医疗废弃物丢弃，严禁重新灭菌使用。支气管残端闭合器属于手术室高值用物，巡回护士必须做好登记工作。

3. 肺叶切除手术患者，术后常规放置胸腔引流管，并连接胸腔闭式引流瓶，巡回护士应如何观察胸腔闭式引流，及时发现问题？

（1）术后引流液颜色观察：术后引流液颜色应由深红色转为淡红色或血清样，出现绿色或咖啡色应怀疑吻合口瘘。若出现乳糜样改变则应怀疑乳糜胸。

（2）术后引流液量观察：术后5小时内引流液量应每小时少于100ml，24小时少于500ml。

（3）术后胸腔闭式引流瓶内水柱波动观察：①水柱于水平面静止不动，多提示水柱上的管腔有漏气，使之与大气相通或管道打折、受压；②水柱在水平面上静止不动，多提示肺已复张，胸腔内负压建立；③水柱在水平面下静止不动，多提示胸腔内正压，有气胸；④水柱波动过大，超过6~10cmH_2O，提示肺不张或残腔大；⑤深呼吸或咳嗽时水封瓶内出现气泡，多提示有气胸或残腔内积气多。

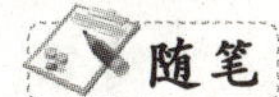

思考题

1. 心脏的基本解剖结构有哪些？二尖瓣、主动脉瓣、冠状动脉等解剖位置和生理作用？
2. 体外循环的定义是什么？如何建立体外循环？
3. 心脏手术患者在心脏开始复跳后又发生室颤或心搏骤停，手术室护士应如何应对处理？
4. 冠状动脉搭桥术中进行桥血管吻合时，需要哪些特殊器械？
5. 冠状动脉搭桥手术术中用物较多且较精细，手术室护士如何妥善管理术中用物？
6. 肺叶切除术的护理配合步骤是哪些？
7. 如何正确放置胸外科90°侧卧位？

第五节　腹腔镜手术的护理配合

腔镜外科手术最早可追溯到20世纪初，最早用于窥视深部器官和起诊断作用，如Desormeaux用早期的内镜观察子宫内口。1966年Karl Storz生产出第一套内镜，开创了硬性内镜的发展新纪元。1987年法国手术医生Mouret首次在人身上开展胆囊腹腔镜手术（Laparosco-picCholecystectomy，LC）并获得成功，我国1991年首次成功开展胆囊腹腔镜手术。近年来随着现代电子技术和外科手术操作技术的飞速发展，腔镜手术已从以往单纯的用于疾病诊断发展成现在几乎涉及所有外科临床领域的手术操作，尤其在腹部外科、泌尿外科、妇科等更应用广泛，取得了极大的成就。

腹腔镜手术的推广标志着微创手术的兴起，它与开腹手术相比具有安全、有效、创伤小、恢复快、瘢痕小的特点，但由于其手术器械复杂多样，且大部分在密闭的体腔或切口内精细操作，因此，更需要高质、高效的手术护理配合。如何做好腹腔镜手术的护理配合和对腔镜器械、仪器进行科学的管理，是当今手术室护理人员必不可少的知识技能之一。

一、腹腔镜胆囊切除术的护理配合

自1987 年法国的外科医生Philipe Mouret首次完成腹腔镜胆囊切除术至今已有20余年历史。LC具有创伤小、痛苦轻、恢复快、伤口愈合后瘢痕微小（图8-5-1）、疗效肯定等优点，是经典的微创外科技术。我国于1992年开展LC。外科医生不断积累经验，不断提高技术，逐渐完善更新相关设备器械，其手术适应证逐步扩大，并发症越来越少。

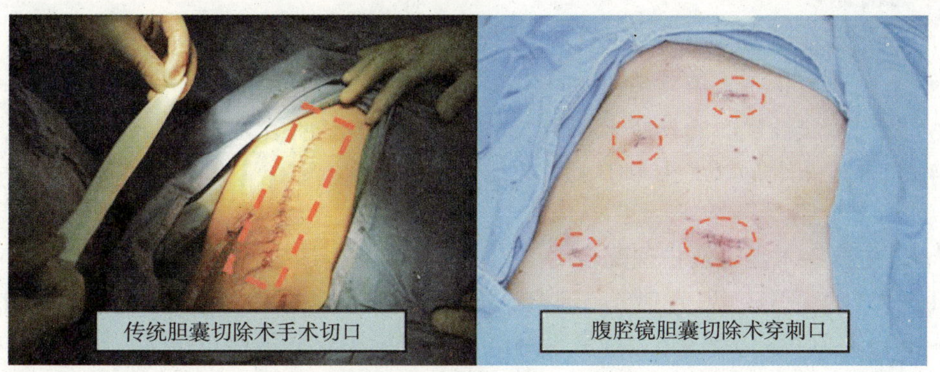

图8-5-1　不同术式手术切口

【腹腔镜胆囊切除术配合案例】

解某，男，38岁，因“右上腹阵发性绞痛伴恶心呕吐3个月”拟“胆囊结石及胆囊炎”

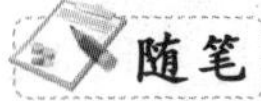

于2011年7月15日收治入院手术，患者自述右上腹阵发性绞痛伴恶心呕吐在短时间内能自行缓解，检查显示Murphy征阳性，无高热寒战、黄疸、休克等症状，排除胆管结石及胆管炎可能。拟定2011年7月21日，在全麻下行腹腔镜胆囊切除术。

知识链接

Murphy征阳性：是指检查者以左手掌平放于患者右肋下部，以左拇指指腹勾压于腹直肌外缘与肋弓下缘交界处（胆囊点），嘱患者缓慢深吸气，如在吸气过程中患者胆囊处出现疼痛，为胆囊触痛。如因剧烈疼痛而致患者突然屏住呼吸，称为Murphy征阳性。

知识链接

胆管结石及胆管炎的诊断：可根据夏柯三联征（Charcot三联征）诊断，Charcot三联征是指腹痛、寒战发热及黄疸，是结石阻塞胆总管继发胆道感染的典型表现。急性梗阻性化脓性胆管炎除有Charcot三联征外，还出现休克和神经中枢系统受抑制的表现，称为雷诺五联征（Reynolds五联征）。

2011年7月20日，手术室收到择期手术通知单，并安排手术间。

择期手术通知单

手术日期：2011.7.21

手术时间	手术房间	科室	姓名	床号	年龄	性别	住院号	诊断	手术名称	主刀医生	第一助手	麻醉方式	备注
9：00	206	普外科	解某	E321	38	男	145092	胆囊结石，胆囊炎	腹腔镜胆囊切除术	王刚	张征	全麻	无

学习目标

1. 能正确使用腔镜仪器设备。
2. 能列举腔镜手术中可能出现的设备故障和意外情况。
3. 能列举腹腔镜胆囊切除术术中及术后可能出现的并发症。
4. 能陈述手术切口发生中小火灾的处理方法。

（一）主要手术步骤及护理配合

1. 手术前准备　患者制造气腹时采用仰卧位，观察游离解剖胆囊时采用头高（10°~15°）左倾位（15°~30°），行全身麻醉。切口周围皮肤消毒范围为：上至脐平行线，下至大腿上1/3，两侧至腋中线，清洁脐孔。按照腹部正中切口手术铺巾法建立无菌区。术前放置胃管以保证术中胃完全排空，减少制造气腹时刺伤胃的几率，使肝脏胆囊和网膜囊游离缘暴露更容易，减少在麻醉苏醒期间特别是拔气管插管时由于胃肠胀气而发生呕吐误吸的可能。

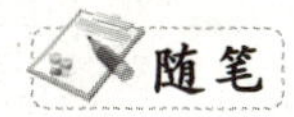

2. 主要手术步骤

（1）建立气腹：传递布巾钳2把，上提腹壁，传递11#尖刀在D点（脐部下缘或上缘）做一弧形切口约10mm；传递气腹针通过切口刺入腹腔，穿刺成功后连接CO_2并注气（图8-5-2,图8-5-3）。

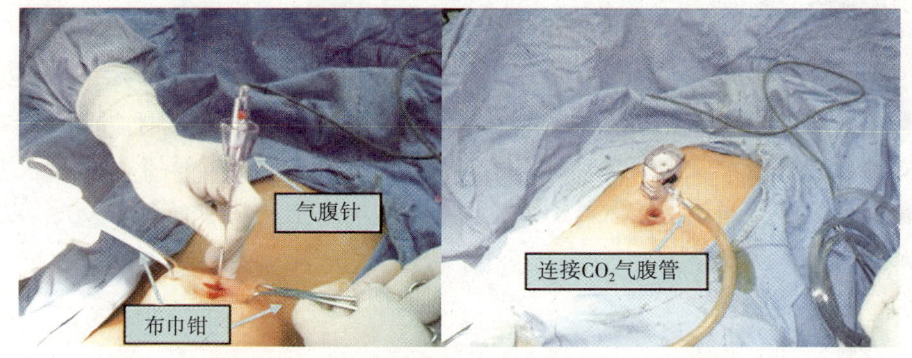

图8-5-2 建立气腹

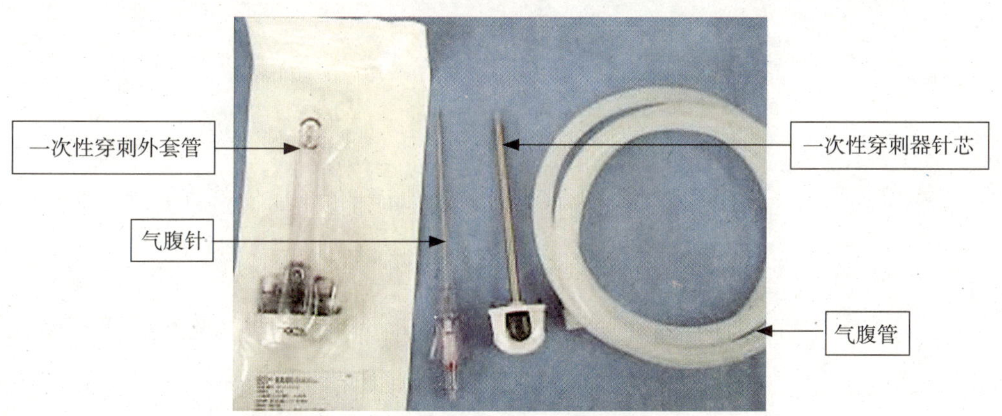

图8-5-3 气腹针等物品

（2）套管锥穿刺：拔出气腹针，递直径10mm穿刺器通过D点刺入腹腔，拔除穿刺器针芯，经由外套管置入0°或30°镜。在腹腔镜直视下，递11#尖刀切开C点（C点为上腹正中线剑突下2~3cm）皮肤，递直径10mm穿刺器于C点穿刺，直径5mm穿刺器于A点（A点为腋前线肋下2~3cm）、B点（B点为锁骨中线肋缘下2~3cm）穿刺，穿刺成功后拔除穿刺器针芯，分别于各点经由外套管置入分离钳或齿状抓钳（图8-5-4）。

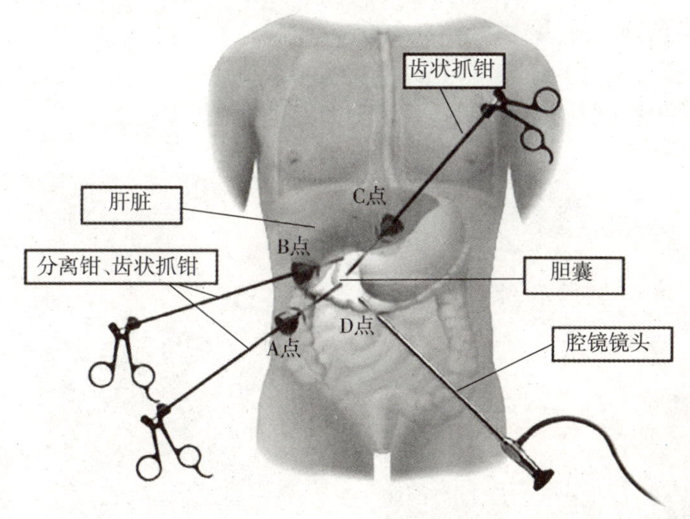

图8-5-4 腔镜器械置入

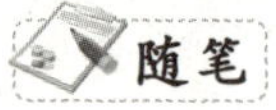

(3)显露胆囊三角：递齿状抓钳分别从A、B点进入，钳夹胆囊底部及壶腹部向右外上方牵引，显露胆囊三角(图8-5-5)。

知识链接

胆囊三角：解剖学上将胆囊管、肝总管及肝脏脏面三者构成的三角形区域称为胆囊三角(又叫"Calot三角")，是临床解剖的重要标志，亦是外科手术极易发生误伤的部位。在行胆囊切除时要在该三角区域内寻找胆囊动脉并加以结扎切断。当胆囊动脉发生变异时，应特别予以注意，勿伤及或结扎较粗的肝右动脉，以免引起出血或引起右半肝缺血。

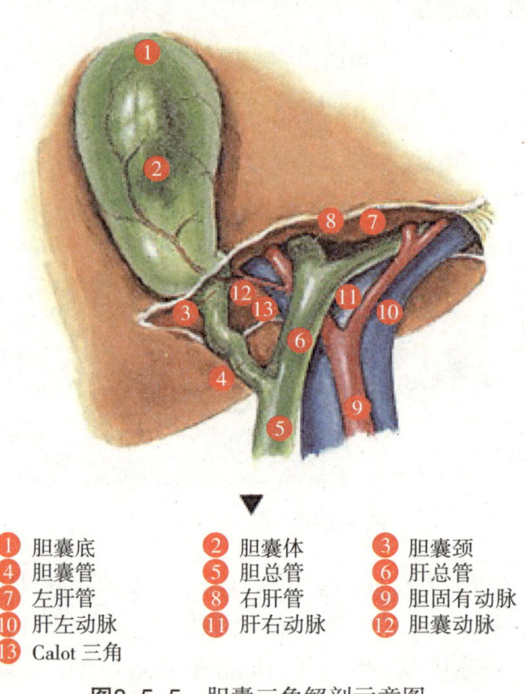

图8-5-5　胆囊三角解剖示意图

(4)显露、游离胆囊管：递电凝钩，沿胆囊壶腹部及胆囊管后下方剥离、切开浆膜层及纤维结缔组织，充分显露胆囊管(图8-5-6)。

(5)切断胆囊管：传递钛夹钳，在距胆总管0.5cm处夹持3枚钛钉，依次夹闭胆囊管，近胆囊侧一枚，远胆囊侧两枚；传递微型剪于钛钉间剪断(图8-5-7)。

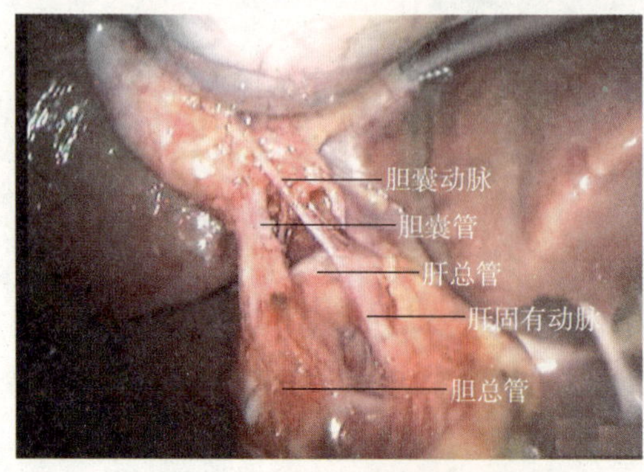

图8-5-6　显露胆囊管示意图

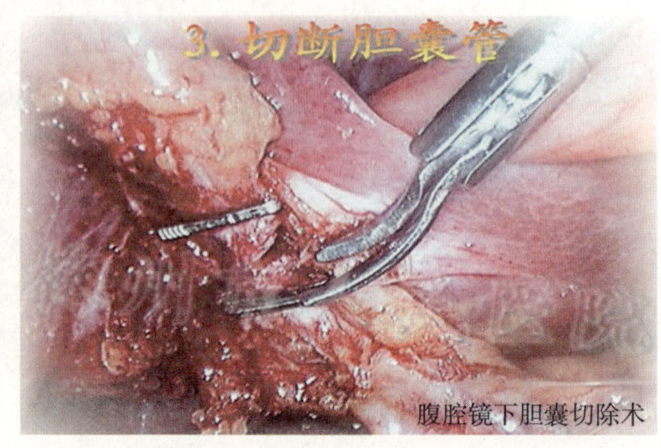

图8-5-7　切断胆囊管示意图

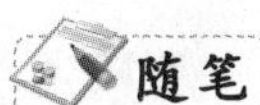

（6）显露、切断胆囊动脉：传递电凝钩分离胆囊管周围的淋巴组织，传递钛夹钳于胆囊颈部近胆囊侧钳夹胆囊动脉，传递电凝钩或微型剪切断。

（7）切除胆囊：传递齿状抓钳提夹胆囊远端颈并向上外翻，电凝钩靠近胆囊床切除胆囊，如切破胆囊壁，传递钛夹钳夹闭破口再进行切除；传递电凝钩对胆囊床创面进行彻底止血（图8-5-8）。

（8）取出胆囊：递齿状抓钳夹持胆囊颈部并将其置入内囊袋，拖入外套管一并拉出腹腔或于外套管内置入卵圆钳取出结石（图8-5-9）。

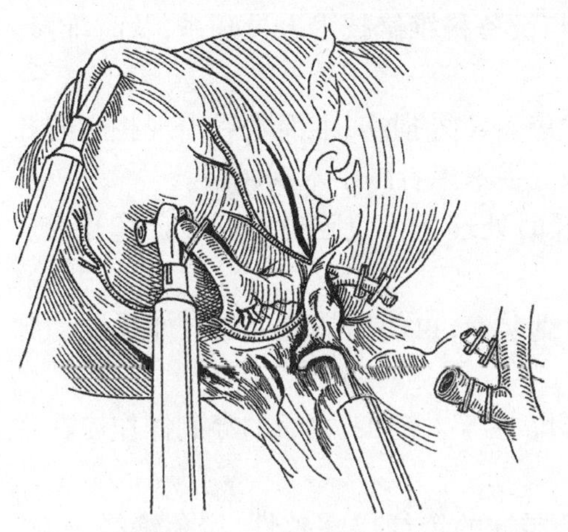
图8-5-8 切除胆囊

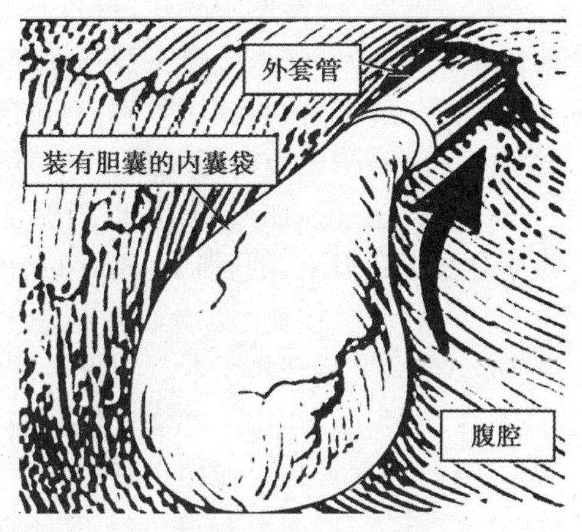

图8-5-9 取出胆囊

（9）腹腔冲洗，放置引流管：洗手护士将输液皮条一端连接在吸引器上，另一端交予巡回护士，将其连接在配有压力袋的软包装生理盐水上，进行腹腔冲洗并吸尽。若疑有胆囊床渗血、胆漏、积液，传递负压引流管，置于肝下间隙，从B点使用齿状抓钳将其引出，传递三角针慕丝线固定。

（10）解除气腹：在直视下逐个退出A、B、C、D点。

（11）处理戳孔伤口：传递有齿镊协助缝合皮下组织、皮肤，对合皮肤后递小敷贴外敷四个切口。

3. 术后处置 为手术患者包扎伤口，检查皮肤，进入复苏室观察后转运回病房，进行交接。处理术后器械及物品。

（二）围手术期特殊情况及处理

1. 在腹腔镜手术过程中，一旦发生腹腔镜机器故障，巡回护士应如何处理？

（1）故障一：人工气腹系统故障。在腹腔镜手术配合过程中可能遇到气体难以进入腹腔、进气量很少或漏气现象，使气腹压力值达不到手术要求，机器会报警。术前护士应全面检查气腹系统性能、CO_2气体是否充足气腹管连接是否紧密。术中当气腹值压力过低时，洗手护士应提醒手术医师穿刺器进入的方向和深度是否适合，并检查所有进气阀；检查穿刺鞘内血块组织是否及时清除，穿刺鞘橡胶圈是否发生损坏，若切口处漏气，可用组织钳夹住或用三角针4号丝线缝合，或塞入湿纱布防止漏气。CO_2瓶内气体用完及时更换并挂上“空”字的标识。

（2）故障二：摄像监视系统故障。视野清晰是腹腔镜手术成功的前提。术前手术室护士应检查镜头是否完好，使用前应调整焦距白平衡，调整视频转换器的色彩、高度、对比度，以达到图像清晰，方便操作为止。检查冷光源导光束与腹腔镜连接处是否松动，可将接头稍向前推进，维持正常光源可恢复正常。调整温度差，采用60~70℃灭菌注射用水预热镜头2~3 分钟可消除温差，也可用0.5%碘附轻拭镜头，效果好且方便快捷。当手术进行到关键时刻镜头起雾时，可提醒手术师将镜头轻触干净网膜或脂肪，起到瞬间除雾效果。

（3）故障三：冲洗吸引系统故障。由于常用的都是5mm的吸引器，其内径较细，容易堵塞，造成吸引力不足现象。故术中出血、渗血、凝血块必须用吸引器及时吸净，避免凝结成血块。若发生堵塞，洗手护士应及时利用针筒抽取生理盐水进行反复冲洗，待冲尽管内凝血块或组织，冲洗管通畅后，重新安装使用。同时，应检查吸引器负压值和吸引管连接口是否紧密。

（4）故障四：电凝、电刀系统故障，出现不导电或漏电现象。巡回护士应检查电极板粘贴位置是否正确，仔细检查连接线与连接端口是否连接紧密，性能是否良好，报警功率是否正常，必要时停机操作更换新导线。

（5）设备、仪器发生故障，自行不能解决时，与设备科维修技术人员联系，及时维修。如仍无法解决，应联系厂家工程师处理。

2. 腹腔镜下行胆囊切除术，有可能造成手术患者意外损伤，继而术后出现相应的并发症。手术室护士应密切观察，及时发现问题，降低手术患者围手术期风险。

（1）胆总管损伤：一旦发现胆总管损伤，应及时处理。可腹腔镜下行缝合修补或开腹缝合及胆肠引流，随后制订相应的治疗方案。

（2）肝动脉损伤：胆囊血管应一直分离到胆囊前壁，再使用钛夹夹闭。如果肝动脉受损，必须马上行开腹手术。

（3）穿刺损伤内脏：建立气腹时应使用气腹针；在置入镜头，之后的穿刺操作应在直视下进行，并检查是否损伤内脏。

（4）脏器电灼伤：洗手护士应仔细检查腔镜器械的绝缘层完整性，避免绝缘失效。医患必须在直视下完成电凝，防止电灼伤。一旦灼伤胃肠壁，可能引起胃肠穿孔，必要时应在灼伤处行浆肌层缝合。

（5）胆囊破裂和胆石散落：找到所有的结石，随胆囊一同置入内囊袋由腹腔取出，同时冲洗腹腔，必要时置腹腔引流。

（6）术后胆瘘：需在B超或CT引导下或腹腔镜下行胆汁引流。胆汁量少则可自动愈合，多则行ERCP术明确损伤的部位，或在内镜下放支架，加速瘘的愈合。

（7）术后阻塞性黄疸：多由胆总管被钛夹夹闭或引起狭窄所致。早期可行T管引流，后期可行胆肠内引流术。

（8）邻近器官损伤：术中分离胆囊时应将胆囊提起，远离胃、十二指肠、结肠等脏器。一旦发生损伤，应及时修补，必要时开腹修补。术后发现可根据情况引流或手术修补。

3. 手术切口由于操作不当发生中小火灾怎么办？

操作不当发生小火灾时，手术室护士首先应保持冷静，同时结合以下步骤处理意外情况。

（1）洗手护士迅速拿取手术器械台上湿的纱布和生理盐水，扑灭小火灾，同时巡回护士迅速关闭高频电刀等带电仪器设备，撤除患者身上所有的手术铺巾。

（2）将无菌巾、纱布及所有可燃物移至地面用水或灭火器扑灭。

（3）寻找和熄灭所有火花。

（4）必要时关闭医用气体。

（5）如房间内有烟严重，由应急管理小组总指挥决定是否撤离。

（6）保留燃烧物供调查使用。

二、腹腔镜疝修补术的护理配合

腹外疝是普外科常见疾病之一，腹腔镜疝修补术是90年代兴起的新术式，常见的方法有经腹腔镜疝囊高位结扎术（适用于小儿）、经腹腔内补片植入法（IPOM）、经腹膜前补片植入法（transabdominal preperitoneal approach，TAPA）和完全经腹膜外补片植入法（totally extraperitoneal approach，TEA）。与开放性手术相比，腹腔镜手术具有创伤小、疼痛

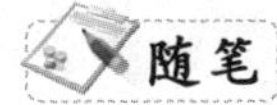

轻、美观、并发症少、复发率低、恢复快、伤口感染机会少等优点，目前已在临床得到广泛应用。但术后存在出现皮下气肿等并发症的可能，故有效的围手术期护理不可或缺，它将配合医疗手段使手术获得更佳效果。

知识链接

腹外疝基本概念：凡是腹内脏器通过腹壁先天性或后天性缺损或薄弱区向体表突出、在局部形成肿块者称为腹外疝。其中以腹股沟疝发生率最高，占90%以上，股疝次之，占5%左右，较常见的腹外疝还有切口疝、脐疝和白线疝。此外，尚有腰疝等罕见疝（图8–5–10）。

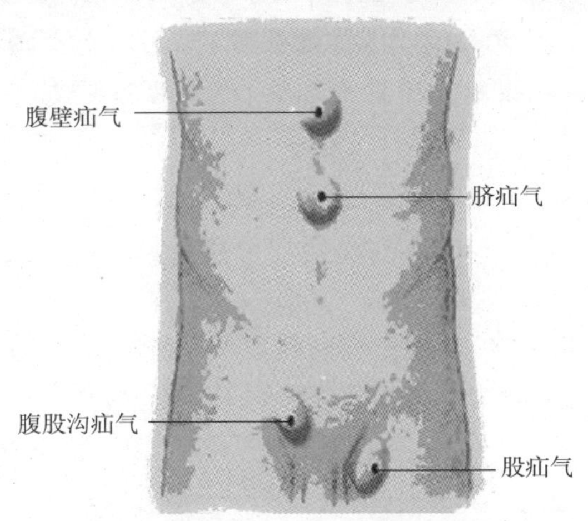

图8–5–10　常见腹外疝

【腹腔镜疝修补术配合案例】

孙某，男，67岁，退休，因"站立、行走、咳嗽时腹股沟区偶感胀痛且有肿块突出半年"拟"腹股沟斜疝"于2011年6月15日收入院，该肿块呈带柄的梨形肿块，平卧后肿块可自行回纳而消失。体检中，用手指压住腹股沟内环，让患者站立咳嗽，疝块不会出现，一旦手指移去，疝块再出现，诊断为"腹股沟斜疝"。拟定2011年6月21日，在全麻下行腹腔镜疝修补术。

2011年6月20日，手术室收到择期手术通知单，并安排手术间。

择期手术通知单

手术日期：2011.6.21

手术时间	手术房间	科室	姓名	床号	年龄	性别	住院号	诊断	手术名称	主刀医生	第一助手	麻醉方式	备注
8：00	206	普外科	孙某	E337	67	男	109651	腹股沟斜疝	腹腔镜疝修补术	姚远	李立	全麻	无

学习目标

1. 能说出如何使用腔镜仪器设备。
2. 能阐述建立气腹时巡回护士和洗手护士的注意事项。
3. 能陈述如何完成腹腔镜疝修补术的护理配合。
4. 能列举腹腔镜疝修补术术后可能出现的并发症。

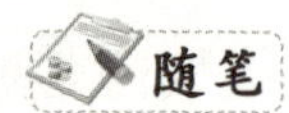

（一）主要手术步骤及护理配合

1. 手术前准备　手术患者取仰卧位，头部用头圈垫高20°~30°，以避免头部过度充血，床尾可抬高10°~15°，两腿略分开并微屈髋，以放松肌肉韧带，便于疝内容物回纳，行全身麻醉。切口周围皮肤消毒范围为：上至脐平行线，下至大腿上1/3，两侧至腋中线，清洁脐孔。按照腹部正中切口手术铺巾法建立无菌区域。

2. 主要手术步骤

（1）建立气腹：同腹腔镜胆囊切除术，D点为脐部，A、C点为疝同侧或对侧水平。

知识链接

气腹：是指腹腔内存在游离气体的现象，多由胃肠道穿孔等所致，表现为腹部叩诊肝浊音区消失。患者站立作X线检查时，可见膈下有游离气体。若因诊断和治疗上需要将气体注入腹腔内所致的气腹，称为人工气腹。

（2）套管锥穿刺：D点置入11mm，A、C点置入10mm。

（3）显露疝内环口、处理疝囊：递分离钳分离疝囊与精索，查找疝内环口；递钛夹钳于内环口水平横断疝囊（图8-5-11）。

（4）腹股沟缺损上缘约2cm处作横向弧形切口（图8-5-12）：消毒皮肤，传递22号刀片切开皮肤、皮下组织，传递组织剪于腹膜缺损上缘剪开腹膜。

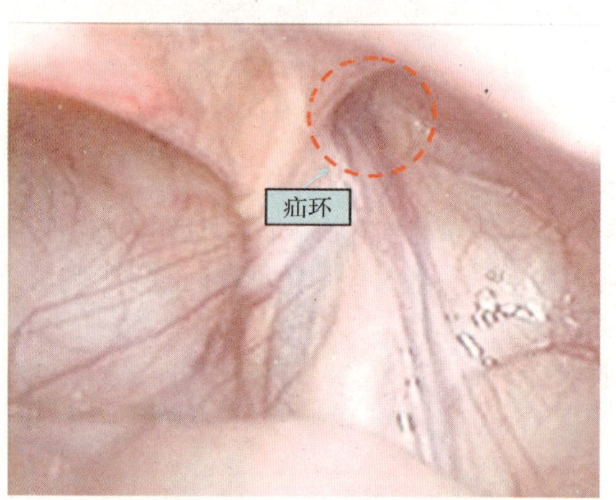

图8-5-11　疝环

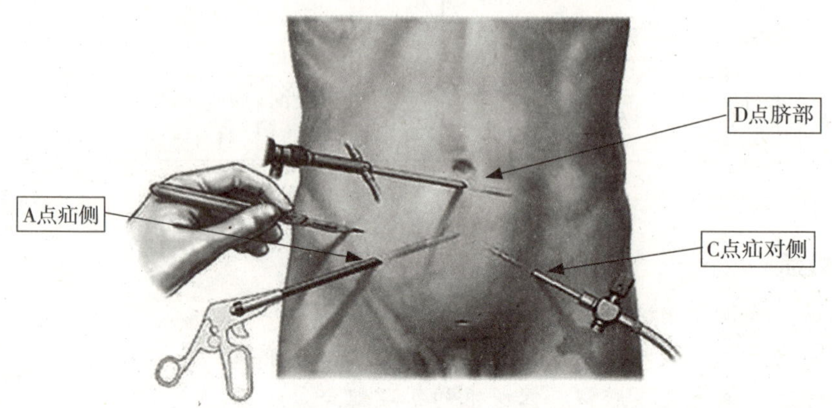

图8-5-12　切口示意图

随笔

知识链接

腹外疝病理解剖：典型的腹外疝由疝囊、疝内容物和疝外被盖等组成。疝囊是壁层腹膜的憩室样突出部，由疝囊颈和疝囊体组成。疝囊颈是疝囊比较狭窄的部分，是疝环所在的部位，是疝突向体表的门户，又称疝门，亦即腹壁薄弱区或缺损所在。疝内容物是进入疝囊的腹内脏器或组织，以小肠最多见。疝外被盖是指疝囊以外的各层组织。

（5）显露腹股沟区的解剖标志：递分离钳分离腹膜前间隙（图8-5-13），电凝钩切除腹膜前脂肪组织。

（6）加强腹股沟管于腹膜前间隙置网（图8-5-14）：测量并裁剪疝补片，将补片卷起或折叠，通过C点送至腹膜前间隙并使之展平，递疝钉合器将补片固定于耻骨结节、腹股沟韧带边缘、Copper韧带、腹横肌弓状缘联合肌腱、腹横肌处。

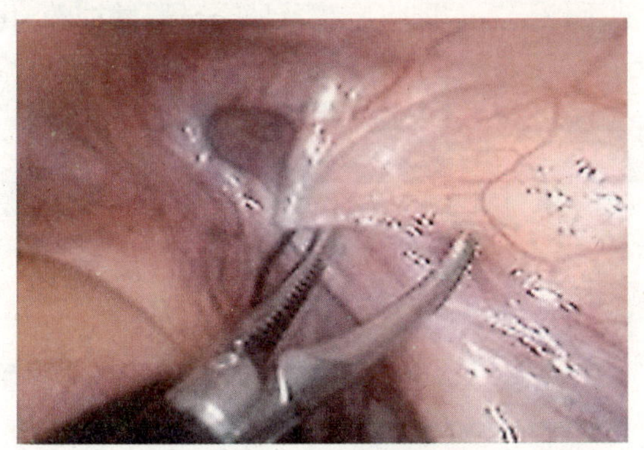

图8-5-13　分离腹膜前间隙

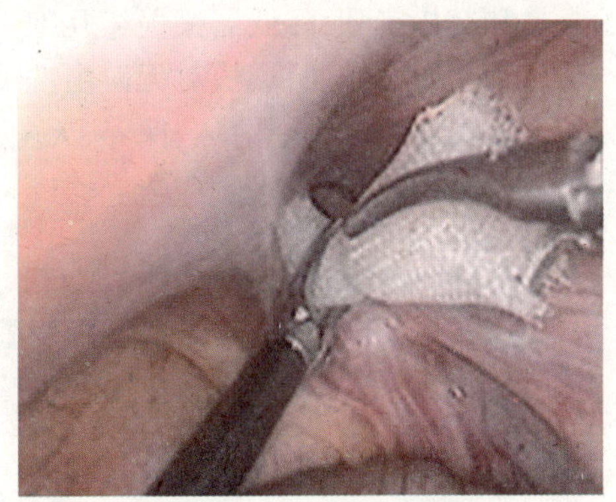

图8-5-14　腹膜间隙置网

（7）冲洗、止血，夹闭切开腹膜：用生理盐水冲洗，若出血递钛夹钳夹止血，于补片表面将切开腹膜用钛钉闭合使之腹膜化。

（8）解除气腹。

（9）缝合腹股沟切口：递有齿镊协助，大圆针1号丝线缝合皮下组织，三角针1号丝线缝合皮肤。

（10）处理戳孔伤口。

3. 术后处置　为手术患者包扎伤口，检查皮肤，进入复苏室观察后转运回病房交接。处理术后器械及物品。

（二）手术中特殊情况及处理

1. 在配合腹腔镜下手术的过程中，洗手护士和巡回护士应如何正确进行腹腔镜仪器设备和器械的操作？

腹腔镜手术时，仪器设备的准备尤为重要，洗手护士和巡回护士应各司其职，检查设备状态以及能应对各种故障和问题。具体操作如下：

（1）巡回护士的配合：①摄像系统：为确保图像的清晰逼真，在使用之前应对其实施白平衡校准。由于摄像头精密而贵重，术后需用软布或擦镜纸擦净镜片，并盖上镜头保护盖以避免摩擦碰撞而损坏镜面。②光源：在开机后，应从最暗亮度起调节光源的亮度直至适中。如果使用过程中突遇断电，应等待1~3 分钟后再开机。在光源上不能放置任何其他物品，以免影响设备散热。每次使用冷光源至少运行8 分钟，每两次使用的时间间隔不少于8 分钟，用毕应再将亮度调节至最暗后再关机。③传导系统：使用前将一端对

光照射进行对光检查，若另一端出现黑点，则表明纤维折断，若截面有20%~30%发黑，则需更换导光纤维。术毕应及时擦净并盘曲成直径大于16cm的圆圈，防止导光纤维的折断，并定期清洗纤维端面。④充气装置：使用前先检查储气瓶内的CO_2容量并设置合适的人工气腹压力。用毕，应先关闭气瓶阀，再将气腹机内的余气放完，并将控制面板上的各参数复零后关闭电源，以免机器内余气损坏仪器。⑤对于冷光源线和摄像头线应特别保护，应盘状水平放置，避免折叠、打结，严禁成角折叠。过度弯曲易致光源线内的导丝断裂，不能传导光束，直接影响光源线寿命。⑥建立腹腔镜仪器设备使用登记本，每次使用后均需登记日期、器械使用情况及有无损坏等内容，以备日后的工作查对。

（2）洗手护士的配合：①铺巾后，连接光源线、镜头、吸引器皮条等用品，摄像头线用一次性无菌电线套保护。②术中传递器械尤其是镜头、摄像头等贵重、易碎物品时需准确、轻柔，最好单独拿取，用后及时收回。采用60~70℃灭菌注射用水预热镜头2~3 分钟可消除温差，也可用0.5%碘附轻拭镜头以防起雾（图8-5-15）。③术中保证各导线根根理顺、放置妥当、避免落地，防止脚踩导线，影响使用寿命或导致过度牵拉，造成断裂。④术毕应立即收纳好所有导线、器械，以免撤单时器械掉地或因全麻患者清醒过程中的躁动致器械落地。收纳时首先整理镜头、摄像头，贵重、易碎物品，镜头需用专盒放置。⑤尽量减少接触器械的人员和交接步骤，降低器械损坏几率，术后洗手护士需立即将腔镜器械交至器械护士，共同清点并检查器械质量，核对无误由洗手护士在精密器械使用登记本上做好使用登记。器械护士负责对腔镜进行清洁、保养、灭菌后放置于定点专柜并上锁保管。

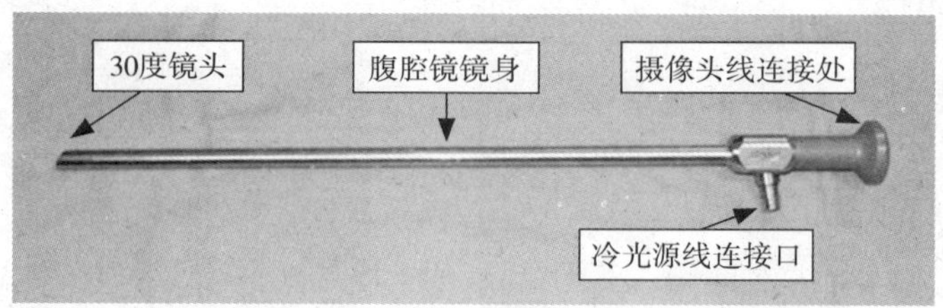

图8-5-15 腔镜镜头

2. 气腹建立时，巡回护士和洗手护士的注意事项分别是什么？

建立气腹时，巡回护士需协助调整手术床位置，尽量暴露手术区域。同时，为避免患者发生皮下气肿等并发症需密切观察患者症状。

（1）巡回护士：充气时应先用低流量进气模式，防止腹压急骤升高影响心肺功能。气腹建立后调整手术床，头低足高位约10° ~15°，手术床向健侧倾斜约15°，使盆腔肠管移向上腹部，尽量暴露腹股沟区。

（2）洗手护士：充入CO_2气体至压力约为12~14mmHg时形成一个“腹膜外的气腹状态”。在建立气腹过程中，护士应密切注意患者的呼吸情况和血氧饱和度。尤其是老年人皮下组织疏松、弥散能力强，CO_2通过腹膜、腹内脏器及血管进入血循环易造成皮下气肿等并发症。

3. 该手术在腹腔镜下进行，术后可能出现什么并发症？如何进行观察和护理？

术后并发症的及时处理是手术取得良好效果的重要保证，腹腔镜疝修补术患者术后可能会出现呼吸道感染、出血、腹胀、神经并发症、皮下气肿和肩部酸痛等并发症。针对患者具体情况，护士应及时采取相应措施。

（1）呼吸道感染：静吸复合气管插管全身麻醉术后易引起呼吸道感染。术后需鼓励患者翻身、轻咳，必要时协助拍背。老年慢性支气管炎患者痰液黏稠可给予雾化吸入，以稀释痰液利于咳出，并鼓励早期下床活动。

（2）出血：手术创面易渗血。术后留置腹膜外引流管的目的主要是为了观察术野出血情况和防止术野积血、积液，有利于创面贴合和补片固定不移位。一旦术后出血多，引流不畅，术野积液，造成补片漂浮、移位，就意味着修补失败。护士应做好引流管护理及宣教。带管期间注意观察和倾听患者主诉，出院时指导患者进行切口护理，注意观察切

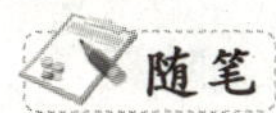

口有无红、肿、痛、渗液及敷贴粘贴处周围皮肤情况等。切口应注意防水，尽量减少出汗，预防感染。该手术切口较小，一般3~5天可自愈。

（3）阴囊及腹股沟血肿：术后应密切观察手术患者的阴囊及切口有无渗血，术后可用“丁”字托带将阴囊托起或垫以小枕抬高阴囊。一旦发现异常应立即报告医生，可经B超引导下穿刺及加压处理后吸收痊愈。

（4）腹胀：手术患者在术后易出现腹胀，可能与手术时间过长有关。建立人工气腹，注气过程中应注意气腹机上显示的压力、流量，观察腹部膨隆情况。术中巡回护士应严密监测心电监护，注意患者氧饱和度变化。洗手护士应熟悉手术过程，以利配合手术，根据患者病情备齐各种修补材料，缩短手术时间，减少CO_2气腹用量。

（5）神经并发症：腹腔镜手术易损伤股神经生殖支和肌外侧皮神经。术后应询问患者有无会阴、腹股沟区皮肤麻木感或针刺样疼痛，如有异常应及时报告医生。

（6）皮下气肿：若术中气腹针位置不当，建立气腹时CO_2气体注入腹膜外间隙，或穿刺鞘皮塞不严密，腹腔内CO_2经穿刺鞘周边进入到皮下组织及反复穿刺在腹膜造成侧孔均可导致皮下气肿。轻度者一般术后2~3天可自行消失。

（7）肩部酸痛；残余腹腔的CO_2可刺激双侧膈神经，反射性引起双侧肩部酸痛，一般无须特殊处理，3~5天后症状会逐渐减轻直至消失。

三、减肥手术的护理配合

肥胖症是一种古老的多因素的慢性代谢性疾病，它指人体内脂肪堆积过多和（或）分布异常，体重增加。当前肥胖已经成为全世界的公共卫生问题。控制体重一般以行为、饮食为主，药物治疗为辅的综合治疗。而手术治疗是使重度肥胖患者获得长期减重且效果稳定的重要手段。腹腔镜可调节胃绑带术是一种通过限制摄入以达到减重目的的手术方式，是目前所有减重手术中创伤最小、最安全、最简单的减重术式。它是采用由硅胶制成的可调节式胃绑带，经腹腔镜置入患者体内。此绑带内置硅胶内囊，并与埋入皮下的注水泵连接，术后可通过注水泵的抽水/注水调节内囊口径，从而调节输出口大小，通过限制患者进食而取得减轻体重的效果。再取出捆扎带后可使胃基本恢复正常（图8-5-16）。

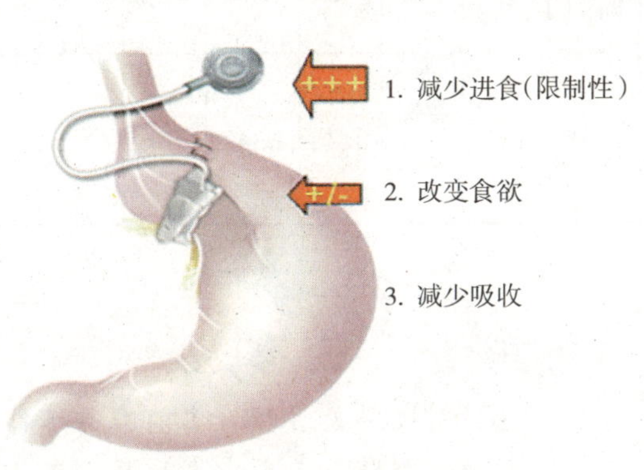

图8-5-16　手术示意图

知识链接

体重指数（BMI）与肥胖的关系：体重指数可以根据身高和体重进行测量，即体重（kg）/身高^2（m^2）。

肥胖分级：

体重过轻：	BMI＜18.5；
正常范围：	18.5≤BMI＜24；
过　　重：	24≤BMI＜27；
轻度肥胖：	27.5≤BMI＜30；
中度肥胖：	30≤BMI＜35；
重度肥胖：	BMI≥35

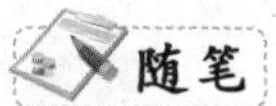

【腹腔镜可调节捆扎带胃减容术配合案例】

殷某，女，36岁，因血糖升高3年、2型糖尿病入院，身高160cm，体重90kg，BMI为36.72kg/m^2，属于重度肥胖。拟定2011年5月21日，在全麻下行腹腔镜可调节捆扎带胃减容术。

知识链接

糖尿病：是由遗传因素、免疫功能紊乱、微生物感染及其毒素、自由基毒素、精神因素等各种致病因子综合作用于机体导致胰岛功能减退、胰岛素抵抗等而引发的一系列代谢紊乱综合征。糖尿病可分为1型糖尿病、2型糖尿病、其他特殊类型糖尿病及妊娠期糖尿病。1型糖尿病，指胰岛β细胞被破坏，引起胰岛素绝对缺乏，需注射胰岛素。2型糖尿病，患者大部分超重或肥胖，以胰岛素抵抗为主伴胰岛素分泌不足，或胰岛素分泌不足为主伴或不伴胰岛素抵抗。

2011年5月20日，手术室收到择期手术通知单，并安排手术间。

择期手术通知单

手术日期：2011.5.21

手术时间	手术房间	科室	姓名	床号	年龄	性别	住院号	诊断	手术名称	主刀医生	第一助手	麻醉方式	备注
8：00	201	普通外科	殷某	E342	36	女	200110	重度肥胖	腹腔镜可调节捆扎带胃减容术	郑竹	袁浩	全麻	无

学习目标

1. 能针对肥胖患者做好术前准备工作。
2. 能说出肥胖患者术中术后护理工作要点。
3. 能陈述腹腔镜可调节胃绑带术配合工作。

（一）主要手术步骤及护理配合

1. 手术前准备　气管插管全身麻醉，手术患者大字形仰卧位（图8-5-17）。切口周围皮肤消毒范围为：上至两乳头连线，下肢耻骨联合，两侧至腋中线。按照腹部切口手术铺巾法建立无菌区域。

2. 主要手术步骤

（1）仪器准备：连接腹腔镜设备仪器，传递加长气腹针及穿刺器建立气腹和穿刺孔，开始手术。

（2）胃后隧道的建立：传递电凝钩依次切开左膈肌脚浅面浆膜，肝胃韧带透明膜部无血管区以及右膈肌脚浅面，显露胃后壁。传递“金手指”，术者将“金手指”自胃小弯后壁导入，向贲门、胃底方向轻柔推进，从左膈肌脚外缘浅浆膜松懈处穿出，建立胃后隧道（图8-5-18）。

随笔

知识链接

胃的解剖知识：

胃分为贲门胃底部、胃体部、幽门部三个区域。

胃壁从外向内分为浆膜层、肌层、黏膜下层和黏膜层。

胃的韧带包括胃膈韧带、胃脾韧带、肝胃韧带、胃结肠韧带和胃胰韧带。

胃的动脉来自于腹腔动脉干，胃大弯动脉弓由胃网膜左动脉和胃网膜右动脉构成。胃小弯动脉弓由胃左动脉和胃右动脉构成。胃短动脉和胃后动脉均来自于脾动脉。胃的静脉与同名动脉伴行，最后汇入门静脉。

（3）绑带的放置与固定：用20ml注射器抽取灭菌注射用水向胃捆扎带内注射，查看有无泄漏（图8-5-19、图8-5-20）。将可调胃绑带通过“胃后隧道”在胃壁处环绕1周捆扎并与胃壁缝合固定。

（4）注水泵的固定：将胃捆扎带导管由左肋缘下切口取出，拔出腹腔镜器械，排除气腹，准备皮钩、血管钳，将皮下注射器头与导管固定后，埋于此处皮下，传递11×17的圆针，7号丝线，缝合固定注水泵于腹直肌前鞘上（图8-5-21）。

（5）关闭切口：传递圆针、角针及慕丝线缝合切口。

3. 术后处置　包扎伤口，检查皮肤，患者重度肥胖，转运过程中注意保护患者安全，转运途中严密监测血压、心率、氧饱和度等生命体征，与ICU做好交接班。处理术后器械及物品。

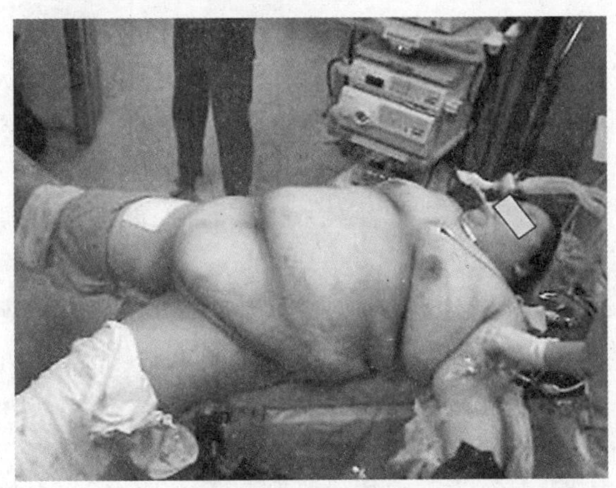

图8-5-17　大字形仰卧位

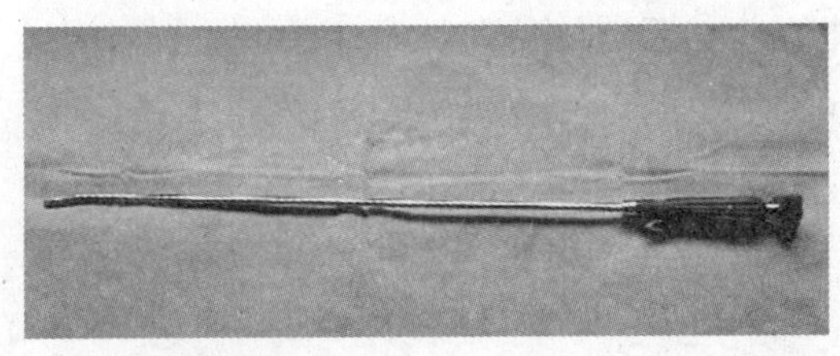

图8-5-18　金手指

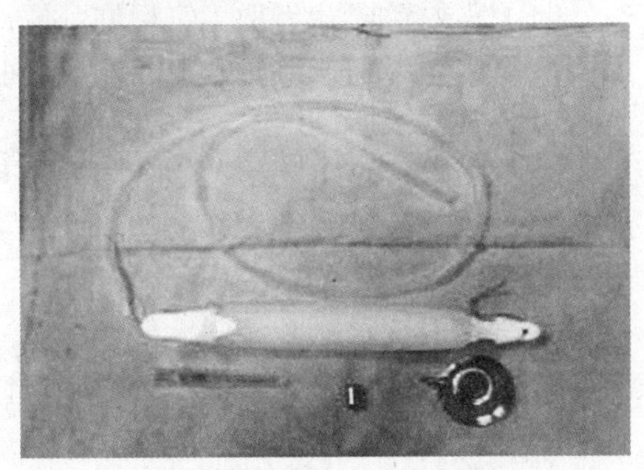

图8-5-19　可调节胃捆扎带

随笔

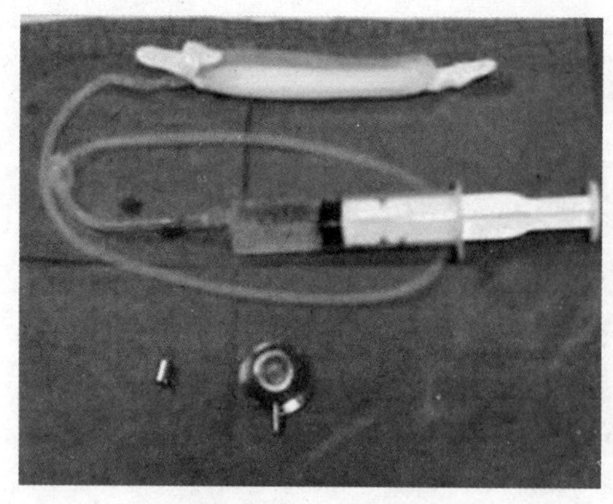
图8-5-20　注水测试

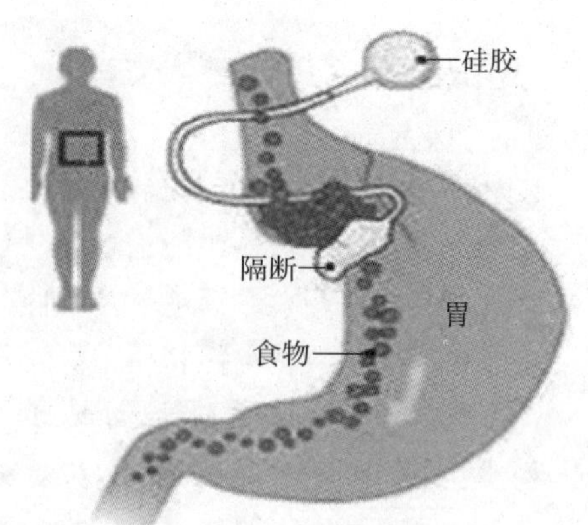

图8-5-21　术后效果图

(二)围手术期特殊情况及护理

1. 针对该肥胖手术患者术前准备有哪些注意事项?

在患者进行减肥术前,护士应根据实际情况做好充分的术前准备,包括术前访视和手术室内准备。

(1)术前访视:患者准备术前1天,巡回护士访视患者,常规查阅病历,包括体重指数、上消化道造影或胃镜检查情况,嘱患者术前12小时禁食禁水。了解患者对仰卧位的耐受能力,介绍手术室环境、入室后的操作流程及手术过程,缓解其紧张情绪。解释术后ICU监护的必要性,即由于肥胖患者拔除气管导管后更易发生呼吸道阻塞,拔管前需进行一段时间的机械通气,待完全清醒和肌力恢复后方可拔管。

(2)手术床及斜坡状软垫的准备:术前确认接送患者推车的承重量,保证其载重量后方可使用。选择手术床型应为下半部可分开外展进行体位安置。由于大多肥胖患者对完全仰卧位的耐受力极差,影响气道交换,术前可以使用一斜坡状软垫,将患者的上胸部、肩颈部和头部全部垫高,使患者的下颌高于胸骨水平,以使其感到舒适,同时使麻醉医生得到较理想的插管体位。

(3)特殊器械的准备:针对肥胖患者准备特殊器械,如加长气腹针、加长可视穿刺器等,保证手术顺利开展。

(4)静脉通道的选择:静脉通道的建立宜选择上肢静脉,以避免术中体位和气腹对下肢静脉回流的影响。选择较粗的静脉,保证满足术中快速大量输液及麻醉给药的需要。

2. 该重度肥胖手术患者在体位摆放上有何注意要点?

对于重度肥胖的患者,正确的手术体位既利于手术的进行,也能减少对患者的损伤。在此过程中,护士应注意如下事项:

(1)摆放标准:患者取大字形仰卧位,手术床两侧放置搁手板,以增加床宽度。由于肥胖患者更易引起神经损伤,上肢外展须小于90°。两腿外展约70°。手术床设置成头高脚低10°~30°,妥善固定。

(2)注意事项:①患者清醒时,可要求其平卧后臀部恰好位于分腿板上方边缘,避免麻醉后再次调整位置,麻醉完成后,患者取大字形体位。②摆放体位时注意床单、布单的清洁平整,以免皱褶造成皮肤受损。

3. 如何对该肥胖患者进行安全保护?

在减肥手术中,由于患者多为年轻女性,护士应注意隐私保护,同时关注围手术期患者安全问题。

(1)隐私保护:由于患者系年轻女性,特别要注意对患者的隐私保护。尊重患者个

随笔

人建议，劝离不相关人员，减少旁观者，及时遮盖、遮挡。

(2)术中安全保护：术中巡回护士随时检查手术患者体位情况，易受压部位经常减压，保证患者皮肤完整不受损。

(3)转运安全保护：准备适合患者的推车接送患者，随时有工作人员在旁护送。手术结束后转运患者时由于尚未苏醒，需要多人共同协助，在统一的口令指挥下搬运患者，保证患者安全。

思考题

1. 如何配合手术医生建立气腹？腹腔镜胆囊切除术和腹腔镜疝气修补术两者的套管锥穿刺点分别是哪里？
2. 手术室护士应如何正确进行腹腔镜设备和器械的操作与管理？术中可能会遇到哪些故障和问题，怎么分析解决？
3. 腹腔镜胆囊切除术的护理配合步骤有哪些？
4. 遇肥胖手术患者，应采取哪些特殊护理措施，确保肥胖手术患者手术安全？

第六节　骨科手术的护理配合

由于交通意外、工业和建筑业事故、运动损伤的增多以及人口老龄化，各种自然灾害等因素，导致高危、复杂的创伤越来越多。如果伤者得不到及时、有效的处理和治疗，将导致患者的终身残疾，甚至死亡，这给患者本人、家庭、社会带来沉重的负担。骨科在解剖学、生物力学和生物材料学研究的基础上，对手术方式、内固定材料不断进行新的尝试；近年来国内外信息、学术交流频繁；同时，高清晰度的X线片、CT、MRI在骨科领域被广泛应用，使得骨科手术技术不断更新、变化、提高。下面介绍两例常见骨科手术的护理配合。

一、髋关节置换手术的护理配合

股骨颈骨折、髋关节脱位、髋臼骨折、股骨头骺滑脱等髋关节骨折的病例中，最常见的并发症为创伤导致的血供中断，导致股骨头缺血性坏死。股骨头缺血性坏死进一步发展，会出现软骨下骨折、股骨头塌陷，最终导致严重的骨性关节炎。患者丧失生活和劳动能力。全髋关节置换术用于治疗股骨头缺血性坏死晚期继发严重的髋关节性关节炎患者，临床取得积极的效果，目前已成为治疗晚期股骨头坏死的标准方法。

知识链接

髋关节和股骨头颈的主要血供：

髋关节的主要血供包括：①旋股内侧动脉：提供股骨颈基底部血供；②旋股外侧动脉：提供股骨颈基底部、关节囊部、囊内股骨颈部的血供；③闭孔动脉：在闭孔外肌形成血管环，髋臼窝内有丰富的分支；股骨头韧带动脉为其分支，是股骨头主要血供来源；④臀上、下动脉：提供臀肌、髋臼、关节囊、大转子等的血供。

股骨头颈的主要血供包括：①支持带动脉：又称滑膜下动脉、颈升动脉、关节囊动脉、干骺动脉，是股骨头血供主要来源；②股骨头圆韧带动脉：闭孔动脉的分支，个体差异大，提供股骨头的部分血供；③股骨头滋养动脉：为股骨头、股骨颈提供血供(图8-6-1，图8-6-2)。

随笔

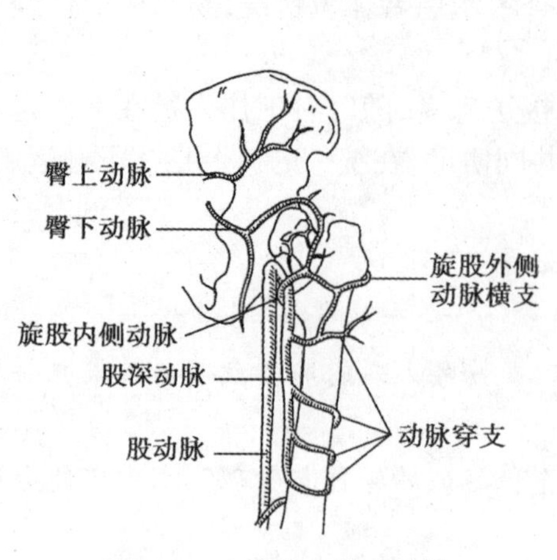

图8-6-1　髋关节供血动脉

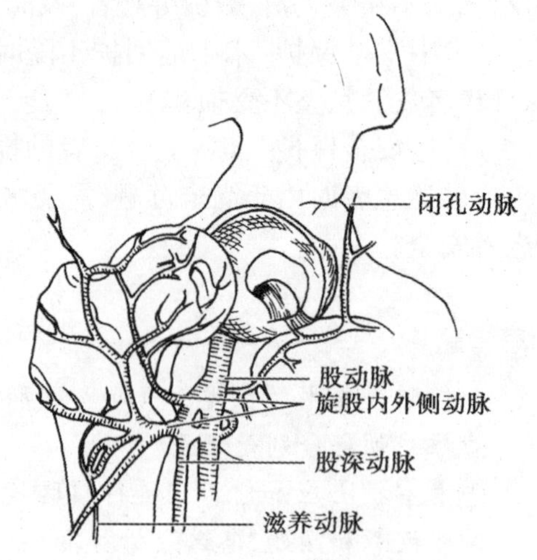

图8-6-2　股骨头颈供血动脉

【髋关节置换手术配合案例】

王某，女，75岁，一年前因外伤造成右侧股骨颈骨折，当时行皮肤牵引并卧床3个月保守治疗。患者近来患侧腹股沟区和臀外侧出现疼痛，疼痛呈持续性或间歇性，行走后加剧，休息后减轻。来医院就诊体检示：患者患侧关节活动受限，内旋障碍，内旋角度加大时疼痛加剧；间歇性跛行；X光片示：右侧股骨头变形伴塌陷；髋关节间隙变窄，伴退行性骨关节炎形成。2011年6月18日收入院诊断：右侧股骨颈外伤性骨折导致股骨头缺血坏死。拟定2011年6月21日，在全麻下行右髋关节置换术。

知识链接

正常股骨头及不同时期股骨头缺血坏死的X线表现：

1．正常股骨头：(图8-6-3)

2．早期股骨头缺血性坏死：(图8-6-4)

3．中期股骨头缺血性坏死：(图8-6-5)

4．晚期股骨头缺血性坏死：(图8-6-6)

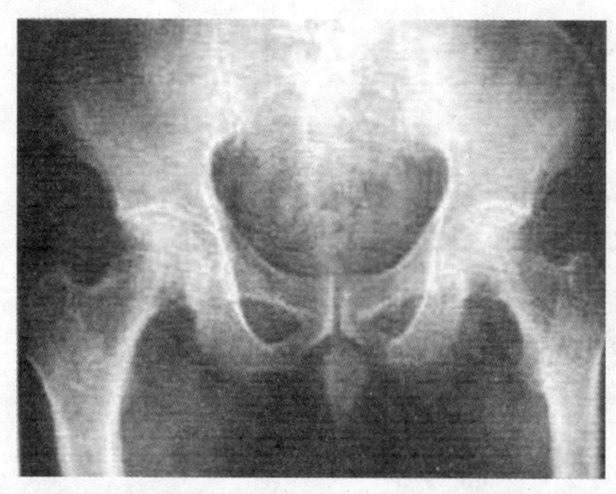
图8-6-3　正常股骨头

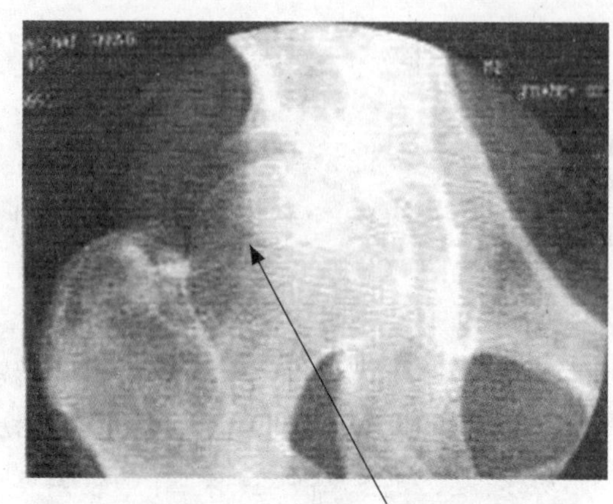
图8-6-4　早期股骨头缺血性坏死

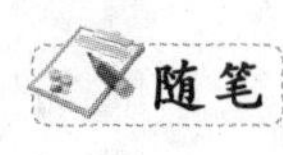

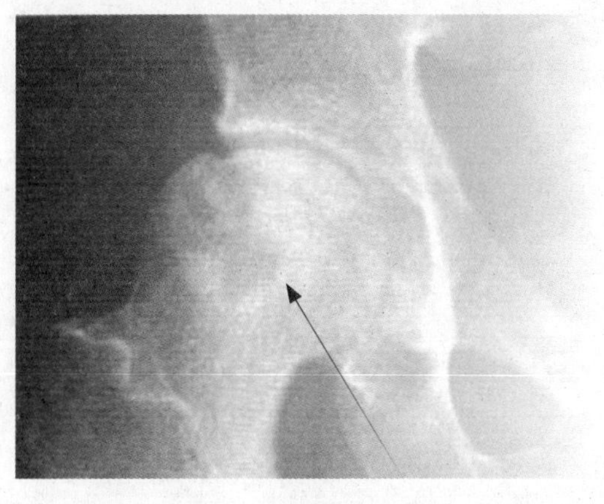
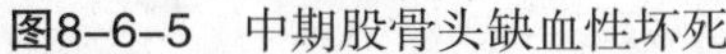

图8-6-5　中期股骨头缺血性坏死

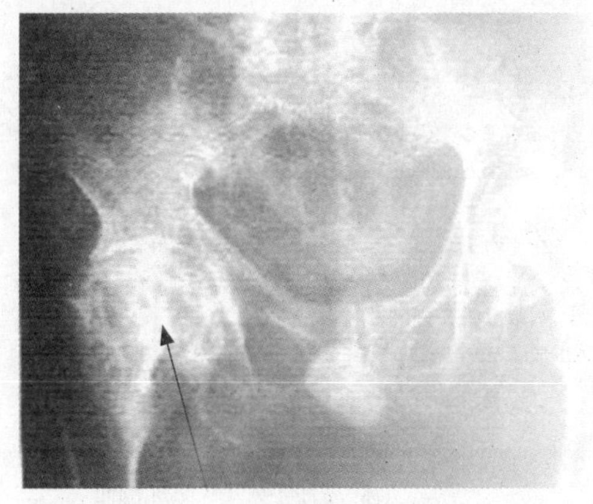

图8-6-6　晚期股骨头缺血性坏死

2011年6月20日，手术室收到择期手术通知单，并安排手术房间

择期手术通知单

手术日期: 2011.6.21

手术时间	手术房间	科室	姓名	床号	年龄	性别	住院号	诊断	手术名称	主刀医生	第一助手	麻醉方式	备注
8：00	302	关节外科	王某	E354	75	女	145900	右髋关节坏死	右髋关节置换术	张秉	孙红	全麻	无

学习目标

1. 能准确放置全髋关节置换的手术体位。
2. 能够陈述全髋关节置换患者的安全搬运方法。
3. 能够说出全髋关节置换术患者风险评估。

（一）主要手术步骤及护理配合

1. 手术前准备　手术患者取90° 侧卧位（图8-6-7），行全身麻醉或椎管内麻醉。切口周围皮肤消毒范围为: 上至剑突、下过膝关节，两侧过身体中线。按照髋关节手术铺巾法建立无菌区域。

2. 手术主要步骤

（1）显露关节囊: 髋关节外侧切口（图8-6-8），传递22#大圆刀切开皮肤，电刀止血，切开臀中肌，臀外侧肌（图8-6-9），显露关节囊外侧（图8-6-10）。

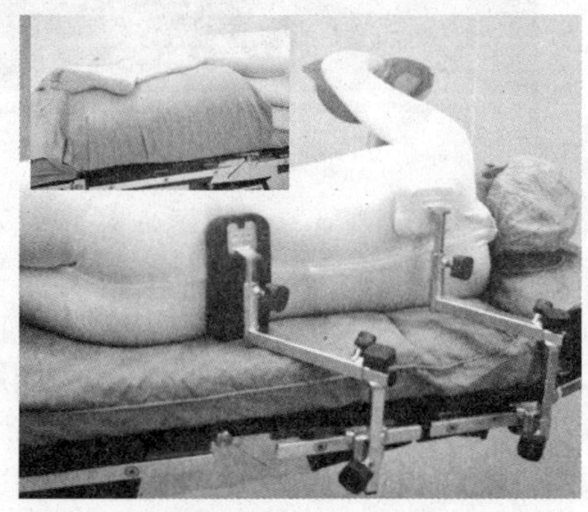

图8-6-7　体位摆放

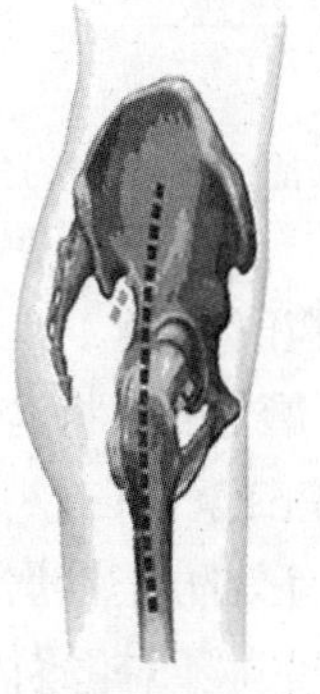

图8-6-8　髋关节外侧切口

随笔

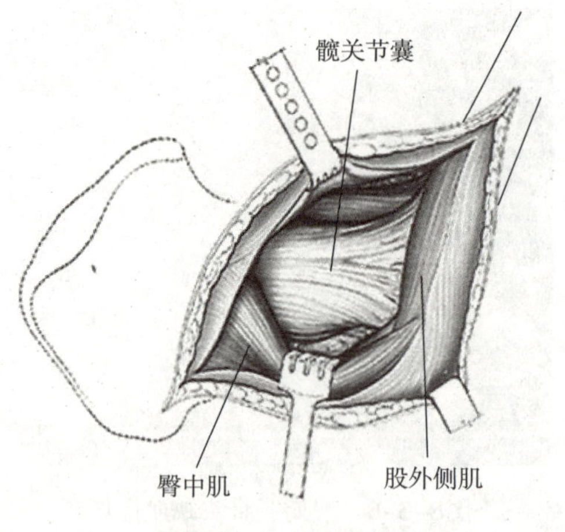

图8-6-9 臀外侧肌

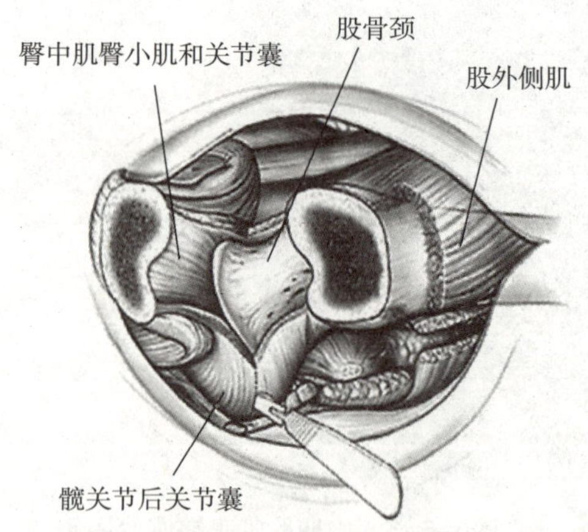

图8-6-10 关节囊外侧

（2）打开关节囊：电刀切开，传递有齿血管钳钳夹，切除关节囊。传递S形拉钩和HOMAN拉钩牵开，充分暴露髋关节并暴露髋臼（图8-6-11）。

知识链接

髋关节解剖概要：股骨头、颈与髋臼共同构成髋关节，是躯干与下肢的重要连接装置及承重结构。股骨颈的长轴线与股骨干纵轴线之间形成颈干角，为110°~140°。髋关节的关节囊较大，从各个方向包绕髋臼、股骨头和股骨颈。关节囊前上方有髂股韧带，后、上、内方有坐股韧带，是髋关节的稳定结构。

（3）取出股骨头：股骨颈与大转子移行部用电锯离断股骨颈，用取头器取出股骨头，取下的股骨头用生理盐水纱布包裹保存，以备植骨（图8-6-12）

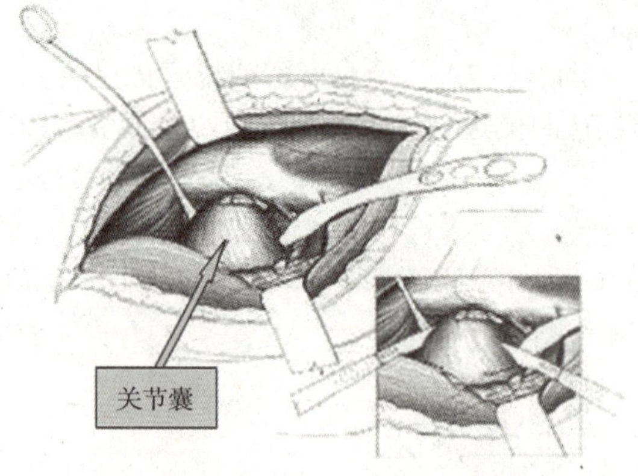

图8-6-11 关节囊示意图

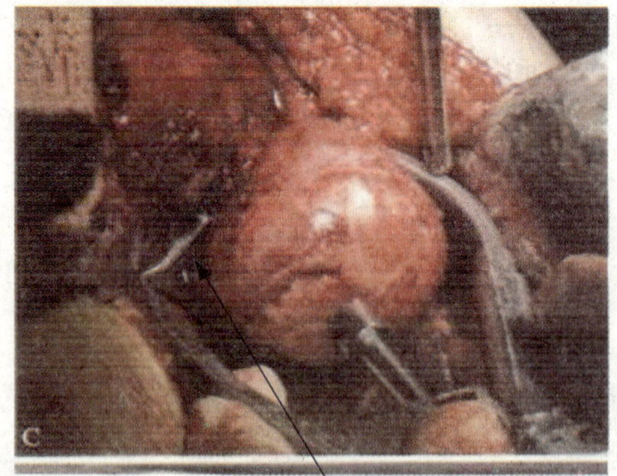
图8-6-12 股骨头

（4）髋臼置换

1）削磨髋臼：将合适的髋臼磨与动力钻连接好递与术者，髋臼锉使用顺序为由小到大；削磨髋臼至髋臼壁周围露出健康骨松质为止，冲洗打磨的骨屑并吸引干净，使用磨菇形吸引可有效防止骨屑堵塞吸引管路（图8-6-13）。

2）安装髋臼杯假体：选择与最后一次髋臼锉型号相同的髋臼杯，将髋臼杯安装底盘与螺纹内接杆连接，完成整体相连；将髋臼杯置于已锉好的髋臼中心，用45°调整角度，

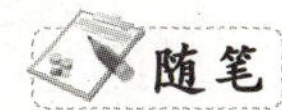

将髋臼杯旋入至髋臼杯顶部使其完全接触；关闭髋臼杯底部三个窗口，用打入器将与髋臼杯型号一致的聚乙烯臼衬轻扣入内，并检查臼衬以确保其牢固性（图8-6-14）。

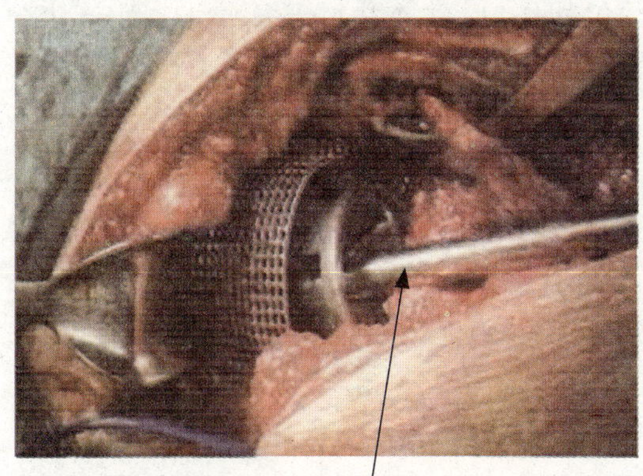
图8-6-13　蘑菇形吸引

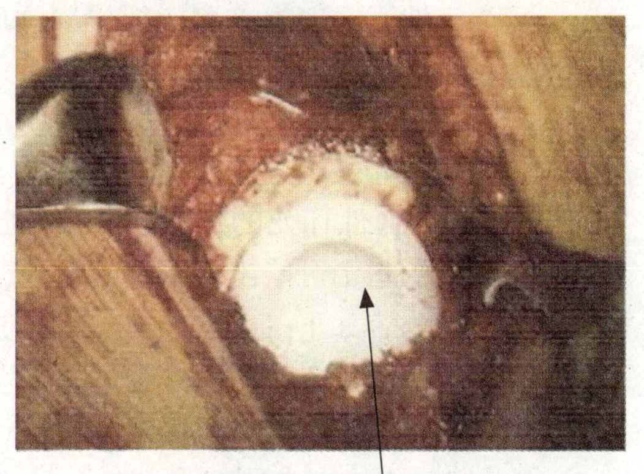
图8-6-14　聚乙烯臼衬

（5）股骨假体柄置换

1）扩髓：内收外旋患肢，用HOMAN拉钩暴露股骨近端，用开髓器贴近股骨后方骨皮质开髓；将髓腔锉与滑动锤连接，用滑动锤打入髓腔锉，直至髓腔锉与骨皮质完全接触。在整个扩髓过程中，使用髓腔锉原则为由小到大，逐渐递增地进行使用（图8-6-15）。

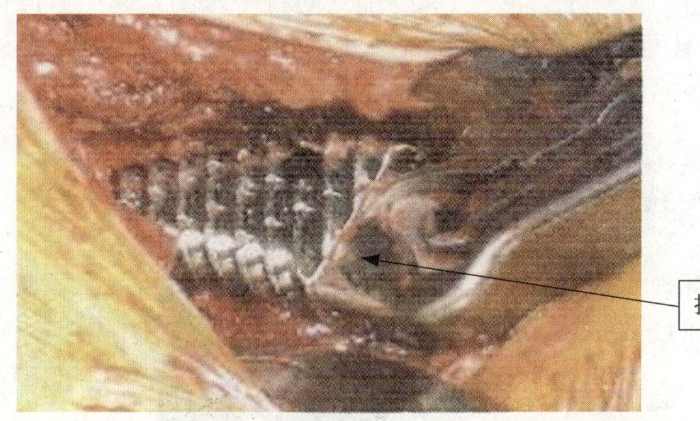

图8-6-15　扩髓

2）安装假体柄：用轴向打入器将假体试柄打入股骨干髓腔内；安装合适的试头；复位器复位；确定假体柄、假体头的型号后逐一取出假体试头、假体试柄；冲洗髓腔并擦干（图8-6-16）。

3）安装假体：将与试柄型号相同的假体打入髓腔（方法同安装试柄、试头），假体进入后进行患肢复位，检查关节紧张度和活动范围。注意在置换陶瓷头的假体时必须使用有塑料垫的打入器，以免打入时损坏陶瓷头（图8-6-17）。

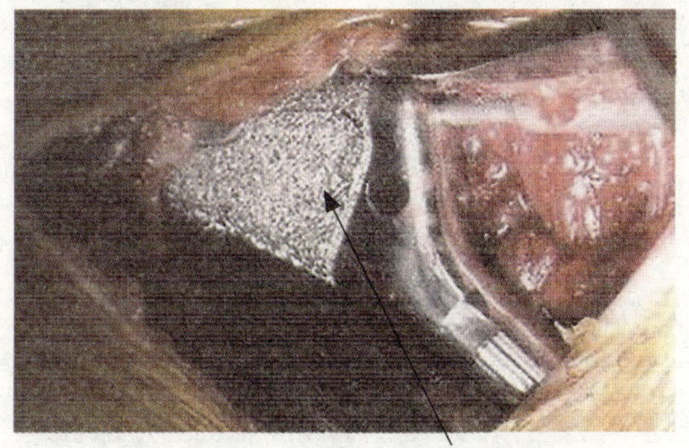
图8-6-16　安装假体柄

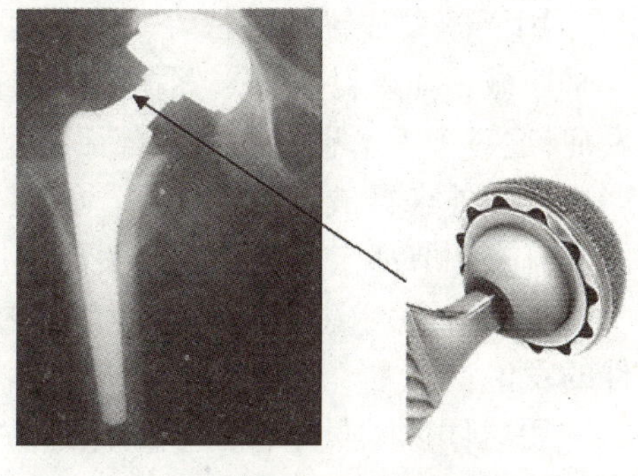
图8-6-17　安装假体

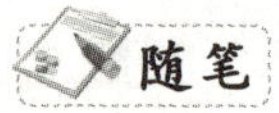

4）缝合伤口：缝合伤口前可根据实际情况在关节腔内和深筋膜浅层放引流管；然后对关节囊、肌肉层、皮下组织、皮肤等进行逐层缝合。

3. 术后处置　为患者擦净伤口周围血迹并包扎伤口；检查皮肤受压情况，固定引流管，护送患者入复苏室进行交接。处理术后器械及物品。

（二）围手术期特殊情况及处理

1. 为何术前要对全髋置换的手术患者进行风险评估？评估重点是什么？

股骨头缺血性坏死的疾病有一个渐进的演变过程，患者大多为高龄老人，又有功能障碍或卧床史，术中可能出现各种并发症，甚至心跳呼吸骤停。所以要对患者进行风险评估，评估重点内容如下：①有无皮肤完整性受损的风险；②有无下肢静脉血栓形成的风险；③有无坠床的风险；④有无假体脱位的风险。

2. 如何有效防止髋关节手术手术部位错误事故的发生？

髋关节为人体左右侧对称部位，易发生手术部位错误的事故。故在全髋关节置换手术前必须严格实施手术部位确认，具体措施如下：

（1）手术图谱：术前主刀医生根据影像诊断与患者及其家属共同确认手术部位，并在图谱的相应部位做好标识，让患者及家属再次确认后，在图谱的下方签名。

（2）标识部位：术前谈话时，在手术图谱确认后，主刀医生用记号笔在患者对应侧的手术部位画上标识。

（3）术前核对：巡回护士与主刀医生、麻醉师共同将手术图谱与患者肢体上手术部位标记进行核对，同时，让可以配合的手术患者口述手术部位。任何环节核对时如有不符，先暂停手术，必须核对无误后再行手术（图8-6-18）。

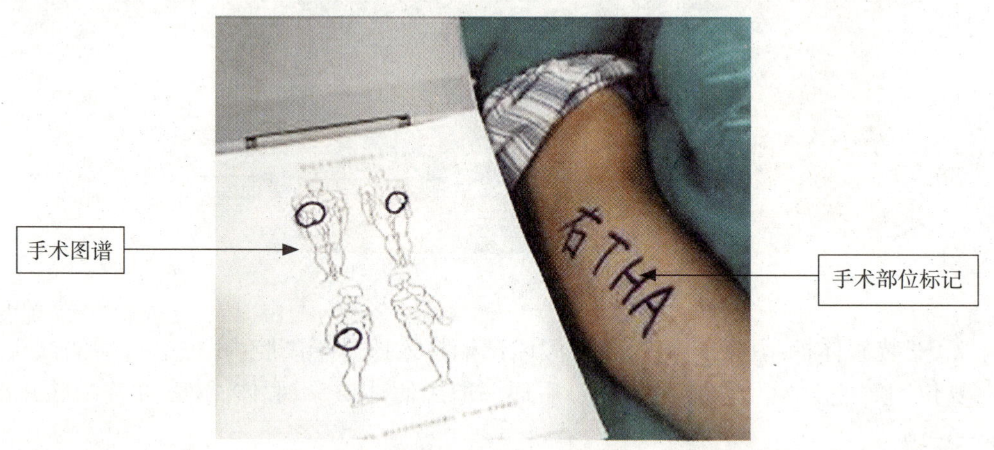

图8-6-18　术前手术部位核对

3. 医院对各类外来器械实施严格有效的管理，才能确保手术患者的安全。如何对外来器械进行管理，从而有效降低全髋关节置换术患者术后感染率？

用于髋关节置换的特殊工具和器械由医疗器械生产厂家提供，不归属于医院，属于外来器械。如果对于外来器械疏于管理，必将造成手术患者术后感染等一系列严重的并发症，这对于手术患者和术者都无疑是“一场灾难”。因此，外来器械送入手术室后，必须严格按照外来器械使用流程进行管理，包括外来器械的准入、接受、清洗、包装、灭菌和取回。每一环节都应严格按照相关流程执行。

4. 术后手术患者搬运过程中容易出现髋关节假体脱位，如何有效防止此类意外事件的发生？

手术团队人员掌握正确的搬运方法是杜绝意外发生的关键。按常规搬运方法搬运全髋关节置换术后的手术患者，会因为搬运不当造成手术患者的假体脱位。

（1）团队分工：麻醉师负责头部，保证气管插管的通畅；手术医生负责下肢；巡回护士负责维持引流管路，防止滑脱；工勤人员负责平移手术患者至推床。

（2）要求：手术患者身体呈水平位移动，双腿分开同肩宽，双脚外展呈“外八字”。避免搬运时手术患者脚尖相对，造成假体脱位。

二、下肢骨折内固定手术的护理配合

骨折的患者往往有外伤史，详细了解患者受伤的时间、地点、受伤的力点、受伤的方式（如高空坠落、机器碾压、车祸撞击、运动损伤、跌倒等）、直接还是间接致伤、闭合性还是开放性伤口及伤口污染程度等可以协助诊断，对采取合适的治疗方法起着决定性作用（图8-6-19）。患者无论发生在骨、骨骺板或关节等处的骨折，都包含骨皮质、骨小梁的中断，同时伴有不同程度的骨膜、韧带、肌腱、肌肉、血管、神经、关节囊的损伤。骨折的诊断主要依据病史、损伤的临床表现、特有体征、X线片。在诊断骨折的同时要及时发现多发伤、合并伤等，避免漏诊。

【下肢骨折内固定手术配合案例】

2011年7月11日下午，中年男性张某遭遇车祸，右小腿受到强大的冲撞力，导致开放性创伤，送医院骨科急诊就诊。患者右小腿胫骨外露，失血<200ml，X线片示胫腓骨骨折，目前情况稳定（图8-6-20）。骨科医生下达医嘱即刻急诊手术并电话通知手术室护士。2011年7月11日下午3点，手术室收到急诊手术通知单。

知识链接

胫腓骨骨干骨折：胫腓骨骨干骨折可分为三类：胫腓骨骨干双骨折、单纯胫骨骨干骨折和单纯腓骨骨折。临床上以胫腓骨骨干双骨折最多见，表明所遭受的暴力大，骨和软组织损伤重，并发症多，治疗有一定困难。单纯腓骨骨折少见，常因小腿外侧的直接暴力引起，多部位发生明显移位，预后好。单纯胫骨骨干骨折也较少见，由于腓骨支撑，亦不发生明显移位，预后好。

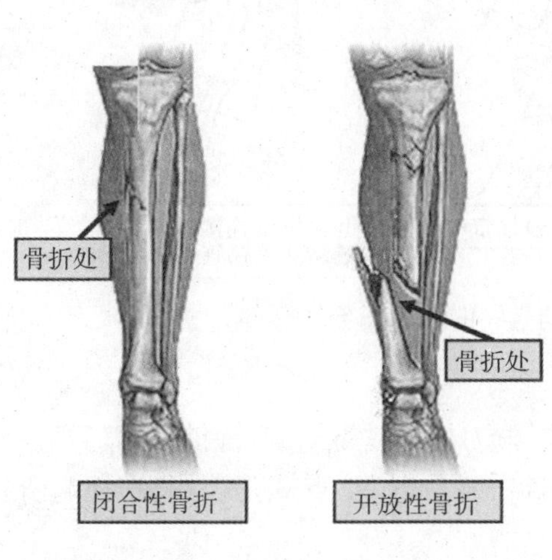

图8-6-19 闭合性骨折和开放性骨折的区别

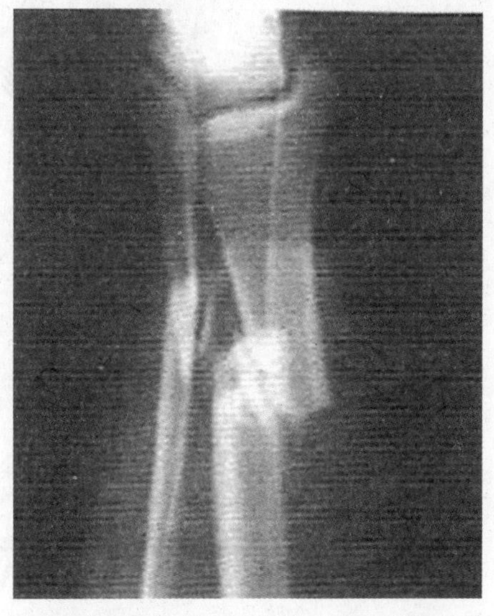

图8-6-20 X线片示胫腓骨骨折

急诊手术通知单

手术日期：2011.7.11

手术时间	手术房间	科室	姓名	床号	年龄	性别	住院号	诊断	手术名称	主刀医生	第一助手	麻醉方式	备注
即刻	301	关节外科	张某	E351	42	男	155600	右侧胫腓骨骨折	清创+右胫腓骨钢板内固定术	张权	孙灵	全麻	无

学习目标

1. 能陈述开放性伤口的冲洗、消毒处理措施。
2. 能说出急诊创伤患者的安全搬运方法。
3. 能够阐述开放性创伤的相关并发症。

（一）主要手术步骤及护理配合

1. 手术前准备

（1）体位与铺单：患者采取全身麻醉，仰卧位，消毒范围为伤侧肢体，一般上下各超过一个关节，按下肢常规铺巾后实施手术。

（2）创面冲洗：为防止感染，必须对创面进行重新冲洗；常规采用以下消毒液体：①0.9%生理盐水：20 000~50 000ml，冲洗的液体量视创面的洁净度而定，不可使用低渗或高渗的液体冲洗，以免引起创面组织细胞的水肿或脱水。②过氧化氢（H_2O_2）：软组织、肌肉层用H_2O_2冲洗，使H_2O_2与肌层及软组织充分接触，以杀灭厌氧菌。③灭菌皂液：去除创面上的油污。

（3）使用电动空气止血仪：正确放置气囊袖带，并操作电动空气止血仪，压迫并暂时性阻断肢体血流，达到最大限度制止创面出血并提供清晰无血流的手术视野，同时防止电动空气止血仪使用不当造成手术患者的损伤（图8-6-21）。

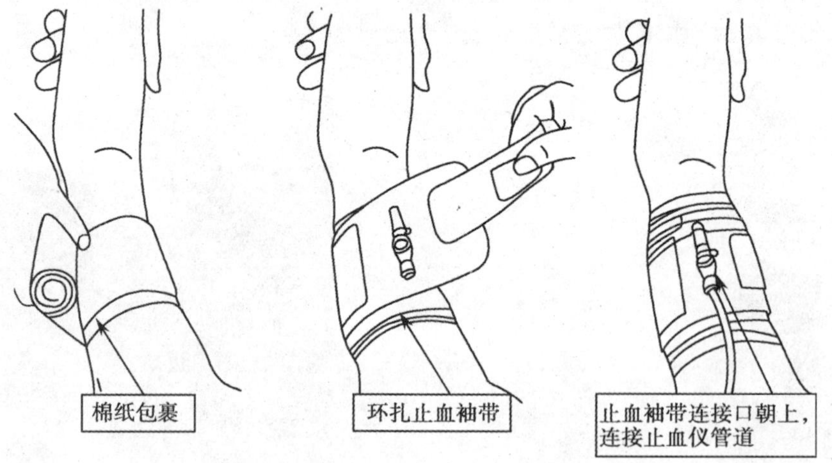

图8-6-21 使用电动空气止血仪步骤

2. 主要手术步骤

（1）暴露胫骨干：传递22#大圆刀切开皮肤，电刀切开皮下组织、深筋膜，暴露胫骨干。

（2）骨折端复位：清理骨折端血凝块，暴露外侧骨折端；点式复位钳2把提起骨折处两端，对齐进行骨折端复位（图8-6-22）。

（3）骨折内固定

1）选择器械：备齐钢板固定需要的所有特殊器械（图8-6-23、图8-6-24）。

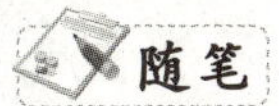

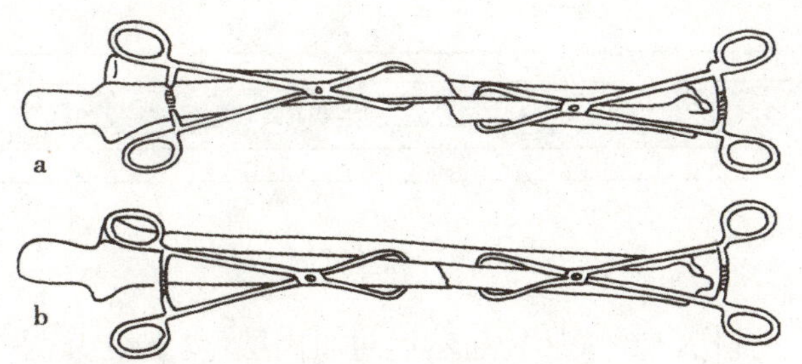

图8-6-22　骨折端复位

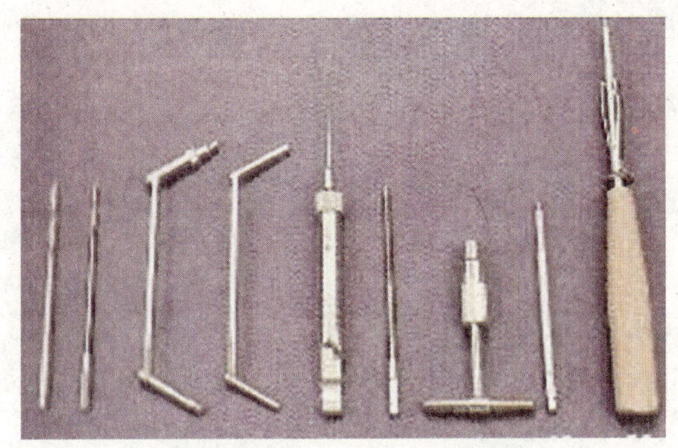

图8-6-23　钢板固定特殊器械

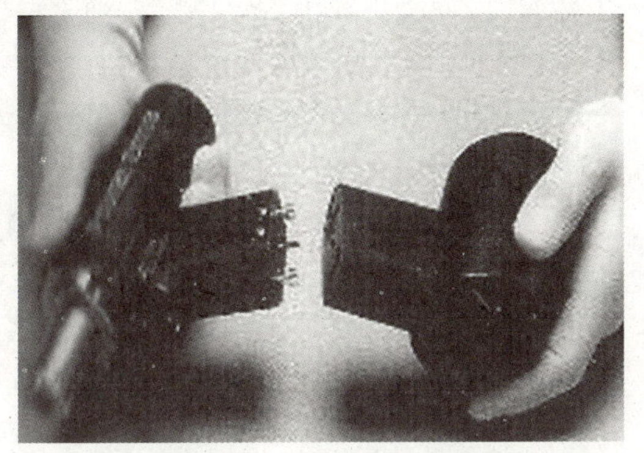

图8-6-24　钢板固定特殊器械

2）选择钢板：选择合适钢板（图8-6-25），折弯成合适的角度（图8-6-26）。

3）固定钢板：斜面骨折处上采用拉力螺钉起固定作用，依次采用钻孔、测深、螺丝钉转孔、上螺丝固定几个步骤（图8-6-27）。

4）固定钢板：依相同方法上螺钉固定钢板（图8-6-28）。

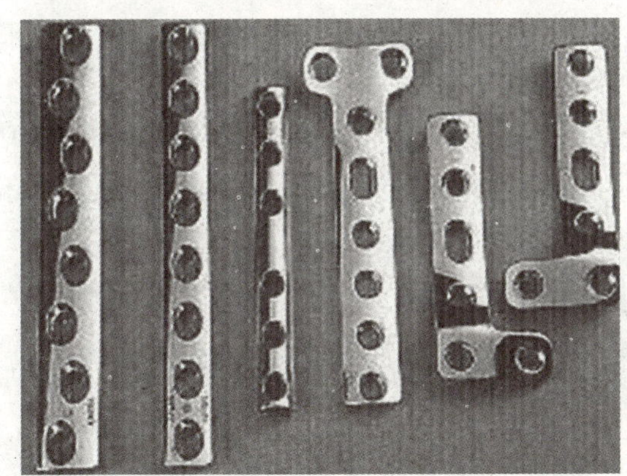

图8-6-25　选择合适钢板

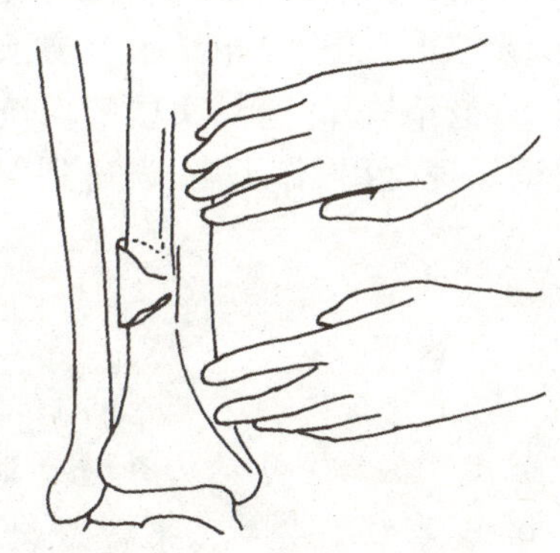

图8-6-26　折弯成合适角度

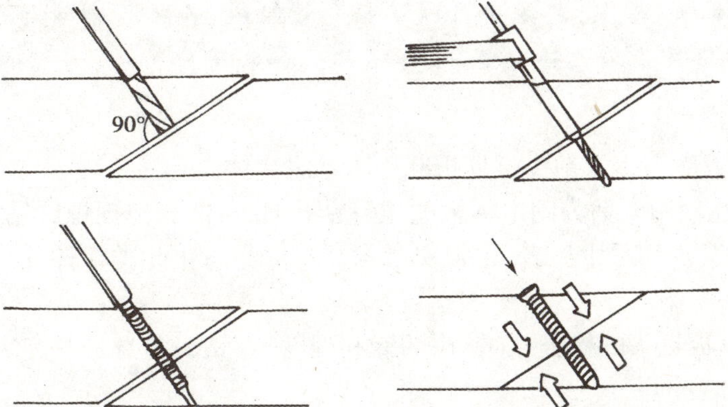

图8-6-27　斜面骨折处螺丝固定

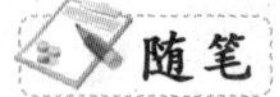

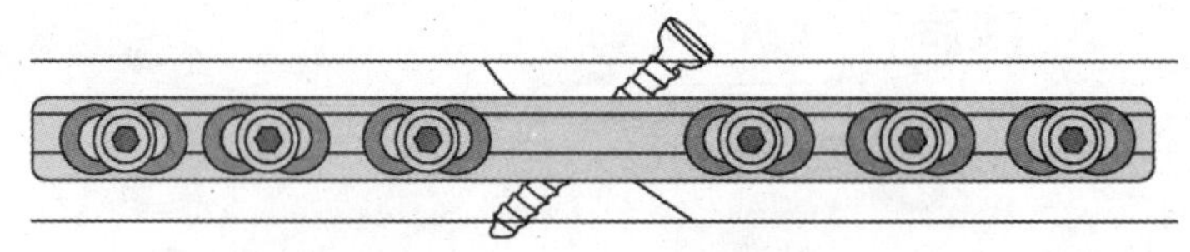

图8-6-28　螺丝钉固定钢板

5）缝合伤口：冲洗伤口，放置引流，然后对肌肉层、皮下组织、皮肤等进行逐层缝合。

3. 术后处置　为手术患者擦净伤口周围血迹并包扎伤口；检查皮肤受压情况，固定引流管，送回病房并进行交接。处理术后器械及物品。

（二）围手术期特殊情况及处理

1. 手术患者使用了空气止血仪，但术中伤口还是出血不止，巡回护士应采取什么措施以减少伤口出血？

空气止血仪具有良好的止血效能，如伤口依旧出血不止，则应按照上述规定，检查仪器的使用方法是否正确、运转是否正常等。

（1）袖带是否漏气：因为一旦漏气，空气止血仪的压力就会下降，止血仪将肢体浅表的静脉，但深层的动脉未被压迫，这样导致患者手术部位的出血要比不上止血带时更多。此时，应该更换空气止血仪的袖带，重新调节压力、计算时间。

（2）开放性创伤时袖带是否正确使用：开放性创伤的肢体在使用空气止血带前一般不用橡胶弹力驱血带，因此手术开始划皮后切口会有少量出血，这是正常的。为了减少出血，可先抬高肢体，使肢体静脉血回流后再使用空气止血带。

2. 导致术中电钻发生故障的原因有哪些？

电钻发生故障的原因较多，手术室护士可采取以下方法进行排除，必要时更换电池或电钻，以便手术顺利进行。

（1）电池故障：①电池未及时充电或充电不完全；②电池使用期限已到，未及时更换以至于无法再充电；③电池灭菌方法错误造成电池损坏。

（2）电钻故障：①钻头内的血迹未及时清理，灭菌后形成血凝块，增加电钻做功的阻力，降低钻速；②操作不当，误碰到保险锁扣，电钻停止转动；③电钻与电池的接触不好。

知识链接

骨动力系统：骨动力系统同时具备钻、锯、锉等多种功能，在骨科手术中，替代了许多原本需要用手工来完成的操作，电钻属于其中一种功能。根据动力驱动方式，可将骨动力系统分为电动式和气动式，一套完整的电动式骨动力系统通常由系统主机、各式钻头、锯片、电源导线以及钥匙等组成，并配有脚踏与手柄控制，气动式骨动力系统还配有输气连接管、氮气减压阀和氮气筒。

3. 如何有效防止螺旋钻头意外折断于手术患者体内？

手术医生在使用电钻为固定钢板的螺钉钻孔时，可能会出现螺旋钻头断于患者体内的情况，这不仅会损伤手术患者，也浪费手术器材。为防止此类事件，洗手护士应该做到以下几点：

（1）术前完成钻头的检查：①钻头的锋利程度；②钻头本身是否有裂缝或损坏；③钻头是否发生弯曲变形。

（2）使用套筒：使用钻头钻孔时必须带套筒，防止钻头与手术患者的骨皮质成角而

随笔

发生断裂。

（3）防止电钻摩擦生热：使用电钻钻孔时，洗手护士应及时注水，以降低钻头与骨摩擦产生的热量，这样既可有效防止钻头断裂，又可降低钻孔处骨的热源性损伤。

思考题

1. 人体正常髋关节的解剖特点是什么？股骨头的血供特点有哪些？
2. 股骨头坏死的常见原因有哪些？
3. 如何正确放置髋关节置换术患者的手术体位？
4. 髋关节置换术后，如果对手术患者搬运不当，可能造成哪些并发症？
5. 如何正确地使用、维护和保养骨科电动工具？

第七节 泌尿外科手术的护理配合

泌尿外科是处理和研究泌尿系统、男性生殖系统及肾上腺外科疾病的学科。其中主要涉及的脏器包括肾脏、肾上腺、输尿管、膀胱及前列腺等。下面以两个经典手术为例，介绍泌尿外科手术的护理配合。

一、单纯肾切除手术的护理配合

肾脏位置相当于第12胸椎至第3腰椎水平，右肾较左肾稍低1~2cm，右肾上极前方有肝右叶，结肠肝曲，内侧有下腔静脉，十二指肠降部；左肾前方与胃毗邻，前方有脾脏、结肠脾曲，脾血管和胰腺于肾的前方跨过。肾内侧缘有肾门，肾脏上内方有肾上腺覆盖。肾的被膜由外向内依次为肾筋膜、脂肪囊、纤维囊（图8-7-1）。

知识链接

肾门：肾内侧缘中部凹陷，是肾血管、淋巴管、神经和肾盂出入部位，称为肾门。出入肾门诸结构为结缔组织所包裹，称肾蒂。因下腔静脉靠近右肾故右肾蒂较左肾蒂短。肾蒂内各结构的排列关系，自前向后顺序为肾静脉、肾动脉和肾盂末端；自上向下顺序为：肾动脉、肾静脉和肾盂。由肾门伸入肾实质的凹陷称肾窦，为肾血管、肾小盏、肾大盏、肾盂和脂肪等所占据。肾门是肾窦的开口，肾窦是肾门的延续。

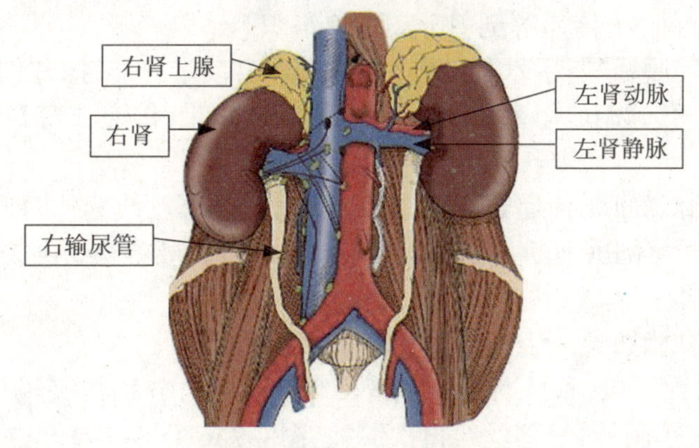

图8-7-1 肾脏结构图

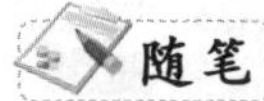

泌尿结石、慢性肾炎或其他原因造成肾脏失去功能，可考虑单纯切除肾脏。肾脏良性肿瘤中，瘤体较大、肾结构被破坏、功能丧失者，可考虑肾脏切除术。各类肾脏恶性肿瘤确诊后均应尽早行包括肾周围筋膜及脂肪、肾门淋巴结的根治性肾切除术，术前行肾动脉栓塞治疗，可减少术中出血。

【单纯肾切除手术案例】

秦某，女，40岁，体检发现右肾占位2周余。患者入院前2周余无明显诱因下体检发现右肾占位，无发热血尿，偶有腰背酸痛，无尿频尿急等尿路刺激症状。B超提示右肾下极实性团块，大小约30cm×28cm；CT血管造影显示：右肾下极占位，考虑血管平滑肌瘤可能大。拟定2011年4月13日，在全麻下行右肾切除术。

2011年4月12日，手术室收到择期手术通知单，并安排手术房间

择期手术通知单

手术日期：2011.4.13

手术时间	手术房间	科室	姓名	床号	年龄	性别	住院号	诊断	手术名称	主刀医生	第一助手	麻醉方式	备注
8：00	207	泌尿外科	秦某	E517	40	女	120400	右肾占位	右肾切除术	刘星	孙刚	全麻	备肾脏部分切除术所需器械及物品

学习目标

1. 能正确安全放置肾脏90°左侧卧位。
2. 能完成单纯肾切除手术的护理配合。
3. 能应对术中手术医生临时调整手术方案。
4. 能处理术中清点过程中出现的错误。

（一）主要手术步骤及护理配合

1. 手术前准备　术前备肾切除器械包和常用敷料包，准备高频电刀和负压吸引装置。待患者行全身麻醉后，医护人员共同放置患者90°左侧卧位。手术医生进行切口周围皮肤消毒，范围为前后过腋中线，上至腋窝，下至腹股沟。手术划皮前巡回护士、手术医生和麻醉师三方进行Time Out核对患者身份、手术方式、手术部位等手术信息以及手术部位标识是否正确。

2. 主要手术步骤

（1）经第12肋下切口进后腹膜：传递22#大圆刀切开皮肤；电刀切开各层肌层组织及筋膜，传递无损伤镊配合；传递解剖剪分离粘连组织。

（2）显露肾周筋膜，暴露手术野：传递湿纱布和自动牵开器，撑开创缘。

（3）暴露肾门：传递S拉钩牵开暴露；遇小血管或索带，传递长弯开来钳夹，解剖剪剪断，缝扎或结扎。

（4）处理肾动脉、静脉：传递长直角钳游离血管，7号慕丝线套扎两道；传递长弯开来3把，分别钳夹血管，长解剖剪剪断，7号慕丝线结扎，小圆针1号慕丝线再次缝扎（图8-7-2~图8-7-5）。

（5）分离肾脏和脂肪囊：传递长弯开来、长剪刀分离。

（6）处理输尿管上段，移除标本：传递长弯开来3把，分别钳夹输尿管，长解剖剪剪断，7号慕丝线结扎，小圆针1号慕丝线再次缝扎（图8-7-6、图8-7-7）。

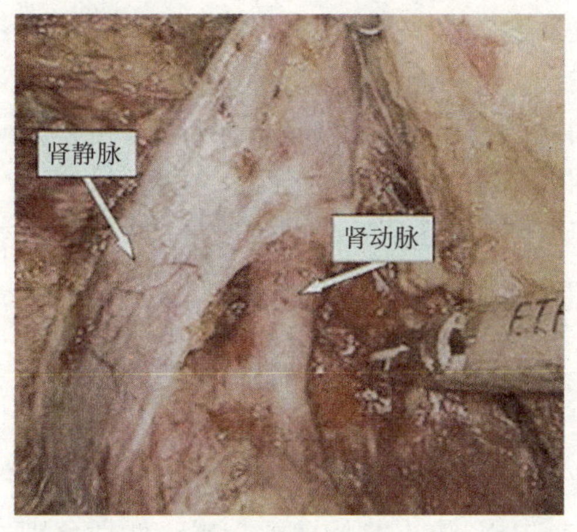

图8-7-2　经后腹膜腔镜直视下游离出的肾静脉、肾动脉

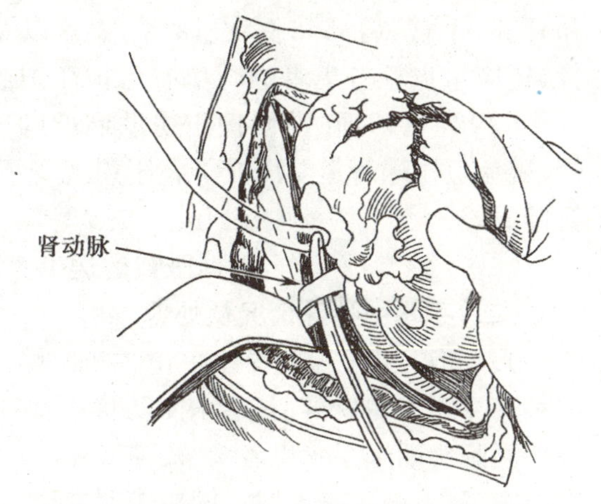

图8-7-3　丝线套扎肾动脉

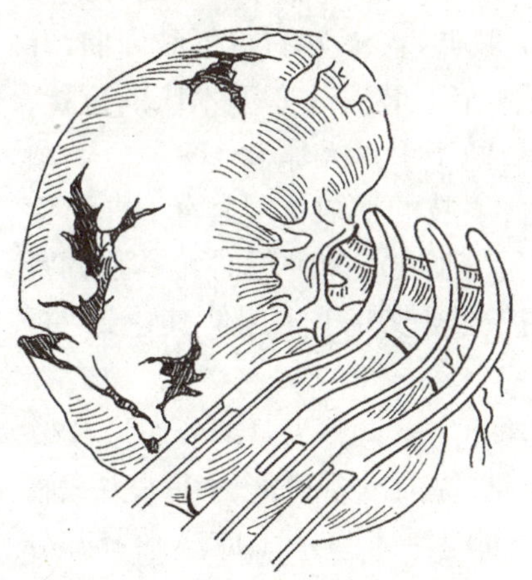

图8-7-4　依次传递3把长开来钳夹肾血管

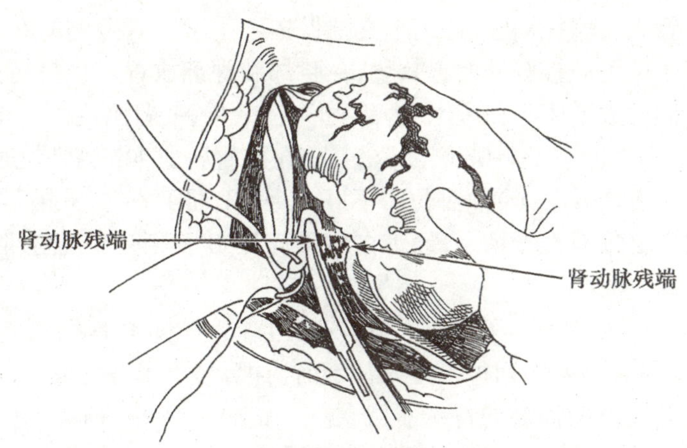

图8-7-5　剪断后的肾动脉近段,用丝线缝扎

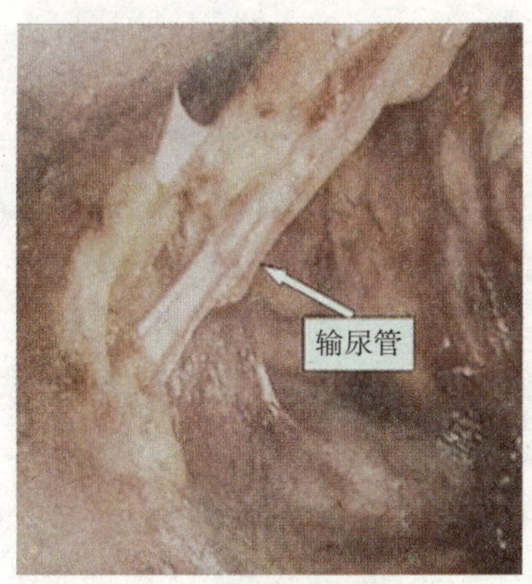

图8-7-6　经后腹膜腔镜直视下游离出的输尿管

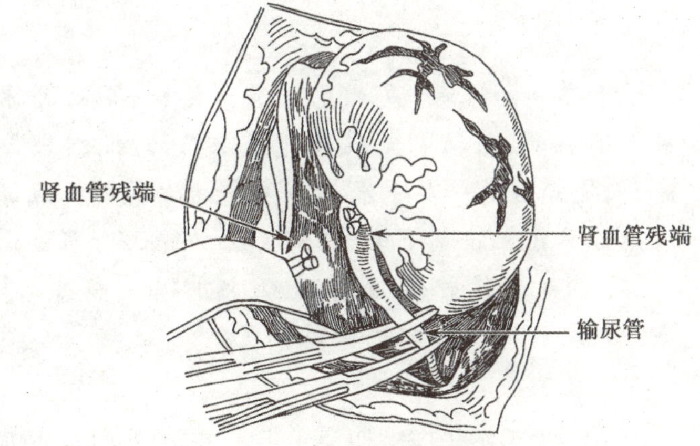

图8-7-7　处理输尿管

(7)放置引流管: 传递负压球,角针4号慕丝线固定。

(8)关闭切口: 圆针慕丝线依次关闭各层肌肉层及皮下组织; 角针慕丝线缝合皮肤。

3. 术后处置

(1)术后皮肤评估: 放置肾脏90° 左侧卧位的手术患者,术后巡回护士应及时与手术医生和麻醉师一同将患者由侧卧位安全翻转至仰卧位,重点检查受压侧的眼部

和耳郭、手臂、肩部和腋窝、髂嵴、膝盖以及脚踝和足部的皮肤情况，该患者是女性患者，还应重点检查患者的乳房有无被压迫或损伤。

（2）导管护理：巡回护士协助麻醉师妥善固定气管导管；妥善固定负压球和导尿管，避免负压球管道受压或折叠于患者身下，同时观察负压球中引流液的色、质、量和通畅情况。

（3）术后常规工作：根据医嘱运送患者入麻醉恢复室；放置肾脏标本。

（二）手术中特殊情况及处理

1. 如何正确安全放置肾脏90°左侧卧位，肾脏90°侧卧位与胸外科90°侧卧位有何区别？

待手术患者麻醉后，手术团队将患者身体呈一直线转成90°左侧卧位，使右侧朝上。放置凝胶头圈于手术患者头下，避免眼睛、耳朵受压。将手术患者右侧上肢放于搁手架上层，左侧上肢放于下层。同时于紧靠腋下处放置胸枕，防止臂丛神经受损。然后分别用安全带固定两侧上肢，松紧适宜，露出手指。注意保护手术患者的乳房，避免受压。将肾区（肋缘下3cm左右）对准腰桥，放置凝胶腰枕于脐下。于尾骶部和耻骨联合处分别放置大小髂托固定，并用小方枕保护。手术患者上方的右下肢伸直，下方的左下肢屈曲，并于两下肢接触处放置软垫，在膝部和踝部放置软垫垫高，固定下肢。改变手术床的位置，同时放低床头和床尾，达到"折床"效果，使肾区逐渐平坦，便于手术操作。

与胸外科90°侧卧位相比，在放置肾脏90°侧卧位时，下肢的摆放为"上直下屈"，而放置胸外科90°侧卧位时下肢应为"上屈下直"。此外放置肾脏90°侧卧位时尤其强调肾区必须对准腰桥。最后，在放置肾脏90°侧卧位后，巡回护士须改变手术床使其达到"折床"效果。

2. 如何有效应对术中手术医生临时调整手术方案，将手术方式调整为肾部分切除术？

术前，巡回护士应完善术前访视，与手术医生取得沟通，提前准备可能因手术方式临时调整而需要的特殊器械、缝针、止血物品等手术用物。同时手术室护士应熟悉肾部分切除术的适应证和禁忌证，掌握专科知识，提高临床判断能力。

知识链接

肾部分切除术：是指充分游离肾脏、肾动静脉及输尿管后，临时阻断肾动脉或肾蒂血管，将病变肾脏或肿瘤组织切除，缝合肾实质，开放肾动脉恢复肾脏血流，固定肾脏的一类手术。肾部分切除术的适应证包括：①肾肿瘤直径小于4cm、肿瘤位于肾上极或下极，对侧肾脏功能已有损害；②孤立肾、肿瘤位于肾脏的上、下极；③双侧肾肿瘤、肿瘤直径小于4cm；④对侧肾脏将来可能出现肾功能的损害；⑤位于肾上、下极的良性病变。

术中，洗手护士应密切关注手术进展，及时与主刀医生沟通，获知手术方式改变时，第一时间告知巡回护士，后者则迅速将特殊用物传递给手术台上使用。

"单纯肾切除手术"改变为"肾部分切除术"时，应提供下列特殊器械、缝针等物品：血管阻断夹或Santisky钳，用于临时阻断肾动静脉血流；钛夹钳和钛夹，用于切除肿瘤时，夹闭小血管；2/0或3/0可吸收缝线，用于缝合肾实质、肾包膜；止血纱布、生物胶等，用于覆盖肾脏创面进行止血（图8-7-8、图8-7-9）。

3. 在手术医生关闭切口前，巡回护士和洗手护士清点用物，发现缺少一块小纱布，应该如何应对？

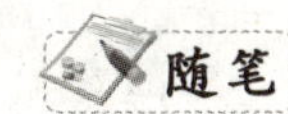

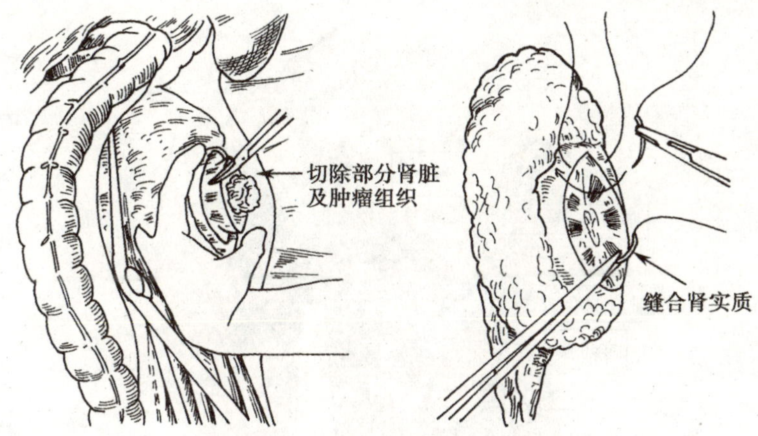

图8-7-8　肾部分切除术操作图

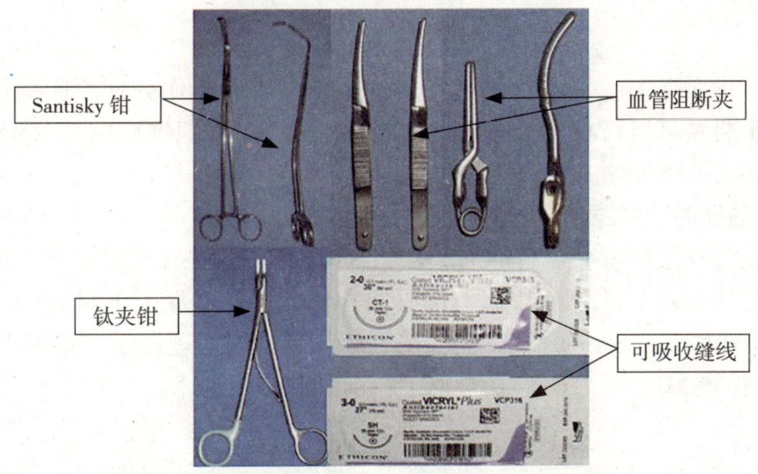

图8-7-9　肾部分切除术所需特殊器械与缝针

巡回护士应第一时间告知手术医生及麻醉师清点数量错误，并得到肯定回复，在手术患者情况允许下，暂停手术。洗手护士和手术医生共同在手术区域进行搜寻，包括体腔切口、无菌区以及视力可及范围。巡回护士在手术区域外围进行搜寻，包括地面、纱布桶、一次性物品丢弃桶、生活垃圾桶等。

当遗失的物品找到时，巡回护士和洗手护士必须重新进行一次完整的清点，数量正确后告知手术团队，手术继续进行。

当遗失的物品未能找到时，巡回护士应汇报护士长请求支援，同时请放射科执行术中造影，并让专业放射学医师读片，确定患者体腔切口内无异物遗留，手术医生可关闭切口。

记录事件经过、所采取的所有护理措施以及最终搜寻结果，并根据相关流程制度上报事件。

二、前列腺癌根治手术的护理配合

前列腺位于耻骨后下方，直肠前，尿道生殖隔上方，由围绕尿道周围的腺体和其外层的前列腺腺体所组成。盆腔筋膜包裹前列腺形成前列腺筋膜，而前列腺实质表面有结蒂组织和平滑肌构成前列腺固有囊。在前列腺筋膜鞘和囊之间还有前列腺静脉丛（图8-7-10）。

近年来，随着我国社会老龄化现象日趋严重以及食物、环境等改变，前列腺癌发病率迅速增加。前列腺癌多数无临床症状，常在直肠指检、超声检查或前列腺增生手术标本

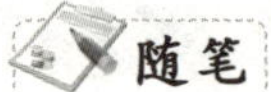

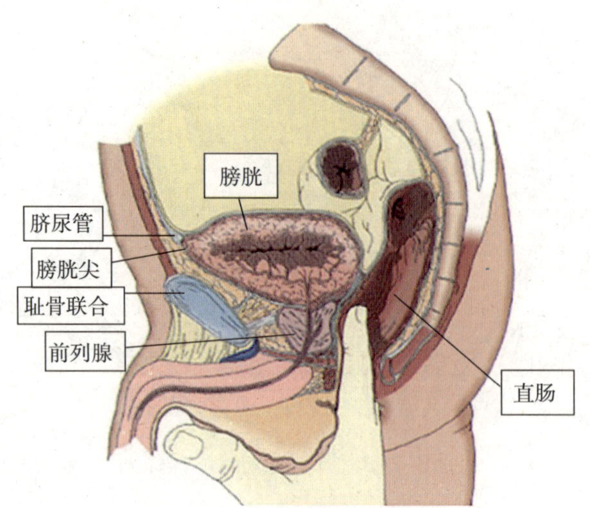

图8-7-10　前列腺解剖图

中偶然发现。前列腺增生手术时偶然发现的Ⅰ期癌可以不作处理严密随诊。局限在前列腺内的第Ⅱ期癌可以行根治性前列腺切除术。第Ⅲ、Ⅳ期癌以内分泌治疗为主，可行睾丸切除术，必要时配合抗雄激素制剂。

【前列腺癌根治手术案例】

罗某，男，82岁。患者4个月前体检发现PSA升高，无发热，无尿频尿急尿痛症状。患者排尿困难，夜尿2~3次，伴排尿踌躇、排尿费力、尿线变细，尿末不尽感。肛门指检未见明显异常。反复复查，PSA进行性升高。前列腺穿刺检查病理提示"前列腺腺癌(Gleason分级3+4)"。拟定2011年2月6日，在全麻下行前列腺癌根治术。

知识链接

PSA：前列腺特异抗原（prostate specific antigen，PSA），是由前列腺上皮细胞分泌的一种蛋白酶，能帮助精液液化，与男性生育力有关，一般情况下血液中PSA为低浓度，血清PSA＜4.0ng/ml为正常。当前列腺发生癌变时，分泌的PSA增多，且破坏了血与上皮之间的屏障，致使PSA直接进入血内。当PSA大于10ng/ml时，患前腺癌的危险性增加。血清PSA是前列腺癌的特异性标志物，对早期没有症状的前列腺癌诊断很有意义。

2011年2月5日，手术室收到择期手术通知单，并安排手术房间

择期手术通知单

手术日期：2011.2.6

手术时间	手术房间	科室	姓名	床号	年龄	性别	住院号	诊断	手术名称	主刀医生	第一助手	麻醉方式	备注
8：00	208	泌尿外科	罗某	E412	82	男	189000	前列腺癌	前列腺癌根治术	陈明	蒋林	全麻	患者携带心脏起搏器入室

随笔

学习目标

1. 能完成前列腺癌根治术的手术配合。
2. 能陈述围手术期对老年手术患者的护理。
3. 能正确操作等离子PK刀，说出术后如何进行清洗保养。
4. 面对携带心脏起搏器入手术室的患者，能正确、安全应对手术中电外科设备的使用。

（一）主要手术步骤及护理配合

1. 手术前准备　准备前列腺切除器械和常用敷料包。准备高频电刀、负压吸引装置和等离子PK刀。实施全身麻醉后，巡回护士为手术患者放置仰卧位，可根据手术要求于骶尾部垫一小方枕，腘窝处垫一方枕。手术医生进行切口周围皮肤消毒，范围为上至剑突，下至大腿上1/3，两侧至腋中线。

2. 主要手术步骤

（1）留置导尿管：传递无菌手套，留置双腔导尿管，并用小纱布固定。

（2）经下腹部正中切口进腹：传递22#大圆刀切开皮肤；电刀切开皮下组织，分离腹直肌，打开筋膜，传递解剖剪和湿纱布配合（图8-7-11）。

（3）清扫髂外血管处的淋巴结：台式拉钩暴露，传递无损伤镊和解剖剪进行清扫，遇血管传递钛夹闭合。清扫取下的淋巴结送病理检验（图8-7-12）。

（4）暴露手术野、分离筋膜：传递湿纱布垫于切口两侧，传递前列腺拉钩和大S拉钩暴露；传递无损伤镊、解剖剪分离筋膜（图8-7-13、图8-7-14）。

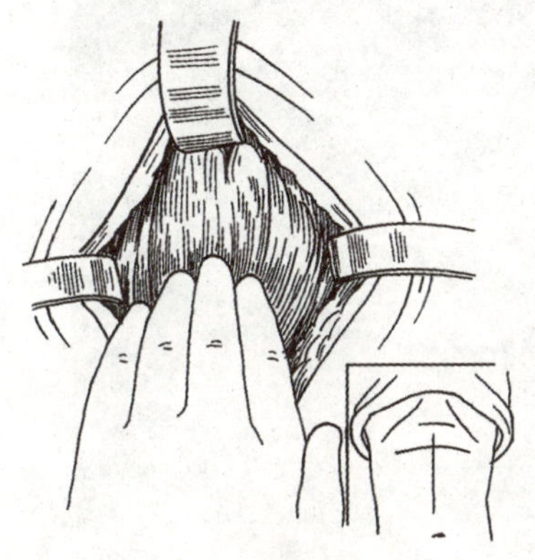

图8-7-11　经下腹部正中切口进腹

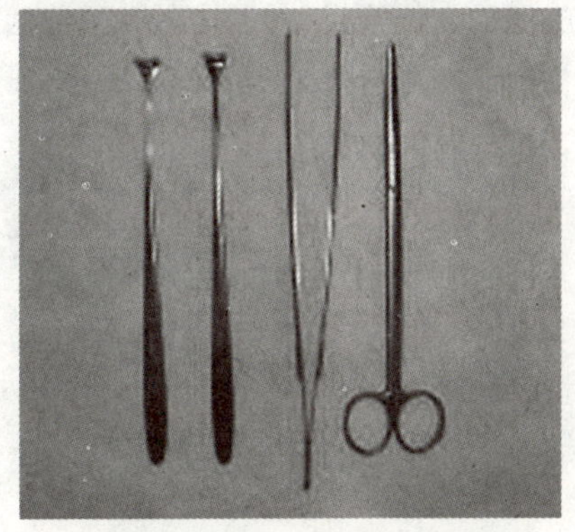

图8-7-12　清扫髂外血管处淋巴结常规使用器械，从左至右依次为台式拉钩、长平镊和解剖剪

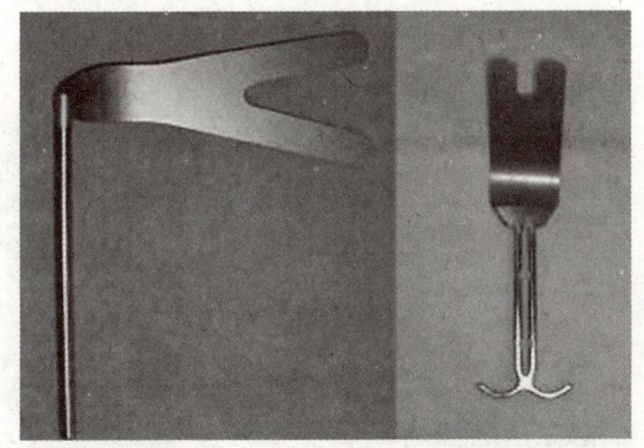

图8-7-13　用于暴露前列腺的前列腺拉钩

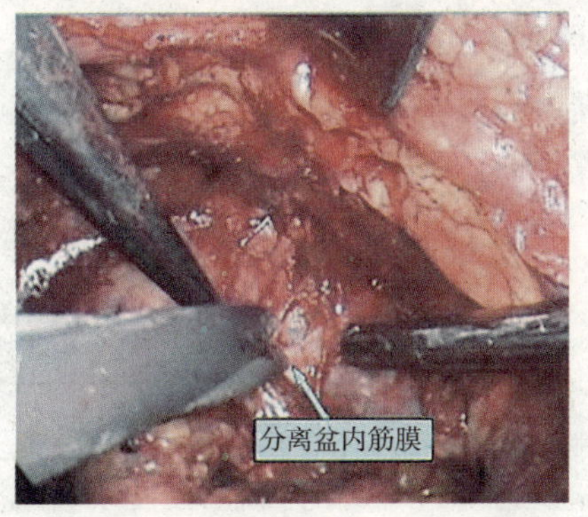

图8-7-14　使用长解剖剪分离盆内筋膜

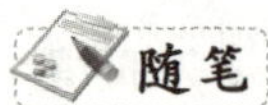

（5）切断耻骨前列腺韧带，暴露耻骨后间隙：传递长弯开来、长解剖剪或等离子PK刀切断韧带；传递拉钩或自制纱布包裹卵圆钳进行暴露（图8-7-15）。

（6）暴露、切断阴茎背深静脉：长弯开来、无损伤镊和解剖剪切断血管，可吸收缝线缝扎（图8-7-16）。

（7）切开尿道前壁，缝线悬吊备吻合：传递可吸收缝线于尿道远端悬吊5针（图8-7-17）。

（8）切断尿道，处理膀胱颈部及前列腺韧带和精囊，接取标本：传递PK刀进行离断（图8-7-18、图8-7-19）。

（9）留置三腔导尿管，膀胱尿道吻合：传递持针器，配合将之前悬吊备用的无损伤缝针吻合尿道与膀胱颈相应的位置（图8-7-20）。

（10）冲洗膀胱：传递装有生理盐水的弯盘和针筒，冲洗膀胱内血块；与巡回护士一同连接膀胱冲洗液冲洗。

（11）放置负压引流管、关闭切口：传递负压球，角针慕丝线固定；传递圆针慕丝线依次缝合各层肌肉；角针慕丝线缝合皮肤。

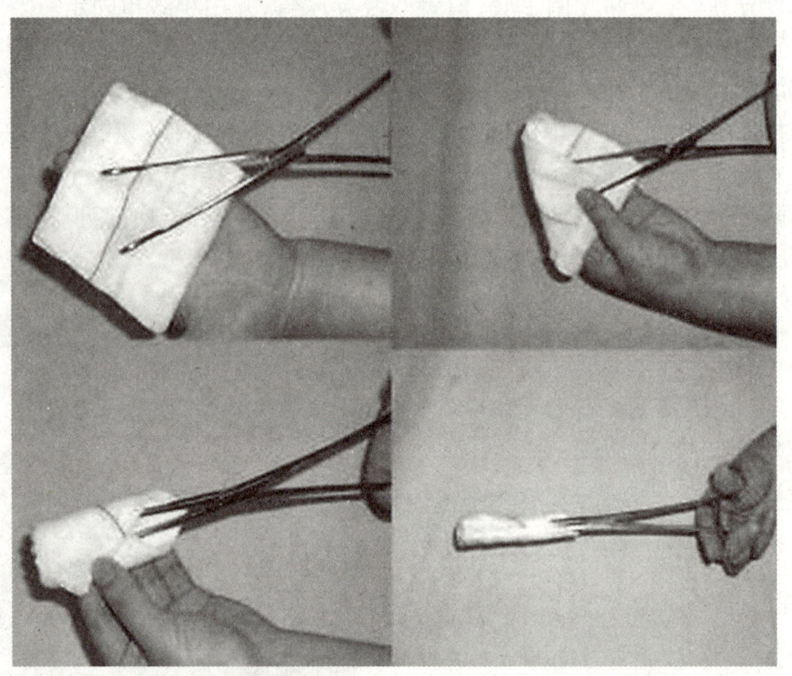

图8-7-15　自制纱布包裹卵圆钳

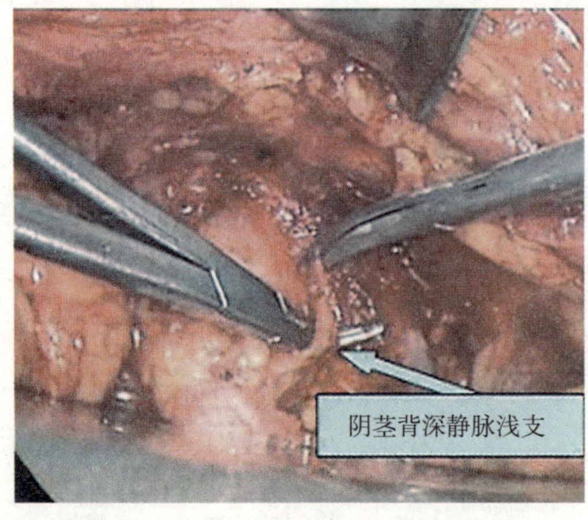

图8-7-16　游离、切断阴茎背深静脉浅支

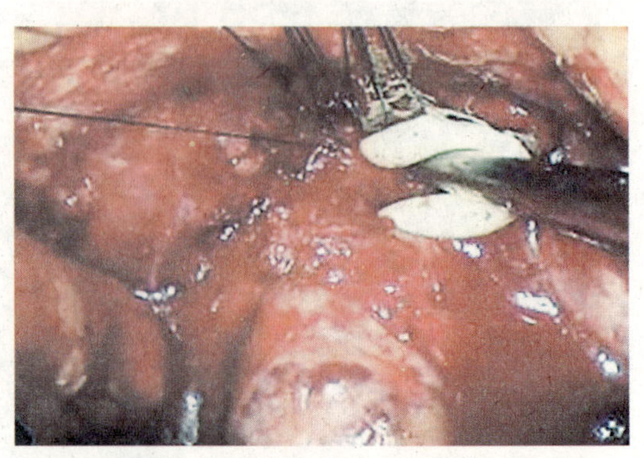

图8-7-17　悬吊尿道远端备吻合

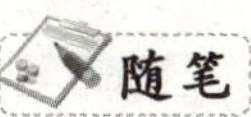

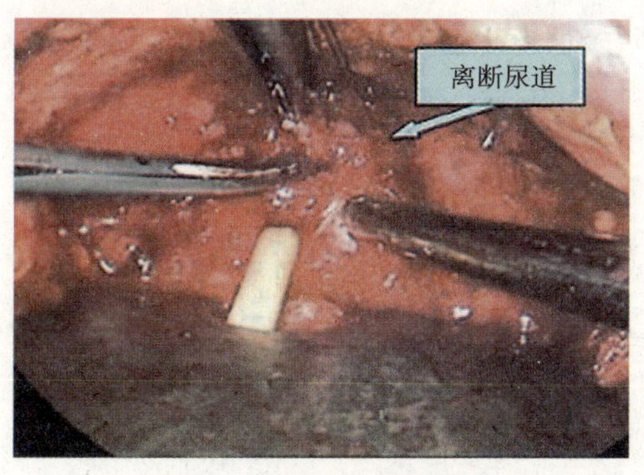

图8-7-18　切断尿道

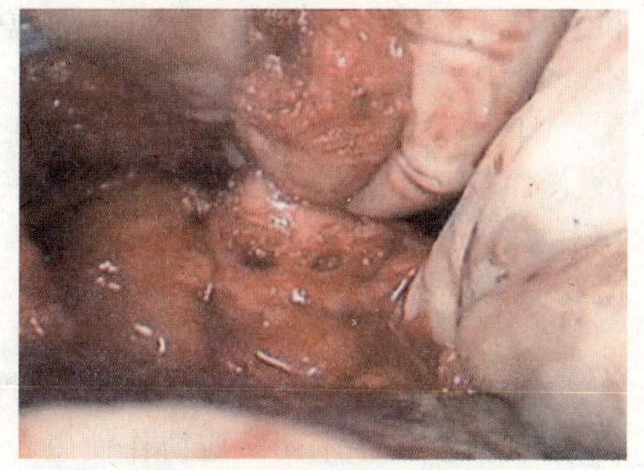

图8-7-19　离断膀胱颈部

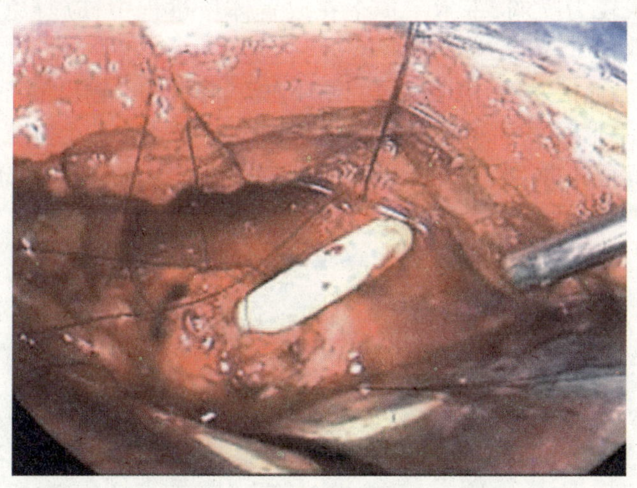

图8-7-20　进行尿道和膀胱颈的吻合

3. 术后处置

(1)导管护理：巡回护士协助麻醉师妥善固定气管导管；妥善固定负压球观察负压球中引流液的色、质、量和通畅情况；妥善固定三腔导尿管，轻轻向外牵拉，并牵引固定于大腿内侧，压迫膀胱颈部，同时观察集尿袋中尿液颜色是否变化。

(2)术后皮肤评估：进行前列腺癌根治术的患者往往为老年患者，术后须仔细检查患者的皮肤情况，尤其是骶尾部、足跟、肩胛骨、手臂、肘部和枕部皮肤。

(3)术后常规工作：根据医嘱运送患者入麻醉恢复室，并进行特殊交接；放置髂外血管处清扫的淋巴结以及前列腺标本。

(二)围手术期特殊情况及处理

1. 针对老年患者这一特殊且数量日益庞大的群体，手术室护士应采取哪些护理措施，确保老年患者安全、顺利地度过围手术期？

(1)完善术前对老年手术患者的护理评估：术前护理评估包含三方面，分别是全身系统的基本指标(包括皮肤状况、心理状态、营养状态、日常活动能力等)、慢性疾病史(包括关节炎、白内障、老年性耳聋、尿路感染、循环系统疾病、骨质疏松、高血压、糖尿病等)和药物服用史(包括抗抑郁症药、阿司匹林、非甾体类抗炎药、溴化物等)。

(2)防止老年手术患者坠床：年龄、慢性疾病、服用特殊药物、手术要求(摘除眼镜和助听器)、环境的陌生，均是引起老年手术患者围手术期坠床的高危因素。因此手术室护士必须全程看护，包括麻醉准备室、手术通道、麻醉恢复室等。并且提供护栏、约束带等防坠床工具。

(3)预防围手术期低体温的发生：由于减缓的新陈代谢和较低的基础体温，老年手术患者更易在围手术期过程中发生低体温，因此一系列的预防低体温措施必须给予提

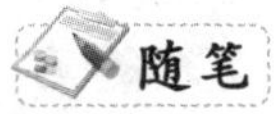

供，包括术前预热、升高室温、被动性保温（盖被、添加袜子）、主动性升温（使用变温毯、热空气动力装置的使用）、加热补液等。

（4）预防压疮发生：老年手术患者的皮肤具有轻薄、干燥、容易起皱等特征，此外年龄、慢性疾病等都是引起老年手术患者发生围手术期压疮的高位因素。因此手术室护士应对每一位老年患者进行压疮危险因素评估与皮肤检查。特殊体位使用的配件（软垫、凝胶垫）、适当按摩、维持皮肤干燥等。

（5）防止因手术体位造成损伤：由于老年手术患者多伴有骨质疏松症，在放置侧卧位或截石位的过程中，容易损伤腰椎或股骨头，引起骨折。因此手术室护士在放置侧卧位或俯卧位时，手术团队应协作使患者在体位更换过程中，始终保持整体躯干成一直线；在放置截石位时，应缓慢举起或放下双腿，同时避免髋关节过分的旋转。此外由于老年手术患者皮肤较为脆弱，手术室护士在放置体位过程中，应避免皮肤有压迫、触碰或损伤。

（6）防止深静脉血栓发生：由于减缓的循环血流、降低的心输出量、脱水以及低体温等，使老年患者成为围手术期发生深静脉血栓的高危人群。手术室护士应在术前进行深静脉血栓风险评估，确定高危人群；术中预防性使用防深静脉血栓袜（TEDs）或使用连续压力装置（SCDs）主动防止血栓的形成（图8-7-21）。

知识链接

深静脉血栓：是指血液在深静脉腔内不正常地凝结，阻塞静脉管腔，导致静脉回流障碍，尤多见于下肢。静脉壁损伤、血流缓慢和血液高凝状态是造成深静脉血栓形成的三大要素。深静脉血栓如脱落进入肺动脉，可引起肺栓塞，大块肺栓塞可致死，应十分重视。一侧肢体突然发生的肿胀，伴有胀痛、浅静脉扩张，都应疑及下肢深静脉血栓形成，此外还能依靠超声多普勒检测仪、静脉造影等有助于确诊和了解病变范围。

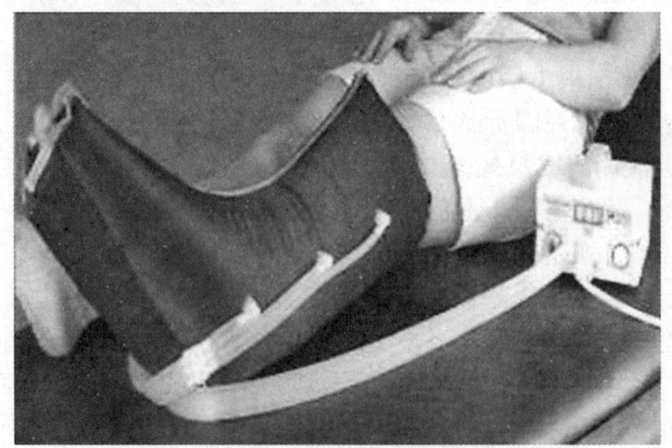

图8-7-21　用于防止下肢深静脉血栓的连续压力装置（SCDs）

（7）术后麻醉恢复室的关注点：老年手术患者术后生理与心理都随着年龄的增长而改变，因此麻醉护士应加强监测和护理，确保患者在恢复室中的安全与舒适，包括呼吸道的管理、循环系统改变的监测、出入量管理、正确评估意识和有效唤醒、疼痛管理与心理调适以及皮肤的再次评估。

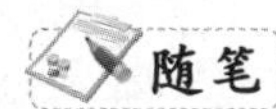

2. 在前列腺癌根治术中，如需要使用等离子PK刀(图8-7-22)，手术室护士应如何正确操作，术后应如何保养？

知识链接

PK刀：是利用电流蒸汽脉冲能量为接触的组织提供均匀可靠和完全的凝固。PK　刀等离子系统具有反馈机制，随时监测组织的阻抗变化，相应自动调节能量输出，如刚与组织接触时或作用于有血和含脂肪多的组织时，PK　刀可以瞬间输入大量的能量，迅速达到期望的组织效应，随着组织汽化脱水、组织逐渐凝固，阻抗逐渐增加，其输出功率随之减小，确保组织达到完全均匀的凝固，PK刀可以闭合7mm以下的血管。

(1)等离子PK刀的连接及操作步骤如下：

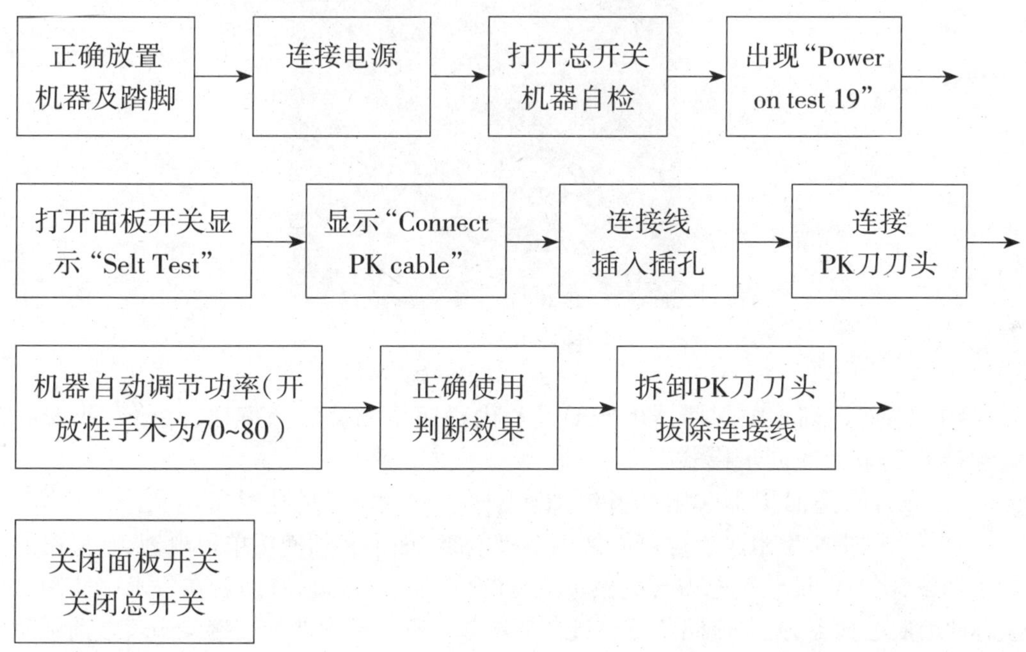

(2)等离子PK刀术中及术后的保养：手术过程中，洗手护士应正确将等离子PK刀头的连接线传递给巡回护士连接；术中应随时保持PK刀头干净、无焦痂，可使用无菌生理盐水纱布在每次使用后对刀头进行擦拭。手术结束后，洗手护士应完全拆卸PK刀的通道阀及可张开钳夹部，将其浸没于含酶清洗剂中10 ~15 分钟，再用柔软的刷子在流动水下擦洗表面血迹，用高压水枪冲洗各关节和内面部位，用柔软的布料擦干，压缩空气吹干。在运输、包装、灭菌期间防止PK刀的连接线扭曲或打折，应顺其弧度盘绕。等离子PK刀应由专人负责保管与登记，每次使用等离子PK刀结束，均应登记使用情况。如术中发生使用故障应及时联系工程师进行检验和修复(图8-7-23)。

3. 如遇手术患者携带心脏起搏器进入手术室，手术室护士应如何正确、安全地应对手术中使用的电外科设备？

携带心脏起搏器入手术室的患者，可能由于术中电外科设备的使用干扰，引起心律失常、室颤甚至心脏停搏。

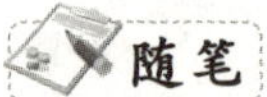

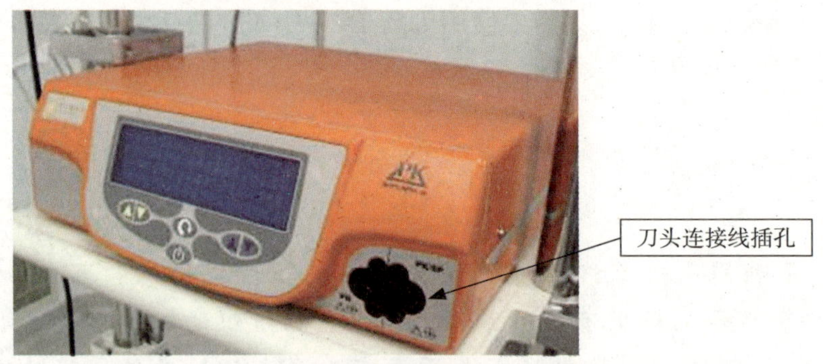

图8-7-22　等离子PK刀仪器

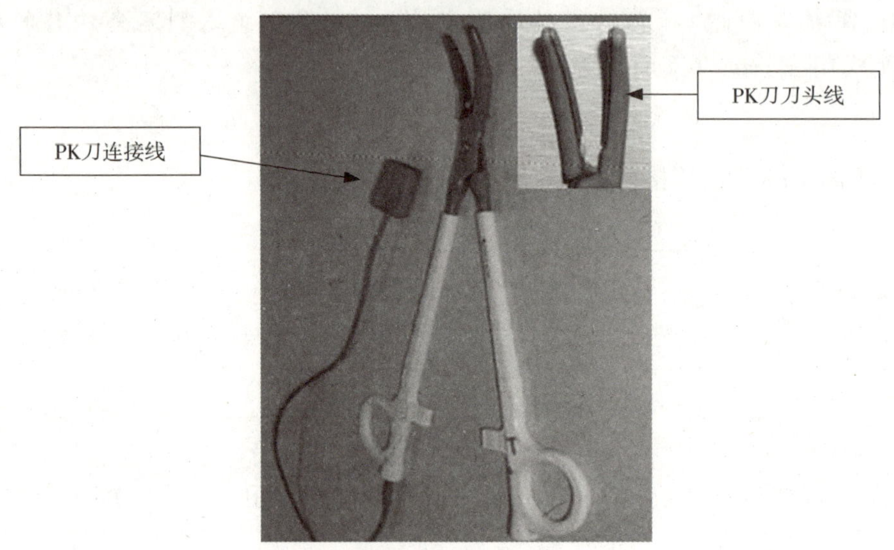

图8-7-23　PK刀

（1）术前咨询心脏起搏器生产商及心内科医生相关注意事项，并请专业人员将心脏起搏器调节为非同步模式。

（2）术前，巡回护士必须准备体外除颤仪于手术间，呈随时备用状态。

（3）术中提醒手术医生尽可能使用双极电凝；如果必须使用单极电刀，则尽可能使用最小功率，同时保证单极电刀与电极板放置的位置尽量接近，且两者在手术中使用位置尽量远离心脏起搏器，使电流回路不经过起搏器和心脏。术中严禁在接触患者之前触发单极电刀开关。术中手术团队应使电外科设备的连接线尽量远离心脏起搏器和起搏电极导线。

（4）术中巡回护士采取保暖措施，防止因环境温度低而出现寒战，使起搏器对肌电感知发生错误，导致心律失常。

（5）对于携带心脏起搏器的手术患者，巡回护士应该在单极电刀使用过程中密切监测心电图情况，包括心率、心律、心电波形等，发现异常情况立即和手术医生、麻醉师沟通。

思考题

1. 如何正确放置肾脏90°侧卧位，90°侧卧位手术患者易受压的部位有哪些？

2. 单纯肾切除手术的护理配合步骤有哪些？尤其在处理肾动、静脉时，洗手护士应如何传递器械，保证手术关键步骤的顺利进行？

3. 当清点手术用物时，发现数量与原数不符，应采取什么措施？

4. 老年手术患者有哪些生理心理特征，手术室护士应采取哪些护理措施，确保老年手术患者围手术期安全？

5. 遇携带心脏起搏器进入手术室的手术患者，应如何正确、安全地应对术中使用电外科设备？

第八节 五官科手术的护理配合

口腔颌面外科是一门以外科治疗为主，研究口腔器官（牙、牙槽骨、唇、颊、舌、腭、咽等）、面部软组织、颌面诸骨（上颌骨、下颌骨、颧骨等）、颞下颌关节、涎腺以及颈部某些相关疾病的防治为主要内容的学科（图8-8-1）。口腔颌面外科具有双重属性。一方面，为了防治口腔颌面部疾病的需要，口腔颌面外科与口腔内科学、口腔正畸学、口腔修复学等有关学科不能截然分割；另一方面，由于它本身的外科属性，又与普通外科学、整形外科学以及内、儿科学等有着共同的特点与关联。

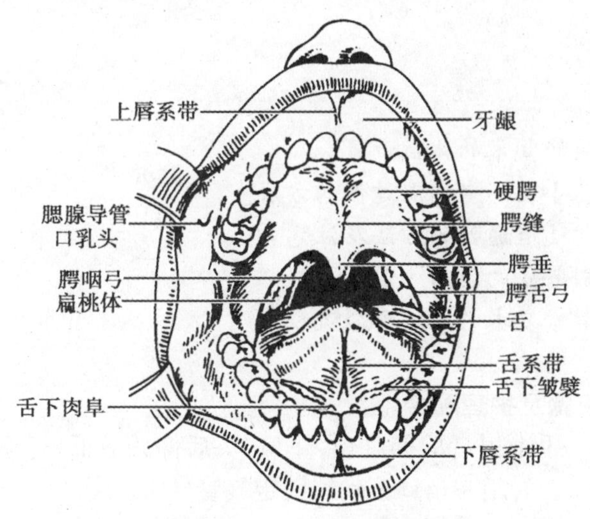

图8-8-1 口腔颌面解剖结构

一、腭裂修复手术的护理配合

腭裂是一种常见的先天性畸形。腭裂不仅有软组织畸形，大部分腭裂患者还可伴有不同程度的骨组织缺损和畸形。腭裂修复术的目的是闭合裂隙，修复腭咽的解剖结构，达到正常的发育和发音效果。小儿腭裂手术时间是1岁半到2岁左右，同时需要体重在12kg以上，无发热咳嗽流鼻涕等现象，无心肝肾等系统性疾病。

知识链接

腭裂程度：根据畸形的程度，分成四度：

Ⅰ度：软腭裂。限于软腭部；

Ⅱ度：软硬腭裂。软硬腭均有裂隙，但切牙部的牙槽完整无缺；

Ⅲ度：单侧完全腭裂。裂隙自悬雍垂、软腭、硬腭中线向前直达切牙部，转向外侧、鼻中隔与健侧上腭相连，牙槽也有裂口，此种腭裂常伴单侧唇裂；

Ⅳ度：双侧完全腭裂。裂隙自后向前至切牙处，分为左右两叉，转向外侧，组成“Y”形。犁骨下缘游离。此型腭裂常与双侧唇裂同时存在。

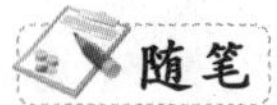

【腭裂手术配合案例】

方某，男，2岁，自出生即发现腭裂，在当地医院就医诊断为Ⅲ度腭裂；医生建议年龄在1~2岁，体重在8kg以上，患儿体质良好，无贫血感冒等情况再行手术。现患儿2岁，到医院就诊要求手术。拟定2011年8月25日，在全麻下行腭裂修复术。

2011年8月24日，手术室收到择期手术通知单，并安排手术房间

择期手术通知单

手术日期：2011.8.25

手术时间	手术房间	科室	姓名	床号	年龄	性别	住院号	诊断	手术名称	主刀医生	第一助手	麻醉方式	备注
8：00	207	口腔外科	方某	E435	2	男	188483	Ⅲ度腭裂	腭裂修复术	王阳	钱丽	全麻	无

学习目标

1. 能够说出腭裂修复术的体位放置。
2. 能够举例防止小儿患者体温过低的方法。
3. 能够说出维护气道通畅的方法及注意点。
4. 能够陈述吸引装置的使用方法。
5. 能够陈述腭裂修复术的手术配合流程。

（一）主要手术步骤及护理配合

1. 手术前准备　手术患者取仰卧位，垫肩，头后仰并放低，行全身麻醉。按照颌面部手术铺巾法建立无菌区，用三角针慕丝线固定气管导管。

2. 主要手术步骤

（1）切口：传递腭裂开口器及压舌板充分暴露手术野；做切口前用含肾上腺素的局麻药或生理盐水做局部浸润注射；传递11#刀片在两侧腭黏膜及裂隙边缘上做切口（图8-8-2、图8-8-3）。

知识链接

肾上腺素：肾上腺素能使皮肤黏膜血管强烈收缩，故在局麻药中加入肾上腺素既可延长麻醉时间，减少麻醉用量，也能减少局部出血。使用时应根据患儿体重严格计算用药剂量，并密切观察患儿血压、心率等的变化。

（2）剥离黏骨膜瓣：传递剥离器（图8-8-4）插入切口中将硬腭的黏骨膜组织全层完整翻开（图8-8-5），传递肾上腺素纱布擦拭止血。

（3）游离血管神经束：传递长镊子及剥离器沿血管神经束深面进行剥离（图8-8-6）。

（4）分离鼻腔黏膜：传递剥离器，分离鼻腔黏膜与颚骨。

（5）缝合：传递圆针慕丝线分别缝合鼻腔黏膜（图8-8-7），软腭部肌层及悬雍垂、软腭和硬腭黏骨膜（图8-8-8）。

（6）填塞创口：传递可吸收止血纱布或碘仿纱条填塞于松弛切口的创腔内。

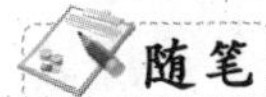

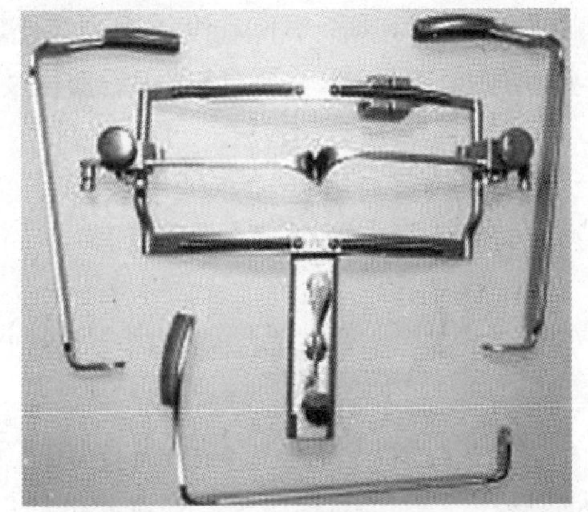

图8-8-2　腭裂开口器及压舌板

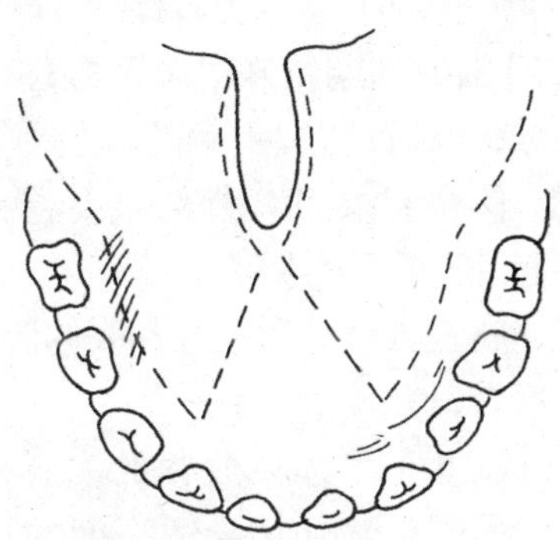

图8-8-3　切口设计

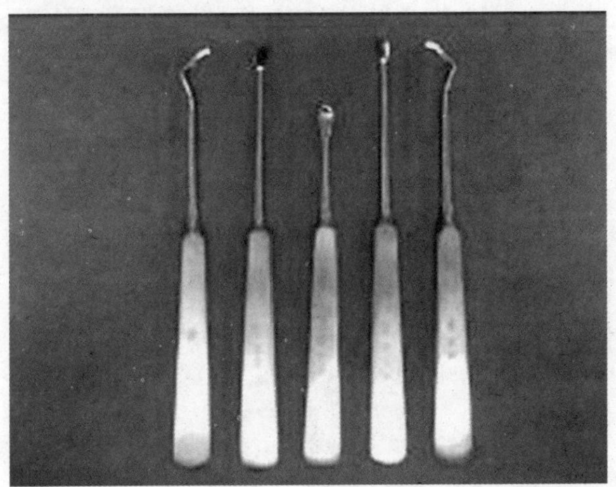

图8-8-4　剥离器

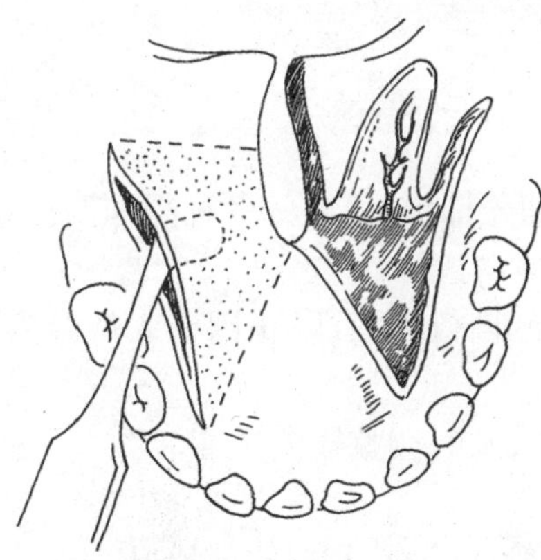

图8-8-5　剥离黏骨膜瓣

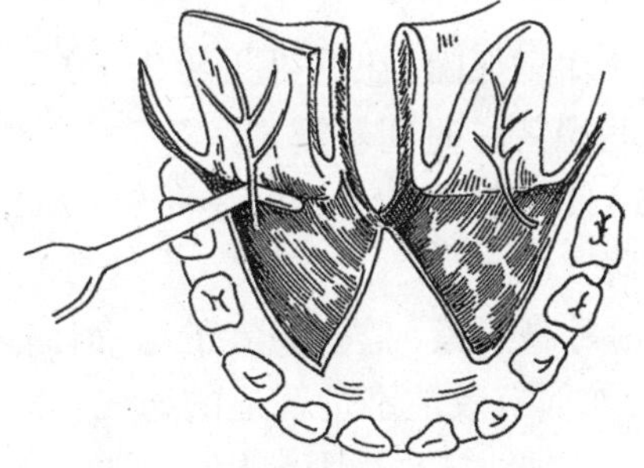

图8-8-6　游离血管神经束

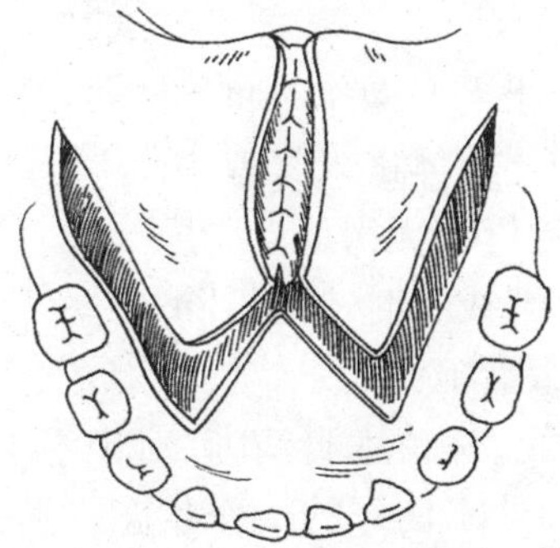

图8-8-7　缝合鼻侧黏膜

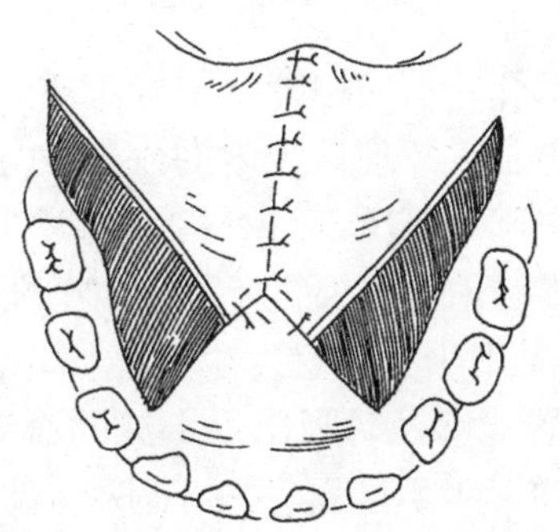

图8-8-8　缝合肌层及口腔侧黏膜

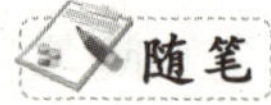
随笔

3. 术后处置　转运手术患者途中严密监测神志、血压、心率、氧饱和度等生命体征。使用约束带及护栏，防止手术患者躁动，保障安全；与病房做好交接班。妥善处理术后器械及物品。

（二）围手术期特殊情况及处理

1. 怎样放置腭裂手术的体位？小儿的手术体位放置有哪些注意的事项？

（1）体位要求：肩、背部垫高，头部后仰，使口腔、气管、胸骨尽可能在同一平面，以使上腭立起，充分显露术野。

（2）放置方法：手术患者取仰卧位，肩、背部垫长枕，头部后仰，两侧用沙袋加以固定防止头部转动。

（3）小儿手术体位放置的注意事项：①小儿患者颈部较短，过高的长枕易使颈部过伸，腰背部拉伤，应使用合适高度的长枕而不是只注意后仰的程度；②放置此体位时颈后悬空，容易引发颈部损伤，应给予棉垫或无菌巾垫于颈后加以支撑；③小儿皮肤较嫩、肺泡发育不成熟、呼吸运动弱，因此安置体位时应做到动作轻柔，固定要安全牢固。

2. 采取哪些措施可以防止小儿患者术中体温过低？

（1）使用温毯：对于小儿患者且进行有可能出血较多的手术，术前应备好变温毯（图8-8-9）。

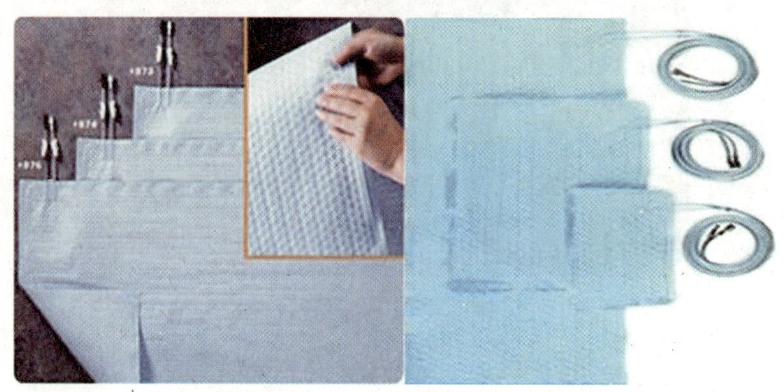

图8-8-9　不同尺寸大小的温毯

（2）注意保暖：患儿进入手术室后立即给予加盖棉被，术前的各种操作要注意保暖，避免小儿患者长时间暴露。

（3）使用温热的补液：提前准备好温热的补液进行输液，防止因输入低温液体造成体温下降。

（4）注意观察：监测患者的生命体征及出血量，及时调整输液速度。

3. 如何有效地维护气道的通畅？

小儿呼吸道较短，固定相对困难，极易发生气管插管滑脱、扭曲等情况，应加强护理

（1）术前用胶布将气管导管妥善固定于患者口腔一侧，在消毒、铺巾时，避免牵拉气管导管；

（2）手术开始前使用缝线将导管重新固定，防止手术操作时将导管带出；

（3）术中及时清理口腔内的血液及分泌物，防止液体进入气道内；

（4）术中避免挤压、牵拉气管导管，注意观察导管有无滑脱；

（5）手术结束时不要拆除固定导管的缝线，直至拔管时才能拆除。

4. 如果术中吸引装置发生故障，需要采取什么措施？

吸引装置能够及时吸出手术液的血液及分泌物，保持术野清晰，对于手术非常重要。术前应配备两套吸引装置，并保证两套吸引装置均处于良好的工作状态。术中发生吸引装置故障应及时更换备用装置，保证手术顺利进行。及时排查故障原因，从上至下依次

检查吸引管路，找出症结所在；如故障发生在吸引装置上，及时予以更换以保证处于良好的工作状态，如故障发生在中心吸引管路内，应立即启用电动吸引装置以保证手术顺利进行（图8-8-10、图8-8-11）。

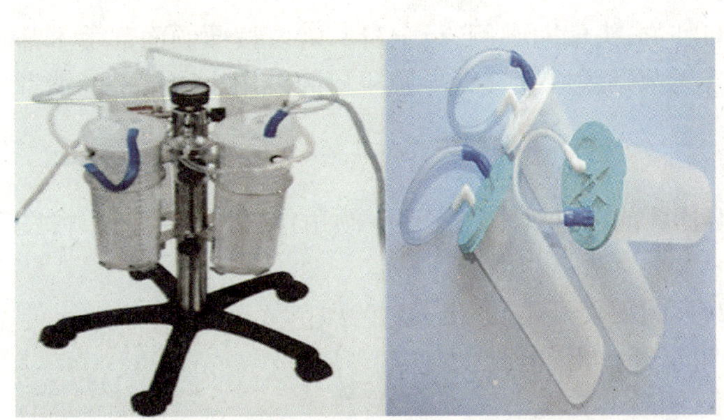

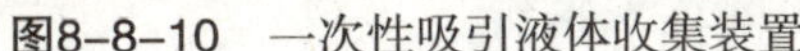
图8-8-10 一次性吸引液体收集装置

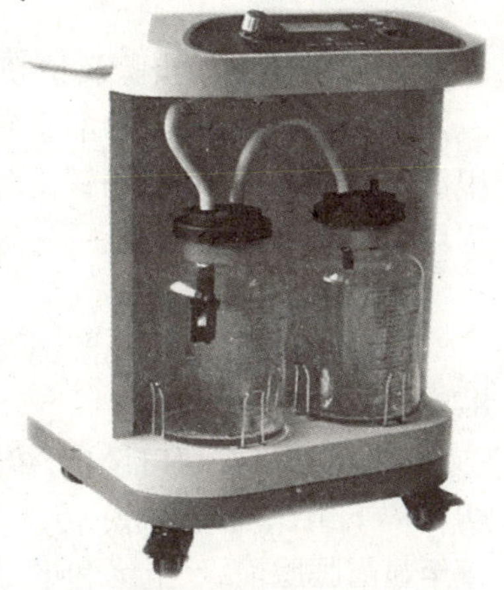
图8-8-11 电动吸引装置

二、腮腺切除手术的护理配合

腮腺位于两侧面颊部耳朵的下方，是人体最大的唾液腺。在口腔颌面部肿瘤中，涎腺肿瘤发病比例较高。在不同的解剖部位中，腮腺肿瘤的发病率最高，约占80%以上。

知识链接

腮腺肿瘤：腮腺区的肿瘤以良性肿瘤多见，约占71%，而其中最常见的有多形性腺瘤、腺瘤、腺淋巴瘤、淋巴上皮病变等。恶性肿瘤的发生率仅占29%。而在恶性肿瘤中，黏液表皮样癌和腺样表皮样癌最为常见，其次为腺癌、恶性混合瘤、腺泡细胞癌，而鳞状细胞癌、未分化癌、涎腺导管癌、嗜酸性细胞腺癌、皮脂腺腺癌及基底细胞腺癌等较少见。

【腮腺切除手术配合案例】

薛某，女，45岁，近日感到眩晕、四肢无力，到当地医院就诊，行CT检查时发现腮腺上3cm×3cm肿块，至口腔科收治入院。拟定2011年5月21日，在全麻下行腮腺浅叶切除术。

2011年5月20日，手术室收到择期手术通知单，并安排手术间

择期手术通知单

手术日期：2011.5.21

手术时间	手术房间	科室	姓名	床号	年龄	性别	住院号	诊断	手术名称	主刀医生	第一助手	麻醉方式	备注
8：00	201	口腔外科	薛某	E432	45	女	672773	腮腺良性肿瘤	腮腺浅叶切除术	张军	万辉	全麻	无

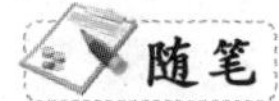

学习目标

1. 能够说出核对手术患者和核对手术的流程。
2. 能陈述术中细小物品的管理。

（一）主要手术步骤及护理配合

1. 手术前准备　手术患者取仰卧位，头偏向健侧，行全身麻醉。按照颌面部手术铺巾法建立无菌区，用三角针慕丝线或无菌贴膜固定气管导管于口腔。用小块挤干的消毒棉球填塞于外耳道内。

2. 主要手术步骤

（1）设计切口：用无菌记号笔沿耳屏前绕过耳垂往下至下颌角作“S”形切口设计（图8-8-12）。

（2）翻瓣：按切口设计，传递22#大圆刀切开皮肤，电刀切开皮下组织及阔筋膜；传递血管钳牵开皮瓣，电凝止血，直至显露腮腺前缘、上缘和下缘为止（图8-8-13）。

（3）分离面神经主干及分支：传递血管钳钝性分离腮腺后缘与胸锁乳突肌寻找面神经总干（图8-8-14），继续沿面神经总干钝性分离，传递组织剪，剪开腮腺组织，以暴露颞支和颈支，再向远心端解剖其余各分支，用慕丝线结扎，电凝止血。

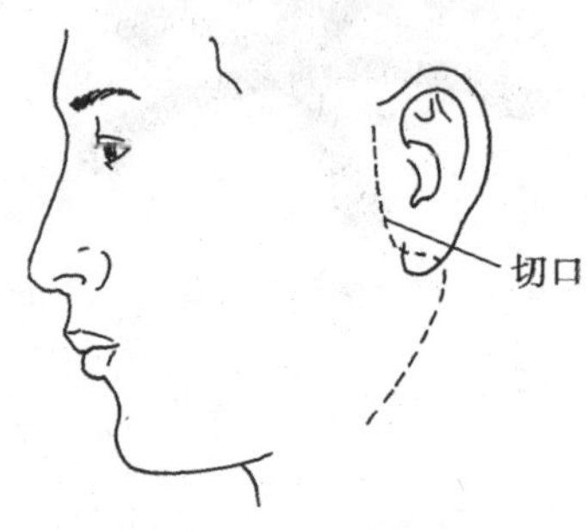

图8-8-12　“S”形切口

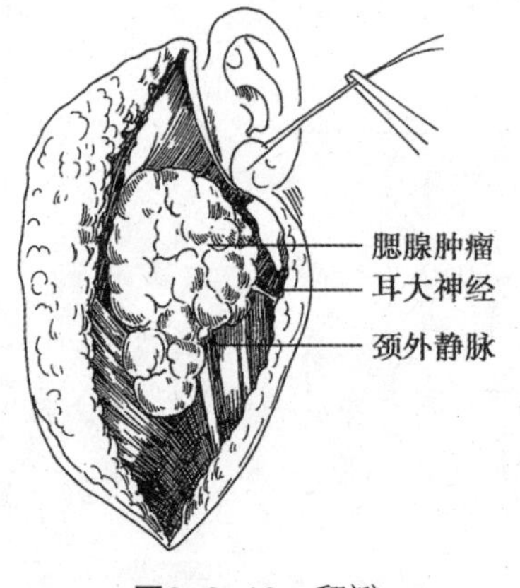

图8-8-13　翻瓣

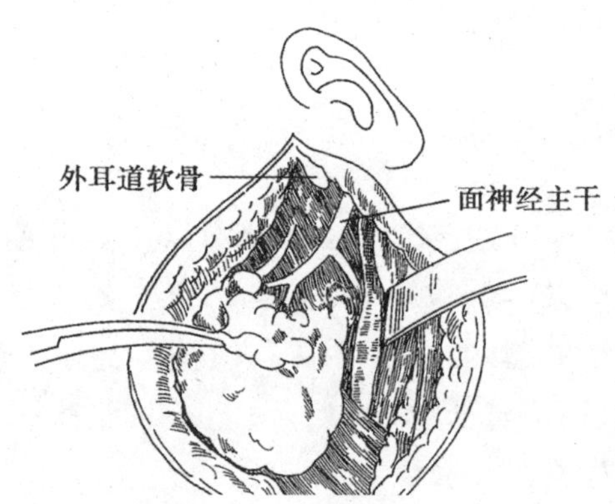

图8-8-14　暴露面神经主干

（4）腮腺浅叶切除：传递解剖剪逐步将腮腺浅叶剪开、剥离直至完全分离，用慕丝线结扎腮腺导管（图8-8-15）。切除腮腺浅叶及肿物。

知识链接

腮腺导管：腮腺导管是从腮腺的浅部，向深处开口于口腔的一个管道，主要作用就是腮腺分泌唾液经腮腺导管排入口腔，有帮助消化及冲洗自洁作用。

（5）处理伤口：传递0.25%氯霉素溶液及生理盐水冲洗伤口，电凝止血，放置引流管，逐层缝合伤口（图8-8-16）。

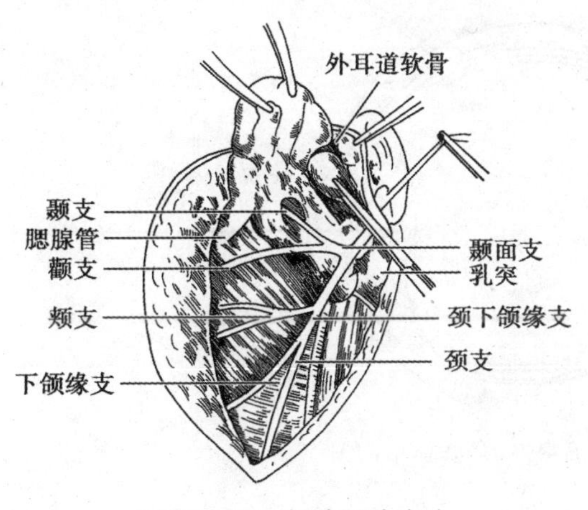
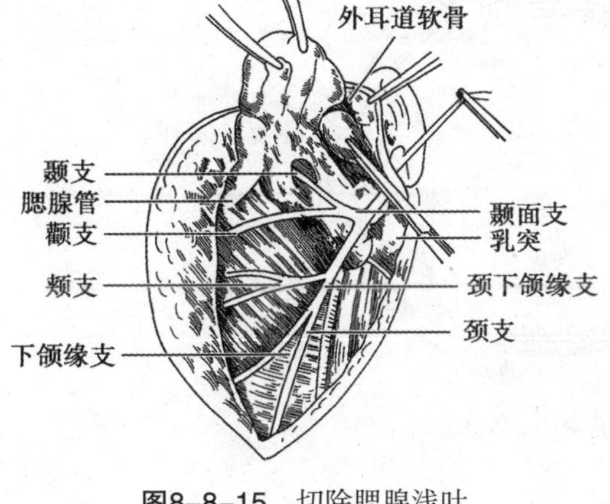

图8-8-15　切除腮腺浅叶

引流管

图8-8-16　放置引流

3. 术后处理　伤口加压包扎消除死腔，固定引流管。

（二）围手术期特殊情况及处理

1. 从外观上无法区分手术部位时，如何保证患者手术部位的正确？

（1）术前核对：患者进入手术室前，由手术室巡回护士，病房护士与患者或患者家属进行双向沟通，包括核对患者姓名、性别、病区、床号、住院号、手术名称、手术部位、手术用物、皮肤准备情况等，与病区护士共同核对患者腕带上的信息。

（2）麻醉前核对：由麻醉医师、主刀医师及手术室护士对照病历牌及腕带进行三方核对，确保患者姓名，麻醉方式，手术方式，手术部位正确并在三方核对单上签名。

（3）手术前核对：主刀医师动刀前，由麻醉医师、主刀医师及手术室护士再次进行三方核对，确认无误后方能进行手术。

（4）手术后核对：手术结束患者离开手术室前，由麻醉医师，主刀医师及手术室护士对留置导管、有无病理标本、患者去向等进行核对，无误后患者才能离开手术室。

2. 手术中使用的细小物品如何进行管理？

口腔科手术经常使用细小的物品，手术室护士有责任加强管理，避免物品遗留体腔，重点做好以下工作：

（1）外耳道的护理：由于手术区域靠近外耳道，而耳道内无法彻底消毒，于是医生常会用一小块消毒棉球封闭外耳道，所以腮腺区手术除了常规需要清点的纱布、缝针外，还需将此消毒棉球列入清单范围，术中密切观察棉球是否仍在外耳道内，手术结束及时提醒医生将棉球取出。

（2）缝针遗失：如术中发现缝针等细小物品掉落，巡回护士应立即捡起置于固定位置（如器械车第二层），方便术后核对。

（3）物品遗失：如术中用物不慎遗失，应立即寻找，并予以摄片，经医师读片，多方确认遗失的物品不在患者伤口内才能予以关闭伤口。

三、白内障超声乳化吸出联合人工晶体植入手术的护理配合

眼科手术由于眼的解剖、结构的精细复杂和生理功能的特殊性，体现了极强的专科性。此外精细手术器械的使用与显微镜下眼手术的普及，推动着眼科手术进入精细化、准确化和安全化的新阶段。下面以经典白内障手术为例，介绍眼科手术的护理配合。

晶状体为无色富有弹性的透明体，形态像双面凸透镜，位于玻璃体前表面与虹膜之间的前房内。晶状体分为前、后两面，相连部分称为赤道；晶状体与睫状体相连的纤维组织称为悬韧带，维持晶状体的位置固定（图8-8-17）。

由于各种原因导致的晶状体混浊均称为白内障，分为先天性与后天性，后天性白内障是由于出生后因全身疾病或局部眼病、营养代谢异常、中毒及外伤等原因所致的晶状

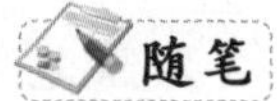

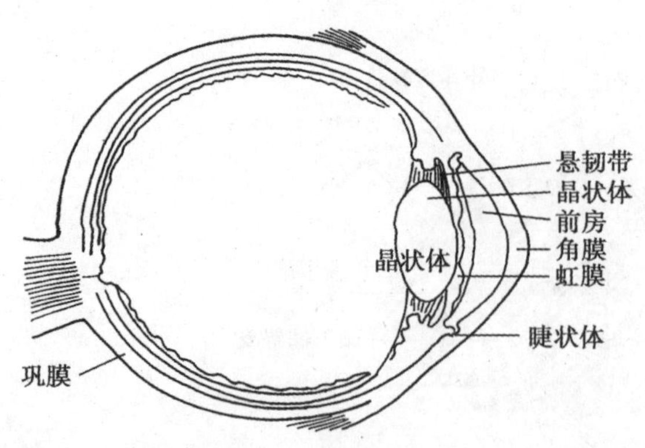

图8-8-17　晶状体结构图

体混浊。白内障超声乳化吸出联合人工晶体植入手术是用一个具有超声震荡功能的乳化针，经过很小的切口伸入眼球内，乳化针头有规则地高频震荡在眼内把白内障击碎，并且乳化吸出晶状体核与皮质，保留晶状体后囊膜以便能植入人工晶状体这一过程。手术具有时间短、切口小、术后反应轻等优点，被广泛接受。

知识链接

人工晶体：是一种植入眼内的人工透镜，取代手术中摘除的晶状体作用，使光线能准确聚焦在视网膜上。人工晶体依据材料硬度和种类可有多种类别划分，其中可折叠式用丙稀酸酯和硅胶制成的软性人工晶体使用较为普遍。现代人工晶体具有并发症少、术后反应轻、具有可调节性和可滤过性等特点。

【白内障超声乳化吸出联合人工晶体植入手术配合案例】

陈某，男，75岁，因"右眼视力逐渐下降近半年"入院。患者曾在医院检查示右眼白内障，药物间断治疗，效果不佳，影响生活，右眼视力逐渐下降。患者无眼红、眼痛，双眼结膜无充血、无水肿，瞳孔圆，双眼晶体混浊，诊断为"右眼白内障"。拟定2011年4月13日，在局部麻醉下行右眼白内障超声乳化吸出联合人工晶体植入术。

2011年4月12日，手术室收到择期手术通知单，并安排手术间。

择期手术通知单

手术日期：2011.4.13

手术时间	手术房间	科室	姓名	床号	年龄	性别	住院号	诊断	手术名称	主刀医生	第一助手	麻醉方式	备注
8：00	211	眼科	陈某	E616	75	男	145900	右眼白内障	右眼白内障超声乳化吸出联合人工晶体植入术	张婷	张礼	局部麻醉	无

学习目标

1. 能陈述白内障超声乳化吸出联合人工晶体植入术的手术护理配合。
2. 能正确操作白内障超声乳化仪，并能说出使用超声乳化仪时的注意事项。
3. 能陈述巡回护士如何有效管理局麻手术患者。

随笔

4. 能说出如何正确管理人工晶体。

(一)主要手术步骤及护理配合

1. 手术前准备

(1)器械及敷料准备：眼科器械、白内障显微器械及常用敷料包。

(2)仪器及特殊物品准备：白内障超声乳化仪、手术显微镜、超声乳化手柄、I/A(灌注/抽吸)手柄、人工晶体。

(3)消毒准备：首先巡回护士协助手术医生，用生理盐水进行手术眼的清洁冲洗。再用含消毒液的棉球依次由内向外、由眼睑向眼眶及外缘皮肤消毒两次(图8-8-18)。

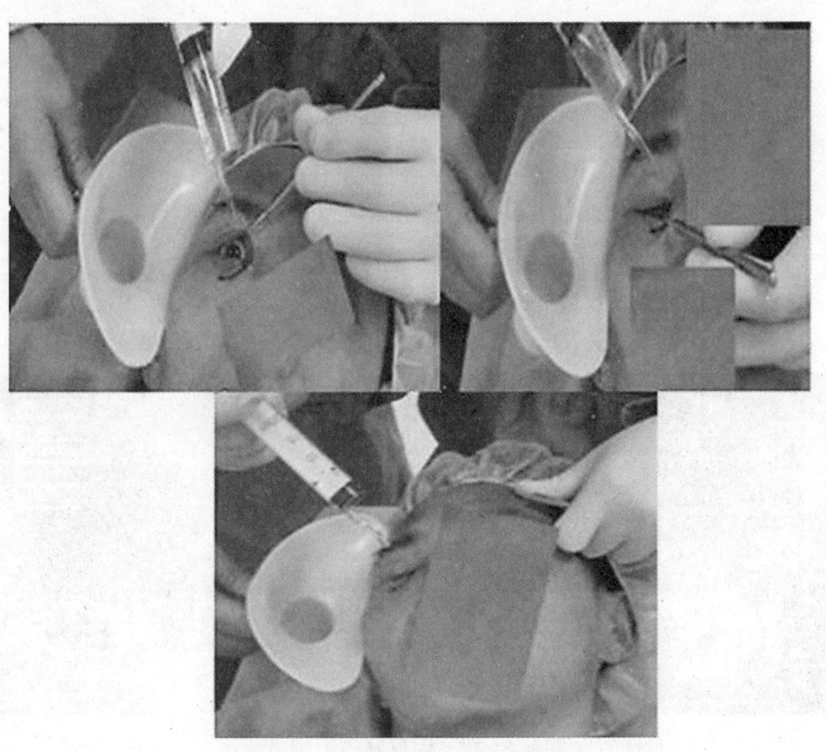

图8-8-18 白内障手术术前清洁

(4)术前核对：手术室护士和手术医生共同核对手术患者身份、手术方式、手术部位、麻醉方式、植入人工晶体型号、有效期、手术部位标识。

2. 主要手术步骤

(1)牵开眼睑：传递开睑器牵开上下眼睑(图8-8-19)。

(2)切开透明角膜旁切口：传递角膜穿刺刀(图8-8-20、图8-8-21)。

(3)做巩膜隧道切口：传递巩膜穿刺刀(图8-8-22、图8-8-23)。

(4)注入黏弹剂：传递注有黏弹剂的注射器。

知识链接

黏弹剂：当手术中制作切口进入眼球时，随着眼球内房水的外溢，眼球有坍陷的趋势，切口越大，眼球坍陷倾向越明显，危险也越大。通过用较稠厚的黏弹剂置换房水，就能避免眼球的塌陷。黏弹剂分为分散型和黏着型，前者能更好地覆盖眼球结构，保护角膜受损；后者能更好地保持空间和增加眼压，保持前房形态，便于植入人工晶体。

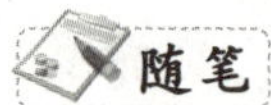

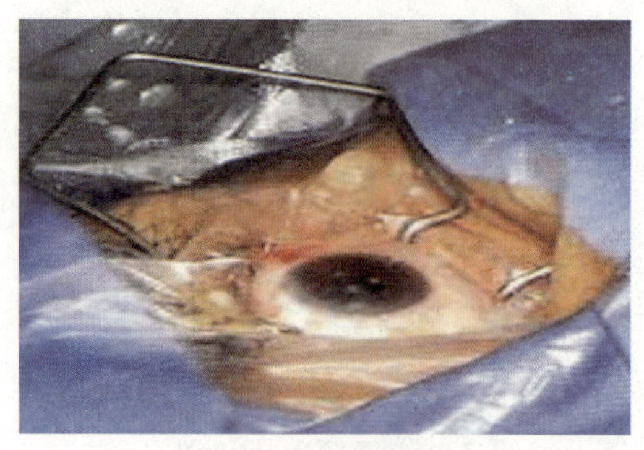

图8-8-19 牵开眼睑

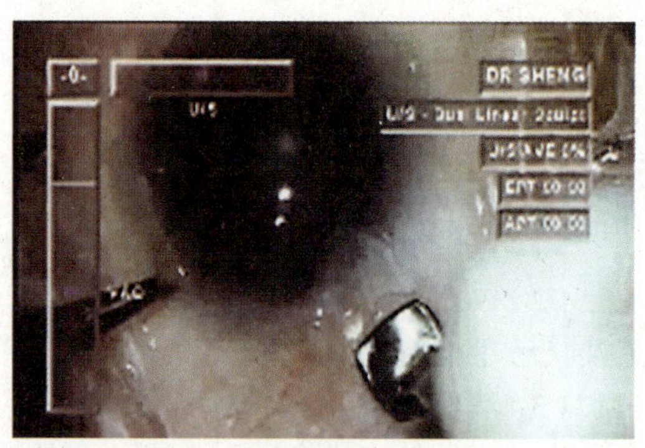

图8-8-20 切开透明角膜旁切口

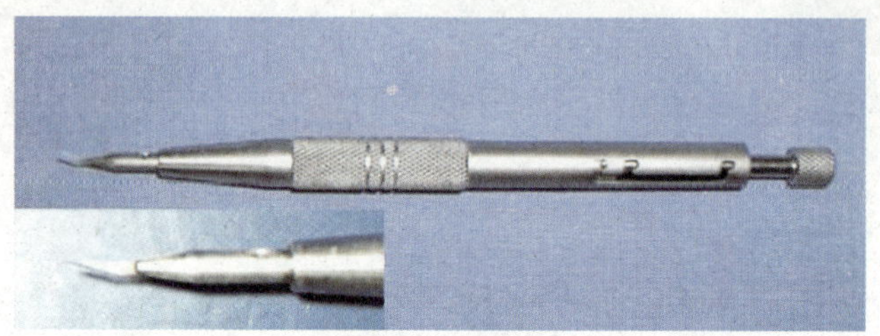

图8-8-21 角膜穿刺刀

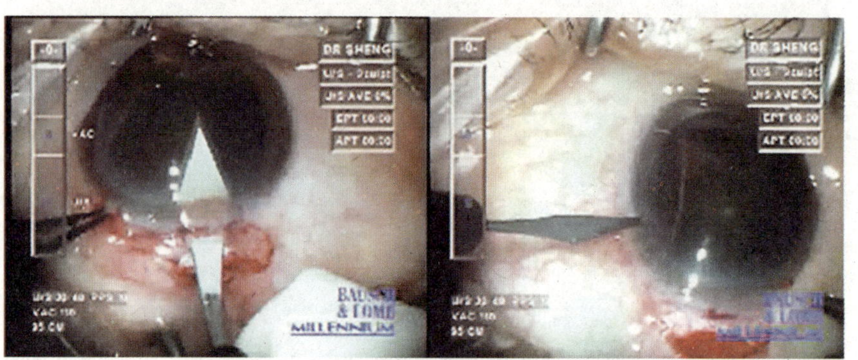

图8-8-22 做巩膜隧道切口

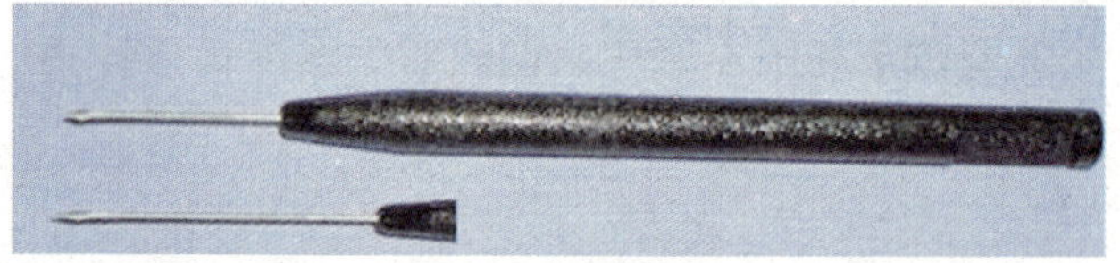

图8-8-23 巩膜穿刺刀

（5）撕囊：传递撕囊镊、撕囊针配合（图8-8-24、图8-8-25）。

（6）水化分离：传递冲洗针头，缓慢注入平衡灌注液分离晶状体核、皮质（图8-8-26）。

（7）超声乳化：连接超声乳化导管和手柄，传递劈核器配合（图8-8-27~图8-8-29）。

（8）清除晶状体残留皮质：将超声乳化仪调至注吸档，更换I/A（灌注/抽吸）手柄（图8-8-30、图8-8-31）。

（9）植入人工晶体：传递晶体植入镊和晶体植入器配合（图8-8-32、图8-8-33）。

（10）水化封闭角膜切口：按需提供10/0不可吸收缝线。

（11）覆盖切口：使用硝酸毛果芸香碱滴眼液或金霉素眼膏涂于术眼，依次覆盖眼垫和眼罩。

随笔

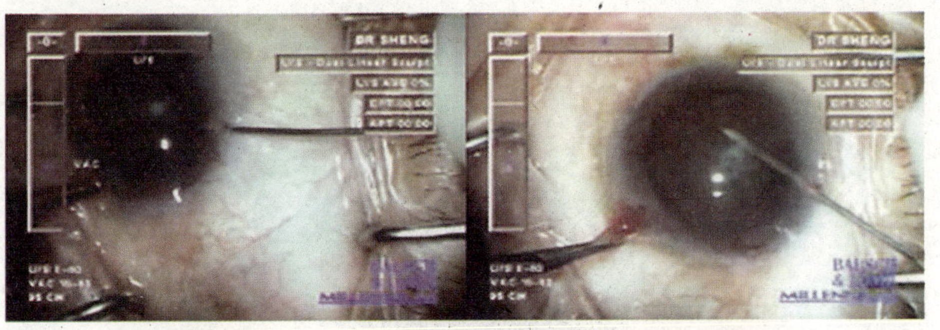

图8-8-24　撕囊

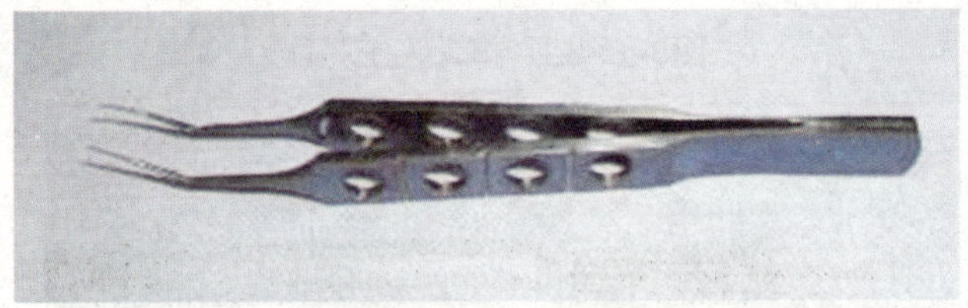

图8-8-25　撕囊镊

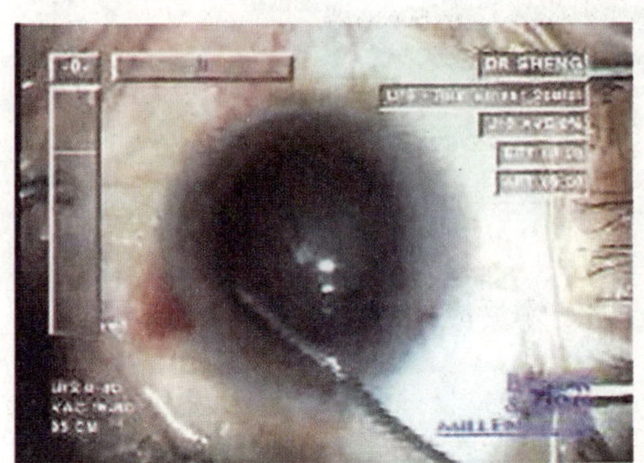

图8-8-26　水化分离

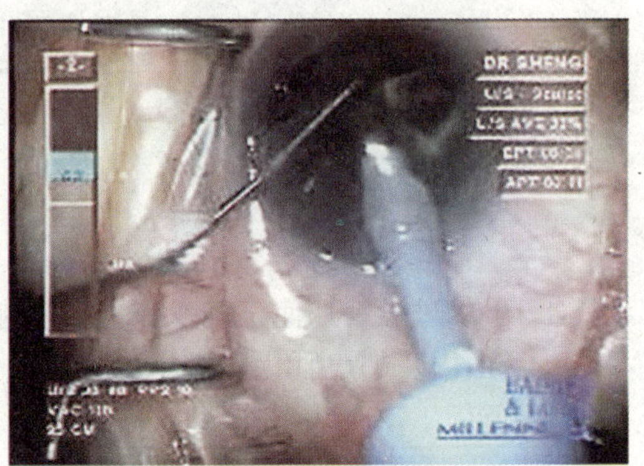

图8-8-27　超声乳化

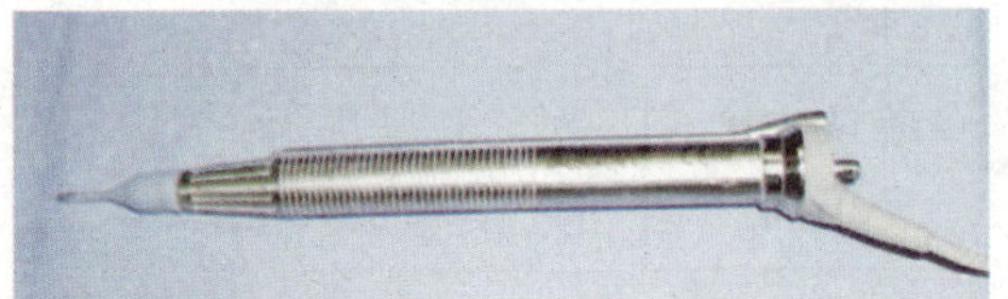

图8-8-28　超声乳化手柄

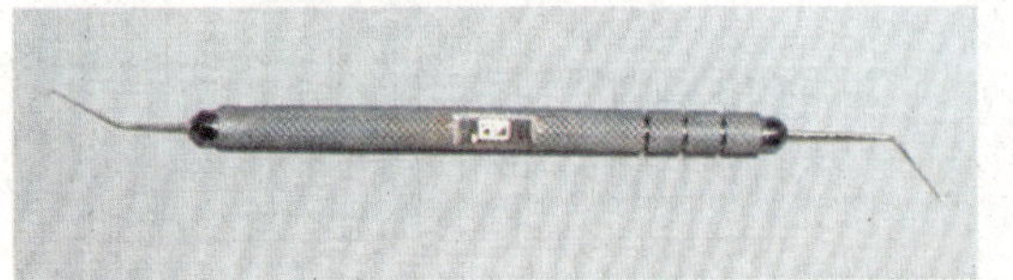

图8-8-29　劈核器

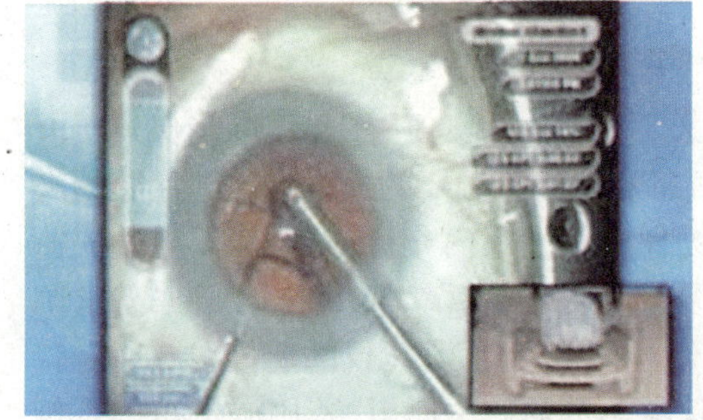

图8-8-30　清除晶状体残留皮质

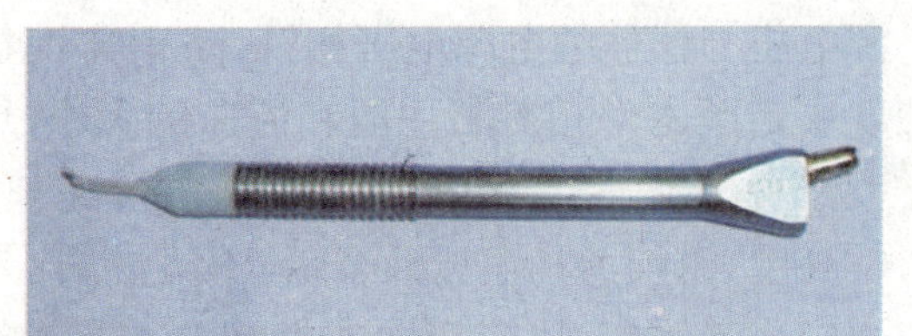

图8-8-31　I/A(灌注/抽吸)手柄

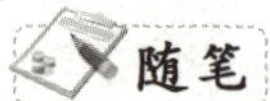

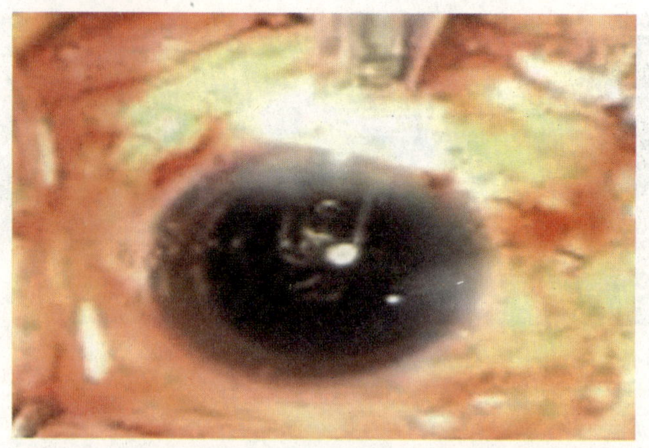

图8-8-32　植入人工晶体

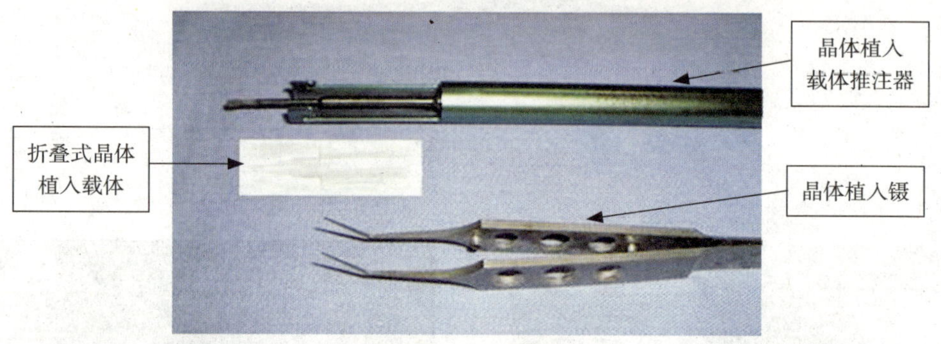

图8-8-33　晶体植入器械

（二）围手术期特殊情况及处理

1. 手术过程中如何正确操作白内障超声乳化仪，术后应如何正确管理仪器？

（1）白内障超声乳化仪操作步骤

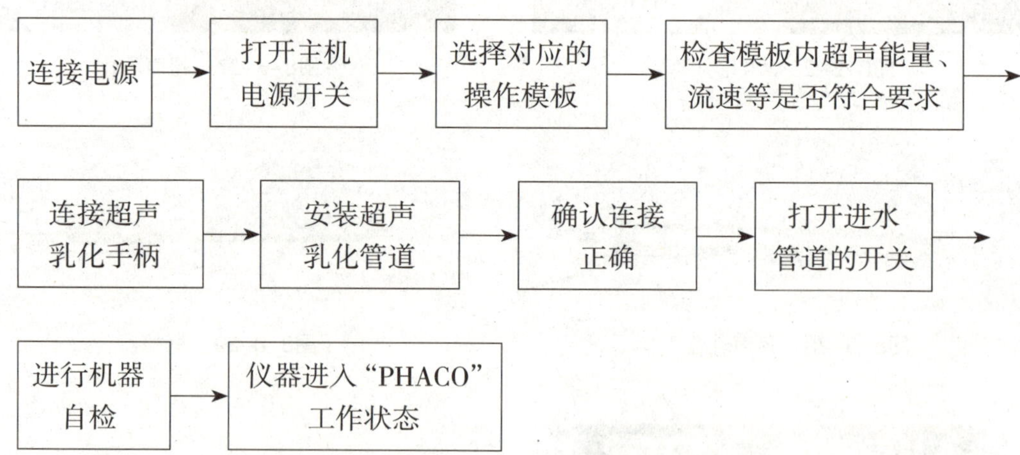

（2）手术过程中使用白内障超声乳化仪及术后处理注意事项：①操作前确保外接电源电压与仪器的电源电压相符，防止突然断电对机器造成不必要的损伤。②灌注瓶的高度决定了术中相对灌注压和流速的大小，因此为保证术中眼内充盈，需要确保灌注流速大于流出流速，一般将灌注液调整至高于患者头部60~70cm距离，术中随时根据需求调整高度，密切关注灌注液余量，不可空滴。③操作过程中，超声乳化仪的连接线及所有管道应妥善固定，不应弯曲或打结。④手术结束仪器清洁前先关闭电源，用湿抹布擦拭机身和脚踏，超声乳化手柄和配件用蒸馏水冲洗，以免发生阻塞，禁用超声清洗设备清洗手

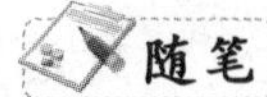

柄。⑤术后将超声乳化手柄连接线保持自然弯曲，呈圈状保存，勿过分弯曲打折。⑥超声乳化仪手柄及乳化针头应由专人定期维护、保养并记录。

2. 手术室巡回护士如何正确管理局部麻醉下进行手术的患者？

（1）完善术前评估

1）心理评估：术前评估手术患者的精神状态是否适合进行局部麻醉。当患者由于高度紧张、忧虑或极易激动兴奋等精神状态导致不能配合麻醉和手术时，应及时和手术医生沟通，改变麻醉方式。

2）基本情况评估：巡回护士术前对患者的基本情况进行充分评估。内容包括年龄、一般生命体征、过敏史、是否禁食、体重、焦虑或抑郁指数、慢性疾病史（包括咳嗽、颤抖等可能妨碍术中操作的症状）、药物治疗情况、是否能长时间承受手术体位及术中铺巾遮盖脸部。

3）疼痛评估：巡回护士于术前评估患者痛阈及控制疼痛的能力。

（2）信息支持：巡回护士术前给予患者充足的手术信息支持，包括手术全程中可预期的事件，如消毒、局部麻醉、身体位置的改变等；术中疼痛的程度和性质，并且教患者学会缓解疼痛的方法；术后可能出现的症状和体征。

（3）掌握局麻药物的药理学理论：手术室护士必须对局麻用药护理有充分的药理学理论基础给予支持，能够识别局麻药物的预期作用以及过敏反应和毒性反应。手术团队应协作使局麻用药量尽可能减少，巡回护士应正确评估患者疼痛程度，手术医生应正确使用局麻药剂量，尤其是儿童患者或婴幼儿，必须严格按照体重计算局麻药物的使用剂量，在注射局麻药物时须缓慢、递增注射。

知识链接

局麻药物的过敏反应和毒性反应：由于酯类局麻药物代谢产物可成为半抗原，引起少数患者发生过敏反应，其中可分为延迟反应和即刻反应，延迟反应多为血管神经性水肿，偶见荨麻疹、药疹等；即刻反应是当用极少量的药物后，突然发生惊厥、昏迷、呼吸心跳骤停而死亡，这一类过敏反应较少见。

当大剂量局麻药物被患者快速吸收时，可能会引起局麻药物的毒性反应，常见的毒性反应包括患者自觉有金属味、舌唇麻木、耳鸣、头晕目眩、晕厥、意识模糊、视觉障碍、颤抖、癫痫、毒性反应初期的心动过速和血压升高、毒性反应后期的心动过缓和血压降低、室性心律失常、心搏停止、呼吸抑制。

（4）护理监测：巡回护士应对局麻手术患者进行手术全程的护理监测，包括心率和心律、呼吸频率、意识水平、局麻药用量、疼痛水平、对局麻药物的反应等，一旦发现患者监测指标有明显改变，应及时报告手术医生。

（5）急救准备：当患者进行局麻时，手术房间内应备有常用急救药物、氧气装置、吸引装置、心肺复苏仪器等急救物品，以应对局部麻醉过程中可能出现的意外事件。

3. 巡回护士术中如何对人工晶体植入物进行管理？

巡回护士妥善保管随患者一同带入手术室的人工晶体。术前巡回护士与手术医生仔细核对术中可能用及的人工晶体。术中植入人工晶体前，巡回护士与手术医生再次共同核对手术患者、人工晶体类型、度数及术前植入物使用知情同意书。巡回护士必须严格核对人工晶体的灭菌有效期、外包装完整性，确认无误方能将

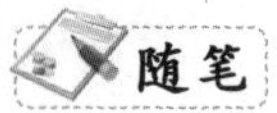

人工晶体拆去外包装，传递给手术医生植入。人工晶体植入后，巡回护士应按照植入物登记的相关规定，将植入物标签存放于病例中，并记录植入物的相关信息（图8-8-34、图8-8-35）。

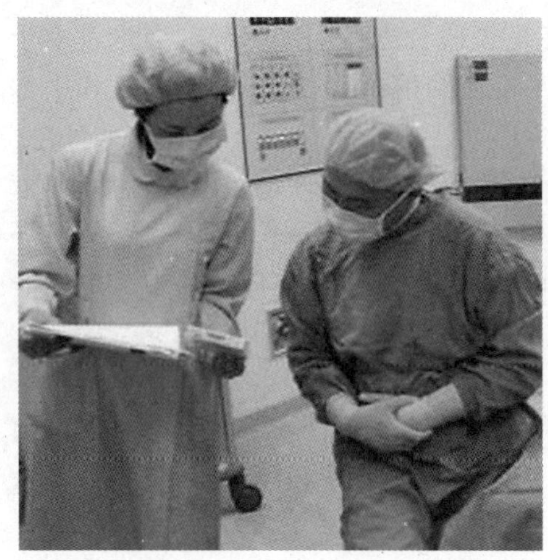

图8-8-34　打开人工晶体前，巡回护士和手术医生进行核对

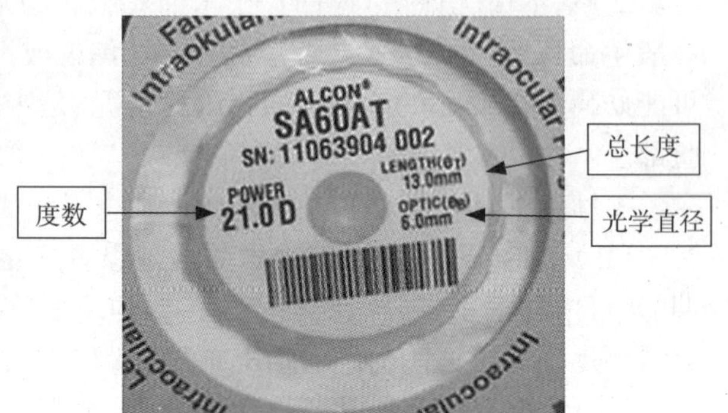

图8-8-35　折叠式人工晶体外观

思考题

1. 腭裂修复手术的护理配合步骤有哪些？
2. 如何有效维护小儿手术患者气道的通畅？
3. 如何对口腔科手术小物品进行有效管理？
4. 白内障超声乳化吸出联合人工晶体植入手术中使用到的特殊手术器械有哪些，分别有什么作用？
5. 手术室巡回护士应如何有效管理局麻手术患者？
6. 如何对人工晶体植入物进行管理？

第九节　整形外科手术的护理配合

整形外科，主要通过外科手术和组织移植等手段，医治人体缺损、缺陷或畸形，从而达到改善形态、恢复或重建功能，甚至使正常形态更加美化的外科分支。整形外科手术具有涉及范围广，手术操作精细、强调低创伤、与多个学科交叉、以及手术操作步骤变化多的特点。我国的整形外科开始于新中国建立前后，近20多年来，整形外科有了长足发展，专业进一步细化，修复手段也从以往简单的宏观方法发展出显微外科修复等较为微观的和复杂的方法，机体缺陷的修复与重建的手段更多更先进，使手术后的外形更加完美、功能的恢复更加完全。

一、切疤植皮术的护理配合

植皮术是在自身健康皮肤处（供区）取下一部分皮肤，用来覆盖切除了瘢痕的区域（受区）。一般情况下，自体皮肤移植成功的几率很大。可是所有的植皮，都会在供区留下瘢痕。

随笔

知识链接

自体皮肤移植：自体皮肤移植就是在自身健康皮肤处(供区)取下一部分皮肤，用来覆盖切除了瘢痕的区域(受区)。供区的皮肤需要在受区得到新的血管供血才能够成活。优点为自体皮肤移植成功的几率大，植皮不成活的可能比较小。根据皮肤移植皮片的厚度不同，植皮可分为刃厚皮片、中厚皮片和全厚皮片三类。

【切疤植皮手术配合案例】

孙某，男，30岁，3个月前因操作锅炉时不慎，烧伤左前臂，形成4cm × 10cm瘢痕，现再次入院。拟定2011年8月31日，在全麻下行切瘢植皮术。

2011年8月30日，手术室收到择期手术通知单，并安排手术间

择期手术通知单

手术日期：2011.8.31

手术时间	手术房间	科室	姓名	床号	年龄	性别	住院号	诊断	手术名称	主刀医生	第一助手	麻醉方式	备注
8：00	305	整形外科	孙某	E578	30	男	695000	左前臂烧伤	切疤植皮术	张晨	赵青	全麻	无

学习目标

1. 能够列举切疤植皮手术中的器械及物品。
2. 能够陈述电刀在手术中的应用。
3. 能够陈述植皮手术相关护理配合。

(一)主要手术步骤及护理配合

1. 手术前准备　手术患者取仰卧位，行全身麻醉。切口周围皮肤消毒范围为：距离切口上下各20cm整段肢体，手术铺巾建立无菌区域。

2. 主要手术步骤

(1)切除左前臂瘢痕组织：根据手术需要先在瘢痕区域皮下注射肾上腺素水，传递22#大圆刀切开皮肤，电刀游离切除全层瘢痕组织。

(2)测量瘢痕切除区域需要的植皮皮肤大小：传递无菌钢尺测量长宽，在手术患者左侧大腿供皮区用记号笔标记取皮范围。

(3)供皮区取皮：本案例使用取皮鼓取皮(图8-9-1)。取皮鼓准备步骤包括：①用洁净纱布擦拭鼓面，置于鼓架上，鼓面朝上锁定。用取皮双面胶纸去除鼓面杂质。②鼓面再贴双面胶纸，要求胶纸完全贴合鼓面无气泡。③用取皮胶纸粘除供皮区皮肤表面油脂和污垢。④安装取皮刀片于取皮鼓上，根据所需皮肤厚度调节刻度，用凡士林纱布润滑刀片，操作过程中注意自身保护，勿被刀片伤及。

完成取皮鼓准备后，即可开始取皮，步骤如下：

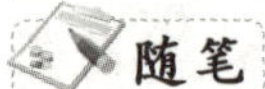

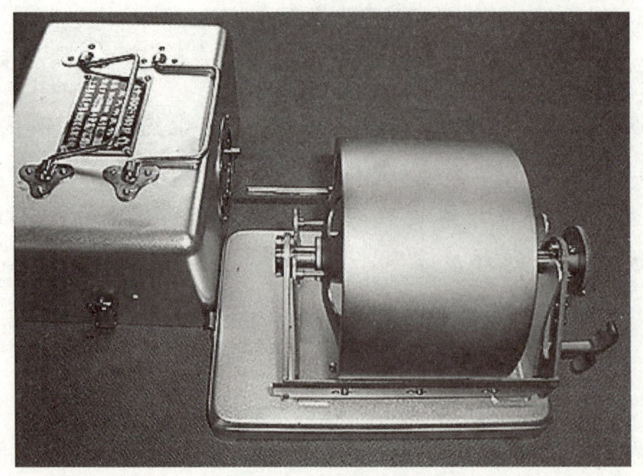

图8-9-1　取皮鼓

知识链接

供皮：供皮区一般可选择上臂内侧、侧胸、大腿及腹部，而后、锁骨上区供皮可用于面部整复。根据取皮的厚度，可分为：①刃厚皮片：又称表层皮片，包括表皮层和极少的真皮乳突层，是最薄的皮片，平均厚度为0.3mm左右。②中厚皮片：包括表皮和部分真皮。根据所含真皮层的厚度，可分为薄中厚皮片和厚中厚皮片。③全厚皮片：为最厚的皮片，包括表皮和真皮的全层。全厚皮片的实际厚度随年龄、性别及身体不同部位而各异。

1）取皮：术者左手握鼓柄，右手握刀柄，将鼓的前缘与供皮区涂胶区前缘悬空对齐，然后按压使鼓面与皮肤接触，持续下压并略向前推，同时将鼓稍向后滚动，右手持刀做拉锯样动作，开始取皮（图8-9-2）。手术者左手将鼓下压、后滚，右手将刀做拉锯状切皮，两个动作配合协调，才能顺利切取皮肤（图8-9-3）。切皮进程中同时注意鼓的两侧，如果一侧切下皮肤比所需的要宽，则稍抬该侧；如果一侧所切皮肤比所需宽度要窄，则稍将该侧鼓下压，以调整取皮宽度。

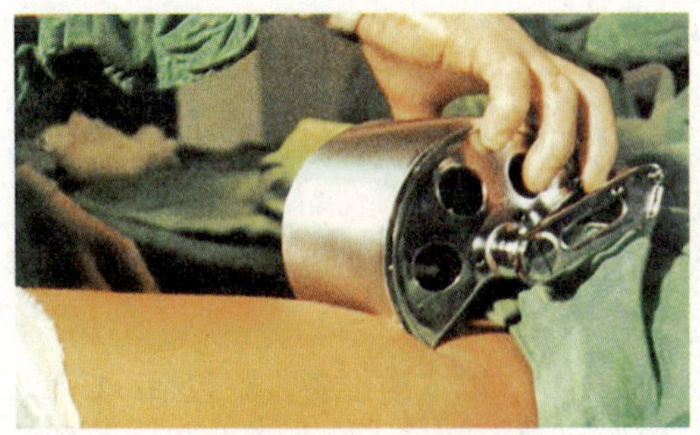

图8-9-2　开始取皮

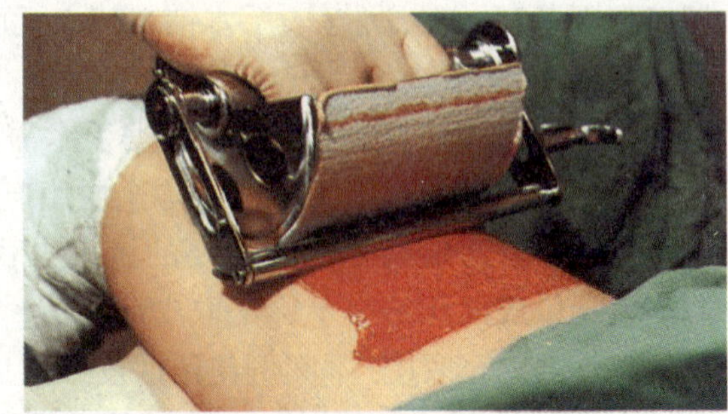

图8-9-3　切取皮肤

2）止血：用肾上腺素纱布覆盖供皮区创面止血。

3）包扎：无菌凡士林纱布覆盖创面，多层纱布棉垫加压包扎。

（4）受皮区域植皮：①将取下的皮片按原先的标记修剪以适合受皮区，三角针慕丝线将皮片边缘和创缘缝合，根据手术需要可在皮片上戳孔引流。②包扎前，用0.25%的氯

随笔

霉素溶液冲洗净皮片下积血。③以无菌凡士林纱布覆盖受区皮片，其上再覆盖多层网眼纱布，用绷带加压包扎。④或在缝合创缘与皮缘时，保留长线，缝合完毕后，皮片表面盖一层无菌凡士林纱布，再放适量的网眼纱布，将预留的长线分为数组，然后相对打包加压结扎。

3. 术后处置 手术患者进入恢复室观察后转运回病房，进行交接。处理术后器械及物品。

（二）围手术期特殊情况及处理

1. 如手术患者的情况特殊，不适合用取皮鼓取皮，可以采用哪些方法？

如不适合使用鼓式取皮，则可采用取皮刀片取皮法或滚轴刀取皮法。

（1）取皮刀片取皮法：取皮刀片及供皮区涂抹适量的润滑剂。助手双手掌将供皮区压紧绷平；或术者及助手各用一块木板置于供皮区两端，使供皮区皮肤绷紧，术者可徒手持取皮刀片，或用血管钳、小取皮刀架夹持保险刀片，将刀片从一端开始向另一端作前、后幅度不大的移动或拉锯式的推进。一般讲，刀片和皮肤表面呈10°~15°。标准表层皮片为半透明状，平整、边缘不卷曲，供皮区创面呈密密麻麻的小出血点。当皮片大小达到所需要时，将皮片切取下。

（2）滚轴刀取皮法（见图8-9-4）：手术者以优势手握住刀柄，将取皮刀压在皮肤上，宽度根据需要而定。下刀时刀片和皮肤表面呈40°，然后角度可调小到20°左右，也可根据情况进行调整。将滚轴作拉锯式、前后幅度不大的移动，由一端向另一端滑动，直至取得所需要大小的皮片。

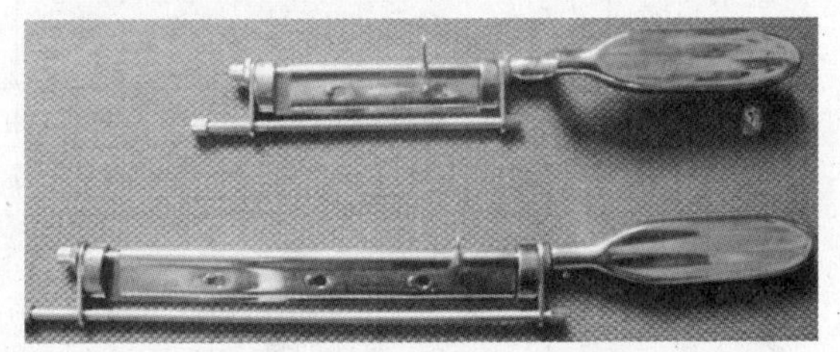

图8-9-4 徒手取皮刀

2. 术中需要使用稀释的肾上腺素溶液，应该如何配制？

肾上腺素溶液利用了肾上腺素收缩血管的作用，切开皮肤前在皮下进行注射，以减少切割时的出血量。一般是10ml生理盐水+3滴肾上腺素，将肾上腺素溶液浓度稀释为大约1mg/ml。当手术患者有高血压时应慎用。手术部位为身体末端血管细小的部位时，如指（趾）端、阴茎，则禁用，防止因血管收缩而导致局部缺血坏死。

二、腹壁下动脉穿支皮瓣自体组织移植乳房再造术的护理配合

腹壁下动脉穿支皮瓣自体组织移植乳房再造术（deep inferior epigastric perforator，DIEP）是一种乳癌术后重建乳房的手术方式，原理是将腹部的皮肤、皮下脂肪、血管等组织转移到胸部，重建缺失的乳房。DIEP是游离皮瓣，意味着腹壁组织整块切取下来被移植到胸部，将腹部的血管连接到胸部的血管术中难度较大。手术中需要使用显微镜，这就是DIEP被称为显微外科手术的原因。DIEP从90年代早期开始被应用于临床，但由于手术比较复杂，一般都是由掌握游离皮瓣移植显微外科技术的整形外科医师完成。

DIEP并不是适合所有的乳腺癌患者，如果患者供区组织足够用于重建其单侧或双侧乳房，则是很好的选择。通常腹部接受过手术的患者并不是DIEP的禁忌（比如子宫切除术、剖宫产、阑尾切除术、肠切除术、抽脂等）。DIEP不适宜于以下患者：①供区脂肪不足（已有腹部皮肤或脂肪的切除手术史）；②腹壁皮肤和脂肪不够覆盖受区；③有烟瘾（腹部切口愈合慢，脂肪组织容易转变为瘢痕组织）。

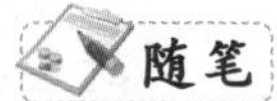

知识链接

DIEP手术的特点：优点：①不切取肌肉；②术后基本不会造成腹壁疝；③疼痛轻，恢复快；④切除了腹壁的皮肤和脂肪；⑤失败概率低于1%。

缺点：①手术时间长；②两个手术区域将造成两处切口瘢痕；③手术一旦失败，整块皮瓣都将坏死，且6~10个月内不宜再行重建手术。

【DIEP手术配合案例】

陈某，女，45岁，于1年前诊断为左侧乳癌，并接受乳癌根治术。现再次入院要求整形美容。经评估适合行DIEP术。拟定2011年6月21日，在全麻下行DIEP术。

2011年6月20日，手术室收到择期手术通知单，并安排手术间

择期手术通知单

手术日期：2011.6.21

手术时间	手术房间	科室	姓名	床号	年龄	性别	住院号	诊断	手术名称	主刀医生	第一助手	麻醉方式	备注
8：00	207	整形外科	陈某	E512	45	女	194040	乳癌术后	DIEP	王 明	刘 红	全麻	无

学习目标

1. 能够陈述整形外科手术常规准备。
2. 能够列举显微外科常规手术物品准备。
3. 能够陈述DIEP手术步骤。
4. 能说出手术中可能出现的意外和相对应的护理配合方法。

（一）手术主要步骤和护理配合

1. 手术前准备　手术患者行全身麻醉，取仰卧位，患侧手臂外展≤90°。术者测量胸部受区的大小，计算所需皮瓣体积，并在腹部确定相应供区位置和大小。将受区和供区用记号笔在体表做好标记。切口消毒范围为：上至锁骨和颈部，下至大腿上1/3，两侧至腋中线，按照乳癌手术切口加腹部手术切口范围铺巾建立无菌区域。

2. 手术主要步骤

（1）创面暴露：胸部按照标记好的切口范围切除原有的乳癌手术瘢痕，暴露受区创面，游离出胸廓内动静脉（图8-9-5）。术中主要使用的器械有：刀柄22#大圆刀、血管钳（或蚊式钳）、骨膜剥离器、电刀、双极电凝、吸引器、小拉钩、结扎线。

（2）腹部皮肤、皮下脂肪切取：腹部按照术前的标记作横行梭形切口，切取皮肤、皮下脂肪，暴露并游离出腹壁下动静脉，血管切取长度必须足够供后续行血管吻合之用（图8-9-6）。术中主要使用的器械：刀柄22#大圆刀、血管钳（或蚊式钳）、电刀、双极电凝、吸引器、小拉钩、结扎线、橡皮引流片。

（3）腹部切口缝合：将皮瓣取下，腹部切口仔细止血后做横行的切口线性缝合，创面可视情况放置引流管以防止创面积血积液（图8-9-7）。术中主要使用的器械：血管钳（或蚊式钳）、电刀、有齿镊，圆针、角针、缝线、引流管。

（4）血管吻合：将皮瓣修剪以适应受区所需后在显微镜下做血管吻合。这是整个手

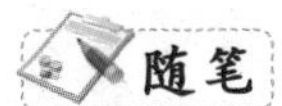

术中耗时最长，手术难度最大的步骤。血管吻合的成败直接决定皮瓣存活与否。需要给术者以及助手安静平和的环境保证手术质量（图8-9-8~图8-9-12）。术中主要使用的器械：血管吻合专用器械、显微镜、血管缝线。

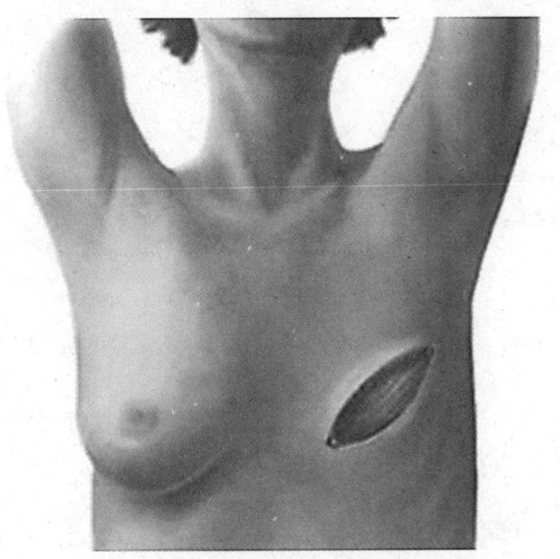

图8-9-5　胸部受区创面

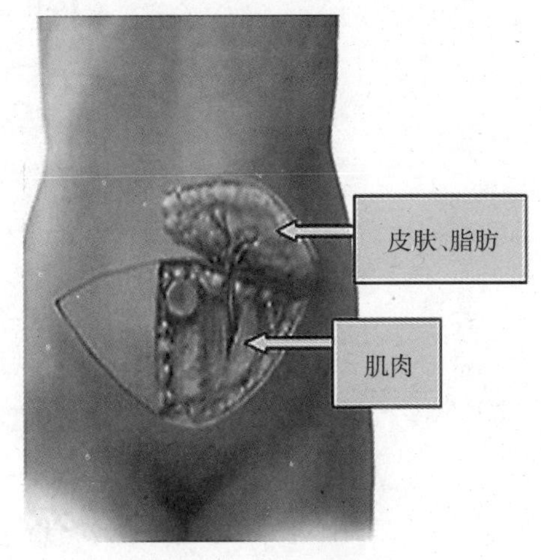

图8-9-6　腹部供区创面

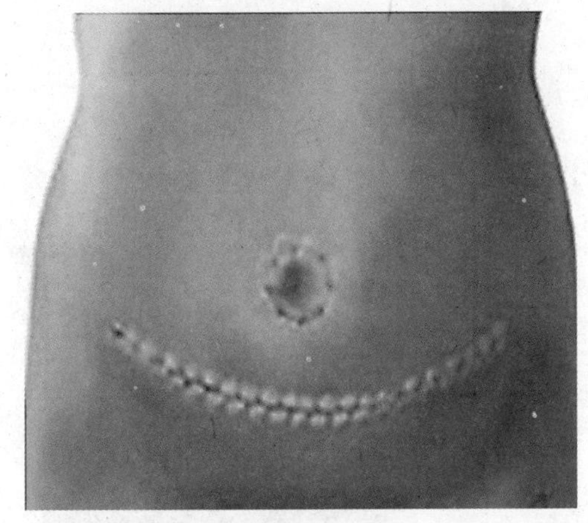

图8-9-7　切口缝合

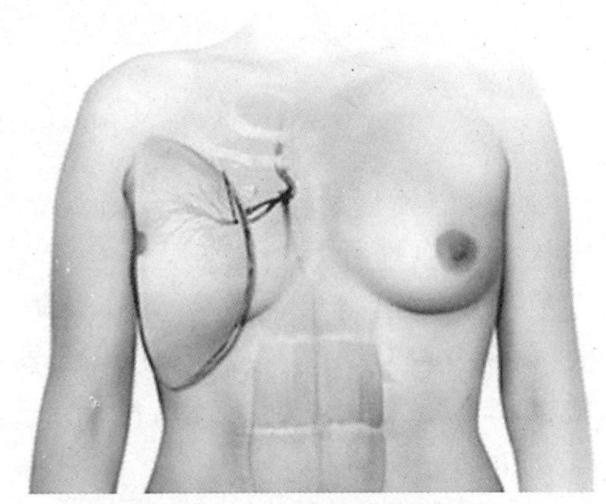

图8-9-8　血管吻合部位

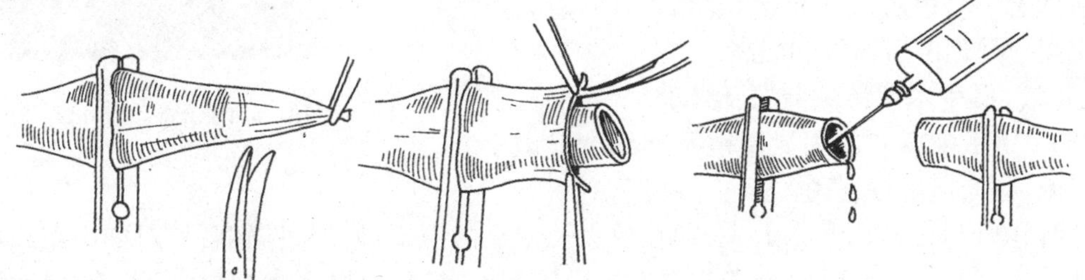

图8-9-9　拉出外膜，切除血管外膜，冲洗断段管腔

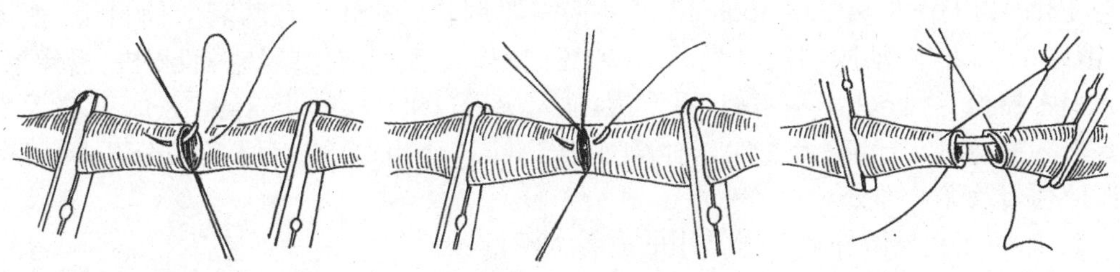

图8-9-10　缝上下定点线，均匀缝合前壁，反转缝合后壁

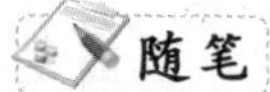

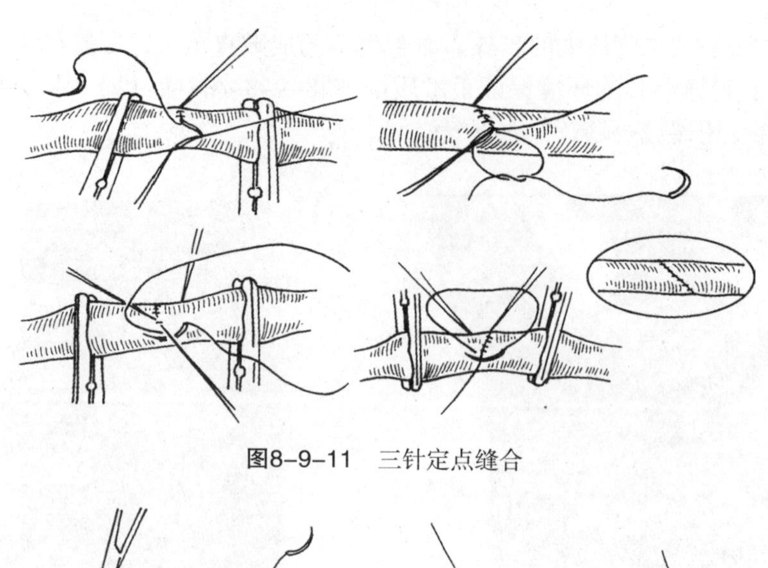

图8-9-11　三针定点缝合

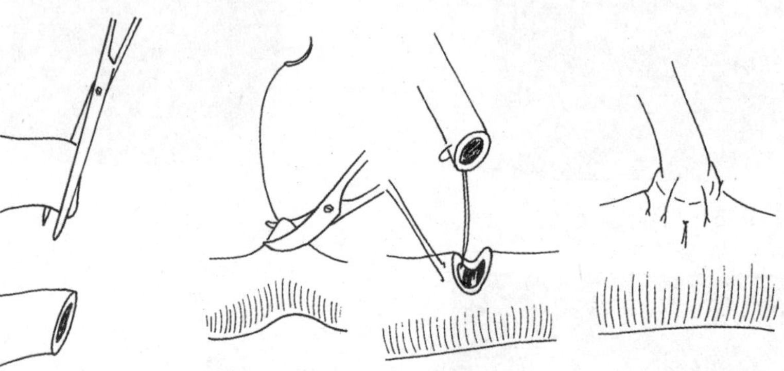

图8-9-12　血管端侧吻合法

(5)皮瓣缝合：血管吻合后观察皮瓣血供确认无缺血坏死后，将皮瓣缝合于受区，手术完成。创面根据情况放置引流管防止积血积液(图8-9-13)。术中主要使用的器械：血管钳(或蚊式钳)、电刀、皮镊，圆针、三角针、缝线、引流管。

3. 术后处理　创面皮肤需用纱布棉垫加压包扎，将皮瓣中央区域露出以利于术后观察皮瓣存活状态。将患者送恢复室观察后转回病房，进行交接。处理术后器械和设备。

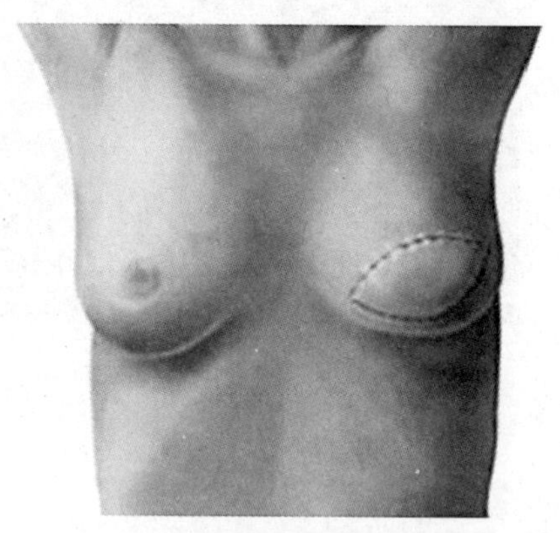

图8-9-13　缝合后外观

(二)围手术期特殊情况及处理

1. 手术中需要使用显微镜及精细的显微手术器械，应如何进行管理？

显微外科是利用光学放大，即在放大镜或显微镜下，使用显微器材，对细小组织进行精细手术的学科。显微外科需要手术显微镜和放大镜、显微手术器材、显微缝合针线等。显微镜和显微器械是DIEP手术中的重要器械，手术显微镜的要求包括：①放大镜6~30倍自动变化；②工作距离200~300mm，可根据需要调整；③至少有两套双筒目镜，视场较大，影像正立；④同轴照明的冷光源；⑤轻便、操作灵活；⑥有参观镜、照相机、摄像系统。显微手术器械具体包括：手术剪、手术镊、血管夹等(图8-9-14~图8-9-18)。显微手术器械要求小型、轻巧、纤细、无磁性。血管吻合器械属于精细器械，手术后应分开单独清洗，以保护利刃及尖端部分。

2. 如何配制显微外科手术常用的血管冲洗液？

常用的显微外科血管冲洗液由200ml生理盐水+20ml 2%利多卡因+12 500U肝素组

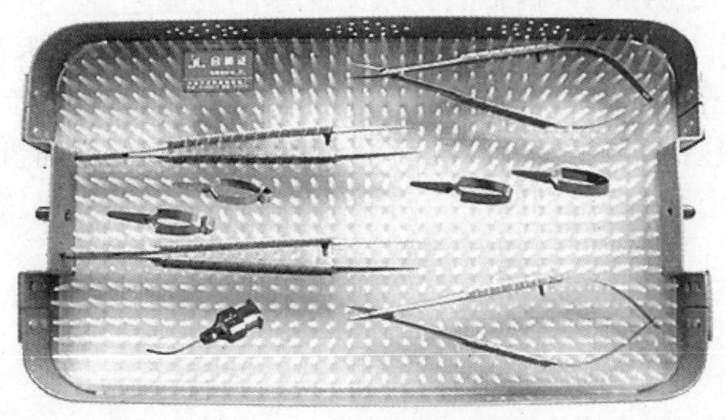

图8-9-14　显微外科手术器械包

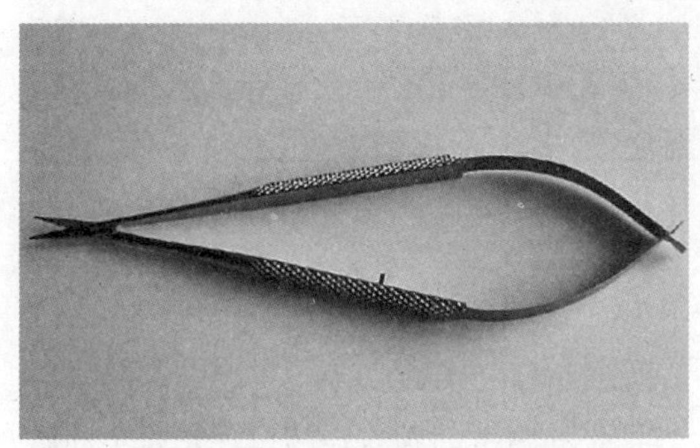

图8-9-15　显微外科手术剪

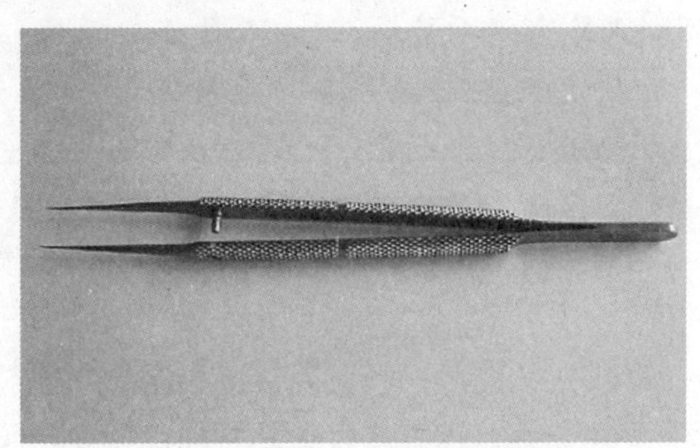

图8-9-16　显微外科手术镊

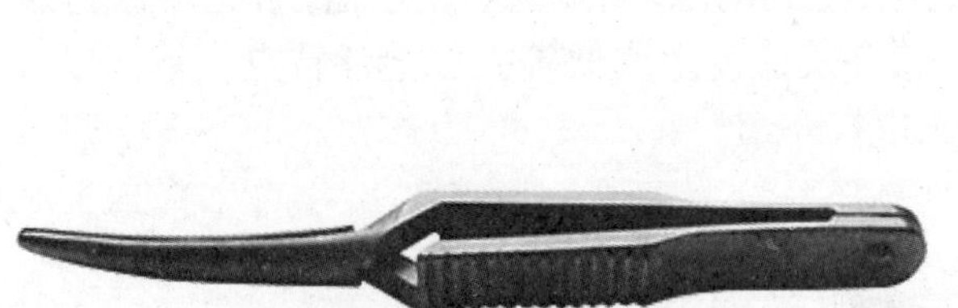

图8-9-17　显微外科手术止血夹

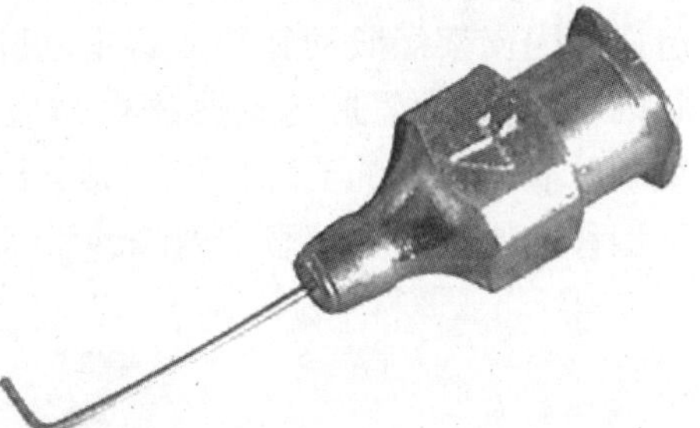

图8-9-18　显微外科手术冲洗针头

成，利多卡因可防止血管因刺激而发生痉挛，肝素可防止血栓形成，保证血管吻合过程中及吻合后血液可以正常通过吻合口，保证血管吻合的成功。

思考题

1. 切疤植皮术的护理配合步骤有哪些？在取皮时，如何正确使用取皮鼓？
2. 手术过程中如何配制稀释的肾上腺素溶液，哪些手术部位禁用肾上腺素溶液？
3. DIEP的手术原理是什么？有哪些适应证？
4. 如何配制显微外科手术常用的血管冲洗液？

第十节　介入手术的护理配合

介入治疗是利用现代高科技手段进行的一种微创性治疗，是指在医学影像设备的引导下，将特制的导管、导丝等精密器械通过血管进入体内，进行诊断和局部治疗。它

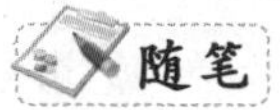

具有创伤小、恢复快、效果好等特点，是未来医学的发展趋势。按器械进入病灶的路径分为血管内介入和非血管内介入。血管内介入包括：动脉栓塞术、腔内隔绝术、先心封堵术、球囊扩张术等。常用的体表穿刺点有股动静脉、桡动脉、锁骨下动静脉、颈动静脉等。非血管介入包括：经皮穿刺肿瘤活检术、瘤内注药术、椎间盘穿刺减压术、椎间盘穿刺消融术等。下面以腹主动脉瘤腔内隔绝术和房间隔缺损封堵术为例，介绍介入手术的护理配合。

知识链接

血管内介入和非血管内介入：血管内介入是指使用1~2mm粗的穿刺针，通过穿刺人体表浅动静脉，进入人体血管系统，在血管造影机的引导下，将导管送到病灶所在的位置，并通过导管注射造影剂，显示病灶血管情况，在血管内对病灶进行治疗的方法。非血管介入是指在影像设备的监测下，不进入血管系统，直接经皮肤穿刺至病灶，或经人体现有的通道进入病灶，对病灶治疗的方法。

一、腹主动脉瘤腔内隔绝术的护理配合

腹主动脉瘤是指腹主动脉的局域性扩张，当扩张的腹主动脉直径超过正常腹主动脉1.5倍时，即称为腹主动脉瘤（图8-10-1）。腹主动脉瘤的外科治疗除传统手术之外，也可选择介入手术治疗，即腹主动脉瘤腔内隔绝术。它是在DSA动态监测下，将一段适宜的人造血管内支架经股动脉导入腹主动脉内，将血管支架固定在腹主动脉瘤近远端的正常动脉内壁上，使血管腔内动脉瘤壁与血流隔绝，达到消除动脉瘤壁承受血流冲击并维持腹主动脉血流通畅的治疗目的。具有出血少、并发症发生率低等微创治疗特点。下面以分叉型移植物腹主动脉瘤腔内隔绝手术为例进行介绍。

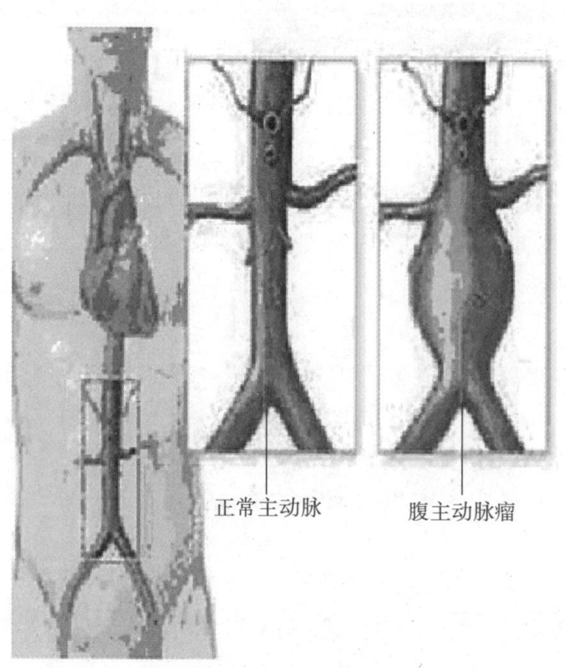

图8-10-1　腹主动脉瘤

随笔

知识链接

腹主动脉瘤的分型：根据临床实践，通常以"三型五分法"分型，腔内隔绝绝对适应证为Ⅰ型和Ⅱ型。

Ⅰ型：近端瘤颈≥15mm，远端瘤颈≥10mm；

Ⅱ型：近端瘤颈≥15mm，远端瘤颈消失，根据远端瘤颈发展情况，分3个亚型：即ⅡA型，瘤颈侵及主动脉分叉；ⅡB型，瘤体侵及髂总动脉；ⅡC型，瘤体侵及髂内动脉开口水平；

Ⅲ型：近端瘤颈≤15mm。

【腹主动脉瘤腔内隔绝术配合案例】

张某，男，72岁，20天前无明显诱因出现右下腹胀，当时以为肠胀气自行服药，后症状一直未能缓解。8天前来医院行B超检查提示：腹主动脉瘤。拟定2011年5月21日，在腰麻下择期行腹主动脉瘤腔内隔绝术。

2011年5月20日，手术室收到择期手术通知单，并安排手术间

择期手术通知单

手术日期：2011.5.21

手术时间	手术房间	科室	姓名	床号	年龄	性别	住院号	诊断	手术名称	主刀医生	第一助手	麻醉方式	备注
8：00	304	血管外科	张某	E404	72	男	102890	腹主动脉瘤	腹主动脉瘤腔内隔绝术	冯远	王山	腰麻	无

学习目标

1. 能陈述腹主动脉瘤腔内隔绝术手术配合要点。
2. 能列举可能发生的意外情况，说出术中大出血的处理方法。
3. 能积极应对临时改变的手术方案。

（一）主要手术步骤及护理配合

1. 手术前准备　手术患者行蛛网膜下腔阻滞麻醉后取仰卧位，切口周围皮肤消毒范围为：双侧腹股沟区。常规铺单建立无菌区域。

2. 主要手术步骤

（1）显露股总动脉：选择髂动脉通畅的一侧在腹股沟韧带水平沿股动脉走向作纵切口约3cm，传递血管钳解剖出股总动脉，传递血管吊带3~5根从远近两端分别穿过血管，将血管分离并悬吊（图8-10-2）。

（2）腹主动脉造影：进行股动脉穿刺，插入导管鞘，从导管鞘旁路注入肝素溶液。经导管鞘送入导丝至腹主动脉，沿导丝送入猪尾巴导管，将导管定位于第12腰椎水平，撤除导丝，行腹主动脉造影（图8-10-3）。

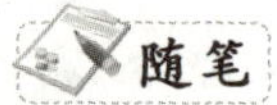

知识链接

造影剂：为增强影像观察效果而注入（或服用）到人体组织或器官的化学制品。这些制品的密度高于或低于周围组织，形成的对比可用某些仪器装置以图像形式显示。造影剂可分为两大类：原子量高、比重大的高密度造影剂和原子量低、比重小的低密度造影剂。目前用于介入放射学的造影剂多为高密度造影剂中的含碘制剂。

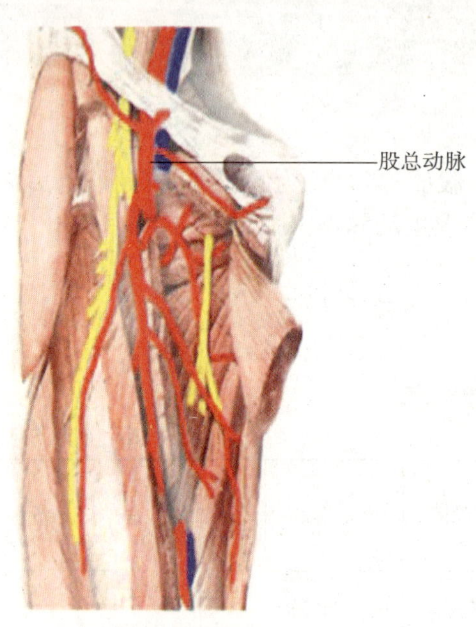

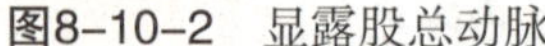
图8-10-2 显露股总动脉

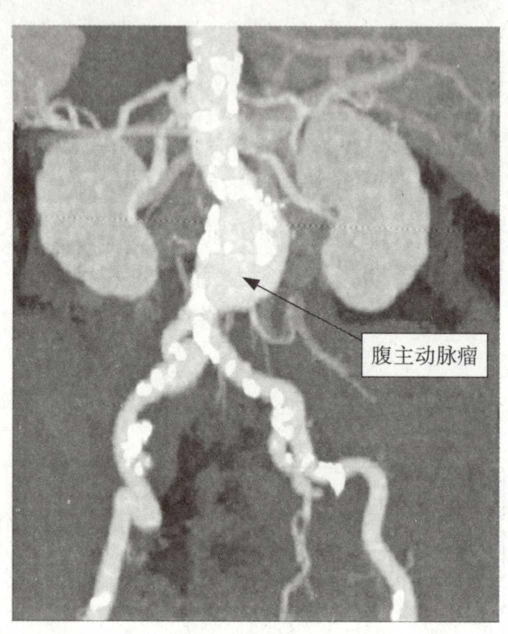

图8-10-3 腹主动脉造影

（3）选择合适的移植物：在监视屏上标记肾动脉开口和瘤体部位，测量实际长度等，并与术前的CT或MRA对照，进而选择合适的移植物（图8-10-4）。

（4）移植物近端定位：待患者全身肝素化后（1ml/kg.静脉推注），股动脉横行切开约1/2周径，将talent导丝沿股动脉送入腹主动脉，并退出导管。当移植物标记与肾动脉开口下缘标记重叠时，传递20ml生理盐水充盈导管球囊，使移植物近端固定于腹主动脉壁（图8-10-5）。

（5）释放移植物主体：固定内鞘管，退出外鞘管，释放移植物。移植物的短臂释放于瘤体，移植物主体附带的单支固定于髂外动脉。回抽气囊，逐节扩张移植物，使其与血管妥善固定（图8-10-6）。

（6）植入对侧单支与移植物短臂连接：解剖对侧的股动脉，穿刺后将超硬导丝经T导管短臂开口送入移植物主体，切开对侧股动脉，将T导管对侧单支沿导丝送入移植物的短臂，定位后同样释放对侧单支，使其自动张开后与移植物短臂连接，连接部分至少需要重叠一节支架的长度（图8-10-7）。

（7）再次造影：观察肾动脉，髂内动脉是否通畅，移植物的远近端是否有外漏，如有外漏及时采取措施进行处理。

（8）退出导管，缝合切口：造影证实被完全隔绝，退出T导管，以CV-7血管缝线缝合股动脉，检查同侧足背动脉搏动是否正常及吻合口有无出血情况，分层缝合切口（图8-10-8）。

3. 术后处置 包扎伤口，检查皮肤，妥善安置手术患者。处理术后器械及物品。

随笔

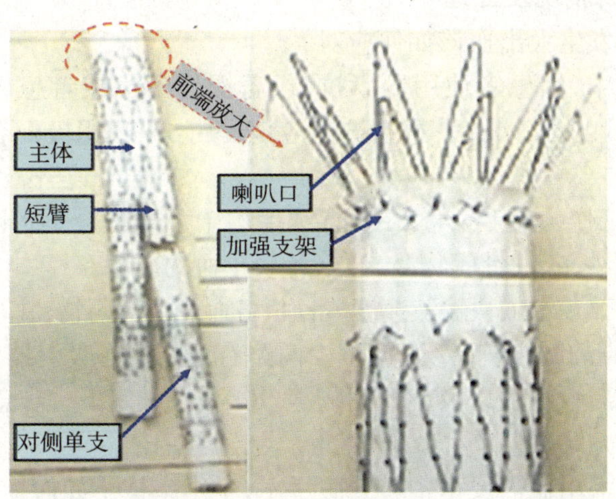

图8-10-4　TALENT移植物

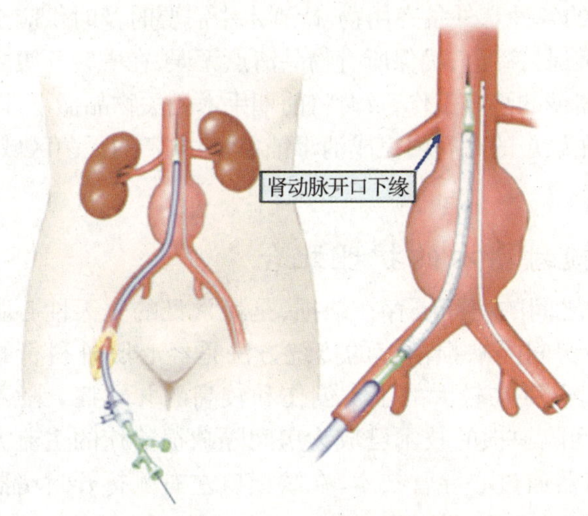

图8-10-5　移植物近端定位

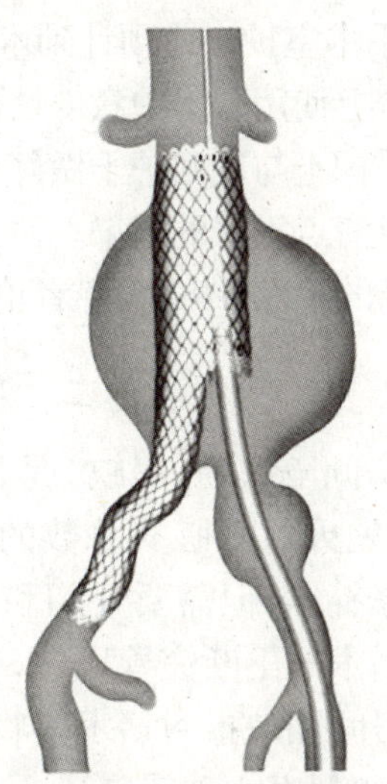

图8-10-6　释放移植物主体

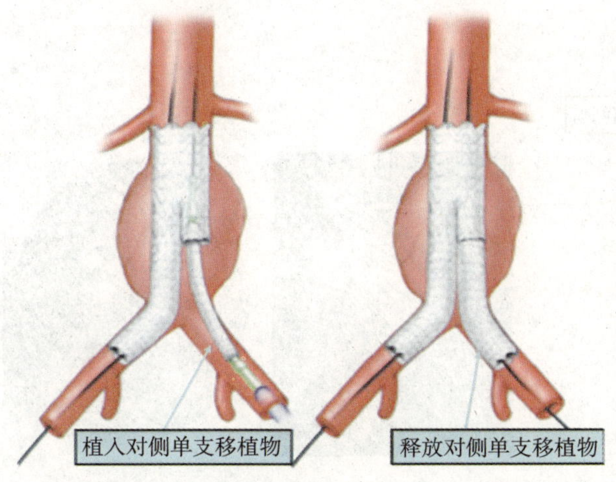

图8-10-7　对侧单支植入及释放

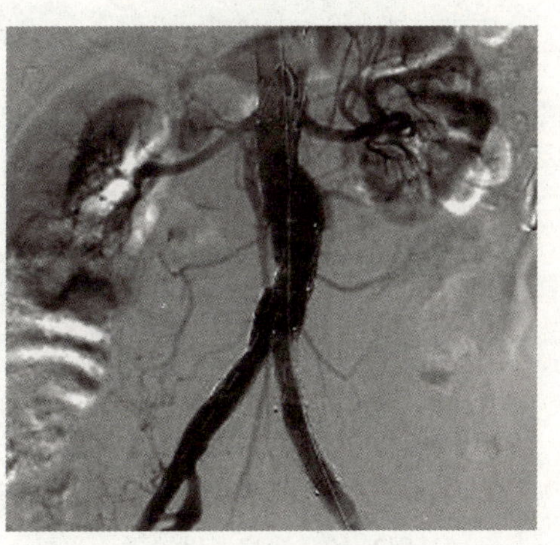

图8-10-8　移植物释放后再次造影

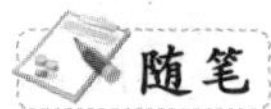

（二）手术中特殊情况及处理

1. 手术过程中发生大出血该如何应对？

手术进行过程中，因患者使用肝素抗凝，若操作不当或者患者自身基础疾病的影响，极易出现出血不止的情况，手术室护士应该保持冷静，积极配合手术医生采取止血措施。

（1）洗手护士工作：一旦发生大出血，洗手护士立即配合手术医生寻找出血点进行止血，积极准备各类纱布、缝针等物品，做好各项止血的准备。

（2）巡回护士工作：①加快输液速度、备血、备血管活性药物，并开放足够的静脉通道，最好是迅速做好中心静脉穿刺；②开放至少两路有力的中心吸引器供台上使用。③迅速准备血管外科专用器械、缝线以及止血用物等。④尽快做好下一步急救准备，对可能发生的情况估计全面，尽力保证患者生命安全。

2. 手术患者因大出血需要术中转开腹手术，手术室护士如何配合？

当手术患者在术中发生大出血且止血困难时，情况紧急，手术医生决定打开腹腔止血，以保证患者生命安全。手术室护士应具备良好的心理素质和应急能力，做到业务熟练，充分配合手术医生，理解其手术方式，减少延误时间，保证患者安全。

手术室护士应预计到术中可能发生的各种意外备齐用物，待到术中需要时及时供应至手术台上使用。术中意外情况发生时必须保持冷静，确保所有物品清点无误，在中转开腹之前洗手护士与巡回护士做好手术物品及器械的清点工作，及时将前期手术相关物品撤下，以免造成清点不清的后果。协助手术医生在最短的时间内完成消毒铺单，建立新的无菌区域，实施新的手术方案，为患者抢救争取时间。

二、房间隔缺损封堵术的护理配合

房间隔缺损（房缺）是指左、右心房之间的房间隔存在缺损，是最常见的先天性心脏病，占先天性心脏病总数的15%~20%。房间隔缺损治疗的传统方法是经心脏外科行缺损的修补术，但需要开胸和建立体外循环，存在较大的手术创伤和较高的并发症。随着介入手术的不断完善成熟，介入治疗房间隔缺损的技术已成为房间隔缺损治疗的主流方法。房间隔缺损封堵术是将蘑菇伞封堵器通过心导管技术，在缺损口左右侧打开封堵器伞盘，在超声心动图监视下，封闭缺损（图8-10-9、图8-10-10）。

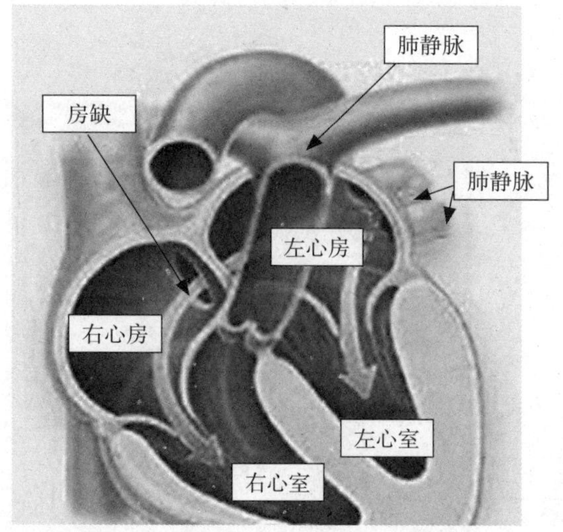

图8-10-9　房间隔缺损示意图

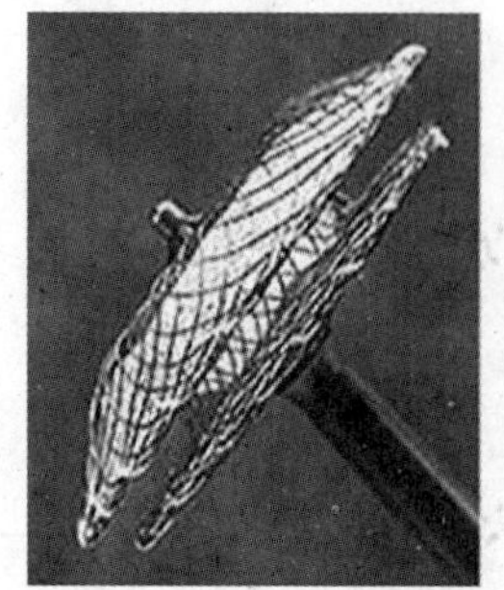

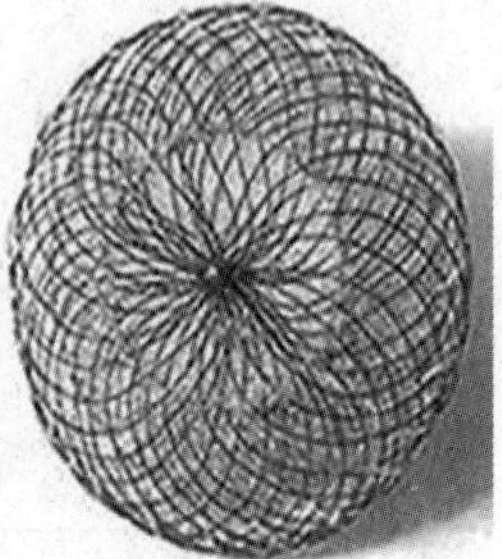

图8-10-10　房间隔缺损封堵器

随笔

知识链接

房间隔缺损封堵术的适应证：典型继发孔型房间隔缺损，年龄＞3岁，体重＞10kg；缺损边缘与上下腔静脉、右上肺静脉和冠状动脉窦之间的距离≥5mm，与房室瓣的距离≥7mm；小儿患者其房间隔最大伸展径≥缺损口直径+14mm；缺损直径在5~36mm，周围有足够的边缘（＞5mm）。

【房间隔封堵手术配合案例】

张某，女，21岁，2个月前体检心脏彩超提示，诊断为继发孔型房间隔缺损，缺损间距为0.25cm。无气喘，无四肢末端发紫，无晕厥、黑蒙史等。听诊：于胸骨左缘第2~4肋间可闻及2/6级柔和样收缩全期杂音。拟定2011年5月21日，在局部麻醉下行房间隔缺损封堵术。

2011年5月20日，手术室收到择期手术通知单，并安排手术间。

择期手术通知单

手术日期：2011.5.21

手术时间	手术房间	科室	姓名	床号	年龄	性别	住院号	诊断	手术名称	主刀医生	第一助手	麻醉方式	备注
8：00	307	心内科	张某	E530	21	女	182890	房间隔缺损	房间隔缺损封堵术	郝斌	王光	局部麻醉	无

学习目标

1. 能叙述房间隔缺损介入手术的护理配合要点。
2. 能说出如何正确预防及处理伤口出血及血栓形成的意外情况。
3. 能配合房间隔缺损封堵术的操作。

（一）主要手术步骤及护理配合

1. 手术前准备　手术患者局麻下取仰卧位，切口周围皮肤消毒范围为：右侧腹股沟区。常规消毒皮肤、铺巾建立无菌区域。

2. 主要手术步骤

（1）右股静脉置鞘管：传递利多卡因局麻药进行局麻，给予肝素100U/ kg进行肝素化，通常选择将7F防漏鞘管（F表示管径大小，1F＝0.333mm）置于右股静脉（图8-10-11）。

知识链接

肝素化：常用的抗凝剂为肝素，这种在透析中使用一定剂量的肝素，使血液不在透析器和血管中凝固的方法称为肝素化。肝素化方法很多，如全身肝素化、边缘肝素化（又称小剂量全身肝素化）、局部肝素化、复合肝素化。

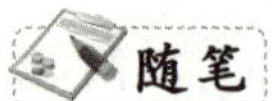

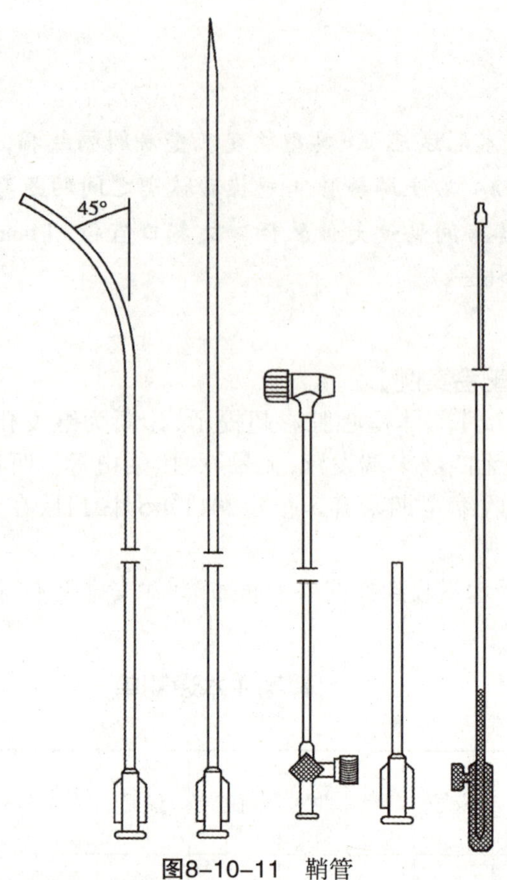

图8-10-11 鞘管

（2）送入右心导管：经鞘管送入6F短孔右心导管至右心房、右心室、肺动脉并测量压力。再次退至右心房并经房间隔缺孔进入左心房、左上肺静脉。

（3）植入封堵器：先插入长钢丝入左上肺静脉，交换14F输送鞘管至左心房，用推杆将双盘封堵器送至左心房，打开左房面，并回撤使其紧贴房间隔缺损左房面，再回撤输送鞘管，使封堵器右心面打开（图8-10-12）。

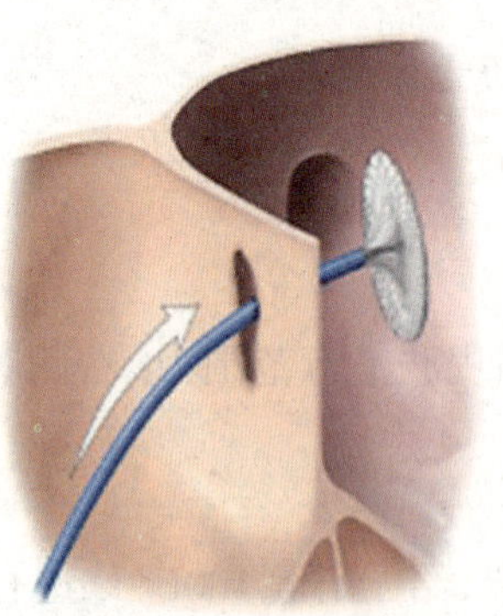
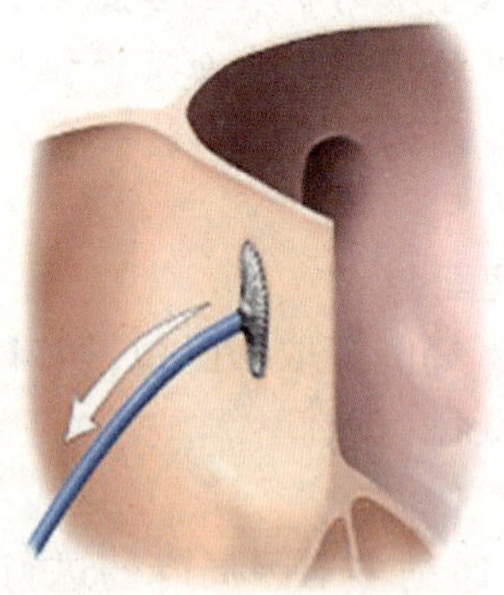
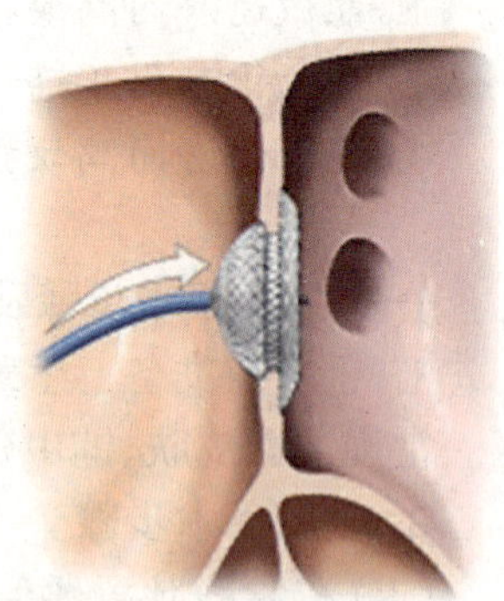

图8-10-12 植入封堵器

（4）检测位置并撤杆：通过影像系统的引导，轻轻前送和回拉推送杆，利用超声检查、确定封堵器定位良好。逆时针旋转推送杆，待释放封堵器后退出输送鞘管和推送杆（图8-10-13）。

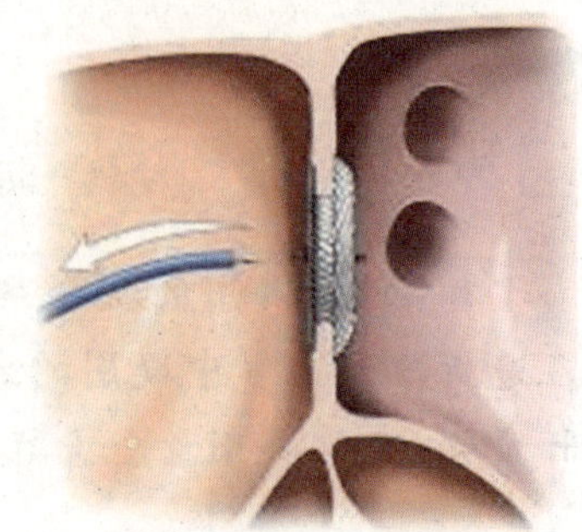

图8-10-13 撤杆

随笔

知识链接

介入性超声医学：作为现代超声医学的一个分支，其特点是在实时超声监视和引导下，完成各种穿刺、活检、注药治疗等操作，可以避免某些外科手术，从而达到与手术相媲美的效果。特别是近些年来利用自动活检装置进行超声引导下自动活检技术，提高了穿刺效率以及活检标本的质与量，减少手动操作可能引起的损伤和并发症，具有极高的准确性和安全性。

3. 术后处理　局部压迫止血，无菌纱布覆盖，加压包扎。送回病房监护。

（二）围手术期特殊情况及护理

1. 介入手术术中需要使用抗凝药，术后如何预防患者伤口出血及血栓形成？

（1）术中患者使用的抗凝药物及手术创伤，易导致患者凝血功能异常，加上穿刺部位加压包扎的影响，患者术后可能存在伤口出血或血栓形成的危险。

（2）发现患者伤口渗血，协助患者采取仰卧位休息，卧床24小时。

（3）穿刺部位加压包扎，沙袋压迫6~8小时，术肢伸直制动，伤口上的沙袋及时更换，以免出汗多引起感染。

（4）由于穿刺部位加压包扎，并用沙袋压迫，影响到下肢的血液循环，加之是有创操作，破坏血管内皮系统，易导致血栓形成。所以护士必须在24小时内密切观察穿刺部位及足背动脉搏动情况，如发现伤口渗血、出血、肿胀、疼痛及足背动脉搏动不好，皮肤色泽及温度差异常，应及时报告医生给予处理。

（5）幼儿患者，必要时可给予镇静剂，以防患者躁动不安致使伤口出血。

2. 介入手术不同于常规开放手术，切口小同时风险也大，此类手术的配合有哪些注意事项？

（1）手术患者准备：①术晨禁食。②手术区备皮。③抗生素和碘过敏试验，根据皮试结果选择造影剂和抗生素。④训练手术患者仰卧位作猛烈咳嗽动作，以利术中必要时作咳嗽动作，促进造影剂迅速从冠状动脉排出。

（2）导管室护士准备：了解和掌握导管室各种器材的功能、使用方法和保养方法，对各种规格的导管及各种功能的导丝分门别类放置，并固定位置、数量，以便随用随取。为了预防意外发生，术前检查并准备心电监护仪、除颤仪、氧气、吸引器、临时起搏器、气管插管等抢救器材，使之处于备用状态。

（三）配合注意要点

患者进入导管室后，让其平卧于导管床上，在左下肢建立静脉通道，用生理盐水维持，以确保急救药品的及时输入。连接心电监护及压力监测系统，并观察患者的生命体征。术中需要不断透视定位，做好患者及工作人员的自身防护，尽量减少辐射伤害。

思考题

1. 腹主动脉瘤腔内隔绝术的手术护理配合要点有哪些？
2. 房间隔缺损介入手术的护理配合要点有哪些？
3. 介入手术与常规开放手术相比，有哪些优势和劣势？

（王利丽　庄　敏　阮蓓丽　余丽群　陈哲颖　周　嫣
胡文娟　倪　荔　黄一乐　赖　兰　翟桂香）

第九章 外科手术新进展及手术室护理的发展趋势

随笔

第一节 外科手术新进展

最近几十年，微创外科在医学领域得到广泛应用。早期微创手术是指通过腹腔镜、胸腔镜等在人体内施行手术的一种技术。随着科学技术的进步，微创这一概念已经深入到外科手术的各个领域，且早已不局限于普外科范畴，而是扩展到神经外科、骨科、妇产科、耳鼻喉科、眼科等。有学者预言，微创技术将是21世纪外科发展的主要方向之一。

一、微创手术的临床发展

腹腔镜技术是借助摄像系统、光源和器械操作的手术方法，与传统手术相比，具有切口小、手术效果好、术后痛苦少、恢复快、住院时间短等特点。自1987年腹腔镜胆囊切除术（laparoscopic cholecystectomy，LC）成功开展以来，腹腔镜技术在外科领域得到广泛应用，手术范围从单一的胆囊切除扩展到普外科、肝胆外科、胸外科、妇产科及泌尿外科等多个专业领域。

但腔镜手术也存在一定的缺点和局限性，如通过器械感觉病症性质不够精确，易误诊；手术适应证比开腹手术严格；费用高、可能出现腔镜相关并发症、医生技术不够熟练增加风险等影响腔镜技术的开展。近年来随着设备更新和技术提高，其临床应用不断拓展。

（一）腹腔镜技术不断改进

传统的腹腔镜下胆囊切除术是最为常见、最为成熟的术式之一。随着技术的发展，早期的一些禁忌证已逐渐成为适应证，成为胆囊疾病治疗的"金标准"。在此基础上，新的技术不断涌现，三孔或两孔法"针式镜"胆囊切除术在全世界许多治疗中心得到应用，近年来经脐单孔腹腔镜技术（laparoscopic single-site surgery，LESS）逐渐在临床应用（图9-1-1）。

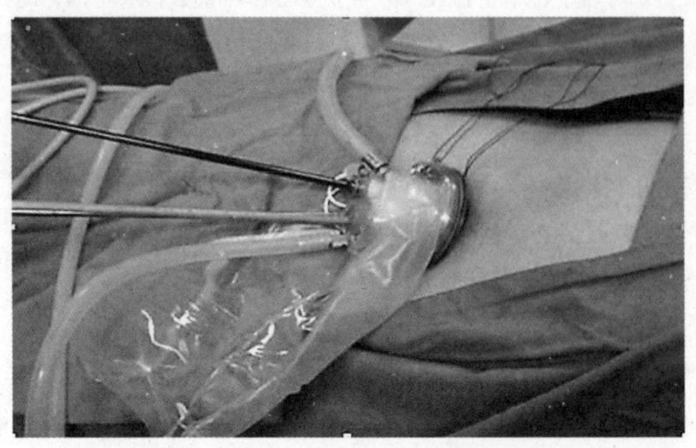

图9-1-1 经脐单孔腹腔镜手术

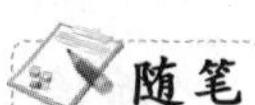

单孔腹腔镜技术作为近年来国内发展成熟起来的最新微创手术，以其显著的微创性、美观性、经济性、舒适性、成功率高、并发症少而得到认可和推广。目前在普外科、泌尿外科等手术中得到应用。与传统腔镜比较，单孔技术的价值体现在先进的视频技术，放大局部结构图像，从而可以进行相对于开腹手术更加精细的操作，减少损伤。以后努力的方向是腔镜下的严谨、程序化的手术流程等，从而不断扩大其应用范围。

另外，经自然腔道内镜手术（natural orifice transluminal endoscopic surgery，NOTES）也是外科技术的一大突破性进展。2007年法国首例经阴道入路NOTES实现了腹部无手术切口，具有里程碑式的意义。近年来NOTES迅速发展并呈现出巨大潜力，但在入路选择的安全性、合理性、内脏穿刺孔的闭合及防治内脏损伤和感染方面，需要进一步研究。

（二）腹腔镜手术适应证不断扩展

腹腔镜手术在普外科领域得到广泛应用；除了胆囊手术外，腹腔镜手术还被应用于胃、十二指肠溃疡、直肠等部位。其中肝脏手术的应用是一大难点。自1991年首例腹腔镜肝切除术成功完成以来，20多年的实践经验积累使腔镜手术在肝脏良性肿瘤、肝内肝管结石、肝囊肿切除、活体肝移植供体肝脏切取等手术中得到应用。这得益于腹腔镜器械、特别是止血技术的迅速发展，如钛夹、Ligasure，超声刀、超声吸引设备、腔镜切割缝合器等。

在妇产科领域，腹腔镜自20世纪60年代用于诊断，近年来得到迅速发展，逐渐成为许多妇科良性疾病的首选手术方式，并逐渐在恶性肿瘤的治疗中开展。在泌尿外科领域，腹部手术也经历了从开腹手术，到手助腹腔镜手术、标准三孔腹腔镜手术，再到单孔手术的演变；总之，尽可能减少手术创伤是外科医生追求的目标，也是外科学发展的方向。

（三）手术机器人的临床应用

随着微米/纳米材料、微电子机械等的迅速发展，手术机器人更加微型化，近年来发达国家研究的第一代微型机器人系统，具有检查、诊断和治疗胃肠道系统疾病的功能，能自动平稳地进入体内并柔顺地调节弯曲形状，发挥了很大作用。2000年，达芬奇（da Vinci）机器人手术系统通过美国FDA认证，成为世界上首套用于医院临床腹腔手术的机器人辅助系统，使外科医生能以微创外科的方式表达开腹手术的理念，进而优化了各种手术切除技术。机器人腹腔镜完全按照手术医生的指令操作，更利于精细操作，也节省人力，实现了“单人外科”。借助达芬奇机器人手术系统的灵巧器械，外科医生手部的震颤被滤除，手指的操作等比例缩小，从而可以实现精细的手术解剖和稳定准确的缝合操作，加上三维视野以及手眼协调、更加稳定的图像、舒适的操作界面，使外科医生真正实现以开腹的手术技术进行复杂的腹腔镜手术操作，大大缩短了学习曲线，促进了腔镜手术的普及。机器人腹腔镜手术医生还可以通过因特网远程操控其他地区的机器人，远程遥控手术。计算机和图像处理技术的发展使远程手术和图像引导的外科手术成为机器人辅助外科手术发展的方向（图9-1-2）。

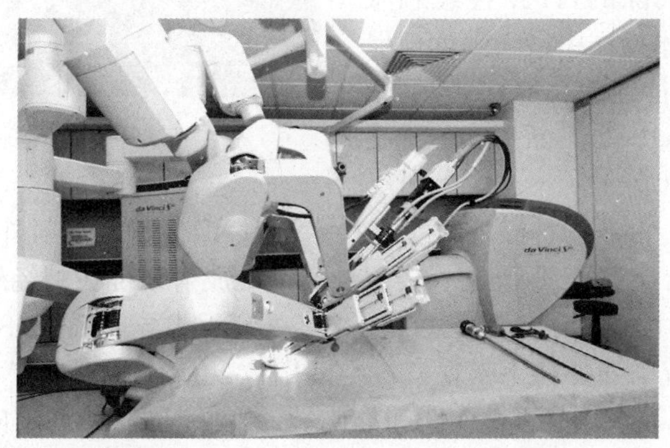

图9-1-2 达芬奇（da Vinci）机器人手术系统

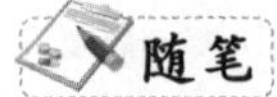

二、各外科领域的新进展

（一）整形外科的新进展

微创整形美容相对于普通手术是一个飞跃，是高科技手段应用于整形美容外科的结果。微创不仅是最小手术切口或没有切口，更重要的是，它通过运用各种高新技术和材料，以及精细的操作，在美容手术中对正常组织损伤最小，炎症反应最轻，肿胀、淤血最少，并发症最少，瘢痕最小，而且治疗时间短、患者痛苦小，术后康复快、安全性高，疗效好，无须住院。预计不远的将来，微创美容外科将更快发展，甚至成为一支独立的医学学科分支。

近年发展的组织工程，即通过各种技术，在体外预先构建一个有生物活性的假体，然后植入体内，起到修复、代替组织或者器官的功能，如能与整形外科结合，将会发挥非常重要的作用。目前，通过组织工程，已经在构建皮肤、脂肪、骨骼肌、软骨、骨、血管和周围神经方面取得了很多进展，但应用于临床尚有很多困难。

（二）心胸血管外科新进展

在心内介入治疗发展迅猛的时代，心胸血管外科也在积极发展新的领域和新的技术。房颤的外科治疗技术随着对心脏电生理机制的不断深入理解，在心脏外科“切与缝”技术基础上，多种外科消融及器械的研发，心脏外科在房颤治疗领域呈现出蓬勃发展和革新的势态。瓣膜外科的进展主要为3F无须缝合主动脉瓣的研发和使用，更加精确地附和人体瓣膜的几何构型，具有良好的血液动力学特点，大大缩短了手术时间；另外经皮主动脉瓣置换手术的研究也取得了很大进展，改善了手术入路和途径，且不断发展出新的微创手术类型。另外，心脏肿瘤、心脏移植、心脏外科心室起搏的调控治疗等也在迅速发展中。

（三）神经外科新进展

神经外科手术的最关键技术是最大程度地保护神经功能，并保持患者最佳的生活质量。因此，越来越多的微创技术应用于神经外科疾病的治疗，包括显微神经外科、立体定向放射外科、神经内镜技术、神经导航技术的发展和完善。

显微外科技术是神经外科的标志性技术，娴熟的显微手术操作结合丰富的显微解剖知识，打破了脑干等以往手术的禁区，使脑干肿瘤和脑干血管病变得到手术治疗。在颅底肿瘤的手术治疗中，特别是中央颅底区的病变治疗，更依赖于显微解剖和手术技术。接触性激光、电磁刀等新技术使解剖复杂、位置深伴有重要血管神经穿行的肿瘤达到全部切除的目的；神经刺激电极的使用，使手术操作中最大限度地保护了面、听等重要神经的功能，微创和锁孔的显微神经外科技术，不断更新传统手术的理念（图9-1-3）。

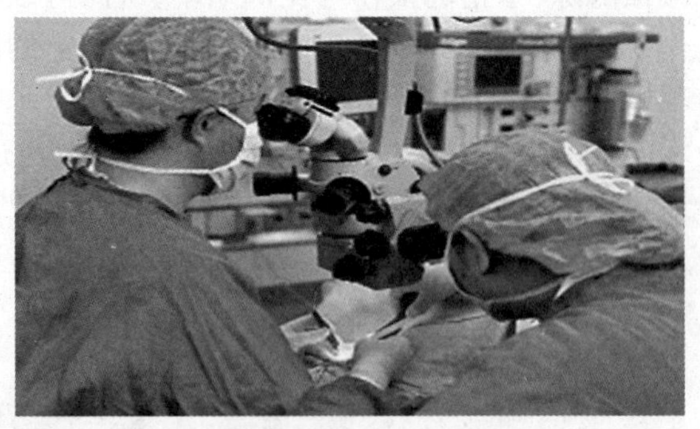

图9-1-3　显微外科技术

立体定向这一古老的神经外科手术技术通过和影像学、放射外科学等的有机结合，衍生出许多新型治疗手段，伽马刀、X-刀及质子束放射系统在神经外科疾病治疗中也已经成熟，逐渐成为主要的治疗手段之一。神经外科手术导航系统（Surgescope）通过无框架式立体定向系统引导外科手术在三维空间定位，精确设计手术入路，模拟最安全的手术方法，极大地提高了手术的安全性和准确性，并使微创向无创定向转变。计算机和机器人辅助立体定向手术技术虽然还不完善，但将是今后的发展方向。

(四)骨科手术新进展

创伤骨科的内固定理念和材料不断发展。四肢骨折的治疗原理从AO理论,即借助坚强固定,一期恢复解剖连续性和力学完整性,转变为BO理论,即生物学内固定,充分重视和保护软组织的血运,促进肢体康复。

1. 各种新型内固定材料正在快速研发,如不扩髓的髓内锁钉、髓内扩张自锁钉等,以及加压钢板、点接触钢板、各种治疗骨端骨折的解剖型钢板。

2. 骨盆骨折和复合型创伤的急救技术、脊柱内固定技术及材料不断得到发展和完善。

3. 脊柱的微创手术及导航系统增加了手术的准确性,加快了患者功能的康复。

4. 人工关节假体逐渐采用高科技金属材料、高分子生物材料等,帮助患者恢复行走能力。

5. 关节镜技术强调尽可能少地切除组织,实现修复、移植、重建功能,其手术范围和适应证不断拓宽。同时,膝关节镜技术得到普及,而肩关节镜、肘关节镜、手外科与足外科关节镜、脊柱外科关节镜等正在不断发展中。

第二节　手术室护理的发展趋势

手术室护理的发展趋势必将呈现更显著的专业特性,体现在知识特性、技能特性和专业自主性等多个方面。手术室护理人员要具备更丰富、更全面的专业知识,以便为临床工作提供依据和指导。手术室护理人员应掌握更多技能和方法,配合手术的顺利进行,为患者提供全方位的围手术期护理,同时发现问题、解决问题,不断提高护理质量。手术室护理将不断专业化、独立化,在外科治疗领域承担起独特的功能和作用。

一、完善围手术期护理的职能

自1975年美国手术室护理协会(AORN)和美国护理协会(ANA)共同出版了《手术室护理实施基准》,即明确了手术室护理工作已经转向围手术期的护理。患者在护士眼中不再是分离的器官,而是整体的人;手术室护理不再是简单的准备和传递器械,而是包括了术前、术中和术后整个过程,给予患者生理和心理全方位的支持和照顾。

近年来,许多医院实行了包括术前访视、术中配合和术后随访三个环节的工作模式,并根据患者的实际情况制订具体的、个性化的整体护理措施,取得了良好的效果。其中,术前访视成为非常重要的环节之一,并受到越来越多的重视。术前访视的内容主要为患者手术相关信息的收集、各种手术注意事项的宣教,以及手术室护士与患者的熟悉和沟通。形式主要为口头讲解,配合知识图片和文字说明,以及手术室现场的参观等。通过有效的术前访视,缓解了手术患者的心理压力,增加了患者对手术室护士的信任和配合,能够帮助患者顺利渡过手术期。在术前访视的实施过程中,还需要进一步统一术前访视的程序,增加专科化知识内涵,提高护患沟通技巧,达到最佳的护理效果。

术后随访是手术室护理工作的延伸,其方式和内涵也不断发展。其中,由手术室或者麻醉科的护理人员在术后进入病房,了解患者精神状况、切口、有无发热及其他异常情况,询问患者疼痛及其他的感受,是否有疑问或者心理困惑等,并进行健康教育,解决存在的问题。同时,对于手术室护理工作的满意度调查也可借助这种方式开展。通过术后随访,可以进一步了解和掌握相关工作的现状,发现问题,提出调整和改进策略,以细化患者手术护理满意度专项工作,促进手术室优质护理工作的开展,提高护理质量。

二、加强多学科间的团队协作

手术室作为医疗诊疗工作的重要部门,是医院进行多科协作、集中治疗的特殊科室。手术团队是指手术医生、麻醉师及手术室护士。团队成员从准备手术、术前核对、到术中

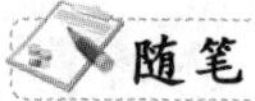

配合及术后随访，都必须密切联系，相互合作。手术室护士不再是“外科医生助手”的角色，而是逐渐转变为“手术合作者”的角色。通过有效的团队协作，有效缩短手术时间，提高手术效率。加强成员间的相互理解和沟通，把团队的任务化为自己的任务，增强凝聚力和战斗力。降低医疗不良事件的发生，整合现有资源，相互支持，以灵活积极、集思广益的方法解决复杂的问题。

手术室护士的参与意识和团队概念应逐步加强，不再是被动、盲目、机械地传递手术器械，而是主动积极地参与手术，包括术前的病例讨论和方案制订，术中突发情况的处理以及术后辅助支持工作。在与医生的协作中，如何相互信任、有效沟通、建立自信心是关键。手术室护士需要不断学习新知识、新技术、新设备，掌握手术进展，满足医生需求。在与麻醉医生的协作中，除了分工明确，还需发展多种形式的相互配合，包括麻醉前患者的安抚、麻醉中体位的配合、监测中各项指标的观察、手术中相关情况的沟通，进一步保证手术顺利、安全地进行。在与护理人员、实习学员及其他工作人员的相互协作中，需增强、主动意识，相互尊重，以诚相待，取长补短，相互补充，将手术室护理工作作为一个整体来完成。

总之，手术医疗工作是一个共同整体，手术医生、护士、医技人员和其他辅助人员、行政人员共同合作，缺一不可。作为一个团队，需探讨和建立以患者为中心的“共同目标”，加强“领头雁”的领导和协调作用。在科技不断发展、患者法律意识不断增强的现状下，无论临床、科研和教学工作都要求大家整合团队优势，发挥团队精神，充分调动全体人员的积极性和创造性，使手术室护理工作更为整体化和系统化。

三、拓展和细化专科护理内涵

随着现代外科医疗分科越来越细，在手术室也出现了各个不同专业领域的专科护士。手术室专科护士是指在特定的外科领域能深入掌握相关知识和技能，熟练配合各个专科领域的特殊手术，如骨科专科护士、神经外科专科护士、心脏外科专科护士、泌尿外科专科护士等。手术室护士的专科化是配合手术技术不断发展、器械设备迅速更新的必然趋势；在一些医院试行手术室护士专科化的经验证明，专科化的护理使护士能够更快熟悉高、新仪器的使用和保养，更快掌握各种特殊手术的配合技巧，更好了解外科医生的习惯和方法，使手术配合更为默契，提高了护理工作质量，增加了医护合作的满意度。

手术室专科护士的运作模式和培训方式目前尚未统一；各家医院正在积极摸索和探讨中。对于专科护士的培养，需采取阶段式、分层次的计划，建立多种形式结合的培训课程，迅速地提高专业技能，以应对专科知识不断细化和深入、手术方式不断创新、各种专科仪器设备更新换代的发展现状。在运作模式上，需建立完整的认证、考核、奖励机制，从而规范地培养和使用专科护士，确保其工作效果，鼓励更多的护士努力学习钻研技术，促进手术室护理专科化、专业化的进程。

在专科护士的培养和使用中，还需要解决好“专才”和“通才”的问题，以全科轮转和专科提升交替进行的方式排班，以最大限度节约人力资源，保证护士既能完成各种应急情况的处置和急诊手术的任务，又能在专科层面提供更优质的服务。

四、继续强化手术室风险管理机制

手术室是一个比较复杂的环境，随处可能存在不安全隐患。手术安全是医疗质量的重要环节之一。手术虽然分大小，但风险无处不在。在2007~2010年发布的“患者安全目标”中，将手术安全作为重要内容，其中包括严格执行查对制度、提高患者身份识别的准确性、严格防止手术患者、手术部位错误等。

风险管理机制是一套循环的科学方法，包括对潜在的危险因素进行识别、评估，采取

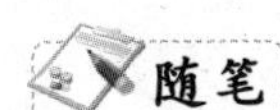

正确行动的一系列过程。手术室护理人员应该不断强化风险意识，防患于未然，最大限度保证患者及其他人、财、物的安全。对于任何一台手术，护理人员均应采取严谨的工作态度，严格执行各项规章制度和操作规范，做到细致入微，严禁马虎从事。手术室护士要以科学的工作态度，加强观察和总结，开展调查和研究，发现手术室护理工作的特点、难点，引进和采用先进的方法，才能从根本上发现和解决安全隐患。

手术室应急处置预案，并进行培训和演习具有重要的意义。手术室突发各种意外情况时，如停水、停电、失火、有害物质泄漏等，应根据事先制订和演练的应急预案立即处置。对于手术患者突发的重大病情变化，如患者心跳骤停、大出血、过敏反应等，应根据医疗指南迅速采取有效急救措施。因此，预案的制订应科学、实用，有预见性，并简明、易懂、易记、易操作，经过反复演习和培训，做到分工清楚，各司其职，人人掌握，才能最大限度减少突发事件的危害，保护生命及财产的安全。

五、实现多种方式的教学和培训

手术室教学工作是保持专业可持续发展的重要环节。一直以来，手术室带教多采取"师徒式"的传统模式。由于手术室工作性质和环境较为特殊，涉及理论知识面广，操作专科性强，无菌技术要求高，加上工作节奏快，造成了手术室教学工作的困难。另外，随着手术室护理专业的发展，对于专业自主性、评判性思维、综合运用知识解决问题能力等的培养越来越重视，给传统教学方式带来更大的挑战。因此，需要发展多种科学、有效的教学和培训方式，以迅速提高年轻护士及实习学生的工作能力，帮助他们尽快进入工作角色，承担起手术室护理的重任。

临床能力的培训是教学工作的重点。除了各个单项的操作技能，还应特别注重模拟情景下的训练，结合有条件时的实地演练，使接受培训的对象能够感受到真正的场景和氛围，并能综合、灵活运用多种技能，理解护理的动态性和现实的多变性，实现与临床工作的无缝衔接。

各种"软技能"，即非技术技能，主要包括合作、领导、管理、情景以上和决策等能力，也是手术室护士非常重要的培训内容之一。护理软技能反映个人的基本素质和经验的积累、表达。具体的培训内容包括合作技能、沟通技能、礼仪规范、观察思维、心理素质等，通过概念的建立、意识和态度的改变、具体方法的传授、模拟训练和演示等，使手术室护士不但具备扎实的理论知识和技术能力，还善于团队协作、调节人际关系、组织协调、自我管理，建立护士良好的内外兼修的形象。

（周　嫣　倪　荔　翟桂香）

参考文献

1. 中华人民共和国建设部.中华人民共和国国家质量监督检验检疫总局.医院洁净手术部建筑技术规范.北京：中国计划出版社，2002.
2. 中华人民共和国卫生部. 医院隔离技术规范.2009.
3. 中华人民共和国卫生部. 医院消毒供应中心 第1部分：管理规范.2009.
4. 中华人民共和国卫生部. 医院消毒供应中心 第2部分：清洗消毒及灭菌技术操作规范.2009.
5. 中华人民共和国卫生部. 医院消毒供应中心 第3部分：清洗消毒及灭菌效果监测标准.2009.
6. 中华人民共和国卫生部. 医院手术部（室）管理规范（试行）.2009.
7. 中华人民共和国卫生部. 消毒技术规范.2002.
8. 中华人民共和国卫生部，国家中医药管理局，中国人民解放军总后勤部卫生部. 抗菌药物临床应用指导原则.2004.
9. 中华人民共和国卫生部. 关于抗菌药物临床应用管理有关问题的通知[卫办医政发（2009）38号].2009.
10. 钟秀玲. 现代医院感染护理学.北京：人民军医出版社，1995.
11. 许钟麟. 洁净手术部建设实施指南.北京：科学出版社，2004.
12.《医疗废物管理条例》（国务院令380号），国务院，2003.
13.《医疗废物分类目录》（卫医发[2003]287号），卫生部及国家环境保护总局，2003.
14.《医疗卫生机构医疗废物管理办法》（卫生部令36号），2003.
15. 黄文霞，谭永琼. 图解手术室护理学.北京：科学出版社，2011.
16. 朱丹，周力. 手术室护理学.北京：人民卫生出版社，2008.
17. 钱倩健，周嫣. 实用手术室护理.上海：上海科学技术出版社，2005.
18. 魏革，刘苏君. 手术室护理学. 北京：人民军医出版社，2005.
19. 孙育红. 手术室护理操作指南.北京：人民军医出版社，2011.
20. 张琤. 手术室护理技术手册.北京：人民军医出版社，2004.
21. 高艳敏，任红. 手术室护理.北京：科学技术文献出版社，2008.
22. 宋烽，王建荣. 手术室护理管理学.北京：人民军医出版社，2004.
23. 潘鑫. 现代化手术室护理实用全书.长春：吉林科学技术出版社，2005.
24. 王方.现代化洁净手术部护理工作指南.北京：北京大学医学出版社，2004.
25. 陆以佳. 外科护理学.北京：人民卫生出版社，2001.
26. 蒋红，高秋韵. 临床护理常规.上海：复旦大学出版社，2010.
27. 蒋红. 神经外科围手术期的临床护理.上海：复旦大学出版社，2006.
28. 刘建国. 医院感染管理办法实施手册.北京：中国医药科学出版社，2006.
29. 胡必杰，郭燕红，高光明，等. 医院感染预防与控制标准操作规范（参考版）.上海：上海科学技术出版社，2010.
30. 张金钟，王晓燕. 医学伦理学.北京：北京大学医学出版社，2005.
31. 吴在德，吴肇汉. 外科学.第7版.北京：人民卫生出版社，2008.
32. 黄洁夫. 腹部外科学.北京：人民卫生出版社，2005.
33. 黎介寿，吴孟超，黄志强. 普通外科手术学.北京：人民军医出版社，2005.
34. 严律南. 现代肝脏移植学.北京：人民军医出版社，2004.

35. 沈中阳. 现代临床肝移植.北京：人民卫生出版社，2010.
36. 李泽坚. 实用临床胸外科学.北京：科技文献出版社，2007.
37. 孙玉鹗. 胸外科手术学 第2版.北京：人民军医出版社，2004.
38. 蒋仲敏. 胸外科手术图谱.北京：人民卫生出版社，2009.
39. 王泽华，童晓文. 现代妇产科手术学.上海：上海第二军医大学出版社，2008.
40. 那万里，孔祥波. 外科手术规范化操作与配合——泌尿外科分册. 北京：人民军医出版社，2007.
41. 闵志廉. 泌尿外科手术学.北京：人民卫生出版社，2007.
42. 关志忱. 泌尿外科手术图谱. 北京：人民卫生出版社，2006.
43. 马潞林，黄毅. 泌尿外科腹腔镜手术图谱.北京大学医学出版社，2004.
44. 荀欣. 前列腺疾病的手术治疗. 北京：人民卫生出版社，2011.
45. 周良辅. 现代神经外科学.上海：复旦大学出版社，2001.
46. 周良辅. 神经外科手术图解.上海：上海医科大学出版社，1998.
47. 景在平. 血管腔内治疗学.北京：北京人民卫生出版社，2002.
48. 李绍珍. 眼科手术学.北京：人民卫生出版社，2005.
49. 孟祥伟，徐国成，韩秋生. 眼科手术图谱.辽宁：辽宁科学技术出版社，2003.
50. 张涤生. 整复外科学.上海：上海科学技术出版社，2002年.
51. 朱也森. 现代口腔颌面外科麻醉.山东：山东科学技术出版社，2001年.
52. 邱蔚六. 口腔颌面外科理论与实践.北京：人民卫生出版社，1998年.
53. 周力. 手术室护理沿革及其发展趋势.中国护理管理，2009，9(10)：5-7.
54. 陈肖敏，周敏燕，童彬. 多部门合作的手术核对制度在我院的实施.中华护理杂志，2008，43(4)：337-338.
55. 徐丽华，黄大华，刘慧. 手术患者安全确认性的现状及进展.解放军护理杂志，2008，25(5A)：36-37.
56. 王芳，叶志弘，葛学娣. 护理安全管理研究及进展.中华护理杂志，2008，43(11)：1053-1055.
57. 连斌，孙亚林. 医院医疗风险管理初探.解放军医院管理杂志，2002，9(6)：587-588.
58. 李福宜. 香港基督教联合医院手术室见闻.中华护理杂志，2008，43(6)：574-575.
59. 黄金萍. 手术室术前访视现状及展望.中华临床医学杂志，2008，9(11)：32-34.
60. 戴红霞，高超，张石红，毛晓萍，常后婵. 手术室开展术后随访的现状调查.解放军护理杂志，2005，22(10)：27-28.
61. 凌云，杜敏，陆桂玉. 护理文件书写中存在问题原因分析与对策.齐鲁护理杂志，2009，15(11)：123-124.
62. 谢小燕，刘雪琴，周萍. 手术患者发生压疮的术中危险因素分析.解放军护理杂志，2008，25(1A)：21-23.
63. 张丽青，林卫红，叶媛媛. 试用修订版Braden 评分方法预警干预术中压疮的效果评价.解放军护理杂志，2009，26(1B)：6-8.
64. 马育璇，朱映霞，李文姬，等. 肝移植手术中发生皮肤压疮的高危影响因素分析及护理对策.中华护理杂志，2007，42(11)：1045-1046.
65. 赵爱平，胡文娟. 对胸外科手术患者浅低温综合护理干预的效果评价.解放军护理杂志，2007，24(5)：4-6.
66. 许力，赵晶，黄宇光，等. 术中保温对患者核心体温的影响.中华外科杂志，2004，42(16)：1010-1013.
67. 黄浩，陈慧. 消毒供应中心对植入物规范化管理的探讨.护士进修杂志，2011，26(7)：593-594.
68. 黄靖雄，张正焘. 美国租借物与植入物的零风险管理.中华医院感染学杂志，2009，19(9)：1108-1110.
69. 张正焘，黄靖雄. 医院植入物灭菌与放行的最新进展.中华医院感染学杂志，2010，20(13)：1999-2000.
70. 王利丽. "军字一号" 工程在植入性医疗器械管理中的应用.解放军医院管理杂志，2007，14(11)：808-809.
71. 郑海波. 腹部手术切口感染危险因素及病原菌调查.中华医院感染学杂志，2011，21(2)：270-271.
72. 陈新妹，薛水兰，程丽霞. 眼科显微器械不同清洗方法的效果比较.解放军护理杂志，2010，27(9B)：1433-1434.
73. 申莉敏. 电动止血带使用中常见不良反应及防范对策.解放军护理杂志，2010，27(2B)：258.
74. 高秀丹. 手术室-供应室一体化管理模式探讨.中国护理管理，2007，7(3)：33-34.
75. 赵密桃，杨辉. 供应室与手术室一体化合作存在问题及对策.全科护理，2010，8(3)：717-718.
76. 曹艳冰，戴红霞，宋文娟. 手术室职业危害因素及职业防护研究进展.解放军护理杂志，2006，23(6)：47-49.
77. 杨丽. 手术室护理人员职业暴露与防护措施探讨.齐鲁护理杂志，2008，14(22)：99-100.

78. 许家丽，顾超琼. 手术室护理人员自我防护的现状和展望.现代医药卫生，2007，23(22)：3400-3401.
79. 曹晓辉. 手术室护士的职业危害及防护.全科护理，2010，8(3)：721-722.
80. 储爱琴. 艾滋病病毒医源性传播的现状及防护.中华护理杂志，2007，42(12)：1084-1086.
81. 朱会英，王小岩，曹洪涛，等. 医院内HIV/AIDS 管理与职业防护.中华医院感染学杂志，2007，17(8)：993-995.
82. 范里莉，李慧琼，曹颖俐. 肝移植手术配合中职业暴露的预防.护理管理，2006，12(3)：284-285.
83. 程月娥，叶志霞. 手术室的麻醉废气污染与防护.中华护理杂志，2001，36(8)：626-628.
84. 邱红艳. 骨科手术室护士的职业危害因素及防护.中国误诊学杂志，2010，10(17)：4105-4106.
85. 凌叔群，郭旭辉.手术室护士心理健康状况调查分析.当代护士，2006，5：92-94.
86. 李小妹，刘彦君. 护士工作压力源及工作疲惫感的调查研究.中华护理杂志，2000，35(11)：645.
87. 黄敬爱. 手术室护士的心理障碍分析与对策.解放军护理杂志，2002，19(6)：64-65.
88. 李红，叶嫒嫒，杨晓秋，等.手术患者坠床风险因素分析及护理干预.护士进修杂志，2008，23(18)：1722-1724.
89. 殷梅平. 软技能培训在手术室护理工作中的应用.护理研究，2011，25(7)：1763-1764.
90. 刘红松. WORLD模式在手术室护理实习带教中的应用及体会.解放军护理杂志，2011，28(6B)：55-57.
91. 夏强，张建军，李齐根.婴幼儿活体肝移植33例.中华消化外科杂志，2011，10(1)：40-43.
92. 吴淑媛，张升宁，李铸. 超声刀结合氩气刀在活体肝移植中的应用.中国组织工程研究与临床康复，2011，15(5)：940-942.
93. 郑霞. 腹腔镜在妇科疾病的临床应用及护理进展.中国健康月刊，2011，30(5)：178-179.
94. 陈爱华. 腹腔镜腹膜前补片植入法腹股沟疝修补术的护理体会.护士进修杂志，2011，26(8)：711-712.
95. 汤聚雅，董咏梅，章华丽. 腹腔镜下经腹腔腹膜前补片植入术治疗成人腹股沟疝的护理.解放军护理杂志，2008，25(12A)：53-54.
96. 翁山耕，张斌. 腹腔镜技术在肝胆外科中应用的新进展.微创医学，2011，6(5)：389-391.
97. 李升. 腹腔镜下胃十二指肠穿孔修补术的研究进展.微创医学，2011，6(5)：456-468.
98. 吴明贵. 单孔腹腔镜在泌尿外科的研究进展.中国中医药咨询，2011，3(18)：103-105.
99. 王存川，任宁. 腹腔镜胆道外科的进展.腹腔镜外科杂志，2011，16(7)：481-484.
100. 高云，张荣. 腹腔镜设备发生故障的原因分析及排除.中国现代医生，2008，46，(21)：230.
101. 赖素芳，谭彩姬，叶永璋. 57例腹腔镜手术中故障原因分析及处理方法探讨.齐齐哈尔医学院学报，2010，31(3)：459-460.
102. 王淑容，陈勍. 超声吸引刀在活体肝移植取肝供肝中的应用.护理研究，2008，22(11)：2955.
103. 谢立平，郑祥毅，周晓峰.根治性前列腺切除术的进展.中华男科学，2004，10(3)：163-166.
104. 郭园园，关超. 泌尿外科腹腔镜手术的应用进展.蚌埠医学院学报，2011，36(5)：542-544.
105. 心胸血管外科研究进展——第16届世界心胸外科医师大会纪要.中华心血管外科杂志，2006，22(6)：430.
106. 于春江. 颅底肿瘤显微手术进展.河北医药，2007，29(1)：7-9.
107. 王婷婷，胥娟，龚春霞. 肥胖患者腹腔镜可调节胃捆绑带术的手术护理.解放军护理杂志，2010，27(2A)：201-202.
108. 常越，徐纪，杨超. 组织工程与整形外科的研究进展.中国美容医学，2011，20(3)：503-506.
109. 赵建峰，姚玮，祁国奇. 先心病介入封堵治疗的新进展.心血管病学进展，2009，30(2)：233-235.
110. Kimberly Anne Dillon. Time out: an analysis.AORN，2008，88(3)：437-442.Jason W.Harrington. Surgical time outs in a combat zone.AORN，2009，89(3)：535-537.
111. Mary Jo W.Steiert. Correct patient, procedure, and site—every time.AORN，2007，85(6)：1061-1062.
112. Patrick E.Voight. Using safety tools to prevent system-related errors.AORN，2009，89(6)：969-970.
113. National Time Out Day. AORN, Inc. http://www.aorn.org/NationalTimeOutDay. Accessed May 8，2009.
114. Kwaan MR, Studdert DM, Zinner MJ, et al. Incidence, patterns, and prevention of wrong site surgery. Arch Surg，2006，141(4)：353-358.
115. Ridge RA. Focusing on JCAHO national patient safety goals. Nursing，2006，36(11)：14-15.
116. Universal Protocol For Preventing Wrong Site, Wrong Procedure, Wrong Person Surgery. The Joint Commission. http://www.jointcommission.org/PatientSafety/UniversalProtocol/. Accessed June 24，2008.

117. Rogers SO Jr, Gawande AA, Kwaan M, et al. Analysis of surgical errors in closed malpractice claims at 4 liability insurers. Surgery. 2006,140(1): 25–33.

118. Edwards P. Promoting correct site surgery: a national approach. J Periop Pract. 2006,16(2): 80–86.

119. Kay Ball. Surgical smoke evacuation guidelines: compliance among perioperative nurses. AORN,2010,92(2): e1–e21.

120. Brenda C.Ulmer. The hazards of surgical smoke. AORN,2008,87(4): 721–734.

121. Giordano BP. Don't be a victim of surgical smoke. AORN,1996,63(3): 520–522.

122. Suzanne C.Beyea, Carol Majewski. Blood transfusion in the OR—Are you practicing safely? . AORN,2003,78(6): 1007–1010.

123. Vicki Dreger, Thomas Tremback. Blood and blood product use in perioperative patient care.AORN,1998,67(1): 154–187.

124. Linda J.Wanzer. Perioperative initiatives for medication safety .AORN,2005,82(4): 663–666.

125. Arlene Carlo. The new era of flash sterilization . AORN,2010,88(S2): S68–S75.

126. Janet Thomas–Copeland. Do surgical personnel really need to double–glove? . AORN,2009,89(2): 322–328.

127. Joshua G.Vose, Jeanne Mcadara–Berkowitz. Reducing scalpel injuries in the operating room.AORN,2009,90(6): 867–872.

128. Rebecca FB, Marie CB, Richard GW, et al. Risk of HIV–1 transmission for parenteral exposure and blood transfusion: a systematic review and meta–analysis . AIDS, 2006, 20 : 805–812.

129. Francis Duval Smith. Management of exposure to waste anesthetic gases.AORN,2010,91(4): 482–493.

130. Donna S.Watson. Radiation safety .AORN,2010,92(2): 233–235.

131. M P Wu. Complications and recommended practices for electrosurgery in laparoscopy . The American Journal of Surgery 179(January 2000)67–73.

132. Patina S.Walton–Geer.Prevention of pressure ulcers in the surgical patient.AORN,2009,89(3): 538–548.

133. Dybec RB. Intraoperative positioning and care of the obese patient. Plast Surg Nurs,2004,24(3): 118–122.

134. Lindgren M, Unosson M, Krantz AM, et al. Pressure ulcer risk factors in patients undergoing surgery. J Adv Nurs,2005, 50(6): 605–612.

135. Cassendra A.Munro. The development of a pressure ulcer risk–assessment scale for perioperative patients.AORN,2010, 92(3): 272–287.

136. Dennis Sewchuk, Cynthia Padula. Prevention and Early Detection of Pressure Ulcers in Patients Undergoing Cardiac Surgery.AORN,2006,84(1): 75–96.

137. Ireland S, Murdoch K, Ormrod P, et al. Nursing and medical staff knowledge regarding the monitoring and management of accidental or exposure hypothermia in adult major trauma patients.Int J Nurs Pract,2006,12(6): 308–318.

138. Vallire D. Hooper, Theresa Clifford, Barbara Godden, et al. ASPAN's evidence–based clinical practice guideline for the promotion of perioperative normothermia.Journal of PeriAnesthesia Nursing,2009,24(5): 271–287.

139. Josephine Hegarty, Aileen Burton. Nurses' knowledge of inadvertent hypothermia. AORN,2009,89(4): 701–712.

140. Chris A.Dipaola. Preventing deep vein thrombosis: a perioperative nursing imperative.AORN,2008,88(2): 283–285.

141. AORN guideline for prevention of venous stasis. In: Perioperative Standards and Recommended Practices. Denver, CO: AORN, Inc; 2008 : 141–158.

142. Danielle St–Arnaud. Safe positioning for neurosurgical patients. AORN,2008,87(6): 1156–1168.

143. Makary M A, Epstein J, Pronovost P J, et al. Surgical specimen identification errors: A new measure of quality in surgical care. Surgery. 2007;141 : 450–455.

144. Kalla TP, Younger A, McEwen JA, et al.Survey of tourniquet use in podiatric surgery . Foot Ankle Surg. 2003;42(2): 68–76.

145. Recommended practices for managing the patient receiving local anesthesia. In: Standards, Recommended Practices, and Guidelines. Denver, Colo: AORN, Inc 2007 : 599–606.

146. Recommended practices for positioning the patient in the perioperative practice setting. In: Perioperative Standards and

Recommended Practices. Denver, CO: AORN, Inc; 2008 : 497–520.

147. Recommended practices for sponge, sharp, and instrument counts.In: Standards, Recommended Practices, and Guidelines. Denver: AORN, Inc, 2006 : 459–468.

148. Recommended practices for sterilization in the perioperative setting. In: Standards, Recommended Practices, and Guidelines. Denver, CO: AORN, Inc; 2007 : 673–687.

149. Recommended practices for cleaning and caring for surgical instruments and powered equipment. In: Standards, Recommended Practices, and Guidelines. Denver, CO: AORN, Inc; 2007 : 583–591.

150. Recommended practices for reducing radiological exposure in the perioperative practice setting. In: Perioperative Standards and Recommended Practices. Denver, CO: AORN, Inc; 2010 : 257–268.